Jochen A. Werner | Thorsten Kaatze | Andrea Schmidt-Rumposch (Hrsg.)

Green Hospital

Medizinisch Wissenschaftliche Verlagsgesellschaft

Jochen A. Werner | Thorsten Kaatze | Andrea Schmidt-Rumposch (Hrsg.)

Green Hospital
Nachhaltigkeit und Ressourcenschonung im Krankenhaus

Mit einem Geleitwort von Eckart von Hirschhausen

mit Beiträgen von

B. Badura | S.E. Bosmann | J. Dahm | I. Danquah | F. Daschner | A. Dickhoff | G. Dobos
C. Dreißigacker | T. Emler | M. Filser | L. Fiedler | M. Gerhardt | W. Haas | U. Hankeln
U. Heckert | A. Herrmann | J. Hildebrand | B. Hosters | K. Hünninghaus | T. Kaatze
T. Kortsch | M. Köhn | L. Kranz | S. Krojer | M. Latif | A. Levsen | M. Loh | D. Luschkova
S. Matthys | T. Meerstedt | E. Münch | H. Nickl | C. Nickl-Weller | M. Oldeland
M. Pawlitzki | B. Pulver | A. Raida | I. Rau | S. Richtzenhain | N. Rogge
M. Schmidt | A. Schmidt-Rumposch | A. Struchholz | C. Traidl-Hoffmann
T. Voß | R. Weller | J.A. Werner | S. Wibbeling

Medizinisch Wissenschaftliche Verlagsgesellschaft

Die Herausgeber:innen

Prof. Dr. Jochen A. Werner
Ärztlicher Direktor und Vorstandsvorsitzender

Thorsten Kaatze
Kaufmännischer Direktor

Andrea Schmidt-Rumposch
Pflegedirektorin

Universitätsmedizin Essen
Hufelandstraße 55
45147 Essen

MWV Medizinisch Wissenschaftliche Verlagsgesellschaft mbH & Co. KG
Unterbaumstraße 4
10117 Berlin
www.mwv-berlin.de

ISBN 978-3-95466-679-9

Bibliografische Information der Deutschen Nationalbibliothek
Die Deutsche Nationalbibliothek verzeichnet diese Publikation in der Deutschen Nationalbibliografie; detaillierte bibliografische Informationen sind im Internet über http://dnb.d-nb.de abrufbar.

© MWV Medizinisch Wissenschaftliche Verlagsgesellschaft Berlin, 2022

Dieses Werk ist einschließlich aller seiner Teile urheberrechtlich geschützt. Die dadurch begründeten Rechte, insbesondere die der Übersetzung, des Nachdrucks, des Vortrags, der Entnahme von Abbildungen und Tabellen, der Funksendung, der Mikroverfilmung oder der Vervielfältigung auf anderen Wegen und der Speicherung in Datenverarbeitungsanlagen, bleiben, auch bei nur auszugsweiser Verwertung, vorbehalten.

Die Wiedergabe von Gebrauchsnamen, Handelsnamen, Warenbezeichnungen usw. in diesem Werk berechtigt auch ohne besondere Kennzeichnung nicht zu der Annahme, dass solche Namen im Sinne der Warenzeichen- und Markenschutz-Gesetzgebung als frei zu betrachten wären und daher von jedermann benutzt werden dürften. Im vorliegenden Werk wird zur allgemeinen Bezeichnung von Personen nur die männliche Form verwendet, gemeint sind immer alle Geschlechter, sofern nicht gesondert angegeben. Sofern Beitragende in ihren Texten gendergerechte Formulierungen wünschen, übernehmen wir diese in den entsprechenden Beiträgen oder Werken.

Die Verfasser haben große Mühe darauf verwandt, die fachlichen Inhalte auf den Stand der Wissenschaft bei Drucklegung zu bringen. Dennoch sind Irrtümer oder Druckfehler nie auszuschließen. Der Verlag kann insbesondere bei medizinischen Beiträgen keine Gewähr übernehmen für Empfehlungen zum diagnostischen oder therapeutischen Vorgehen oder für Dosierungsanweisungen, Applikationsformen oder Ähnliches. Derartige Angaben müssen vom Leser im Einzelfall anhand der Produktinformation der jeweiligen Hersteller und anderer Literaturstellen auf ihre Richtigkeit überprüft werden. Eventuelle Errata zum Download finden Sie jederzeit aktuell auf der Verlags-Website.

Produkt-/Projektmanagement: Anja Faulenbach, Berlin
Copy-Editing: Monika Laut-Zimmermann, Berlin
Layout & Satz: zweiband.media, Agentur für Mediengestaltung und -produktion GmbH, Berlin
Druck: ADverts printing house

Zuschriften und Kritik an:
MWV Medizinisch Wissenschaftliche Verlagsgesellschaft mbH & Co. KG, Unterbaumstraße 4, 10117 Berlin, lektorat@mwv-berlin.de

Geleitwort

„Wenn wir als Menschen immer betonen, dass wir die schlaueste Art auf diesem Planeten sind – warum zerstören wir dann unser eigenes Zuhause?"

Mit dieser Frage hat mich Jane Goodall, die berühmte Schimpansenforscherin und Umweltaktivistin, sprachlos gemacht. Vielleicht ist es die wichtigste Überlebensfrage im 21. Jahrhundert. Seitdem bin ich auf der Suche nach guten Antworten – und dieses Buch hat viele davon!

„Ein Krankenhaus ist kein guter Ort für kranke Menschen", hat Norman Cousin geschrieben und zusammen mit Patch Adams war er die Inspiration für meine erste Stiftung „Humor hilft heilen", die sich für eine humane Humanmedizin einsetzt. 15 Jahre später wird endlich klar: „Ein Krankenhaus ist auch kein guter Ort für einen kranken Planeten!" Und weil wir im Deutschen mit „Planet" mehr Pluto verbinden als unsere Mutter Erde, heißt meine zweite Stiftung „Gesunde Erde – Gesunde Menschen".

Wenn es eine ärztliche Pflicht ist, Leben zu schützen, auf Gesundheitsgefahren hinzuweisen und gegebenenfalls auch schlechte Nachrichten zu überbringen, dann sollten Vertreter:innen der Gesundheitsberufe die Ersten sein, die die Bedrohung des Menschen durch den Klimawandel thematisieren. Und die schlechte Nachricht lautet: Die Klimakrise hat massive Auswirkungen auf unsere Gesundheit. Wir müssen nicht das Klima retten, sondern uns! Die Erde braucht uns nicht, wir aber brauchen die Erde.

Der Gedanke von „One Health" hat es immerhin in den Koalitionsvertrag geschafft, aber immer sind andere Krisen grade dringlicher: Pandemie, Ukraine, Finanzen. Die Klimakrise macht währenddessen keine Pause, in Wirklichkeit sind die Krisen Symptome einer globalen Krise, und hängen innerlich mit der großen Beschleunigung, dem Raubbau an unseren Lebensgrundlagen zusammen.

Die Dimension, in der Krankenhäuser auch zur Klimakrise beitragen, spielte lange in der Öffentlichkeit und im Gesundheitswesen keine Rolle. Traditionell hält sich die Mehrheit der Ärzt:innen aus der Politik heraus; dass die fossile Energiepolitik massive Gesundheitsfolgen hat, stand bislang eher nicht auf ihrer Agenda. Aber natürlich gab es auch Ausnahmen, die „Ärzte gegen den Atomkrieg" zum Beispiel. Sie betonten auf einem ihrer Plakate: „Eine Atombombe kann dir den ganzen Tag versauen." Gleiches gilt heute für die Klimakrise. Die kann einem das ganze Leben versauen. Und das für die nächsten Generationen gleich mit.

Klimaschutz als Gesundheitsschutz zu begreifen, eröffnet eine Perspektive, die sich nicht auf eine Partei, Ideologie oder Altersgruppe bezieht, sondern für jeden von uns wichtig ist. Sichtbarer, öffentlicher und politischer zu werden heißt anzuerkennen, dass die Lösung der Probleme nicht in einer medizinischen Innovation zu finden sein wird. Wir können eine überhöhte Körpertemperatur, sprich Fieber, medikamentös senken. Aber gegen eine überhöhte Außentemperatur gibt es keine Tablette, da hilft nur wirksame Politik.

Vielen im Land ist offenbar noch nicht bewusst: Die nächsten zehn Jahre entscheiden darüber, wie die nächsten 10.000 Jahre laufen, auf gut Deutsch: ob die menschliche Zivilisation überlebt. Wir haben in der Medizin weltweit gigantische Fortschritte gemacht. Wir leben so satt, so sicher wie nie zuvor – und sind doch so bedroht wie noch nie. All diese Fortschritte der letzten 50 Jahre stehen heute auf dem Spiel.

Als 1969 Menschen das erste Mal auf dem Mond landeten, war ihre größte Erkenntnis der Blick zurück auf die Erde, auf den blauen Planeten, auf dieses einzigartige Geschenk inmitten eines kalten, weiten Weltraums. Diese Reflexion hat unser Bewusstsein für immer verändert. Die ganze Erde ist unser Wohnzimmer. Sie ist der einzige Ort im ganzen bekannten Universum mit Lebensraum – mit „Living Room"! Nur hier gibt es Wasser zum Trinken, Luft zum Atmen und bislang für Säugetiere erträgliche

Geleitwort

Temperaturen. Und wem das zu esoterisch wird: Die Erde ist der einzige Ort mit Kaffee, Sex und Schokolade. Besser wird es nirgendwo. Aber hier wird es schlechter. Rapide.

Der Bericht des Weltklimarates IPCC ist so klar und deutlich wie noch nie: Der Klimawandel ist bedrohlich, er betrifft jeden Menschen, in jedem Winkel der Erde. Der Klimawandel ist menschengemacht. Und wir Menschen können noch etwas ändern. Wie viele Jahrhundertfluten, Jahrhundertstürme und Brände brauchen wir eigentlich noch, um zu verstehen, dass dieses Jahrhundert gerade erst angefangen hat und wir die Veränderungen nicht weiter als Ausnahmen abtun können?

Als Arzt habe ich gelernt: Erst die Diagnose, dann die Therapie. Die Diagnose haben wir nicht erst seit heute. Wir brauchen jetzt Politik, die auf Wissenschaft hört. Und dann auch handelt. Eine Jahrhundertaufgabe – für die wir kein Jahrhundert mehr Zeit haben. Es kommt jetzt auf jeden an. Noch haben wir eine Wahl. Denn das Ziel, auf das wir uns doch alle einigen können, ist: Gesunde Menschen und Tiere gibt es nur auf einer gesunden Erde.

Viel zu lange wurde die Klimakrise als ein Problem von Eisbären, pazifischen Inselstaaten und einer fernen Zukunft verhandelt. Es fehlte die Anschauung, die Bilder, die Nähe. Wir lebten jahrzehntelang nach dem Motto: „Nach uns die Sintflut". Jetzt ist sie da, die Sintflut, direkt vor uns. Der Sommer 2021 wird möglicherweise in die Geschichte eingehen. Als ein historischer Wendepunkt, Klimawandel und Gesundheit, lokales menschliches Leid und globale Veränderungen endlich im Zusammenhang zu begreifen.

Der Medizin wird oft vorgeworfen, nur die Symptome und nicht die Ursachen von Krankheiten zu behandeln. Aber was, wenn die Medizin selbst Teil der Ursache ist – und kein unerheblicher Teil?

Warum endet jedes analoge Fieberthermometer bei 41 Grad? Weil wir mehr an Körpertemperatur schlichtweg nicht aushalten. Die Eiweißstoffe im Hirn gehen kaputt. Jeder, der schon mal ein Ei gekocht hat, weiß, dass Proteine, die einmal ihre Form durch Überhitzung verändert haben, nicht mehr in die ursprüngliche Form zu bringen sind. Ein Ei wird bei über 40 Grad hart. Und auch wenn es wieder abkühlt, wird es nie wieder weich. Wir übersehen wirklich, wie sehr wir auch als Menschen biologische Wesen sind, mit einem sehr verletzlichen Körper. Es ist eine große Illusion, dass wir uns an Hitze „gewöhnen" können. Klar, im Urlaub, in der Sauna, im begrenzten Rahmen reguliert unser Kreislaufsystem das. Aber wir kommen sehr schnell an unsere Grenzen. Erst recht, wenn Menschen Vorerkrankungen, wie Diabetes, ein schwaches Herz oder eine schwache Lunge haben. Deutschland ist unter den Top 3 der extrem von Hitzetoten betroffenen Ländern weltweit, weil wir eine Bevölkerung mit vielen älteren Menschen haben. Wie so oft, trifft es die Armen und Geschwächten zuerst.

Über die letzten 10.000 Jahre war der CO_2-Gehalt der Atmosphäre und damit unsere Gesamtwetterlage sehr stabil, und wir konnten uns um die schönen Dinge des Lebens kümmern. Unsere Zivilisation beruht darauf, dass wir Zeit hatten für Kunst, Wissenschaft, Hochleistungsmedizin und Demokratie, weil wir uns nicht ständig mit dem Notwendigsten beschäftigen mussten. Wenn all das, was uns heute umtreibt, bereits bei 1,2 Grad Überhitzung gegenüber der Vorindustriellen Zeit passiert, versteht man auch, dass jedes weitere zehntel Grad weiteres Gefahrenpotenzial mit sich bringt. Und deshalb lohnt es sich, um jede Tonne CO_2 zu kämpfen, die wir **nicht** in die Atmosphäre ausstoßen. Es schweben schon genug Tonnen über uns. Alles, was wir dort oben „deponieren", fällt uns buchstäblich auf die Füße. Wenn wir momentan über den Daumen so viel fossile Energie an einem Tag freisetzen, wie Mutter Erde in 1.000 Jahren mühselig gebildet hat, braucht man kein Rechengenie zu sein, um zu verstehen: das geht nicht lange gut.

Aber vielleicht sind wir jetzt an dem „Tipping Point", an dem Kipppunkt. Denn die gibt es nicht nur im Erdsystem, sondern auch in der Gesellschaft. Es häufen sich die Zeichen, dass endlich die Realitätsleugnung aufhört und die Diagnose in der Mitte der Gesellschaft ankommt: Wir sind in einer absolut bedrohlichen Lage. Wir müssen massiv umsteuern, investieren, umbauen und vieles mehr. Wie wir wohnen und heizen, wie wir essen, wie wir uns bewegen und wie wir globale Verantwortung wahrnehmen und übernehmen.

Mit dem Stiftungsnetzwerk F20 hatte ich mit meiner Stiftung „Gesunde Erde – Gesunde Menschen" die Gelegenheit, mit dem EU-Kommissar Franz Timmermanns zu sprechen. Er erinnerte an die großen Fortschritte, die Europa nach dem zweiten Weltkrieg machte, nach der historischen Katastrophe. Und er mahnte für heute einen Aufbruchsgeist an, der wie beim Wiederaufbau über die eigene Generation hinaus denkt. Wir müssen jetzt in unserer „Boomergeneration" lauter Dinge tun und anschieben, obwohl wir die Früchte selbst nicht mehr erleben werden. Dafür hatten wir ja aber bisher auch lange genug eine sorgenfreie Zeit. Wenn man das Urteil des Bundesverfassungsgerichtes ernst nimmt, muss die Leitschnur für heutige Entscheidungen die Freiheit und die Überlebenschancen der nächsten Generation sein. Und das am besten ohne den Krieg vorher. Oder zukünftige Kriege um Wasser, Essen, Schatten und die letzten Flächen mit Regen und fruchtbarem Land. Wir sind die erste Generation, die erlebt, wie die Bedrohung auch in Deutschland ankommt. Und wir sind die letzte, die noch Einfluss darauf nehmen kann, wie es weitergeht.

Krankenhäuser und Pflegeeinrichtungen werden in Hitzeperioden zu echten Wärmefallen, in sogenannten Hitzeinseln kann die Temperatur über zehn Grad höher sein als im Umkreis. Hitzeplanung spielte bei der Stadtplanung bisher kaum eine Rolle, man orientierte sich an den Erfahrungswerten der Vergangenheit – ohne einen Blick in eine wärmere Zukunft zu werfen. Das sieht man an den teuren Gebäuden von Versicherungen, Banken und auch manchen Krankenhäusern, die alle mit großen Fensterfronten ausgestattet sind. Als hätten die Architekten noch nie etwas vom Treibhauseffekt gehört, bauen sie Treibhäuser für Menschen.

Dachbegrünung, Pflanzen an der Fassade sowie Grünanlagen und Gewässer in der Umgebung helfen, die Temperaturen zu senken. Aber große Teile der städtischen Flächen sind versiegelt, es gibt viel zu viel Beton und Stein, nirgendwo kann Wasser langsam im Boden versickern und dann verdunsten und damit das tun, was die Haut für uns tut – kühlen. Durch die Betonwüsten weht auch kein Wind, weil bei der Planung nicht auf Frischluftschneisen geachtet wurde. Dabei muss kühlere Luft aus dem Umland möglichst ungehindert zirkulieren können, etwa entlang von Flüssen oder Grüngürteln.

Im Umweltbundesamt gibt es ein „Kompetenzzentrum Klimafolgen und Anpassung", es gibt Fördermittel der Länder, aber ein Umbau zu widerstandsfähigen „resilienten" Städten dauert Jahrzehnte. Richtig gefährlich wird das für Pflegeheime, Kliniken und Schulen. Die wenigsten davon wurden mit Rücksicht auf Wärmeeintrag geplant.

Als Arzt wundere ich mich, warum die Energiewende in Deutschland vorrangig als ein technisches Problem diskutiert wird. Wir sollten eher darüber reden, wie viel gesünder hundertprozentig erneuerbare Energieerzeugung für uns alle wäre. Würde man alle Braunkohlekraftwerke abschalten, ließen sich mit einem Mal 150 Millionen Tonnen CO_2 einsparen. Und natürlich alle anderen Schadstoffe wie Feinstaub, Blei oder Arsen. Deutschlands Kohlekraftwerke sind nicht nur Klimasünder, sondern auch Giftschleudern. Sie stoßen jährlich rund sieben Tonnen Quecksilber aus. Was gab es früher im Krankenhaus für ein Geschrei, wenn ein Thermometer hinunterfiel und die nur wenige Milligramm schweren Quecksilberkügelchen sich blitzschnell unter den Betten verteilten. Bei Kohlekraftwerken sprechen wir von Tonnen! Nirgendwo in Europa wird ungestraft mehr von dem

Geleitwort

Nervengift emittiert als in Deutschland. Die Klimafolgeschäden durch die deutsche Kohleverstromung liegen laut Umweltbundesamt bei 50 Milliarden Euro pro Jahr. Hinzu kommen Gesundheitsschäden durch Abgase aus der Kohleverbrennung in Höhe von über vier Milliarden Euro jährlich. Der „Lancet" rechnet vor, dass durch die drei großen Stellschrauben Ernährung, Mobilität und Energiewende bis 2040 jedes Jahr 165.000 vorzeitige Todesfälle in Deutschland verhindert werden könnten. Kohleverstromung war im letzten Jahrhundert die Grundlage unseres Wohlstandes. In diesem Jahrhundert ist es unser Sargnagel. Jeder Tag, den wir weiter wider besseren Wissens und wider besseren Könnens Kohlekraftwerke laufen lassen und damit Tonnen von Treibhausgasen, Feinstaub und Quecksilber freisetzten, ist aus meiner Sicht ein Verbrechen. Ein Verbrechen an der Gesundheit der Menschen heute und erst recht an allen zukünftigen Generationen. Warum ist es nicht gesetzlich vorgeschrieben, dass Krankenhäuser ausschließlich erneuerbare Energien beziehen?

Denn ein weiterer blinder Fleck im Gesundheitswesen ist sein eigener Energiehunger. Ein einzelnes Krankenhausbett erzeugt unterm Strich so viele Emissionen wie ein Einfamilienhaus. Das liegt nicht am Bett, sondern an all den Dingen, die drumherum verwendet und oft auch verschwendet werden: viel Plastikmüll, viele Einweggegenstände, viel, was erhitzt, gekühlt und transportiert wird. Die Initiative „KLIK green" qualifiziert in Krankenhäusern Klimamanager:innen und reduziert an unterschiedlichen Stellen den Ressourcenverbrauch: im Einkauf, beim Strom, beim Heizen, mit Umbaumaßnahmen wie Dachbegrünung oder Dämmung oder auch, indem von den Mitarbeiter:innen diejenigen belohnt werden, die mit dem Rad oder mit den öffentlichen Verkehrsmitteln zur Arbeit kommen. In der Summe wird oft vergessen, dass der Gesundheitssektor eine enorme Industrie ist, auf deren Konto rund fünf Prozent der in Deutschland verursachten Emissionen gehen. Mehr und mehr Fachverbände positionieren sich. Sehr weit vorne ist gerade eine Gruppe von Narkoseärzt:innen, die darauf drängen, besonders klimaschädliche Substanzen aus dem OP zu verbannen.

Die größte Präventionsaufgabe liegt noch vor uns. Millionen vorzeitige Tode können durch saubere Luft dank erneuerbarer Energien, pflanzenbasiertes Essen im Sinne der „Planetary Health Diet" und das Einhalten des Parisabkommens und damit der Verhinderung eines weiteren Temperaturanstieges verhindert werden. Das Gesundheitswesen hat hier eine Vorbildfunktion, auch im Reduzieren des eigenen ökologischen Fußabdruckes. Die Kommunikation in die Mitte der Gesellschaft ist notwendig, um Mehrheiten für die notwendigen Entscheidungen zu finden. Das Wissen aus den Präventionswissenschaften ist dafür eine große Hilfe: es braucht Gesundheitskompetenz, soziale Gerechtigkeit, Selbstwirksamkeit und vor allem Rahmenbedingungen, die ein gesundes Verhalten leicht machen und belohnen. Denn nur durch Einsicht hat sich noch wenig geändert. Aber im Sinne der „Co-Benefits" zu argumentieren und zu handeln, hat einen großen Hebel, denn was gut ist für die Erde, ist auch gut für uns Menschen.

Wie Sie gleich beim Blättern sehen werden: Die Ideen sind da. Und die Vorbilder. Jetzt müssen sie angegangen werden. Wie bei jeder Katastrophe gilt: Rumstehen und gaffen geht nicht. Anpacken ist angesagt. Und wenn Sie mit ihrem Verwaltungsmenschen sprechen, lieben Gruß: Das Teuerste, was wir jetzt tun können, ist nichts zu tun!

Prof. Dr. med. Eckart v. Hirschausen
Gründer der Stiftung „Gesunde Erde – Gesunde Menschen"
Schirmherr von „KLIK green"
Unterstützer von „Scientists for Future" und „KLUG – Allianz Klimawandel und Gesundheit"

Vorwort

Liebe Leserinnen und Leser,

wenn es noch weiterer Argumente für die Notwendigkeit nachhaltigen Wirtschaftens in der Gesundheitswirtschaft bedurft hätte, so sind diese – so schmerzhaft sie auch sein mögen – in der Endphase der Entstehungsgeschichte dieses Buches im Frühjahr 2022 geliefert worden. Zum einen hat der Krieg in der Ukraine in geradezu erschütterndem Ausmaß deutlich gemacht, wie sehr unsere Volkswirtschaft und auch viele Privathaushalte nach wie vor auf fossile Brennstoffe als Grundlage unseres Wohlstands angewiesen sind.

Zum anderen hat der Weltklimarat in seinem Anfang April 2022 erschienenen Klimabericht dargelegt, dass es beinahe unmöglich sei, das postulierte und in zahlreichen Abkommen bekräftigte Ziel einer Erwärmung um maximal 1,5 Grad tatsächlich noch zu erreichen. Dazu müssten bis 2030 die Emissionen aus Treibhausgasen um über 40 Prozent sinken – wer vermag angesichts der Entwicklung der vergangenen Jahre daran noch glauben? Und dennoch machen die Forscher auch Hoffnung, weil sich der Anstieg von Treibhausgasen abgeflacht hat und vor allem die Kosten für emissionsarme Technologien signifikant gefallen sind.

Egal ob man die Kernaussagen des Berichts nun eher pessimistisch oder optimistisch bewertet, eines ist gewiss: Wir haben keine Alternative zum entschlossenen Handeln, und vor allem haben wir keine Zeit mehr zu verlieren. Dies gilt auch und im Besonderen für die Medizin, für die Nachhaltigkeit und Ressourcenschutz neue Themen sind. Diese Tatsache erstaunt auf den ersten Blick, ist die Gesundheitswirtschaft doch ein relevanter Emittent und für rund fünf Prozent der Treibhausgase verantwortlich – allein in Deutschland sind dies rund 60 Millionen Tonnen. Aber lange – zu lange – hat sich die Gesundheitswirtschaft darauf berufen, durch die bloße Ausübung ihres Kerngeschäfts schon genug Gutes für die Menschen zu tun. Diese eindimensionale Einstellung reicht aber angesichts der Dimension der globalen Aufgabe und auch angesichts des eigenen ökologischen Fußabdrucks bei weitem nicht mehr aus. Mehr noch: Wer moderne Medizin als ganzheitliche Disziplin mit einer hohen Bedeutung an Prävention statt reiner „Reparatur" versteht, kommt an einer neuen Betrachtungsweise nicht vorbei: Nur in einer gesunden Umwelt können Menschen gesund bleiben und wieder gesund werden.

Diesen Gedanken hat die Universitätsmedizin Essen früh aufgenommen und auf Grundlage der Umgestaltung zum Smart Hospital phasenverschoben, aber simultan die Transformation zum Green Hospital eingeleitet. Aus der selbstkritischen Erkenntnis, bei der Digitalisierung sicherlich Vorreiter zu sein, hingegen bei der nachhaltigen, umweltschonenden Umgestaltung der eigenen Prozesse und Abläufe noch am Anfang zu stehen, entstand der Entschluss zur Herausgabe dieses Buches.

Es soll als Standardwerk und Kompendium einen Überblick über den aktuellen Stand der Diskussion zum Klimaschutz in der Medizin, aber explizit auch darüber hinaus geben. Vor allem aber soll es konkrete Handlungsfelder und Problemlösungen beschreiben und damit einen messbaren Beitrag zu mehr Umwelt- und Klimaschutz im betrieblichen medizinischen Alltag geben.

Wir wünschen uns sehr, dass das vorliegende Buch „Green Hospital" ein wichtiger, aber eben auch nur erster Schritt ist, um das epochale Thema Klimaschutz fest im Selbstverständnis und der operativen Arbeit der Gesundheitswirtschaft zu verankern.

Prof. Dr. Jochen A. Werner
Thorsten Kaatze
Andrea Schmidt-Rumposch
Essen, im Mai 2022

Die Autorinnen und Autoren

Prof. Dr. em. Bernhard Badura
Universität Bielefeld
Fakultät für Gesundheitswissenschaften
Bielefeld

Sigrid E. Bosmann, Dipl. oec. troph.
Kliniken Essen-Mitte
Klinik für Naturheilkunde und Integrative Medizin
Essen

Dr.-Ing. Jochen Dahm
eptima GmbH
Berlin

Prof. Dr. Ina Danquah
Heidelberger Institut für Global Health
Arbeitsgruppe Klimawandel, Ernährung und Gesundheit
Heidelberg

Prof. Dr. med. Franz Daschner
viamecia – Stiftung für eine gesunde Medizin
Universitätsklinikum Freiburg
Institut für Infektionsprävention und Krankenhaushygiene
Freiburg

Annegret Dickhoff, Dipl.-Ing.
Bund für Umwelt und Naturschutz Deutschland e.V. (BUND),
Landesverband Berlin – Friends of the Earth Germany
Berlin

Prof. Dr. Gustav Dobos
Universitätsmedizin Essen
Zentrum für Naturheilkunde und Integrative Medizin
Essen

Christian Dreißigacker
BG Klinikum Unfallkrankenhaus Berlin gGmbH
Berlin

Tobias Emler
Universitätsmedizin Essen
Essen

Melanie Filser
Deutsches Krankenhausinstitut e.V.
Düsseldorf

Lisa Fiedler
VAUDE Academy für nachhaltiges Wirtschaften
VAUDE Sport GmbH & Co. KG
Tettnang

Malin Gerhardt
Fraunhofer-Institut für Materialfluss und Logistik IML
Dortmund

Dr. phil. Willi Haas, Dipl.-Ing.
Universität für Bodenkultur Wien (BOKU)
Department für Wirtschafts- und Sozialwissenschaften
Institut für Soziale Ökologie
Wien
Österreich

Ulrich Hankeln, Dipl.-Ing.
REMONDIS Medison GmbH
Lünen

Dr. Uwe Heckert
Philips GmbH DACH
Hamburg

Dr. med. Alina Herrmann
Heidelberger Institut für Global Health
Arbeitsgruppe Klimawandel, Ernährung und Gesundheit
Heidelberg

Jan Hildebrand, Dipl.-Psych.
IZES gGmbH
Arbeitsfeld Umweltpsychologie
Saarbrücken

Bernadette Hosters
Universitätsklinikum Essen
Essen

Dr. med. Kristin Hünninghaus
Universitätsmedizin Essen
Zentrum für Naturheilkunde und Integrative Medizin &
Klinik für Gastroenterologie, Hepatologie und
Transplantationsmedizin
Schwerpunkt planetare Gesundheit und Ernährung
Essen

Thorsten Kaatze, Dipl.-Vw.
Universitätsmedizin Essen
Essen

Prof. Dr. Timo Kortsch
IU Internationale Hochschule
Erfurt

Marina Köhn
Umweltbundesamt
Beratungsstelle nachhaltige Informations-und
Kommunikationstechnik (Green-IT)
Berlin

Lisa Kranz
VAUDE Sport GmbH & Co. KG
Tettnang

Die Autorinnen und Autoren

Stefan Krojer
ZUKE Green
Erkelenz

Prof. Dr. Mojib Latif
GEOMAR Helmholtz-Zentrum für Ozeanforschung Kiel
Universität Kiel

Dr. Anna Levsen
Deutsches Krankenhausinstitut e.V.
Düsseldorf

Markus Loh
viamecia – Stiftung für eine gesunde Medizin
Universitätsklinikum Freiburg
Institut für Infektionsprävention und Krankenhaushygiene
Freiburg

Daria Luschkova
Universität Augsburg
Medizinische Fakultät
Umweltmedizin
Augsburg

Stefanie Matthys, Dipl.-Ing. Arch.
European Network Architecture for Health
Berlin

Timo Meerstedt
Düsseldorf

Eckhard Münch
SALUBRIS UG & Co KG
Witten

Prof. Hans Nickl
Nickl & Partner Architekten
München

Prof. Christine Nickl-Weller
Nickl & Partner Architekten
München

Martin Oldeland, Dipl.-Kfm.
Bundesdeutscher Arbeitskreis für Umweltbewusstes
Management (B.A.U.M.) e.V.
Hamburg

Dr. Melanie Pawlitzki
Universität Augsburg
Medizinische Fakultät
Umweltmedizin
Augsburg

Prof. Dr. iur. Bernhard Pulver
Insel Gruppe
Bern
Schweiz

Andrea Raida
Fraunhofer-Institut für Materialfluss und Logistik IML
Dortmund

Irina Rau, Dipl.-Psych.
IZES gGmbH
Arbeitsfeld Umweltpsychologie
Saarbrücken

Stephan Richtzenhain, Dipl.-Kfm.
Sitex – Textile Dienstleistungen
Minden

Dr. Nicole Rogge
Bund für Umwelt und Naturschutz Deutschland e.V. (BUND),
Landesverband Berlin – Friends of the Earth Germany
Berlin

Dr.-Ing. Michael Schmidt
Encadi GmbH
Münster

Andrea Schmidt-Rumposch
Universitätsmedizin Essen
Essen

Achim Struchholz
Universitätsmedizin Essen
Essen

Prof. Dr. med. Claudia Traidl-Hoffmann
Universität Augsburg
Medizinische Fakultät
Umweltmedizin
Augsburg

Thomas Voß
LWL-Kliniken Münster und Lengerich
Münster

Robert Weller, M.A.
Kreisklinikum Siegen GmbH
Qualitätsmanagement
Siegen

Prof. Dr. Jochen A. Werner
Universitätsmedizin Essen
Essen

Dr. Sebastian Wibbeling
Fraunhofer-Institut für Materialfluss und Logistik IML
Dortmund

Inhalt

I Klimawandel und Gesundheit — 1

1. Der globale Wandel und die Zukunft der Klimapolitik — 3
   Mojib Latif

2. Klimawandel und Gesundheit aus globaler Perspektive – eine Übersicht über Risiken und Nebenwirkungen — 8
   Alina Herrmann und Ina Danquah

3. Destabilisierung des Klimas als fundamentale Bedrohung für die Gesundheit der Menschheit — 22
   Daria Luschkova, Melanie Pawlitzki und Claudia Traidl-Hoffmann

   Exkurs: Ökologische Nachhaltigkeit im Gesundheitswesen — 29
   Uwe Heckert

4. Der globale Kampf gegen den Klimawandel – Vernetzung, Partnerschaften, Zusammenarbeit — 33
   Christian Dreißigacker

5. Klimaschutz im Krankenhaus – Wege zu mehr Nachhaltigkeit — 39
   Anna Levsen und Melanie Filser

II Handlungsfelder für nachhaltiges Agieren im Krankenhauswesen — 45

1. Nachhaltige Mobilitäts- und Logistiklösungen im Krankenhaus — 47
   Sebastian Wibbeling, Andrea Raida und Malin Gerhardt

2. Energiemanagementkonzepte für ein nachhaltiges Krankenhaus — 60
   Michael Schmidt und Jochen Dahm

   Exkurs: Wie die Klimakrise unsere Gesundheitssysteme herausfordert – Chancen einer Transformation mit Beispielen aus Österreich — 75
   Willi Haas

3. Ernährung neu denken – Leitfaden für die Etablierung einer nachhaltigen Verpflegung im Krankenhaus — 84
   Kristin Hünninghaus, Sigrid E. Bosmann und Gustav Dobos

4. Ganzheitliches Beschaffungsmanagement als zentrale Schnittstelle für ein umweltfreundliches Krankenhaus — 101
   Stefan Krojer und Timo Meerstedt

Inhalt

	Exkurs: **Politisches Handeln für eine grünere Zukunft**	107
	Bernhard Pulver	
5	**Vermeiden, Reduzieren, Wiederverwerten: Aktuelle und künftige Entsorgungskonzepte im klinischen Alltag**	113
	Ulrich Hankeln	
6	**Green IT – Informationstechnik geht auch umweltverträglich**	126
	Marina Köhn	
	Exkurs: **Digitalisierung als Enabler für Nachhaltigkeit im Krankenhaus**	139
	Stefan Krojer	
7	**Nachhaltigkeit und Ressourcenschonung im Krankenhausbau**	146
	Christine Nickl-Weller, Hans Nickl und Stefanie Matthys	
8	**Betriebliches Gesundheitsmanagement: Bausteine für nachhaltige, mitarbeiterorientierte Krankenhäuser**	157
	Eckhard Münch, Bernhard Badura und Robert Weller	
	Exkurs: **Nachhaltigkeit als Kompass unseres Handelns**	170
	Martin Oldeland	
9	**Projekte des BUND zu Klimaschutz im Krankenhaus und Reha-Kliniken**	175
	Annegret Dickhoff und Nicole Rogge	
10	**Erfolgsnachweise eines grünen Krankenhauses**	185
	Thomas Voß	
	Exkurs: **Wie werden wir Klimaretter – Ideen für eine verantwortungsbewusste Nachhaltigkeitspolitik**	197
	Markus Loh und Franz Daschner	
11	**Nachhaltige Kreislaufwirtschaft im Gesundheitswesen am Beispiel der textilen Vollversorgung**	203
	Stephan Richtzenhain	
12	**Systemische Transformationsansätze für ein nachhaltiges Krankenhaus aus umweltpsychologischer Perspektive**	214
	Jan Hildebrand, Timo Kortsch und Irina Rau	
	Exkurs: **Nachhaltiges Wirtschaften – ein ganzheitlicher Transformationsprozess am Beispiel von VAUDE**	227
	Lisa Fiedler und Lisa Kranz	

III Der Essener Weg — 233

1 Smart Hospital und Green Hospital – zwei Seiten einer Medaille — 235
Jochen A. Werner

2 Ökologie und Ökonomie versöhnen – der Weg zum klimaschonenden Krankenhaus — 243
Thorsten Kaatze

3 Pflege von morgen: Nachhaltigkeit und Menschlichkeit — 251
Andrea Schmidt-Rumposch und Bernadette Hosters

4 Kulturwandel, Change-Prozess, Mitarbeitende mitnehmen – der Essener Weg — 261
Tobias Emler

5 Green Hospital als Marke – ein wichtiger Baustein zur Differenzierung im Markt — 271
Achim Struchholz

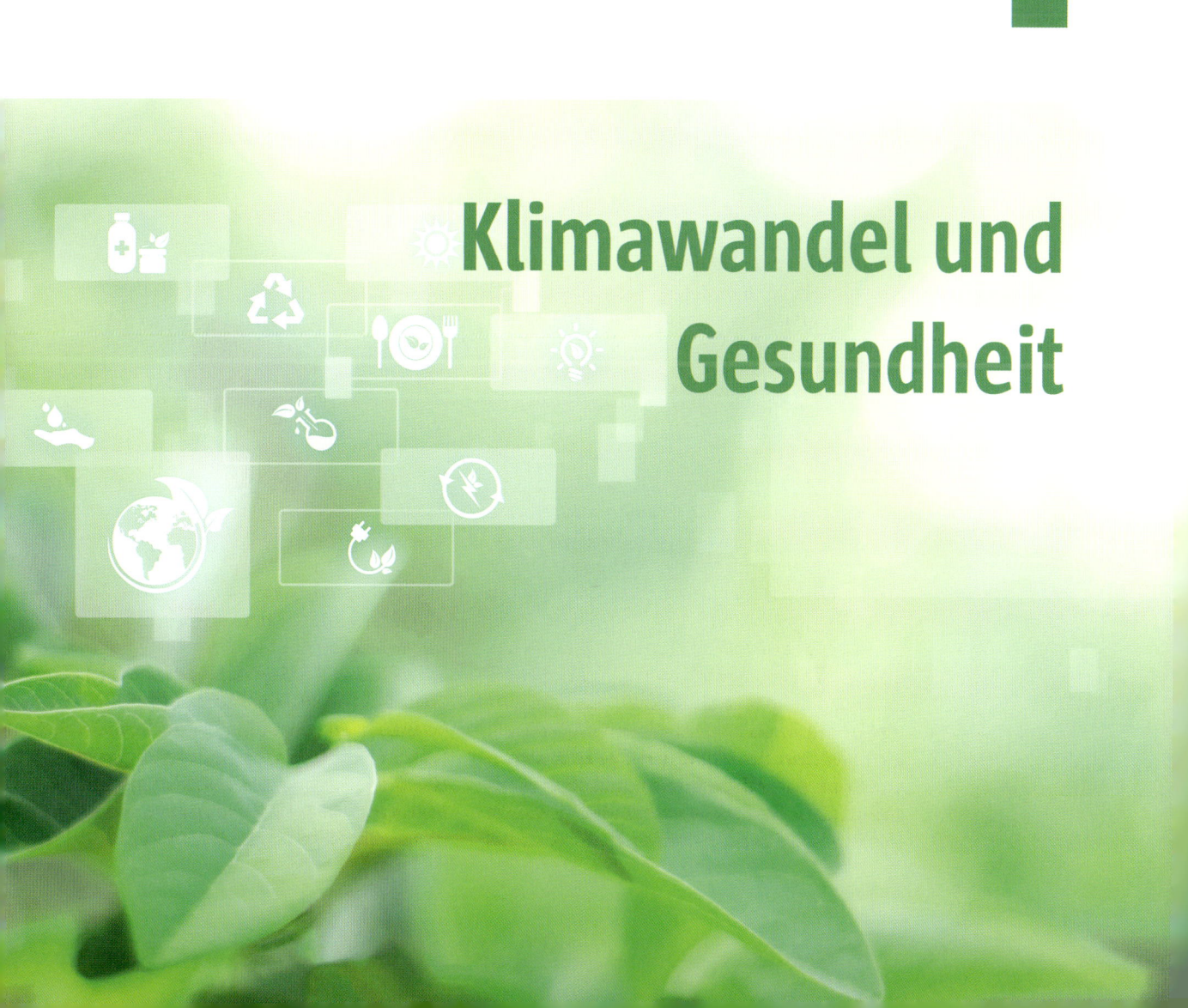

Klimawandel und Gesundheit

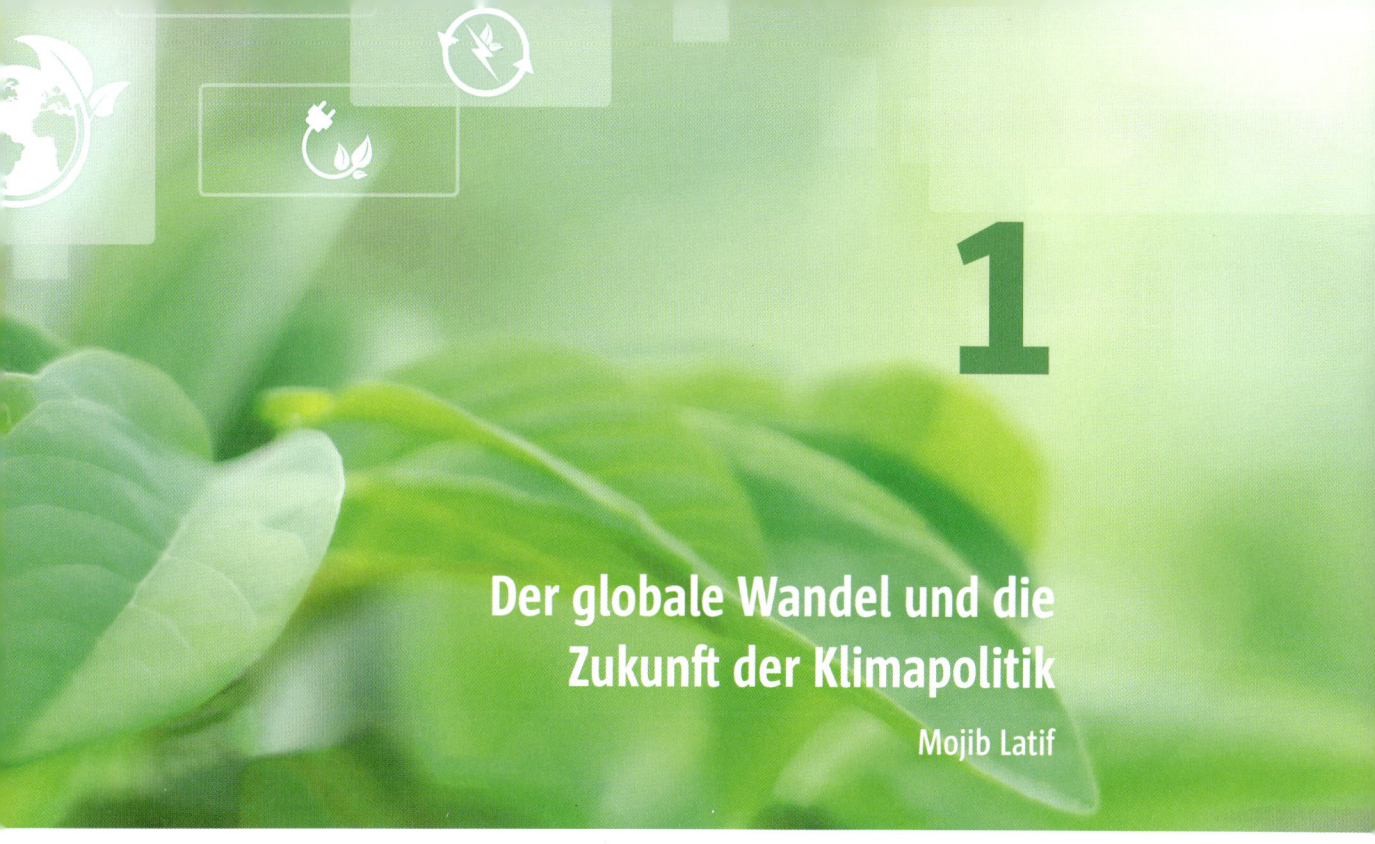

1 Der globale Wandel und die Zukunft der Klimapolitik

Mojib Latif

Die globale Erwärmung steht schon seit vielen Jahren im Blickpunkt des öffentlichen Interesses. Eine ungebremste globale Erwärmung würde die Lebensbedingungen auf der Erde erheblich verschlechtern. Der Geochemiker Roger Revelle beschrieb bereits vor über einem halben Jahrhundert die ungeheure Dimension der menschlichen Klimabeeinflussung, indem er von einem „großangelegten Experiment" sprach, das die Menschen anstellten (Revelle u. Suess 1957). Der Chemie-Nobelpreisträger Paul Crutzen machte den Begriff Anthropozän populär, um den Beginn eines neuen Erdzeitalters zu kennzeichnen, in dem die Menschheit einen ähnlich großen Einfluss auf die Umwelt ausübt wie die natürlichen Faktoren (Crutzen u. Müller 2019). Das Klimaproblem ist hauptsächlich ein Energieproblem und hängt eng mit der Verfeuerung der fossilen Brennstoffe – Kohle, Erdöl und Erdgas – zur Energiegewinnung zusammen. Dabei entstehen große Mengen des Treibhausgases Kohlendioxid (CO_2). Es reichert sich wegen seiner sehr langen Verweildauer von über 100 Jahren in der Luft an, weswegen sich die Erdoberfläche und die unteren Luftschichten erwärmen. Der Zusammenhang zwischen CO_2 und der Temperatur ist schon seit weit über 100 Jahren bekannt (Arrhenius 1896). Andere von den Menschen emittierte Treibhausgase sind Methan und Lachgas. Hier wollen wir uns auf das wichtigste von der Menschheit emittierte Treibhausgas, das CO_2, beschränken.

1.1 Das Treibhausgas CO_2 und seine Folgen

Wegen seiner langen Verweildauer kann sich das CO_2 über den Globus verteilen, weswegen der Ort des Ausstoßes keine Rolle spielt. Die Auswirkungen der globalen Erwärmung betreffen demnach alle Länder. Das Klimaproblem kann nur von der Staatengemeinschaft insgesamt gelöst werden, worin eine neue Herausforderung für die Menschheit besteht. Die Lösung des Klimaproblems erfordert schnelle systemische Veränderungen, insbesondere den Umbau der weltweiten Energiesysteme. Und das ist es, was die Sache so schwierig macht. Fast alle Bereiche unseres Lebens wären davon direkt oder indirekt betroffen. Politik und Wirtschaft handeln zu langsam. Und das hat Folgen. Denn das Klimasystem ist träge. Einige seiner Komponenten, wie die Meeresspiegel, reagieren mit einer erheblichen Zeitverzögerung. Wir spüren das volle Ausmaß der bereits angestoßenen Veränderungen nicht. Es dauert Jahrzehnte, zum Teil Jahrhunderte, bis sich die Auswirkungen des Ausstoßes von Treibhausgasen voll umfänglich zeigen. Wenn wir heute Maßnahmen zum Klimaschutz ergreifen, dann wirken diese erst später. Vorausschauendes Handeln ist geboten. Einen wirksamen internationalen Klimaschutz gibt es bisher nicht. Der weltweite CO_2-Ausstoß steigt nach wie vor. Die Zeit läuft uns davon. Noch ist es aber nicht zu spät, um einen „gefährlichen" Klimawandel zu vermeiden (IPCC 2016).

Für alle, die noch zweifeln:

> „Der menschliche Einfluss auf das Klima ist klar."
> (IPCC 2016, S. vii)

So lautet der wohl wichtigste Satz aus dem vorletzten (fünften) Syntheseberricht des sogenannten Weltklimarats, dem IPCC (Intergovernmental Panel on Climate Change, www.ipcc.ch), der 2014 erschien. So neu war diese Erkenntnis nicht, die Hunderte von Wissenschaftlern aus den verschiedensten Ländern zu Papier gebracht hatten. In allen Berichten des IPCC – der erste erschien 1990 – findet man ähnliche Passagen. Die Belege für die anthropogene, also durch den Menschen verursachte, Klimaänderung sind in der Tat überwältigend. Die Erde hat sich seit Beginn der Industrialisierung um gut ein Grad Celsius erwärmt, parallel mit dem Anstieg des CO_2 in der Atmosphäre (s. Abb. 1). Ohne den Anstieg der Treibhausgase lässt sich die Erwärmung wissenschaftlich nicht erklären. Ein Grad klingt nach wenig. Wenn man bedenkt, dass der globale Temperaturanstieg zwischen einer Eiszeit und einer Warmzeit ca. 4°C beträgt, erscheint ein Grad schon in einem ganz anderen Licht.

Die globale Erwärmung hat bereits vielfältige Auswirkungen. So nehmen Wetterextreme wie Hitzewellen, Dürren oder Starkniederschläge weltweit zu und intensivieren sich. Das Eis der Erde schmilzt immer schneller.

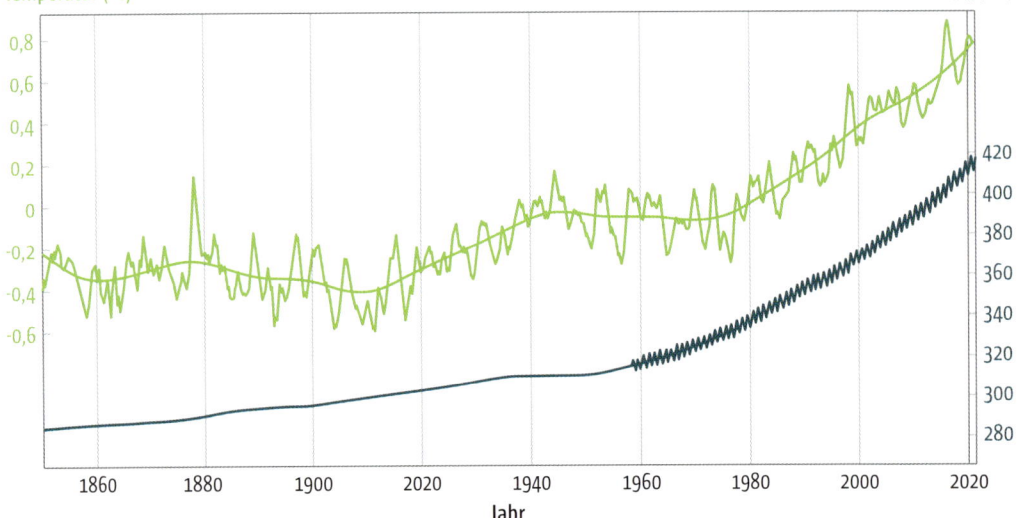

Abb. 1 Atmosphärische CO_2-Konzentration (ppm: parts per million, Teile pro Million) und die global gemittelte Temperatur (°C) als Abweichung vom Mittelwert des 30-Jahre Zeitraum 1881–1910 (Leland McInnes; © CC BY SA 3.0)

1 Der globale Wandel und die Zukunft der Klimapolitik

In der Arktis zieht sich das Meereis mit einer atemberaubenden Geschwindigkeit zurück, die selbst die Forschenden überrascht hat. Zudem zeigt der Eisschild Grönlands in den letzten Jahren große Massenverluste, so wie auch das Eis der Westantarktis. Die Meeresspiegel steigen infolge von Gletscherschmelze, aber auch wegen der Erwärmung der Ozeane, durch die sich das Meerwasser ausdehnt. In der Tat haben die Meere mehr als 90 Prozent der Wärme aufgenommen, die durch den Anstieg der atmosphärischen Treibhausgase im Klimasystem verblieben ist. Außerdem haben die Ozeane zwischen 30 und 40 Prozent des durch die Menschen emittierten CO_2 aufgenommen. Es droht wegen der CO_2-Aufnahme eine übermäßige Versauerung der Weltmeere, mit unabsehbaren Folgen für die Meeresökosysteme.

Im Jahr 1992 fand der Erdgipfel der Vereinten Nationen in Rio de Janeiro statt. Er sollte der Aufbruch in eine nachhaltige Entwicklung der Welt sein. Die Kehrtwende in eine Zukunft ohne den Raubbau an der Natur. Gewissermaßen eine Antwort auf den Bericht „Grenzen des Wachstums" des Club of Rome aus dem Jahr 1972 (https://clubofrome.de/). In der Klimarahmenkonvention von Rio hat sich die Weltgemeinschaft darauf geeinigt:

> „die Stabilisierung der Treibhausgaskonzentrationen in der Atmosphäre auf einem Niveau zu erreichen, auf dem eine gefährliche anthropogene Störung des Klimasystems verhindert wird" (Bundesministerium für Umwelt, Naturschutz, nukleare Sicherheit und Verbraucherschutz 2009).

Zwanzig Jahre später, als man sich 2012 auf der Nachfolgekonferenz Rio+20 wiedertraf, war die Ernüchterung groß. So sind seit Beginn der 1990er-Jahre die weltweiten Treibhausgasemissionen förmlich explodiert. Das gilt insbesondere für den CO_2-Ausstoß, der um ca. 60 Prozent angestiegen ist. Auf der 21. Weltklimakonferenz in Paris im Jahr 2015 wurde von den Ländern ein neuer Klimavertrag unterzeichnet. Demnach soll die globale Erwärmung auf deutlich unter zwei Grad gegenüber der vorindustriellen Zeit (1850–1900) begrenzt, sowie Anstrengungen unternommen werden, die Erwärmung auf 1,5 Grad zu beschränken (Bundesministerium für Umwelt, Naturschutz, nukleare Sicherheit und Verbraucherschutz o.J.). Sollten die weltweiten CO_2-Emissionen auf dem heutigen Niveau verharren, wäre die 1,5-Grad Marke schon in etwa zehn Jahren erreicht. Das zeigt, wie enorm groß der Handlungsdruck ist.

Klar ist aber auch, dass es noch möglich wäre, die globale Erwärmung auf deutlich unter zwei Grad zu begrenzen. Man hofft, dass sich dann das Überschreiten von Kipppunkten vermeiden lässt, wie das unwiderrufliche Abschmelzen des grönländischen Eisschilds mit einem Meeresspiegelanstieg von global sieben Meter, oder drastische Änderungen in den atmosphärischen und ozeanischen Zirkulationssystemen, sowie auch das Kippen von Ökosystemen. Die Lage der Kipppunkte ist allerdings großen Unsicherheiten unterworfen. Aus diesem Grund ist immer die geringste noch mögliche Erwärmung anzustreben.

Einen Mangel an Wissen über die Ursachen des Klimawandels und seine möglichen Folgen gibt es in keiner Weise. Dazu hat insbesondere der Weltklimarat IPCC beigetragen. Und trotzdem passiert genau das Gegenteil von dem, was eigentlich passieren müsste. Der weltweite Aus-

Einen Mangel an Wissen über die Ursachen des Klimawandels und seine möglichen Folgen gibt es in keiner Weise.

stoß von Treibhausgasen steigt. Man eilt jährlich von Weltklimakonferenz zu Weltklimakonferenz. Auf der 26. Weltklimakonferenz in Glasgow im Jahr 2021 konnte man sich erneut nur auf unverbindliche Absichtserklärungen verständigen. Mit Physik kann man nicht verhandeln und auch keine Kompromisse schließen. Mehr Treibhausgase in der Luft müssen zwangsläufig zu höheren Temperaturen führen.

Die Zahlen sprechen eine deutliche Sprache, sie sind unbestechlich. Internationaler Klimaschutz findet aus naturwissenschaftlicher Sicht solange nicht statt, bis die weltweiten CO$_2$-Emissionen sinken. Es gibt derzeit bestenfalls so etwas wie einen „gefühlten" Klimaschutz: Das Thema steht im Fokus der Weltöffentlichkeit, gehandelt wird jedoch kaum. Dass eine Senkung der Emissionen möglich ist, ohne Einbußen bei der wirtschaftlichen Entwicklung hinnehmen zu müssen, zeigt Deutschland, das seit 1990 seinen Ausstoß um etwa 40 Prozent gesenkt hat. Es wäre sogar noch deutlich mehr möglich gewesen, wenn Lobbyinteressen dem nicht im Wege gestanden hätten. So sind die Emissionen im Verkehrssektor immer noch auf dem Stand von 1990.

Beim Klimawandel handelt es sich um ein sogenanntes systemisches Risiko. Wir leben in einer Zeit beschleunigter technologischer und gesellschaftlicher Entwicklung sowie einer zunehmenden globalen Vernetzung in Wirtschaft, Kommunikation, Politik und Kultur. Einfache Ursache-Wirkung-Prinzipien gelten nicht mehr. Ein als harmlos eingeschätztes Ereignis kann selbst über große Entfernungen oder nach einer langen Zeit ungeahnte Schäden entfalten, die die Funktionsfähigkeit des Gesamtsystems gefährden. Erinnern wir uns an das Ozonloch über dem Südpol, das Anfang der 1980er-Jahre entdeckt worden war. Kein Forscher hat es vorhergesagt, obwohl die ozonzerstörerische Wirkung der FCKWs (Fluorchlorkohlenwasserstoffe) schon lange bekannt war.

Ein Beispiel aus der jüngeren Vergangenheit ist die letzte große Finanzkrise 2008, die – ausgelöst durch die Immobilienblase in den USA – zu einer weltweiten Rezession geführt hat. Vorherzusehen war der weltwirtschaftliche Einbruch nicht ohne Weiteres. Genauso wenig, wie die Wissenschaft die Folgen einer ungebremsten globalen Erwärmung in allen Details berechnen kann. Denn systemische Risiken sind durch ein hohes Maß an Komplexität, Ungewissheit und Ambiguität gekennzeichnet.

> *Wir verstehen die komplexen Vorgänge im Klimasystem nicht gut genug, um unausgegorenen Vorschlägen zu folgen und mit der Erde herum zu experimentieren.*

! Im Umgang mit systemischen Risiken kommt dem Vorsorgeprinzip eine große Bedeutung zu. Und es gilt dieses Prinzip in praktische Maßnahmen umzusetzen. Das zu leisten, wäre die Aufgabe der Politik.

1.2 Fazit

Die beste Strategie zur Lösung des Klimaproblems besteht darin, das Übel an der Wurzel zu packen: Wenn wir ein Problem mit dem CO$_2$ haben, und darüber besteht kein Zweifel, sollten wir es gar nicht erst entstehen lassen. Wir sollten uns nicht dazu verleiten lassen, unsichere Pfade zu beschreiten. Atomkraft ist das Gegenteil einer nachhaltigen Energieversorgung. Außerdem bremst das Festhalten an der Atomkraft Innovation. Technische Lösungen zur Bewältigung des Klimaproblems sind auch keine Option. Derartige „Climate Engineering"-Methoden (http://www.spp-climate-engineering.de/) scheinen vordergründig attraktiv zu sein, würden sie doch ein „weiter so wie bisher" erlauben. Wir könnten die fossilen Brennstoffe zur Energiegewinnung weiterhin verfeuern. Die vorgeschlagenen Techniken bergen jedoch enorme ökologische Risiken und erfordern darüber hinaus einen gewaltigen finanziellen Aufwand. Außerdem verstehen wir die komplexen Vorgänge im Klimasystem nicht gut genug, um unausgegorenen Vorschlägen zu folgen und mit der Erde herum zu experimentieren.

Maßnahmen müssten u.U. über Jahrhunderte, vielleicht sogar Jahrtausende, fortgesetzt werden, um eine spontane Wiedererwärmung der Erde zu verhindern. Ein Beispiel in diesem Zusammenhang wäre das Einbringen von Schwefelsubstanzen in die Atmosphäre zur Kühlung des Planeten. Mit dem Stopp der Maßnahme würde sich die Erde erneut erwärmen, weil die Wirkung der Treibhausgase immer noch vorhanden wäre. Auch die mit dem Begriff CCS („Carbon Capture and Storage") belegte Abscheidung und Speicherung von CO_2 birgt ökologische Risiken, die nicht hinreichend erforscht sind. Außerdem würde der Wirkungsgrad der Kraftwerke wegen des hohen zusätzlichen Energiebedarfs deutlich sinken.

Die weltweiten Energiesysteme müssen kohlenstofffrei werden, dafür muss die Weltwirtschaft auf erneuerbare Energien setzen. Sonnen- und Windenergie stehen der Menschheit praktisch unbegrenzt zur Verfügung. Dieser Weg wäre der vernünftige und sicherste zugleich. Die Techniken zur Nutzung der erneuerbaren Energien existieren, sie funktionieren problemlos, sie sind kostengünstig und können systematisch weiterentwickelt werden. Die volkswirtschaftlichen Kosten wären nicht relevant, wenn man einen Zeithorizont von einigen Jahrzehnten betrachtet. Im Gegenteil, auf lange Sicht würde ein Land wie Deutschland davon profitieren.

Literatur

Arrhenius S (1896) On the Influence of Carbonic Acid in the Air upon the Temperature of the Ground. Philosophical Magazine and Journal of Science 41, 237–276. URL: https://www.rsc.org/images/Arrhenius1896_tcm18-173546.pdf (abgerufen am 16.02.2022)

Bundesministerium für Umwelt, Naturschutz, nukleare Sicherheit und Verbraucherschutz (o.J.) Bilanz nach 5 Jahren Pariser Abkommen. URLhttps://www.bmuv.de/themen/klimaschutz-anpassung/klimaschutz/internationale-klimapolitik/pariser-abkommen/bilanz-nach-5-jahren-pariser-abkommen (abgerufen am 16.02.2022)

Bundesministerium für Umwelt, Naturschutz, nukleare Sicherheit und Verbraucherschutz (2009) Rahmenübereinkommen der Vereinigten Nationen über Klimaänderungen. URL: https://www.bmuv.de/gesetz/rahmenuebereinkommen-der-vereinten-nationen-ueber-klimaaenderungen (abgerufen am 16.02.2022)

Crutzen PJ, Müller M (2019) Das Anthropozän. Schlüsseltexte des Nobelpreisträgers für das neue Erdzeitalter. Oekom

IPCC (2016) Klimaänderung 2014. Syntheseberich. URL: https://www.ipcc.ch/site/assets/uploads/2018/02/IPCC-AR5_SYR_barrierefrei.pdf (abgerufen am 14.03.2022)

Revelle R, Suess HE (1957) Carbon Dioxide Exchange Between Atmosphere and Ocean and the Question of an Increase of Atmospheric CO_2 during the Past Decades. Tellus 9, 18–27

Prof. Dr. Mojib Latif

Mojib Latif promovierte 1987 und habilitierte 1989 an der Universität Hamburg. Seit 2003 ist er Professor an der Christian-Albrechts-Universität zu Kiel. Er hat über 200 wissenschaftliche Veröffentlichungen und mehrere Bücher verfasst. Ihm wurde u.a. 2000 die Sverdrup Gold Medal der Amerikanischen Meteorologischen Gesellschaft, 2015 der Deutsche Umweltpreis und 2019 die Alfred-Wegener-Medaille der Deutschen Meteorologischen Gesellschaft verliehen.

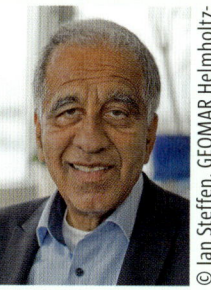
© Jan Steffen, GEOMAR Helmholtz-Zentrum für Ozeanforschung Kiel

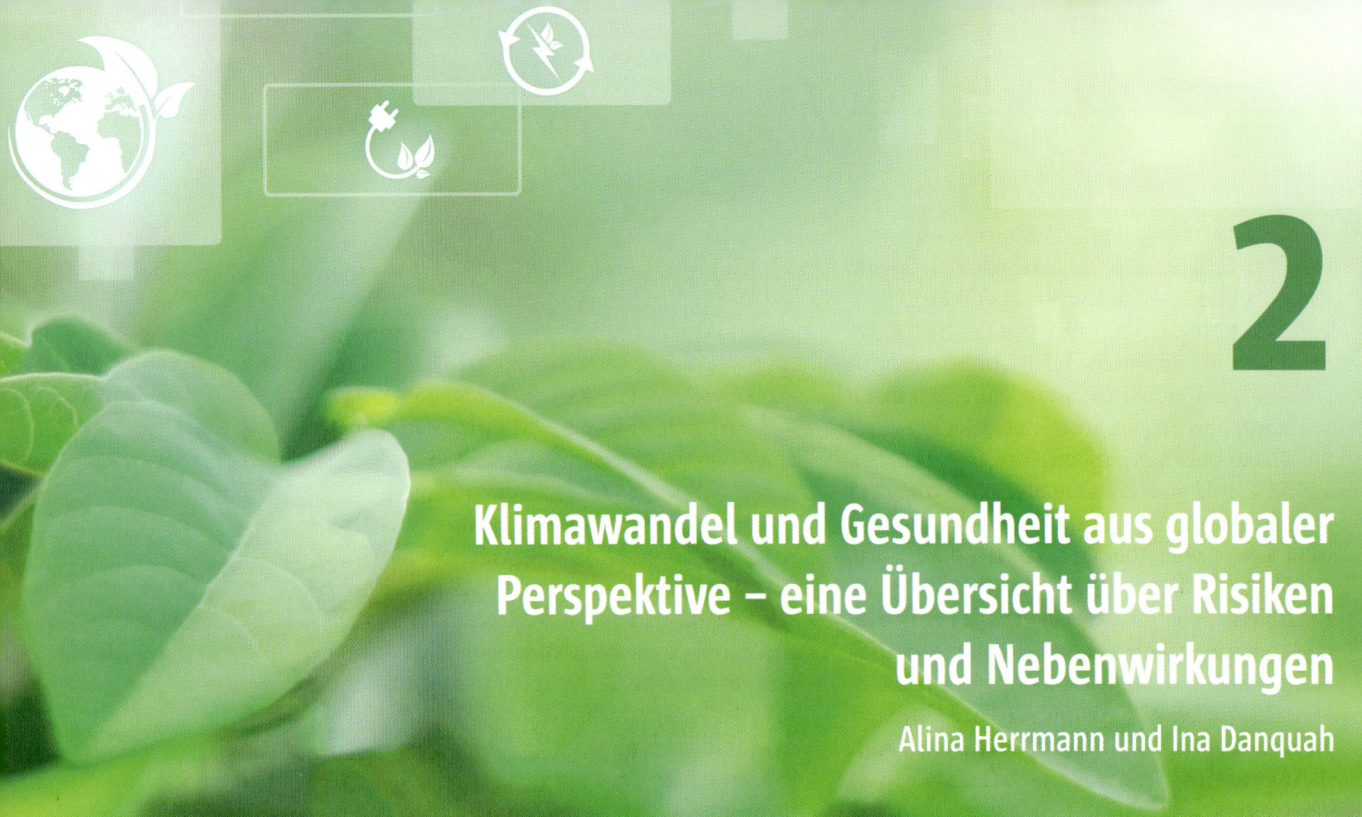

2 Klimawandel und Gesundheit aus globaler Perspektive – eine Übersicht über Risiken und Nebenwirkungen

Alina Herrmann und Ina Danquah

Bereits 2009 hat die Lancet Kommission zu Gesundheit und Klimawandel festgestellt, dass der Klimawandel die größte Bedrohung für die globale Gesundheit im 21. Jahrhundert darstellt (Costello et al. 2009). Seitdem sind die wissenschaftlichen Erkenntnisse zu Zusammenhängen zwischen Klimawandel und Gesundheit weiter deutlich angestiegen (Verner et al. 2016). 2015 legte die Lancet Kommission dann dar, dass der Kampf gegen den Klimawandel auch die größte Chance für die globale Gesundheit im 21. Jahrhundert sein kann (Watts et al. 2015a). Dieses Kapitel möchte einen Überblick über relevante wissenschaftliche Erkenntnisse zu Klimawandel und globaler Gesundheit zwischen diesen beiden Polen geben. Dabei werden zunächst die gesundheitlichen Auswirkungen des Klimawandels betrachtet, um dann darauf einzugehen, wie diese Risiken minimiert werden können. Danach werden die großen gesundheitlichen Chancen (Co-Benefits/„Nebenwirkungen") von Klimaschutzmaßnahmen beleuchtet. Am Abschluss des Kapitels steht die Vorstellung des Gesundheitskonzepts „Planetary Health", welches als umfassendes Gesundheitskonzept in Forschung und Praxis neue Wege zur Bewältigung der Klimakrise und anderer menschengemachter Umweltkrisen anbieten möchte.

2.1 Die Auswirkungen des Klimawandels auf die globale Gesundheit

Klimawandel beschreibt einen langfristigen, statistisch messbaren Prozess, bei dem sich die Durchschnittswerte und die Variabilität von Temperaturen und Niederschlägen kontinuierlich verändern (Baede et al. 2007). In Abhängigkeit von der geografischen Region kann das unterschiedliche Auswirkungen auf die aktuelle Wetterlage haben (IPCC 2018). In gemäßigten Breitengraden werden längere und heißere Sommer beobachtet, während in tropischen Regionen Verschiebungen der Regen- und Trockenzeiten sowie gehäufte Extremwetterereignisse auftreten. Obwohl es im Einzelfall schwierig ist, eine direkte Verbindung zwischen Klimawandel und Gesundheitsrisiken herzustellen, sind sich Forscherinnen und Forscher einig darüber, dass der Klimawandel seit der Industrialisierung die menschliche Gesundheit und ihre Determinanten erheblich beeinträchtigt (McMichael u. Anthony 2013). Die tatsächlichen Auswirkungen des Klimawandels auf die Gesundheit hängen von vielzähligen Faktoren ab. Dazu zählen Globalisierung, Migration, ökonomische Entwicklung und deren Zusammenwirken. Daraus ergeben sich Auswirkungen auf die menschliche Gesundheit, die auf verschiedenen Ebenen vermittelt werden. Grundsätzlich unterscheidet man direkte (primäre) Auswirkungen, ökosystemvermittelte (sekundäre) Auswirkungen und sozial vermittelte (tertiäre) Auswirkungen des Klimawandels auf die menschliche Gesundheit (McMichael u. Anthony 2013; United Nations u. WHO 2009). Diese Phänomene werden im Folgenden an Beispielen illustriert.

Direkte Auswirkungen

Zu den primären Gesundheitsrisiken des Klimawandels zählen solche mit direkten Konsequenzen für die menschliche Gesundheit (Gislason 2015; Haines u. Ebi 2019). Solche unmittelbaren Schädigungen werden hervorgerufen durch extreme Temperaturen (Hitze, Kälte), Extremwetterereignisse (Starkregen, Fluten, Stürme, Brände, Dürren), Luftverschmutzungen im Innen- und Außenbereich sowie ultraviolette Strahlung (s. Abb. 1).

Extremwetterereignisse. Extremwetterereignisse lösen akute Bedrohungen für die menschliche Gesundheit aus. Dazu zählen Unfälle bei Stürmen (Watts et al. 2015a) oder Ertrinken bei Überschwemmungen (WHO et al. 2012). Durch den Verlust von sauberem Wasser, Elektrizität, Kleidung, Nahrung und Behausung ziehen derlei Naturgewalten weitere Gesundheitsrisiken nach sich. Diese umfassen Infektionskrankheiten, Unterernährung und psychische Traumata (Morita u. Kinney 2014; Shukla 2016). Besonders betroffen sind vulnerable Bevölkerungsgruppen mit einer geringen eigenen Anpassungskapazität an Extremwetterereignisse. Diese Gruppen sind Frauen und Kinder, die ältere Bevölkerung, indigene Bevölkerungsgruppen und Menschen mit stark eingeschränkten finanziellen Möglichkeiten (Casas et al. 2016; Setti et al. 2016).

Hitzeextreme. An heißen Tagen und während Hitzewellen kommt es weltweit zu einer Übersterblichkeit (Exzessmortalität) und einer Zunahme der Krankheitslast (Morbidität) im Vergleich zu Tagen mit durchschnittlicher Temperatur (Åström et al. 2011; Bunker et al. 2016; Xu et al. 2016). Je nach klimatischer Region sind die Schwellenwerte für eine Mortalitätszunahme unterschiedlich: Beim Vergleich von 15 europäischen Städten stieg die hitzebedingte Sterblichkeit in Prag bereits ab einem Schwellenwert von 23,0 °C an, während dies in Athen erst ab einem Schwellenwert von 32,6 °C der Fall war (Baccini et al. 2011). Diese und andere Beobachtungen legen eine gewisse Anpassungskapazität von Individuen und Gesellschaften nahe (ebd.). So ist die Sterblichkeit bei Hitzewellen zu Beginn des Sommers höher als gegen Ende des Sommers (Baccini et al. 2008). Jedoch kommt es durch den Klimawandel nicht nur zu einer graduellen Verschiebung von Temperaturen, sondern auch zu einer Zunahme der Anzahl, Dauer und Intensität von Hitzewellen als Extremereignis-

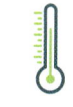  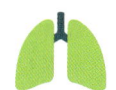

extreme Hitze / extreme Kälte   Fluten und Stürme / Trockenheiten, Brände   Luftverschmutzung   ultraviolette (UV-) Strahlung

Abb. 1 Direkte Auswirkungen des Klimawandels auf die menschliche Gesundheit (Abbildungen 1–3 angepasst nach noch unveröffentlichter Dissertation mit dem Arbeitstitel: „Climate Change and Public Health – Regime Types, Perception Patterns and Policy Responses in International Comparison" von Max Jungmann)

sen (Robinson 2001). Daher wird auch unter Berücksichtigung von Anpassungsprozessen eine Zunahme an hitzebedingten Gesundheitsschäden erwartet (Zacharias et al. 2015).

Luftverschmutzung. Städtische Luftverschmutzung wird durch hohe Temperaturen verstärkt (Gislason 2015). Vor allem der Ozongehalt in der Luft steigt durch hohe Umgebungstemperaturen (Patz et al. 2012). Im Vergleich zu den 1990er-Jahren wird der Klimawandel die ozonbedingte Sterblichkeit um 4,5% bis 2050 erhöhen (Patz et al. 2012). Zusätzlich führt der Klimawandel zu einer erhöhten Exposition gegenüber Luftverschmutzung in Innenräumen, weil sich Menschen bei Extremtemperaturen dort häufiger aufhalten werden. In Gebäuden sind sie dann Hausstaubmilben, Mottensporen, Allergenen, Dämpfen von Lacken und Farben sowie Rußpartikeln aus der Verbrennung von Benzin oder Brennholz ausgesetzt (Beggs et al. 2014; Ziska u. Lewis 2016). Dadurch steigt die Anzahl von Menschen mit Asthma und anderen Atemwegserkrankungen (Luber et al. 2014).

Ökosystemvermittelte Auswirkungen

Ökosystemvermittelte Auswirkungen des Klimawandels auf die menschliche Gesundheit umfassen biologische, physikalische und ökologische Veränderungen. Dazu gehören verminderte landwirtschaftliche Erträge, Verdünnungen von Nährstoffen in wichtigen Nahrungspflanzen, erschwerter Zugang zu sauberem Wasser und die Verstärkung von Vektor-übertragenen Infektionskrankheiten. Diese Folgen für die menschliche Gesundheit können sowohl durch abrupte Phänomene des Klimawandels als auch durch Langzeitfolgen hervorgerufen werden (McMichael u. Anthony 2013) (s. Abb. 2)

Wasser- und Lebensmittel-übertragene Erkrankungen. Der Zugang zu sauberem Wasser ist eine der Grundvoraussetzungen für ein gesundes Leben. Der Klimawandel beeinträchtigt die Versorgung mit sauberem Wasser in vielen Teilen der Erde (Shukla 2016). Starke Regenfälle und erhöhte Niederschlagsvariabilität verschlechtern hygienische Bedingungen und Trinkwasserzugang erheblich. Dadurch kommt es zu einer Zunahme von wasserbedingten Infektionskrankheiten. Die Folgen sind gesundheitsschädliche Algenbildung, Infektionen mit Vibrionen inkl. Cholera, Dysenterie, Typhus, Durchfallerkrankungen und Leptospirosis (Nichols et al. 2018; Aparicio-Effen et al. 2016). Belege dafür wurden in den letzten Jahren nicht nur in Indien, China, Brasilien und anderen tropischen Regionen, sondern auch in höheren Breitengraden wie der Ostsee erbracht (Shukla 2016; Baker-Austin et al. 2013). Bedeutend für die menschliche Gesundheit sind auch die Einflüsse des Klimawandels auf unsere Meere, deren Pegel nicht nur ansteigen, sondern die zunehmend versauern (Akpinar-Elci u. Sealy 2013). Dadurch werden nicht nur Flora und Fauna der Meere beeinträchtigt. Es kommt zur Versalzung der Küstenregionen und Kontamination des Frischwassers, wodurch Ackerbau nahezu unmöglich wird (Patz et al. 2012).

Vektor-übertragene Erkrankungen. Die Ausbreitung Vektor-übertragener Erkrankungen wird direkt durch klimatische Faktoren beeinflusst (Leal Filho et al. 2016). So erfahren folgende Erkrankungen im Zuge des Klimawandels eine rasche Zunahme: Dengue, Gelbfieber, West-Nil-Virus, Japanische Enzephalitis, Ross River-Virus und nicht zuletzt Malaria (Veenema et al. 2017). Gleichzeitig breiten sich derlei Krankheiten in bislang davon unbeeinträchtigte Regio-

Abb. 2 Ökosystemvermittelte Auswirkungen des Klimawandels auf die menschliche Gesundheit

 Wasser und Hygiene 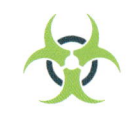 Infektionskrankheiten  Lebensmittel, Landwirtschaft  Allergien

nen aus (McMichael u. Anthony 2013; Semenza 2014). Steigende Temperaturen in größeren Höhenlagen sorgen für verbesserte Fortpflanzungsbedingungen von Stechmücken, sodass diese Vektoren neue geografische Regionen als ihre Lebensräume erschließen können (Rom u. Pinkerton 2013). Zunehmende Luftfeuchtigkeit vervielfacht die Menge abgelegter Insekteneier, während erhöhte Temperaturen auch zu verkürzter Brutzeit und damit zu mehr Larven pro Zeit führen (Gillis 2016). Nicht zuletzt sorgen stehende Gewässer und Tümpel nach Starkregenfällen für verbesserte Brutbedingungen für Stechmücken und andere Vektoren für Krankheiten. In den letzten Dekaden haben sich die Fälle von Dengue um das 30-Fache auf bis zu 100 Millionen Fälle pro Jahr erhöht. Diese Erkrankung wurde vormals nur in wenigen geografischen Regionen beobachtet. Mittlerweile werden Dengue-Fälle in über 100 Ländern der Welt beobachtet (Cromar u. Cromar 2013).

Ernährungsstatus. Verstärkte Wettervariabilität bedeutet in vielen Teilen der Welt spät einsetzende Regenfälle während der Aussaat oder Starkregen während der Keimung, Dürrephasen während der Wachstumsperioden von Pflanzen und zerstörende Niederschläge während der Ernte. All diese Wetterphänomene des Klimawandels führen zu erheblichen Ernteeinbußen. Gleichzeitig werden Ausdünnungen von Nährstoffen in wichtigen pflanzlichen Nahrungsmitteln beobachtet. Dazu zählen die Verluste von Protein, Zink, Eisen und Selen in Mais, Hirse, Weizen und anderen Getreidesorten (Smith u. Myers 2018; Zhu et al. 2018). Der Klimawandel hat auch Auswirkungen auf die Tierhaltung und Viehzucht: Nomadenfamilien finden nur schwerlich neue Weidegründe für ihre Herden aufgrund der zunehmenden Dürreperioden. Diese Faktoren tragen direkt zur Nahrungsunsicherheit der Bevölkerung bei – vor allem bei Kindern und Frauen in Gesellschaften, die auf Subsistenzwirtschaft angewiesen sind. Basierend auf den Projektionen für CO_2-Emissionen von 550 ppm bis zum Jahr 2050, werden zusätzlich 175 Millionen Menschen mehr einen Zink-Mangel und zusätzlich 122 Millionen Menschen mehr einen Protein-Mangel aufweisen. Dies bedeutet eine Zunahme von chronischer Mangelernährung und Anämie (Blutarmut) bei 1,4 Milliarden Menschen – hauptsächlich Kindern im Alter von 6 Monaten bis 6 Jahre in Ländern mit niedrigem und mittlerem Einkommen (Smith u. Myers 2018). Auch in Europa haben extreme Hitze und Trockenheit bereits zu Ernteausfällen und partiellen Engpässen der landwirtschaftlichen Produktion geführt. Dadurch verteuerten sich im Jahr 2018 Kartoffelprodukte um ein Vielfaches (Machalaba 2015).

Sozial vermittelte Auswirkungen

Auf dieser Ebene sind die Zusammenhänge zwischen Klimawandel und menschlicher Gesundheit komplex und multifaktoriell (McMichael u. Anthony 2013; Haines u. Ebi 2019). Grundsätzlich verschlimmert das Voranschreiten des Klimawandels Lebensumstände, die ohnehin prekär sind, wodurch es zu Migration, bewaffneten Konflikten und Vertreibungen kommt (Gislason 2015; McMichael u. Anthony 2013). Durch den globalisierten Handel und Multilateralismus werden scheinbar unabhängige Phänomene miteinander in Beziehung gesetzt. Das betrifft beispielsweise Lebensmittelpreise auf dem Weltmarkt, die durch klimawandelbedingte Ernteeinbußen in einer Region zu einer Verschärfung der Ernährungsunsicherheit in einer anderen Gegend führen können. Hier werden exemplarisch bewaffnete Konflikte und Migration als soziale Mittler für Gesundheitsschäden durch Klimawandel aufgezeigt (s. Abb. 3).

Konflikte, Migration. Eine naheliegende Konsequenz des Klimawandels besteht im veränderten Zugang zu natürlichen Ressourcen. Einer-

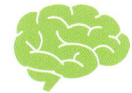
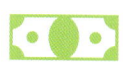

Konflikte   Migration   mentale Gesundheit   andere

Abb. 3 Sozial vermittelte Auswirkungen des Klimawandels auf die menschliche Gesundheit

seits ermöglicht das Abschmelzen von Eis und Gletschern den Zugang zu fossilen Energiequellen, wie Erdgas, Rohöl und Erzen (Bowles et al. 2014). Andererseits führen Erwärmung, erhöhte Niederschlagsvariabilität und Wetterextreme zu verschlechtertem Zugang zu sauberem Trinkwasser, fruchtbarem Boden oder Fischereigebieten (Butler et al. 2014). Beides kann zu Verteilungskonkurrenz führen, die wiederum bewaffnete Konflikte und Migration nach sich ziehen kann (Lamothe 2018; Butler et al. 2014). Bereits im Jahr 2009 wurde prognostiziert, dass 2,7 Milliarden Menschen in 46 Staaten zukünftig einem erhöhten Risiko für bewaffnete Konflikte ausgesetzt sind (Barbara 2013). Diese Konflikte verursachen Verletzungen, Tötungen und erhebliche Schwächungen der dortigen Gesundheitssysteme. Sie führen zu Vertreibung, Migration und Isolation, wodurch vor allem die mentale Gesundheit gefährdet wird (Watts et al. 2015a). Dazu zählen posttraumatischer Stress, Depressionen und Angstzustände. Auch Unterernährung, Infektionskrankheiten und Autoaggression können die Folge von Krieg und Vertreibung sein (Leal Filho et al. 2016). Menschen auf der Flucht erleben wiederum direkte Einflüsse des Klimawandels auf ihre Gesundheit aufgrund fehlender Behausung oder Zugang zu Gesundheitsversorgung (Nichols et al. 2018).

2.2 Gesundheitliche Risiken des Klimawandels minimieren

Klimarisiken verstehen: „Avoid the unmanageable, manage the unavoidable."

Das Risiko, den in Kapitel 2.1 dargestellten gesundheitlichen Auswirkungen des Klimawandels ausgesetzt zu sein, ist weltweit unterschiedlich. Das Verständnis davon, wie sich gesundheitliche Risiken des Klimawandels zusammensetzen, ist wichtig, um an einer Minimierung dieser Risiken zu arbeiten (Viner et al. 2020). Abbildung 4 beschreibt, welche Komponenten zu klimawandelbedingten Risiken beitragen und in welchem Bereich Klimaschutz, Anpassung und Resilienz, also Widerstandsfähigkeit, diese Risiken minimieren können.

Die Gefahrenquelle in Abbildung 4 bezeichnet in diesem Zusammenhang ein durch den Klimawandel beeinflusstes Ereignis, welches Leib und Leben gefährdet, beispielsweise Hitzewellen, Dürren oder Starkregenereignisse (Viner et al. 2020). Solche sind weltweit und auch regional unterschiedlich ausgeprägt. Beispielsweise sind die Vorhersagen zur Intensität von Hitzewellen auch in Deutschland regional durchaus unterschiedlich. Die Exposition beschreibt örtliche Gegebenheiten, die das Risiko beeinflussen, z.B. ob und wie Menschen dort leben, wo eine Hitzewelle eintritt. In einer dicht bebauten Stadt kann die Temperatur durch den städtischen Wärmeinsel-Effekt beispielsweise bis zu 10°C höher sein als in der ländlichen Umgebung (Copernicus Climate Change Service 2020). Vulnerabilität oder Verwundbarkeit beschreibt die Anfälligkeit dafür, negativ vom Klimawandel betroffen zu sein (IPCC 2012). So sind bestimmte Menschen oder Regionen durch besondere Merkmale wie z.B. Vorerkrankungen oder unzureichende Anpassungsmöglichkeiten stärker gefährdet, unter dem Klimawandel zu leiden (Haines u. Ebi 2019).

Wie kann man nun die gesundheitlichen Risiken durch den Klimawandel mindern? Zunächst bleibt festzuhalten, dass eine konsequente Reduktion von Treibhausgasemissionen notwendig ist, um auf die Gefahrenquellen einzugehen und nicht mehr zu bewältigende Risiken durch den Klimawandel abzuwenden („Avoiding the unmanagable"). Parallel dazu müssen sich Gesellschaften jedoch an nicht mehr vermeidbare Gefahren anpassen und Resilienz entwickeln („Manage the unavoidable"). Im Folgenden werden relevante Aspekte zur Reduktion von gesundheitlichen Klimarisiken in den Bereichen Klimaschutz, Anpassung und Resilienz diskutiert.

Klimaschutz zur Reduktion von Klimarisiken

Die Treibhausgasreduktion hat nach Abbildung 4 also zum Ziel, die Gefahrenquellen zu

2 Klimawandel und Gesundheit aus globaler Perspektive – eine Übersicht über Risiken und Nebenwirkungen

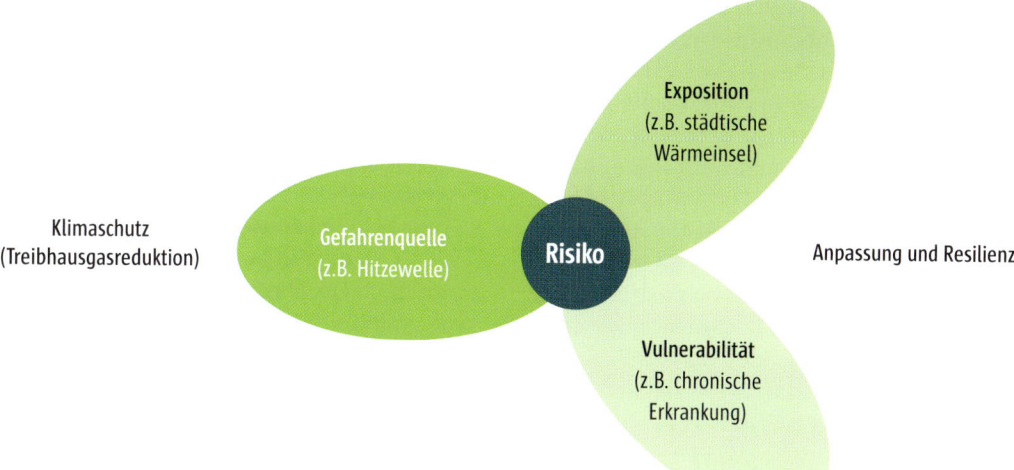

Abb. 4 Klimawandelbedingte Risiken und Verhältnis zu Klimaschutz, Anpassung und Resilienz (adaptiert nach Viner et al. 2020, basierend auf der Risiko-Definition des Weltklimarats [IPCC 2012], veröffentlicht unter Creative Commons-Lizenz)

reduzieren. Der in Deutschland gebräuchliche Begriff „Klimaschutz" ist missverständlich, weil hiermit nicht (nur) das Klima geschützt werden soll, sondern vor allem die Menschen vor klimawandelbedingten Schäden.

Die internationale Staatengemeinschaft hat sich 2015 im Abkommen von Paris darauf geeinigt, die Erderwärmung auf 2°C und wenn möglich 1,5°C zu begrenzen (UNFCCC 2015). Wenn alle Staaten der Welt ihre bisher im Rahmen des Paris-Abkommens gesteckten Klimaziele (Nationally Determined Contributions, NDCs) einhielten, würde es bis zum Jahr 2100 zu einer Erwärmung von 2,6–3,1°C kommen (Rogelj et al. 2016). Dies bedeutet, dass die Staaten weitreichendere Maßnahmen umsetzten müssen, um ihr selbst gestecktes Ziel zu erreichen. Der 1,5°C-Sonderbericht des Weltklimarats hat deutlich gemacht, dass eine Limitierung der globalen Erwärmung auf 1,5°C die (gesundheitlichen) Risiken des Klimawandels im Vergleich zu einer Erwärmung auf 2°C oder mehr deutlich reduzieren würde (IPCC 2018). Beispielsweise könnten bei einer Erwärmung von 2°C extreme Hitzewellen, wie die von 2015 in Indien und Pakistan, jährlich auftreten (IPCC 2018). Zudem würden bei einer Erwärmung um 1,5°C statt 2,0°C 10 Millionen Menschen weniger den mit dem Anstieg der Meeresspiegel verbundenen Risiken ausgesetzt sein (Climate Action Tracker 2019). Die Einhaltung des Pariser Klimaschutzabkommens würde es auch weniger wahrscheinlich machen, dass es zu sogenannten Kipppunkten kommt. Dies sind durch die graduelle Erwärmung ausgelöste abrupte Veränderungen im Erdsystem, wie das Ausbleiben des Golfstroms oder der Monsun-Wetterlagen, die starke Veränderungen für die Lebensbedingungen und die Gesundheit der Menschen bedeuten würden (Lenton et al. 2020).

Anpassung zur Reduktion von Klimarisiken
Selbst wenn es der Weltgemeinschaft gelingt, die Erderwärmung auf 2°C zu begrenzen, werden gesundheitliche Auswirkungen verbleiben, mit denen die Gesellschaften umgehen müssen. Wie in Abbildung 4 dargestellt, können Risiken aufseiten der Exposition und Vulnerabilität durch Anpassung gemindert werden. Das Schlagwort der Anpassung beschreibt im Klimawandel-Diskurs die Anpassung an vorherrschende oder erwartete Klimabedingungen, um Schäden zu mindern und ggf. weitere

Vorteile zu erlangen (IPCC 2018). Die Vermeidung gesundheitlicher Schäden ist hier neben ökonomischen Schäden ein wichtiger Aspekt. Bei der Anpassung an Klimawandelfolgen wie Hitzewellen, Überflutungen oder Dürren spielt global gesehen vor allem die Anpassungskapazität eine große Rolle („adaptive capacity"). In Ländern mit niedrigen und mittleren Einkommen ist diese Anpassungskapazität u. a. aus sozio-ökonomischen Gründen oft niedriger als in Ländern mit hohen Einkommen (Adger et al. 2003; Mertz et al. 2009; Filho et al. 2018). So wirken sich verminderte Ernteerträge bei Kleinbauern in Subsistenzwirtschaft beispielsweise direkt auf das Überleben von Kleinkindern in deren Familien aus (Belesova et al. 2018), während Landwirte in Ländern mit hohen Einkommen in diesem Fall vor allem mit ökonomischen Konsequenzen zu rechnen haben. Diese Gegenüberstellung kann an dieser Stelle das noch weitaus größere Thema der Klimagerechtigkeit nur anreißen. Während die Einbindung solcher normativer Dimensionen in der Klimawandel-Forschung teilweise kontrovers diskutiert werden (Klinsky et al. 2017), muss anerkannt werden, dass aus gesundheitlicher Sicht der Bedarf zur Klimaanpassung weltweit besteht, jedoch in benachteiligten Gruppen und Regionen besonders groß ist (Pelling u. Garschagen 2019). So gibt es als wichtige Anpassungsmaßnahmen im Bereich der Landwirtschaft einerseits die Bestrebung, den Anbau von Feldfrüchten zu diversifizieren und klimaangepasste Techniken zu nutzen (Schroth et al. 2009; Chettri et al. 2016), andererseits klimawandelbedingte Ernteausfälle auch für Kleinbauern durch wetterbasierte Versicherungen auszugleichen (Below et al. 2010; Adiku et al. 2017).

Klimaresiliente und nachhaltige Gesundheitssysteme zur Reduktion von Klimarisiken

Während Gesellschaften als Ganze resilient, also widerstandsfähig gegenüber Klimarisiken sein sollten, geht dieses Kapitel besonders darauf ein, was klimaresiliente und nachhaltige Gesundheitssysteme ausmacht. Laut der Weltgesundheitsorganisation (WHO) sind klimaresiliente Gesundheitssysteme wie folgt definiert:

„Ein klimaresilientes Gesundheitssystem ist dazu fähig, klimabedingte Erschütterungen und Belastungen vorauszusehen, auf sie zu reagieren, mit ihnen umzugehen, sich von ihnen zu erholen und sich an sie anzupassen. Damit sorgt ein solches Gesundheitssystem trotz instabiler klimatischer Bedingungen für eine nachhaltige Verbesserung der Gesundheit der Bevölkerung." (WHO 2015)

Klimaresilienz soll also dazu führen, dass Gesundheitssysteme trotz sich verändernder und steigender klimabedingter Belastungen weiter ihrer Grundfunktion nachkommen oder ggf. sogar ihre Leistung verbessern können. Global gesehen geht es vor allem darum, eine bisher nicht selbstverständliche flächendeckende Gesundheitsversorgung („Universal Health Coverage, UHC") jederzeit, auch im Katastrophenfall, sicher zu stellen (WHO 2015). Tabelle 1 stellt die zehn Komponenten des Rahmenwerks für klimaresiliente Gesundheitssysteme der WHO in Relation zu Grundbausteinen von Gesundheitssystemen dar.

Das WHO-Rahmenwerk wendet sich besonders an Länder mit mittleren und niedrigen Einkommen, wo bereits jetzt nicht immer adäquat auf gesundheitliche Notlagen reagiert werden kann und Mittel für eine flächendeckende Gesundheitsversorgung fehlen (WHO 2015). Für Deutschland kann man sagen, dass Patienten einen universalen Zugang zu qualitativ hochwertiger medizinischer Versorgung haben (Busse et al. 2017) und es strukturierte Systeme zum Katastrophen- und Zivilschutz gibt (Kippnich et al. 2017). Auch gibt es zahlreiche Gesundheitsinformationssysteme und umweltbezogene Monitorings (Capellaro u. Sturm 2015; Buters et al. 2020; UBA 2020). Jedoch sind auch in Deutschland die meisten der zehn Kernelemente klimaresilienter Gesundheitssysteme noch völlig unzureichend umgesetzt. Ein erster wichtiger Schritt im Bereich „Führung und

2 Klimawandel und Gesundheit aus globaler Perspektive – eine Übersicht über Risiken und Nebenwirkungen

Bausteine des Gesundheitssystems	10 Komponenten klimaresilienter Gesundheitssysteme
Führung und Steuerung	1. politische Verpflichtung und effektive Steuerung zum Aufbau von Klimaresilienz
Gesundheitspersonal	2. Befähigung von Gesundheitspersonal im Bereich Klimawandel und Gesundheit, z.B. durch Integration in Aus- und Weiterbildung
gesundheitliche Informationssysteme	3. Bewertung von Vulnerabilität, Kapazität und Anpassung 4. umweltbezogenes Risikomonitoring und Frühwarnsysteme (z.B. Hitzewarnsysteme, Pollenmonitoring, UV-Index, Wasserqualität) 5. multidisziplinäre Forschung zu Gesundheit und Klimawandel
Medizinprodukte und Technologien	6. klimaresiliente und nachhaltige Produkte, Technologien und Infrastruktur
Leistungserbringung	7. Anpassung der Katastrophenbereitschaft und des Notfallmanagements an klimabedingte Extremereignisse 8. Einbeziehung klimawandelbezogener Aspekte in Gesundheitsprogramme 9. intersektorales Management von umweltbedingten Gesundheitsdeterminanten unter Berücksichtigung des „Health in all policies"-Ansatzes (Gesundheit in jedem Politikbereich)
Finanzierung	10. Finanzierung zum Aufbau von Klimaresilienz über klimaangepasste Kernfinanzierung des Gesundheitssystems und Finanzierungsmöglichkeiten externer Organisationen

Tab. 1 Die zehn Komponenten des operationalen Rahmenwerks für klimaresiliente Gesundheitssysteme nach WHO 2015

Steuerung" wurde im Jahr 2020 erreicht, als die Gesundheitsministerkonferenz den Klimawandel als eine Herausforderung für das deutsche Gesundheitswesen anerkannt und diesbezügliche Beschlüsse gefasst hat, die auch viele der in Tabelle 1 erläuterten Kernelemente in den Blick nehmen (GMK 2020).

Im Jahr 2020 veröffentlichte die WHO eine Handreichung zur Umsetzung des oben skizzierten Rahmenwerks, welches den Aspekt der Nachhaltigkeit von Gesundheitssystemen noch stärker fokussiert. Diese Handreichung enthält Checklisten mit konkreten, kleinteiligen Maßnahmen zur Erreichung von klimaresilienten und nachhaltigen Gesundheitseinrichtungen (WHO 2020). Nicht zuletzt durch einen viel beachteten Bericht der Organisation Health Care Without Harm (HCWH) 2019 erhielt das Thema der nachhaltigen Gesundheitssysteme zu Recht eine größere Aufmerksamkeit (HCWH 2019). Denn allein in Deutschland ist der Gesundheitssektor für etwa 6–7% der nationalen Treibhausgasemissionen verantwortlich (Pichler et al. 2019). Nach dem Prinzip „primum non nocere", erstens nicht schaden, sollte auch der Gesundheitssektor seine Treibhausgasemissionen reduzieren und somit zur gesellschaftlichen Transformation hin zu mehr Nachhaltigkeit beitragen (WBGU 2011; WHO 2020). Der britische National Health Service (NHS) hat sich bereits das Ziel der Klimaneutralität bis 2045 gesteckt (NHS 2020).

2.3 Die Bedeutung von gesundheitlichen Co-Benefits auf globaler Ebene

Viele Klimaschutzmaßnahmen gehen mit gesundheitlichen Vorteilen (Co-Benefits) einher und zwar sowohl auf der Bevölkerungsebene als auch auf der individuellen Ebene (Herrmann et al. 2019). Im Folgenden werden vor allem gesundheitliche Co-Benefits von Luftschadstoffreduktion und Lebensstilaspekten beleuchtet.

Co-Benefits von Luftschadstoffreduktion

Auf der Bevölkerungsebene wirkt sich vor allem der Wechsel zu erneuerbaren Energien durch eine Reduktion der Luftverschmutzung, insbesondere von Feinstaub, Ruß und bodennahem Ozon positiv auf die Gesundheit aus

(Haines et al. 2009). Aktuell kommt es durch Luftverschmutzung jährlich weltweit zu etwa 3,3 Millionen vorzeitigen Todesfällen (Lelieveld et al. 2015). Die meisten dieser Todesfälle ereignen sich in Asien, wo die Ursachen der Luftverschmutzung zumeist beim Heizen und Kochen liegen. In anderen Ländern sind vor allem Emissionen aus der Stromerzeugung, dem Verkehr und der Landwirtschaft ursächlich (Lelieveld et al. 2015). Markandya et al. modellierten, dass in Ländern wie China oder Indien die durch Klimaschutzmaßnahmen gesparten Gesundheitskosten die Ausgaben zur Umsetzung dieser Klimaschutzmaßnahmen übersteigen (Markandya et al. 2018).

Global gesehen ist nicht nur die Luftverschmutzung im Freien, sondern auch die Luftverschmutzung in Innenräumen, vor allem durch das Kochen und Heizen mit offenem Feuer, ein relevantes Gesundheitsrisiko. Besonders Kinder unter fünf Jahren und Frauen leiden durch diesen Risikofaktor beispielsweise vermehrt an Atemwegserkrankungen, Herz-Kreislauf-Erkrankungen, Blindheit, niedrigerem Geburtsgewicht und versterben früher (Smith u. Mehta 2003). Wilkinson et al. modellierten, dass die Ausstattung mit 150 Millionen sauberen Küchenherden in Indien innerhalb von 10 Jahren 2 Millionen vorzeitige Todesfälle verhindern und gleichzeitig ca. 0,75 Milliarden Tonnen CO_2-Äquivalente einsparen könnte (Wilkinson et al. 2009).

Lebensstilaspekte

Aus globaler Perspektive ist im Bereich der Lebensstile zu beachten, dass wachsender Wohlstand häufig mit einem Anstieg des Ressourcenverbrauchs (und damit auch der Treibhausgasemissionen) und sich verändernden Gesundheitsrisiken einhergeht (insbesondere chronische Herz-Kreislauf- und Stoffwechselerkrankungen durch zu wenig Bewegung und Überernährung) (Whitmee et al. 2015). Unter Berücksichtigung des zunehmenden weltweiten Wohlstands und des Bevölkerungswachstums sind Bemühungen zu nachhaltigen und gesunden Lebensweisen weltweit also besonders wichtig, um die Ziele des Paris-Abkommens zu erreichen und die Belastung durch chronische Erkrankungen zu mindern (Egger 2009).

Mobilität. Körperliche Aktivität durch aktive Mobilität, also die Nutzung des Fahrrads oder das Gehen statt der Nutzung des Autos, schützt die Gesundheit schon bei kurzen Strecken (Quam et al. 2017). So wurde für die Region um San Francisco (Kalifornien) untersucht, wie sich die Erhöhung der täglichen Fortbewegung zu Fuß oder mit dem Fahrrad von durchschnittlich vier auf durchschnittlich 22 Minuten bei gleichzeitiger Reduktion der Autofahrten auswirken würde. Es wurde modelliert, dass die Krankheitslast durch Diabetes und Herz-Kreislauf-Erkrankungen und auch die Emissionen von Treibhausgasen um jeweils 14% reduziert werden könnten (Maizlish et al. 2013). Auch die Nutzung von Bus und Bahn wirkt sich aufgrund der fußläufigen Wege zu den Haltestellen positiv auf die Gesundheit aus (Rissel et al. 2012).

Ernährung. Moderne Ernährungsweisen sind aufgrund von Viehhaltung, starker Verarbeitung und Verpackung von Produkten sowie oft weiter Transportwege mit hohen Treibhausgasemissionen verbunden (Tilman u. Clark 2014). Insbesondere eine Limitierung des globalen Verzehrs von rotem Fleisch und Milchprodukten wird bei wachsender Weltbevölkerung entscheidend sein, um die Erwärmung auf unter 2°C zu begrenzen (Hedenus et al. 2014). Der reduzierte Konsum von verarbeitetem Fleisch und vermutlich auch von rotem Fleisch geht mit einem reduzierten Risiko für Darmkrebs einher (Behrens et al. 2018; Boada et al. 2016). Ersetzt man gesättigte Fettsäuren aus tierischen Produkten durch ungesättigte Fettsäuren aus pflanzlichen Produkten, führt dies zudem zu einer besseren kardiovaskulären Gesundheit (Siri-Tarino et al. 2015).

Wohnen. Die gute Dämmung von Gebäuden kann Energie sparen und zur Gesundheit beitragen (Wilkinson et al. 2009). Rodgers et al. zeigten zum Beispiel, dass Dämmmaßnahmen und der Einbau von isolierenden Fenstern und Türen die Hospitalisierungsrate von Hausbewohnern über 60 Jahren in Großbritannien reduziert haben (Rodgers et al. 2018).

Insgesamt bleibt festzuhalten, dass sowohl die gesundheitlichen Co-Benefits an sich als auch die gesparten Gesundheitskosten durch Klimaschutzmaßnahmen (Jarrett et al. 2012) große Chancen für eine Gesellschaft darstellen. Kommunikation über die gesundheitlichen Vorteile von Klimaschutzmaßnahmen kann klimafreundliches Verhalten von Individuen fördern (Amelung et al. 2019; Van der Linden et al. 2015), muss aber auch von Entscheidungsträgern in Politik und Gesellschaft verstanden werden, damit positive Rahmenbedingungen für solches Verhalten geschaffen werden können (Herrmann et al. 2020; Sauerborn et al. 2009).

2.4 Planetary Health als Gesundheitskonzept der Zukunft?

In dem vorliegenden Artikel wurden die gesundheitlichen Risiken des Klimawandels sowie die Chancen des Klimaschutzes für den Gesundheitsschutz ausführlich dargestellt. Das Klimasystem ist jedoch nicht das einzige System, das aufgrund der menschlichen Aktivität auf der Erde fundamental beeinflusst wird. Rockström et al. definierten insgesamt neun planetare Grenzen, deren Überschreitung den sicheren Raum für das Fortbestehen der menschlichen Zivilisation gefährden könnte: Neben dem Klimawandel sind weitere planetare Grenzen der Verlust biologischer Vielfalt, die Ozeanversauerung, Landnutzungsveränderungen, globale Süßwassernutzung, Verschmutzung durch Schadstoffe, atmosphärische Aerosolbelastung, stratosphärischer Ozonabbau und Grenzen für biogeochemische Flüsse (Rockström et al. 2009). In der Erkenntnis, dass die anthropogen bedingten massiven Umweltveränderungen die menschliche Gesundheit und das menschliche Wohlergehen gefährden, wurde unterstützt von einer Kommission der Rockefeller Foundation und der Fachzeitschrift The Lancet das neue Gesundheitskonzept „Planetary Health" entworfen (Whitmee et al. 2015). Vereinfacht gesagt umfasst „Planetary Health" die Gesundheit der Menschen und der natürlichen und gesellschaftlichen Systeme, auf denen diese basiert. Die Vision hinter diesem Konzept ist ein „Planet, der die Vielfalt des Lebens, mit der Menschen koexistieren und von der sie abhängen, nährt und erhält" (Horton et al. 2014). Das Konzept wurde bewusst sowohl als Fachdisziplin, aber auch als gesellschaftliche Bewegung konzipiert. Während dieses Gesundheitskonzept also einerseits global angelegt ist und transdisziplinärer Gesundheitsforschung einen neuen Rahmen gibt, will es Menschen auch dazu anregen, sich lokal konkret für gesunde Menschen auf einem gesunden Planeten zu engagieren (Horton et al. 2014). Inspiriert von „Planetary Health" engagieren sich beispielsweise Menschen in Gesundheitsberufen für die Umsetzung von Planetary-Health-Prinzipien in ihrem professionellen Umfeld (KLUG e.V. 2020). Auch in anderen Bereichen der Klimawandel- und Nachhaltigkeitsforschung ist zu beobachten, dass sich Wissenschaftler zunehmend aktiv gesellschaftlich für Nachhaltigkeit und Klimaschutz einsetzen. So gründete sich 2019 die Gruppierung Scientists-for-Future: Etwa 26.800 Wissenschaftler aus dem deutschsprachigen Raum solidarisierten sich darin explizit mit der Fridays-for-Future-Bewegung und schlossen sich deren Forderungen an (S4F 2019). Während es für Wissenschaftler lange nicht üblich war, gesellschaftlich Stellung zu beziehen, scheint sich dies aktuell aufgrund der Evidenz zu den Gefahren des Klimawandels und anderer Umweltveränderungen zu ändern. Die in diesem Kapitel dargelegten globalen Zusammenhänge zeigen, warum es insbesondere für Akteure im Gesundheitssektor wichtig ist, mutige Schritte hin zu einem klimaresilienten und nachhaltigen Gesundheitssystem zu unternehmen.

Literatur

Adger WN, Huq S, Brown K, Conway D, Hulme M (2003). Adaptation to climate change in the developing world. Progress in development studies 3(3), 179–195

Adiku SGK, Debrah-Afanyede E, Greatrex H, Zougmore R, MacCarthy DS (2017). Weather-Index Based Crop Insurance as a Social Adaptation to Climate Change and Variability in the Upper West Region of Ghana: Developing a participatory approach. CCAFS Working Paper no. 189. Copenhagen, Denmark: CGIAR Research Program on Climate Change, Agriculture and Food Security (CCAFS).

Akpinar-Elci M, Sealy H (2013). Climate Change and Public Health in Small Island States and Caribbean Countries. In: Kent E. Pinkerton and William N. Rom (Hrsg.) Global Climate Change and Public Health. 279–292. New York.

Amelung D, Fischer H, Herrmann A, Aall C, Louis VR, Becher H, Wilkinson P, Sauerborn R (2019). Human health as a motivator for climate change mitigation: results from four European high-income countries. Global Environmental Change, 57, 101918.

Aparicio-Effen M, Arana I, Aparicio J, Ramallo C, Bernal N, Ocampo M, and Nagy GJ (2016). Climate Change and Health Vulnerability in Bolivian Chaco Ecosystems. In: Walter Leal Filho, Ulisses de Miranda Azeiteiro and Fátima Alves (Hrsg.) Climate change and health: improving resilience and reducing risks. 231–259. Cham/Heidelberg.

Åström DO, Bertil F, Joacim R (2011). Heat wave impact on morbidity and mortality in the elderly population: a review of recent studies. Maturitas, 69(2), 99–105.

Baccini M, Biggeri A, Accetta G, Kosatsky T, Katsouyanni K, Analitis A, Danova J et al. (2008). Heat effects on mortality in 15 European cities. Epidemiology, 711–719.

Baccini M, Kosatsky T, Analitis A, Anderson HR, D'Ovidio M, Menne B (2011). Impact of heat on mortality in 15 European cities: attributable deaths under different weather scenarios. Journal of Epidemiology & Community Health, 65(1), 64–70.

Baede A, van der Linden P, Verbruggen A (2007). "Annex II – Glossary." In Climate Change 2007: Synthesis Report. Contribution of Working Groups I, II and III to the Fourth Assessment Report of the Intergovernmental Panel on Climate Change. Geneva: IPCC.

Baker-Austin C, Trinanes JA, Taylor NG, Hartnell R, Siitonen A, Martinez-Urtaza J (2013). Emerging Vibrio risk at high latitudes in response to ocean warming. Nature Climate Change, 3(1), 73–77.

Barbara JS (2013). The Impact of Climate Change on Human Health. In Impact of Climate Change on Water and Health, Velma I. Grover (Hrsg.), 75–105. Boca Raton.

Beggs P (2014). Impacts of Climate Change on Allergens and Allergic Diseases: Knowledge and Highlights from two Decades of research. In Climate Change and Global Health, Colin Butler (Hrsg.), 105–113. Canberra.

Behrens G, Gredner T, Stock C, Leitzmann M, Brenner H, Mons U (2018). Cancers Due to Excess Weight, Low Physical Activity, and Unhealthy Diet: Estimation of the Attributable Cancer Burden in Germany. Deutsches Aerzteblatt International, 115.

Belesova K, Gasparrini A, Sié A, Sauerborn R, Wilkinson P (2018). Annual crop-yield variation, child survival, and nutrition among subsistence farmers in Burkina Faso. American journal of epidemiology, 187(2), 242–250.

Below T, Artner A, Siebert R, Sieber S (2010). Micro-level practices to adapt to climate change for African small-scale farmers. A review of selected literature, 953, 1–20.

Boada LD, Henríquez-Hernández LA, Luzardo OP (2016). The impact of red and processed meat consumption on cancer and other health outcomes: Epidemiological evidences. Food and Chemical Toxicology, 92, 236–244.

Bowles D, Braidwood M, Butler C (2014). Unholy trinity: Climate Change, Conflict and Ill Health. In Climate Change and Global Health, Colin Butler (Hrsg.), 144–152. Canberra.

Bunker A, Wildenhain J, Vandenbergh A, Henschke N, Rocklöv J, Hajat S, Sauerborn R (2016). Effects of air temperature on climate-sensitive mortality and morbidity outcomes in the elderly; a systematic review and meta-analysis of epidemiological evidence. EBioMedicine, 6, 258–268.

Busse R, Blümel M, Knieps F, Bärnighausen T (2017). Statutory health insurance in Germany: a health system shaped by 135 years of solidarity, self-governance, and competition. The Lancet, 390(10097), 882–897.

Buters J, Oteros J, Gebauer R, Heigl K (2020). Automatisches Pollenmonitoring in Deutschland: Eine Arbeit der Sektion Umwelt- und Arbeitsmedizin der Deutschen Gesellschaft für Allergologie und klinische Immunologie (DGAKI). Allergo Journal, 29, 14–16.

Butler C, Bowles D, McIver L, Page L (2014). Mental Health, Cognition and the Challenge of Climate Change. In Climate Change and Global Health, Colin Butler (Hrsg.), 251–259. Canberra.

Capellaro M, Sturm D (2015) Evaluation von Informationssystemen zu Klimawandel und Gesundheit. Umweltbundesamt. Dessau-Roßlau. ISSN 1862-4340

Casas A, Foroni L, Mendes Dias Santos G, Bíscaro Chiocheti N, de Andrade M (2016). Effects of Temperature Variation on the Human Cardiovascular System: A Systematic Review. In Climate change and health: improving resilience and reducing risks. Walter Leal Filho, Ulisses de Miranda Azeiteiro and Fátima Alves (Hrsg.), 73–87. Cham/Heidelberg.

Chhetri A, Aggarwal PK, Joshi PK, Vyas S (2017) Farmers' prioritization of climate-smart agriculture (CSA) technologies. Agricultural systems, 151, 184–91.

Climate Action Tracker (2019). 2100 Warming projections – Emissions and expected warming based on pledges and current policies. URL: https://climateactiontracker.org/global/temperatures/ (abgerufen am 03.03.2021)

Copernicus Climate Change Service (2020). Urban heat island intensity for European cities from 2008 to 2017, derived from reanalysis. URL: https://cds.climate.copernicus.eu/cdsapp#!/software/app-health-urban-heat-islands-current-climate?tab=overview (abgerufen am 03.03.2021)

Costello A, Abbas M, Allen A, Ball S, Bell S, Bellamy R., Patterson C (2009). Managing the health effects of climate change. The Lancet, 373(9676), 1693–1733. doi:10.1016/S0140-6736(09)60935-1

Cromar L, Cromar K (2013). Dengue Fever and Climate Change. In Global Climate Change and Public Health, Kent E. Pinkerton and William N. Rom (Hrsg.), 167–191. New York.

Egger G (2009). Health, Illth, and Economic Growth: Medicine, Environment, and Economics at the Crossroads. American Journal of Preventive Medicine, 37(1), 78–83.

Filho WL, Balogun AL, Ayal DY., Bethurem EM, Murambadoro M, Mambo J, Mugabe P (2018). Strengthening climate change adaptation capacity in Africa- case studies from six major African cities and policy implications. Environmental Science & Policy, 86, 29–37

Gesundheitsministerkonferenz (2020) Beschlüsse der 93. GMK. TOP 5.1 Der Klimawandel – eine Herausforderung für das deutsche Gesundheitswesen. URL: https://www.gmkonline.de/Beschluesse.html?id=1018&jahr=2020 (abgerufen am 03.03.2021)

Gillis, Justin. (2016). In Zika Epidemic, a Warning on Climate Change. New York Times, 20.02.2016. URL: http://www.nytimes.com/2016/02/21/world/americas/in-zika-epidemic-a-warning-on-climate-change.html?_r=0 (abgerufen am 03.03.2021)

Gislason, Maya K. (2015). Climate change, health and infectious disease. Virulence 6 (6):539–542.

Haines A, Ebi K (2019). The Imperative for Climate Action to Protect Health. N Engl J Med, 380(3), 263–273. doi:10.1056/NEJMra1807873

Haines A, McMichael AJ, Smith KR, Roberts I, Woodcock J, Markandya A, Davies M (2009). Public health benefits of strategies to reduce greenhouse-gas emissions: overview and implications for policy makers. The Lancet, 374(9707), 2104–2114.

HCWH, Health Care Without Harm (2019) Health Care's Climate Footprint. URL: https://noharm-uscanada.org/ClimateFootprintReport (abgerufen am 03.03.2021)

Hedenus F, Wirsenius S, Johansson DJA (2014). The importance of reduced meat and dairy consumption for meeting stringent climate change targets. Climatic Change, 124(1–2), 79–91. doi:10.1007/s10584-014-1104-5

Herrmann A, de Jong L, Kowalski C, Sauerborn R (2019). Gesundheitliche Vorteile von Klimaschutzmaßnahmen – wie Haushalte und Politik profitieren können. Bundesgesundheitsblatt-Gesundheitsforschung-Gesundheitsschutz, 62(5), 556–564.

Herrmann A, Sauerborn R, Nilsson M (2020). The Role of Health in Households' Balancing Act for Lifestyles Compatible with the Paris Agreement—Qualitative Results from Mannheim, Germany. International journal of environmental research and public health, 17(4), 1297.

Horton R, Beaglehole R, Bonita R, Raeburn J, McKee M, Wall S (2014). From public to planetary health: a manifesto. The Lancet, 383(9920), 847. doi:10.1016/S0140-6736(14)60409-8

IPCC. (2012). Managing the risks of extreme events and disasters to advance climate change adaptation: special report of the Intergovernmental Panel on Climate Change (SREX). Field, C.B., V. Barros, T.F. Stocker, D. Qin, D.J. Dokken, K.L. Ebi, M.D. Mastrandrea, K.J. Mach, G.-K. Plattner, S.K. Allen, M. Tignor, P.M. Midgley (Hrsg.) Intergovernmental Panel on Climate Change.

IPCC. 2018. "Summary for Policymakers." In Global warming of 1.5°C. An IPCC Special Report on the impacts of global warming of 1.5°C above pre-industrial levels and related global greenhouse gas emission pathways, in the context of strengthening the global response to the threat of climate change, sustainable development, and efforts to eradicate poverty. V. Masson-Delmotte, P. Zhai, H.O. Pörtner, D. Roberts, J. Skea, P.R. Shukla, A. Pirani et al. (Hrsg.). Geneva.

Jarrett J, Woodcock J, Griffiths UK, Chalabi Z, Edwards P, Roberts I, Haines A (2012). Effect of increasing active travel in urban England and Wales on costs to the National Health Service. The Lancet, 379(9832), 2198–2205.

Kippnich M, Kowalzik B, Cermak R, Kippnich U, Kranke P, Wurmb T (2017). Katastrophen- und Zivilschutz in Deutschland. AINS-Anästhesiologie· Intensivmedizin· Notfallmedizin· Schmerztherapie, 52(09), 606–617.

Klinsky S, Roberts T, Huq S, Okereke C, Newell P, Dauvergne P, Clapp J (2017). Why equity is fundamental in climate change policy research. Global Environmental Change, 44, 170–173.

KLUG e.V., Deutsche Allianz Klimawandel und Gesundheit (2020) Planetary Health Acadamy. URL: https://planetary-health-academy.de/ (abgerufen am 03.03.2021)

Lamothe D (2018). The New Arctic Frontier. Washington Post. URL: https://www.washingtonpost.com/graphics/2018/world/arctic-climate-change-military-russia-china/ (abgerufen am 03.03.2021)

Leal Filho W, de Miranda Azeiteiro U, and Alves F (2016). "Climate Change and Health: An Overview of the Issues and Needs." In Climate change and health: improving resilience and reducing risks, 1–11. Cham/Heidelberg.

Lelieveld J, Evans JS, Fnais M, Giannadaki D, Pozzer A (2015). The contribution of outdoor air pollution sources to premature mortality on a global scale. Nature, 525(7569), 367–371. doi:10.1038/nature15371

Lenton TM, Rockström J, Gaffney O et al. (2020) Climate Tipping Points – too risky to bet against. Nature Vol 575, 592–595

Luber G, Knowlton K, Balbus J, Frumkin H, Hayden M, Hess J, McGeehin M, Sheats N, Backer L et al. (2014). Ch. 9: Human Health. In Climate Change Impacts in the United States: The Third National Climate Assessment, J. Melillo, Terese Richmond and G. Yohe (Hrsg.), 220–256. U.S. Global Change Research Program.

Machalaba C (2015). Climate Change and Health: Transcending Silos to Find Solutions. Annals of Global Health 81 (3):445–458.

Maizlish N, Woodcock J, Co S, Ostro B, Fanai A, Fairley D (2013). Health cobenefits and transportation-related reductions in greenhouse gas emissions in the San Francisco Bay area. American journal of public health, 103(4), 703–709.

Markandya A, Sampedro J, Smith S, Van Dingenen R, Pizarro-Irizar C, Arto I, González-Eguino M (2018). Health co-benefits from air pollution and mitigation costs of the Paris Agreement: a modelling study. The Lancet Planetary Health, 2(3), e126-e133.

McMichael AJ (2013). Globalization, climate change, and human health. The New England Journal of Medicine 368 (14):1335.

Mertz O, Halsnaes K, Olesen JE, Rasmussen K (2009). Adaptation to climate change in developing countries. Environ Manage, 43(5), 743–752. doi:10.1007/s00267-008-9259-3

Morita H, Kinney P (2014). Wildfires, Air Pollution, Climate Change and Health. In: Butler C (Hrsg.) Climate Change and Global Health, 114–123. Canberra.

NHS, National Health Service (2020) NHS becomes the world's first national health system to commit to become ‚carbon net zero', backed by clear deliverable and milestones. URL: https://www.england.nhs.uk/2020/10/nhs-becomes-the-worlds-national-health-system-to-commit-to-become-carbon-net-zero-backed-by-clear-deliverables-and-milestones/ (abgerufen am 03.03.2021)

Nichols G, Lake I, Heaviside C (2018). Climate Change and Water-Related Infectious Diseases. Atmosphere 9 (10).

Patz J, Corvalan C, Horwitz P, Campbell-Lendrum D, Watts N, Maiero M et al. (2012) Our Planet, Our Health, Our Future – Human health and the Rio Conventions: biological diversity, climate change and desertification. Geneva: World Health Organization.

Pelling M, Garschagen M (2019). Put equity first in climate adaptation. In: Nature Publishing Group.

Pichler PP, Jaccard IS, Weisz U, Weisz H (2019). International comparison of health care carbon footprints. Environmental Research Letters, 14(6).

Quam VG, Rocklöv J, Quam M, Lucas RA (2017). Assessing greenhouse gas emissions and health co-benefits: a structured review of lifestyle-related climate change mitigation strategies. International journal of environmental research and public health, 14(5), 468.

Rissel C, Curac N, Greenaway M, Bauman A (2012). Physical activity associated with public transport use—a review and modelling of potential benefits. International journal of environmental research and public health, 9(7), 2454–2478.

Robinson PJ (2001). On the definition of a heat wave. Journal of applied Meteorology, 40(4), 762–775.

Rockström J, Steffen W, Noone K, Persson Å, Chapin III FS, Lambin E, Schellnhuber HJ (2009). Planetary boundaries: exploring the safe operating space for humanity. Ecology and society, 14(2).

Rodgers SE, Bailey R, Johnson R, Poortinga W, Smith R, Berridge D, Lyons RA (2018). Health impact, and economic value, of meeting housing quality standards: a retrospective longitudinal data linkage study In Health impact, and economic value, of meeting housing quality standards: a retrospective longitudinal data linkage study. Southampton (UK).

Rogelj J, den Elzen M, Hohne N, Fransen T, Fekete H, Winkler H, Meinshausen M (2016). Paris Agreement climate proposals need a boost to keep warming well below 2 degrees C. Nature, 534(7609), 631–639.

Rom WN, Pinkerton KE (2013). Introduction: Consequences of Global Warming to the Public's Health. In Global Climate Change and Public Health, Kent E. Pinkerton and William N. (Hrsg.), Rom, 1–20. New York et al.

S4F, Scientists for Future (2019) Stellungnahme. URL: https://www.scientists4future.org/stellungnahme/unterschriften/ (abgerufen am 03.03.2021)

Sauerborn R, Kjellstrom T, Nilsson M (2009). Health as a crucial driver for climate policy. Global Health Action, 2(1), 2104.

Schroth G, Laderach P, Dempewolf J, Philpott S, Haggar J, Eakin H, Ramirez-Villegas J (2009). Towards a climate change adaptation strategy for coffee communities and ecosystems in the Sierra Madre de Chiapas, Mexico. Mitigation and Adaptation Strategies for Global Change, 14(7), 605–625. doi:10.1007/s11027-009-9186-5

Semenza J (2014). Climate Change Adaptation to Infectious Diseases in Europe. In Climate Change and Global Health, Colin Butler (Hrsg.), 193–205. Canberra.

Setti Freitas AF, Ribeiro H, Gallo E, Alves F, Azeiteiro UM (2016). Climate Change and Health: Governance Mechanisms in Traditional Communities of Mosaico Bocaina/Brazil. In: Leal Filho W, Azeiteiro UM, Alves F (Hrsg.) Climate change and health: improving resilience and reducing risks, 329–351. Cham/Heidelberg.

Shukla J (2016). Extreme Weather Events: Addresing the Mental Health Challenges. In: Leal Filho W, Azeiteiro UM, Alves F (Hrsg.) Climate change and health: improving resilience and reducing risks, 15–27. Cham/Heidelberg.

Siri-Tarino PW, Chiu S, Bergeron N, Krauss RM (2015). Saturated Fats Versus Polyunsaturated Fats Versus Carbohydrates for Cardiovascular Disease Prevention and Treatment. Annual Review of Nutrition, 35(1), 517–543.

Smith MR, Myers SS (2018). Impact of anthropogenic CO_2 emissions on global human nutrition. Nature Climate Change 8: 834–839.

Smith KR, Mehta S (2003). The burden of disease from indoor air pollution in developing countries: comparison of estimates. Int J Hyg Environ Health, 206(4–5), 279–289.

Tilman D, Clark M (2014). Global diets link environmental sustainability and human health. Nature, 515(7528), 518–522.

Umweltbundesamt (2020) Wasserqualität in Badegewässern. URL: https://www.umweltbundesamt.de/wasserqualitaet-in-badegewaessern#wie-erhalte-ich-informationen-zur-aktuellen-badegewasserqualitat (abgerufen am 03.03.2021)

UNFCCC United Nations Framework Convention on Climate Change (2015) Paris Agreement. URL: https://unfccc.int/process-and-meetings/the-paris-agreement/the-paris-agreement (abgerufen am 03.03.2021)

United Nations, World Health Organization. 2009. Protecting health from climate change: Connecting Science, Policy and People. Geneva.

Van der Linden S, Maibach E, Leiserowitz A (2015). Improving public engagement with climate change: Five "best practice" insights from psychological science. Perspectives on Psychological Science, 10(6), 758–763.

Veenema TG, Thornton CP, Lavin RP, Bender AK, Seal S, Corley A (2017) Climate change-related water disasters' impact on population health. Journal of Nursing Scholarship, 49(6), 625–34.

Verner G, Schütte S, Knop J, Sankoh O, Sauerborn R (2016). Health in climate change research from 1990 to 2014: positive trend, but still underperforming. Global Health Action, 9(1), 30723. doi:10.3402/gha.v9.30723

Viner D, Ekstrom M, Hulbert M, Warner NK, Wreford A, Zommers Z (2020). Understanding the dynamic nature of risk in climate change assessments—A new starting point for discussion. Atmospheric Science Letters, 21(4). doi:10.1002/asl.958

Watts N, Adger WN, Agnolucci P, Blackstock J, Byass P, Cai W, Costello A (2015a). Health and climate change: policy responses to protect public health. The Lancet, 386(10006), 1861–1914. doi:10.1016/s0140-6736(15)60854-6

Watts N, Campbell-Lendrum D, Maiero M, Fernandez Montoya L, Lao K (2015b). Strengthening Health Resilience to Climate Change – Technical Briefing for the World Health Organization Conference on Health and Climate. Geneva: United Nations, World Health Organization.

WBGU Wissenschaftlicher Beirat der Bundesregierung Globale Umweltveränderungen (2011) Welt im Wandel – Gesellschaftsvertrag für eine Große Transformation. Berlin. ISBN 978-3-936191-38-7. URL: https://www.wbgu.de/de/publikationen/publikation/welt-im-wandel-gesellschaftsvertrag-fuer-eine-grosse-transformation#sektion-downloads (abgerufen am 03.03.2021)

Whitmee S, Haines A, Beyrer C, Boltz F, Capon AG, de Souza Dias BF, Yach D (2015). Safeguarding human health in the Anthropocene epoch: report of The Rockefeller Foundation-Lancet Commission on planetary health. Lancet, 386(10007), 1973–2028. doi:10.1016/s0140-6736(15)60901-1

WHO (2020) WHO guidance for climate-resilient and environmentally sustainable health care facilities. Geneva: World Health Organization. ISBN 978-92-4-001222-6

WHO. (2015). Operational framework for building climate resilient health systems (ISBN 978 92 4 156507 3). Retrieved from Geneva, Switzerland:

Wilkinson P, Smith KR, Davies M, Adair H, Armstrong BG, Barrett M, Chalabi Z (2009). Public health benefits of strategies to reduce greenhouse-gas emissions: household energy. The Lancet, 374(9705), 1917–1929. doi:10.1016/s0140-6736(09)61713-x

World Health Organization, United Nations, and United Nations World Meteorological Organization. (2012). Atlas of Health and Climate. Geneva: World Health Organization.

Xu Z, FitzGerald G, Guo Y, Jalaludin B, Tong S (2016). Impact of heatwave on mortality under different heatwave definitions: a systematic review and meta-analysis. Environment international, 89, 193–203.

Zacharias S, Koppe C, Mücke HG (2015). Climate change effects on heat waves and future heat wave-associated IHD mortality in Germany. Climate, 3(1), 100–117.

Zhu C, Kobayashi K, Loladze I, Zhu J, Jiang Q, Xu X, Liu G, Seneweera S, Ebi KL, Drewnowski A, Fukagawa NK, Ziska LH. (2018). Carbon dioxide (CO_2) levels this century will alter the protein, micronutrients, and vitamin content of rice grains with potential health consequences for the poorest rice-dependent countries. Scientific Advancements 4(5): eaaq1012.

Ziska LH (2016). Impacts of Climate Change on Allergen Seasonality. In Impacts of Climate Change on Allergens and Allergic Diseases, Paul Beggs (Hrsg.), 92–112. Cambridge.

Dr. med. Alina Herrmann

Alina Herrmann studierte in Heidelberg Medizin und promovierte am dortigen Global Health Institut zur Rolle von Hausärzten im Gesundheitsschutz älterer Menschen in Hitzewellen. In ihrer weiteren Tätigkeit als Wissenschaftlerin beschäftigt sich Alina Herrmann vor allem mit gesundheitlichen Co-Benefits von Klimaschutzmaßnahmen im europäischen und afrikanischen Kontext. Als Weiterbildungsassistentin für Allgemeinmedizin ist sie außerdem besonders an Handlungsmöglichkeiten zu Klimaschutz und -anpassung innerhalb des Gesundheitssystems und der Gesundheitsberufe interessiert.

Prof. Dr. Ina Danquah

Ina Danquah hat in Potsdam und Accra (Ghana) Ernährungswissenschaft studiert. Sie promovierte am Institut für Tropenmedizin und Internationale Gesundheit, Charité – Universitätsmedizin Berlin zu den Beziehungen zwischen Ernährungszustand, Malaria und Typ-2-Diabetes. Ina Danquah erhielt einen Master of Science in Epidemiologie von der London School of Hygiene and Tropical Medicine und habilitierte sich am Institut für Sozialmedizin, Epidemiologie und Gesundheitsökonomie der Charité Berlin im Fach Epidemiologie und Public Health. Durch die vielschichtigen Untersuchungen zu Unter- und Überernährung bei afrikanischen Bevölkerungsgruppen hat sie sich in ihrer Forschung den Möglichkeiten zur Klimaanpassung und -abschwächung in Bezug auf Ernährung zugewandt. Dafür erhielt sie 2019 die Robert Bosch-Juniorprofessur für die Erforschung der nachhaltigen Nutzung natürlicher Ressourcen.

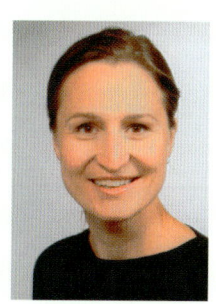

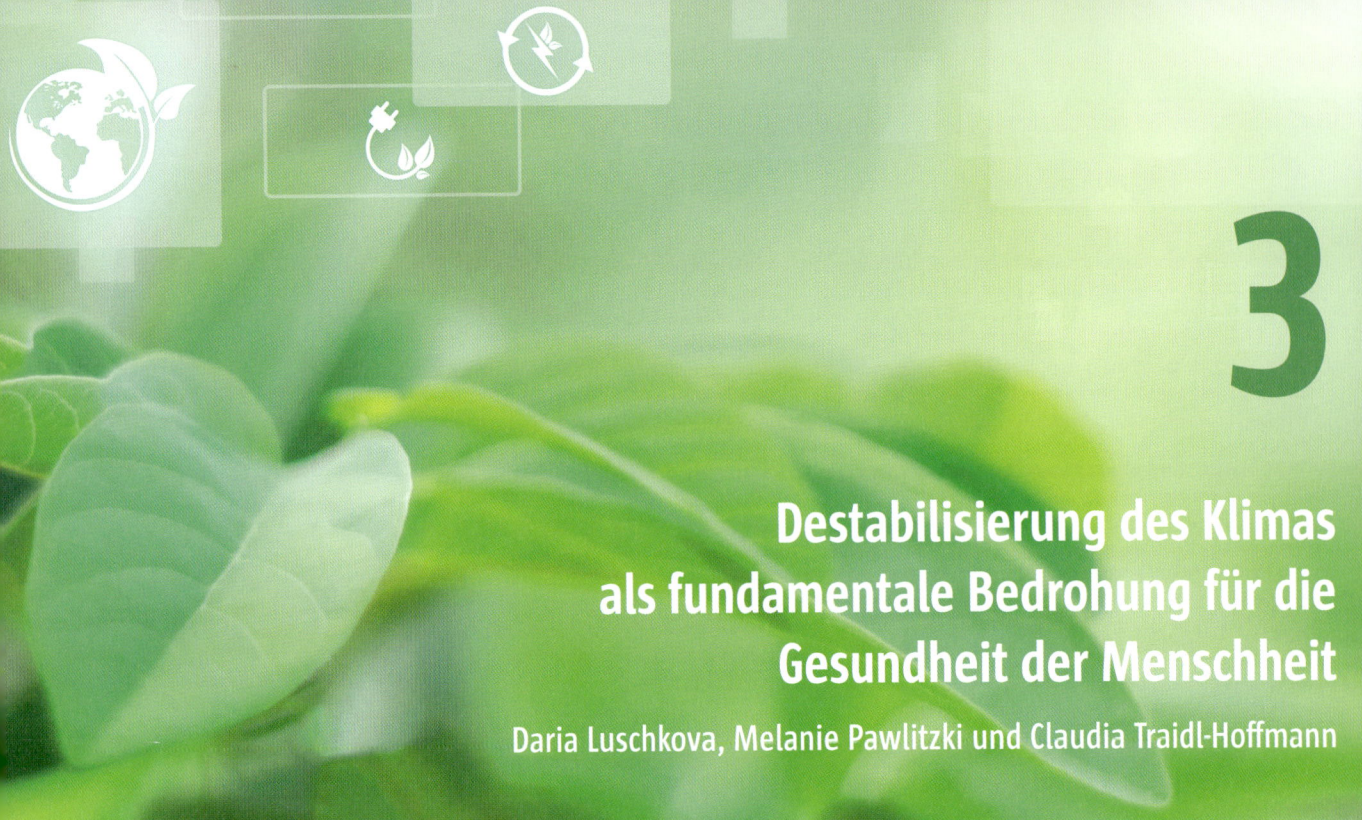

3 Destabilisierung des Klimas als fundamentale Bedrohung für die Gesundheit der Menschheit

Daria Luschkova, Melanie Pawlitzki und Claudia Traidl-Hoffmann

3.1 Einleitung

„Der Klimawandel ist die größte Gesundheitsbedrohung der Menschheit." (WHO 2021)

So steht es in dem im Vorfeld der Klimakonferenz in Glasgow veröffentlichten Bericht der WHO (WHO 2021). Auch der kürzlich veröffentlichte Lancet Countdown Report des Jahres 2021 zeichnet kein optimistischeres Bild: „Alarmstufe Rot" für die Gesundheit. Schlüsseltrends zeigen weiter nach unten und die bereits existierenden gesundheitlichen und sozialen Ungleichheiten verschärfen sich (Romanello et al. 2021).

Die großen Fortschritte der letzten 50 Jahre im Bereich der globalen Gesundheit sind durch die Auswirkungen des Klimawandels gefährdet. Das anthropogene Handeln treibt den Klimawandel an, mit direkten und indirekten Folgen für die Gesundheit des Menschen.

Der WHO-Bericht benennt folgende neuralgische Punkte:
- Verletzungen und Todesfälle aufgrund extremer Wetterereignisse
- Durch Hitze ausgelöste Erkrankungen
- Erkrankungen der Atemwege
- Durch Wasser, Lebensmittel und Vektoren übertragene Krankheiten
- Veränderungen in der Qualität und Quantität von Nahrungsmitteln und Mangelernährung

Hochwasser, Hitze, aber auch Ambrosia-Asthma, Tigermücken oder Klimaängste sind bei uns in Mitteleuropa angekommen. Mit was haben wir es jetzt und künftig zu tun?

3.2 Gefährdung der mentalen Gesundheit

Der Klimawandel hat Auswirkungen auf die mentale und psychosoziale Gesundheit (WHO 2021). Stürme, Hochwasser, Dürre oder steigende Meeresspiegel gehen nicht spurlos an den Menschen vorbei, die diese Ereignisse erleben. Betroffene leiden an existentiellen Ängsten. Naturkatastrophen ziehen schwere psy-

3 Destabilisierung des Klimas als fundamentale Bedrohung für die Gesundheit der Menschheit

chologische Traumata nach sich. Insbesondere Jugendliche und junge Erwachsene leiden auch allgemein an der Situation – klima- und umweltbezogene Ängste nehmen spürbar zu. Neologismen wie „Umwelt-Melancholie", „ökologische Trauer" oder „Solastalgie" spiegeln die Sorgen der Gesellschaft wider. Die Stärkung der Resilienz im Umgang mit der Klimakatastrophe gewinnt zunehmend an Bedeutung.

3.3 Temperatur- und Schadstoffbelastung und gesundheitliche Folgen

Seit Mitte des 19. Jahrhunderts ist die Lufttemperatur im globalen Durchschnitt um etwa ein Grad Celsius gestiegen. In Bezug auf die Gesundheitseffekte steht die Anzahl der sogenannten Hitzetage im Vordergrund. Diese Hitzetage – Tage über 35°C – haben in den letzten Jahren an Frequenz massiv zugenommen.

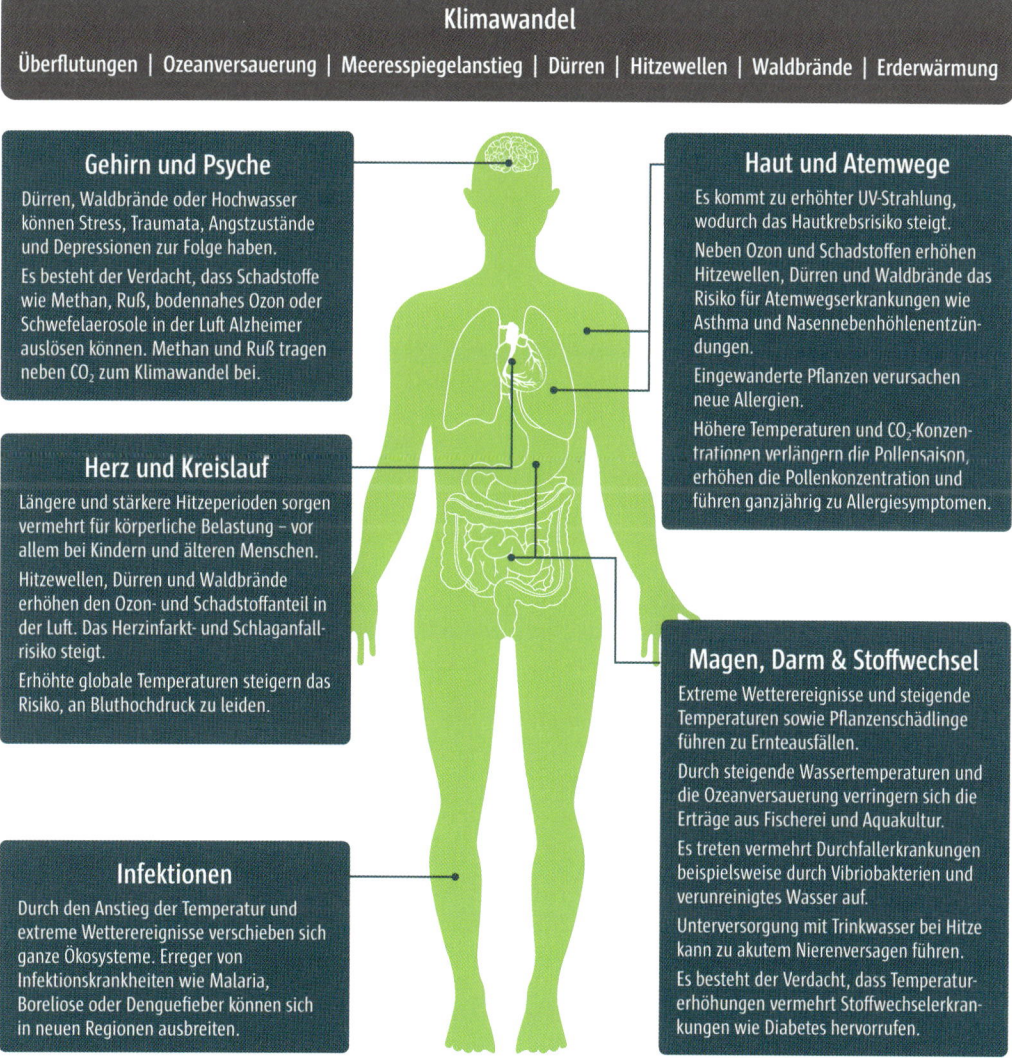

Abb. 1 Klimawandel und Gesundheit (Helmholtz Perspektiven Ausgabe 04/2019)

Insbesondere in den Städten führt der sogenannte urbane Hitzeinseleffekt zu sehr viel stärkeren Temperaturmaxima. In Europa starben im Jahr 2018 geschätzt 104.000 Menschen aufgrund von Hitze, mehr als in allen anderen WHO-Regionen. Besonders viele davon in Deutschland: nur in China und Indien lagen die hitzebedingten Mortalitäten noch höher (Watts et al. 2021). Ein Anstieg des Risikos einer akuten ischämischen Herzerkrankung bei steigenden Temperaturen ist angesichts der pathophysiologischen Auswirkungen einer erhöhten Hitzeexposition biologisch plausibel. Neben der kardiovaskulären Mortalität steigt gleichzeitig auch die pulmonale Mortalität, neuesten Studien nach sogar vergleichsweise mehr (Peters u. Schneider 2021). Die Aufrechterhaltung der Homoiothermie erfolgt über Thermorezeptoren in der Haut und temperatursensitive Neuronen im Zentralnervensystem, die auf ein Temperaturverarbeitungszentrum im vorderen Hypothalamus einwirken, das bei Kälte erhöhte Stoffwechsel- und Muskeltätigkeit (Kältezittern) einleitet (Temperaturregulation, Bradykinin). Zusätzlich kann eine Änderung der Hautdurchblutung (vasomotorische Reaktion) die Wärmeabgabe drosseln oder steigern. Die Einschränkung der Regulationsfähigkeit, die hitzebedingte Belastung des Herz-Kreislauf-Systems und eine Dehydrierung durch vermehrtes Schwitzen können letale Folgen haben. Insbesondere ältere Menschen, Kleinkinder und Personen mit chronischen Erkrankungen sind durch Hitzestress stark gefährdet. Personen, die Medikamente einnehmen, die sich auf den Elektrolythaushalt auswirken (wie Diuretika, Psychopharmaka), haben ebenfalls ein höheres Risiko. Steigen die Temperaturen über 33 °C, sinkt selbst bei Gesunden die mentale und körperliche Leistungsfähigkeit um bis zu 50 %. Die ideale Umgebungstemperatur für den Menschen liegt bei etwa 20 Grad: die mentale Leistung ist am höchsten und das Unfallrisiko ist am geringsten (Bux 2006). Liegt sie höher, hat dies unmittelbare Auswirkungen auf unsere psychische Verfassung, fördert Aggressionen und Streitsüchtigkeit und lässt die Kriminalitätsrate ansteigen (Ranson 2014). Auch die Suizidalität steigt während Hitzewellen an (Schneider et al. 2020). Sozioökonomische und ökologische Faktoren spielen zudem eine Rolle. In dicht bebauten Stadtgebieten bilden sich sommerliche Wärmeinseln aus, zumeist sind auch dort die Luftschadstoffkonzentrationen erhöht, die synergetisch die Temperatureffekte verstärken (Chen et al. 2018). Aber auch in ländlichen Gebieten birgt eine Hitzeperiode Gefahren: die dort niedrigere Kapazität an ambulanter und stationärer Pflege erhöht ebenfalls das Risiko, während einer Hitzewelle zu sterben (Klauber u. Koch 2021). Modellberechnungen für Deutschland prognostizieren eine Zunahme der hitzebedingten Todesfälle, insbesondere aufgrund der bestehenden Demografie. Bei Menschen über 65 Jahren stieg die hitzebedingte Mortalität in den Jahren von 2000 bis 2018 bereits um 53,7 % (Watts et al. 2021). Ein globaler Temperaturanstieg nur um ein Grad Celsius könnte dazu führen, dass in allen Altersgruppen zusammen bis zu sechs Prozent mehr Menschen aufgrund von Hitze sterben. Insbesondere Menschen aus den genannten Risikogruppen sind gefährdet.

Hitze hat zudem mittelbare Folgen. Bei langanhaltender Hitze und Trockenheit steigt die Waldbrandgefahr. Weltweit nimmt die Exposition der Bevölkerung gegenüber Waldbränden zu (Watts et al. 2021). Brandereignisse führen nicht nur zu unmittelbaren Todesfällen und zum Verlust von Lebensgrundlagen. Die freigesetzten Luftschadstoffe stehen in Zusammenhang mit der Beeinträchtigung der Lungenfunktion, der Exazerbation von Asthma und COPD, der Zunahme von Herz-Kreislauf-Erkrankungen und erhöhtem Risiko von Früh- und Totgeburten (Yu et al. 2020). Die Luftbelastung

Ein globaler Temperaturanstieg nur um ein Grad könnte dazu führen, dass bis zu sechs Prozent mehr Menschen aufgrund von Hitze sterben.

facht entzündliche Prozesse an den Schleimhäuten der Atemwege an. Die kleinen Partikel können über das Lungenepithel in die Blutbahn gelangen und systemisch wirken. Zudem können die Luftschadstoffe die Hautbarriere schädigen und dermatologische Erkrankungen, wie z.B. Neurodermitis, fördern (Ahn 2014).

Luftschadstoffemissionen entstehen maßgeblich anthropogen. Mehr als 90% der Weltbevölkerung lebt in Gegenden, in denen die Grenzwerte der WHO für Luftschadstoffe überschritten werden (Landrigan et al. 2018). Kinder, die nahe stark befahrener Straßen aufwachsen, haben ein erhöhtes Risiko für die Entstehung allergischer Erkrankungen. Eine Exposition bereits während der Perinatalperiode, selbst in niedrigsten Dosen, kann zu Erkrankungen im späteren Leben führen (Alkotob et al. 2020).

3.4 Veränderung von biogenen Aerosolen und Zunahme von Allergien

Allergische Erkrankungen sind Umwelterkrankungen par excellence, die durch Exposition gegenüber biogenen und anthropogenen Stoffen ausgelöst werden. Insbesondere die Pollen windbestäubter Pflanzen stellen einen zentralen Faktor für ihr Entstehen dar. Der Klimawandel beeinflusst den Beginn und die Dauer der Pollenflugzeit sowie die Konzentration und die Allergenität der Luftallergene. Dies wirkt sich sowohl auf die Zeitspanne als auch die Symptomstärke der Beschwerden der Betroffenen aus. Auch für bislang gesunde Menschen steigt das Risiko, Allergien zu entwickeln. In wärmeren Jahren und an Standorten mit erhöhten Temperaturen, wie z.B. in Städten, konnte ein früherer Beginn der Pollensaison und eine höhere Pollenproduktion nachgewiesen werden (Rojo et al. 2021). Der außergewöhnlich warme Winter des Jahres 2006 verlegte die Haselblüte in Deutschland um 64 Tage nach vorne. Zudem verändern sich durch den allgemeinen Temperaturanstieg die Verbreitungsgebiete. Zuvor gebietsfremde Pflanzen und damit neue Pollenquellen, wie z.B. Glaskraut und Olivenbäume, werden in Deutschland heimisch. Das prominenteste Beispiel hierfür ist die Invasion der hochallergenen Beifuß-Ambrosia in Europa – ein Neophyt, der ursprünglich aus Amerika stammt. Ambrosia blüht spät, von August bis Oktober, und verlängert die Pollenflugsaison und somit die Allergie-Beschwerden für Betroffene bis in den Herbst hinein (Traidl-Hoffmann 2021). Schadstoffbelastete Umgebungsluft und durch den Klimawandel bedingte Veränderungen wie ein hoher CO_2-Gehalt oder Trockenheit wirken als zusätzliche Stressfaktoren auf die Pflanzen. Sie reagieren oftmals mit einer Steigerung der Produktion und der Allergenität ihrer Pollen (Rauer et al. 2021).

> **Gewitter-Asthma**
>
> Bei Gewitter und gleichzeitig hoher Pollenbelastung können starke Asthmaattacken oder Heuschnupfen-Symptomatik auftreten. Im Jahr 2016 wurden in Melbourne nach einem Sturm mehr als 8.500 Personen mit Atemnot in die Notaufnahme eingewiesen. Das Phänomen wird als „Gewitter-Asthma" beschrieben. Zahlreiche Personen wurden auf Intensivstationen behandelt und es kam zu insgesamt sechs Todesfällen.

Allergische Erkrankungen zeigen weltweit eine rapide wachsende Prävalenz. In Europa sind ca. 25% der Bevölkerung von einer Allergie betroffen. Aber auch mit Allergien assoziierte Erkrankungen wie Neurodermitis und Asthma nehmen zu. Die Veränderung der Luftqualität ist ein Erklärungsmodell für dieses Phänomen. Zu weiteren Hypothesen zur Erklärung der Allergiezunahme, wie der „Hygiene-" und der „Schadstoff-Hypothese", hat sich kürzlich die „Biodiversitätshypothese" gesellt. Sie nimmt an, dass Vielfalt im Kontakt mit der Natur und diversen Bio-Expositionen wie Pflanzen, Tieren, Lebensmitteln und Mikroorganismen unser Immunsystem trainiert und somit vor Allergien und entzündlichen Krankheiten schützt (Haahtela 2019). Studien zeigten, dass Jugendliche, die in unmittelbarer Nähe einer artenreichen Vegetation wohnten, weniger häufig eine Allergie aufwiesen (Hanski et al. 2012). Der Verlust der Artenvielfalt ist die Folge der Veränderung des Klimas und der Landschaftsnutzung. Dabei sind funktionierende Ökosysteme und deren Diversität ein wesentliches Fundament für unsere Gesundheit, für unsere Nahrung und unsere Ressourcen.

3.5 Veränderungen der Vektorökologie und Zunahme von Infektionskrankheiten

Die Rahmenbedingungen – zunehmend heißere und trockenere Sommer sowie milde und niederschlagsreichere Winter – werden zu einer Veränderung der bestehenden Ökosysteme und des Artenspektrums führen. Die Abundanz wärmeliebender Arten wird dadurch zunehmen. Die Lebensbedingungen für Reservoirorganismen (wie Insekten, Anthropoden, Nagetiere und Vögel), die Infektionskrankheiten ausbreiten, werden begünstigt. Die Populationsstärke, die geografische Reichweite und das Übertragungspotenzial vieler infektiöser Erreger auf den Menschen werden dadurch beeinflusst. Dies betrifft z. B. die in Mitteleuropa am häufigsten vorkommende Zeckenart, den Gemeinen Holzbock (*Ixodes ricinus*). Er ist verantwortlich für die Übertragung der bakteriellen Krankheitserreger der Borreliose und der Frühsommer-Meningoenzephalitis. Steigende Temperaturen können den Zeitraum der Zeckenaktivität im Jahr verlängern, vom Frühjahr bis zum Jahresende. Zudem finden sich Zecken auch in höheren Lagen als bisher. Das Überleben der bisher in Europa gebietsfremden Zeckenarten, wie z. B. der in Afrika beheimateten Riesenzecke (*Hyalomma spp.*), wird ebenfalls begünstigt. Weitere endemische Infektionserreger sind z. B. Hantaviren, die von Nagetieren verbreitet werden, aber auch durch Lebensmittel und Wasser übertragene Erreger. Infolge der Erwärmung der Küstengewässer in Deutschland treten mehr Infektionen mit Nicht-Cholera-Vibrionen auf. Sie können Durchfallerkrankungen, Wundinfektionen und Septikämien hervorrufen. Der Temperaturanstieg bedingt des Weiteren eine Zunahme der weltweiten Gesamtbelastung durch Malaria, übertragen durch die Anopheles-Mücke (Watts et al. 2021). Die durch die Aedes-Mücken übertragenen viralen Infektionen wie Dengue, Chicungunya, Zika und Gelbfieber sind Beispiele für Erkrankungen, die sich im Zuge des Klimawandels ausbreiten werden. Zunehmender globaler Personen-, Tier- und Gütertransport zusammen mit der Überschreitung planetarer Grenzen kann die Inzidenz neuer Infektionserkrankungen weiter verstärken. Dies erleben wir mutmaßlich auch mit der Pandemie durch das SARS-CoV-2-Virus.

3.6 Fazit für den Gesundheitssektor

Die gesundheitlichen Folgen der zunehmenden Erderwärmung und abnehmenden planetaren Gesundheit sind in unseren Breitengraden mehr als evident. Umso mehr gilt es in zweierlei Richtung aktiv zu werden.

Zum einen müssen maximale Anstrengungen unternommen werden, um den globalen Temperaturanstieg zu begrenzen. Der Gesundheitssektor, selbst ein massiver Emittent von CO_2, ist ebenso gefragt wie die Politik und jeder einzelne.

Zum anderen ist die Stärkung der Klimaresilienz ein zentraler Faktor, um den Herausforderungen der Klimakrise zu begegnen.

Die Medizin kann ein entscheidender Impulsgeber für die Transformation der Gesellschaft sein:

- sie kann aufklären,
- Wissen multiplizieren und somit
- helfen, dass Menschen aktiv die Anpassung an die veränderten klimatischen Bedingungen gestalten und ihre Gesundheit erhalten können.

Um dies zu ermöglichen, muss medizinisches Personal gut im Bereich „Klimawandel und Gesundheit" ausgebildet und geschult sein. Mensch und Umwelt stehen in komplexer Interaktion. Auch wenn es die lokalen Gesundheitsfolgen sind, die Menschen am ehesten aufrütteln, macht nur der Blick auf Zusammenhänge und das „große Ganze" Resilienz möglich.

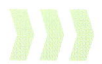

„Planetare Gesundheit" muss das Ziel sein.

Literatur

Ahn K (2014) The role of air pollutants in atopic dermatitis. Journal of Allergy and Clinical Immunology 134, 93–999

Alkotob S, Cannedy C, Harter K, Movassagh H, Paudel B, Prunicki M, Sampath V, Schikowski T, Smith E, Zhao Q, Traidl-Hoffmann C, Nadeau KC (2020) Advances and novel developments in environmental influences on the development of atopic diseases. Allergy 75, 3077–3086. DOI: 10.1111/all.14624

Bux K (2006) Klima am Arbeitsplatz: Stand arbeitswissenschaftlicher Erkenntnisse. Bedarfsanalyse für weitere Forschungen. URL: https://www.baua.de/DE/Angebote/Publikationen/Berichte/Gd45.pdf?__blob=publicationFile (abgerufen am 17.02.2022)

Chen K, Wolf K, Breitner S, Gasparrini A, Stafoggia M, Samoli E, Andersen ZJ, Bero-Bedada G, Bellander T, Henning F, Jacquemin B, Pekkanen J, Hampel R, Cyrys J, Peters A, Schneider A, UF & HEALTH Study Group (2018) Two-way effect modifications of air pollution and air temperature on total natural and cardiovascular mortality in eight European urban areas. Environment international 116, 186–196

GBD 2019 Risk Factors Collaborators (2020) Global burden of 87 risk factors in 204 countries and territories, 1990–2019: a systematic analysis for the Global Burden of Disease Study 2019. Lancet 396, 1223–1249. DOI: 10.1016/S0140-6736(20)30752-2

Haahtela T (2019) A biodiversity hypothesis. Allergy 74(8), 1445–56

Hanski I, von Hertzen L, Fyhrquist N, Koskinen K, Torppa K, Laatikainen T, Karisola P, Auvinen P et al. (2012) Environmental biodiversity, human microbiota, and allergy are interrelated. Proc Natl Acad Sci USA 109, 8334–8339. DOI: 10.1073/pnas.1205624109

Klauber H, Koch N (2021) Individuelle und regionale Risikofaktoren für hitzebedingte Hospitalisierungen der über 65-Jährigen in Deutschland. In: Günster C, Klauber J, Robra BP, Schmuker C, Schneider A (Hrsg.) Versorgungs-Report. Klima und Gesundheit. Medizinisch Wissenschaftliche Verlagsgesellschaft Berlin

Landrigan PJ, Fuller R, Acosta NJR, Adeyi O, Arnold R, Basu NN et al. (2018) The Lancet Commission on pollution and health. Lancet 391, 462–512. DOI: 10.1016/S0140-6736(17)32345-0

Peters A, Schneider A (2021) Cardiovascular risks of climate change. Nature Reviews Cardiology 18, 1–2

Ranson M (2014) Crime, weather, and climate change. Journal of environmental economics and management 67, 274–302

Rauer D, Gilles S, Wimmer M, Frank U, Mueller C, Musiol S, Vafadari B, Aglas L, Ferreira F et al. (2021) Ragweed plants grown under elevated CO_2 levels produce pollen which elicit stronger allergic lung inflammation. Allergy 76, 1718–1730. DOI: 10.1111/all.14618

Rojo J, Oteros J, Picornell A, Maya-Manzano JM, Damialis A, Zink K, Werchan M, Werchan B, Smith M et al. (2021) Effects of future climate change on birch abundance and their pollen load. Global Change Biology. URL: https://onlinelibrary.wiley.com/doi/10.1111/gcb.15824 (abgerufen am 17.02.2022)

Romanello M, McGushin A, Di Napoli C, Drummond P, Hughes N, Jamart L et al. (2021) The 2021 report of the Lancet Countdown on health and climate change: code red for a healthy future. Lancet. DOI: 10.1016/s0140-6736(21)01787-6

Schneider A, Hampel R, Ladwig KH, Baumert J, Lukaschek K, Peters A, Breitner S (2020) Impact of meteorological parameters on suicide mortality rates: A case-crossover analysis in Southern Germany (1990–2006). Sci Total Environ 707, 136053. DOI: 10.1016/j.scitotenv.2019.136053

Traidl-Hoffmann C (2021) Allergologie. In: Traidl-Hoffmann C, Schulz C Herrmann M Simon B (Hrsg.) Planetary Health. Klima, Umwelt und Gesundheit im Anthropozän. 52–59. Medizinisch Wissenschaftliche Verlagsgesellschaft Berlin

Watts N, Amann M, Arnell N, Ayeb-Karlsson S, Beagley J, Belesova K (2021) The 2020 report of The Lancet Countdown on health and climate change: responding to converging crises. Lancet 397, 129–170. DOI: 10.1016/S0140-6736(20)32290-X

WHO (2021) Climate change and health. URL: https://www.who.int/news-room/fact-sheets/detail/climate-change-and-health (abgerufen am 17.02.2022)

Yu P, Xu R, Abramson MJ, Li S, Guo Y (2020) Bushfires in Australia: a serious health emergency under climate change. The Lancet Planetary Health 4, e7-e8

I Klimawandel und Gesundheit

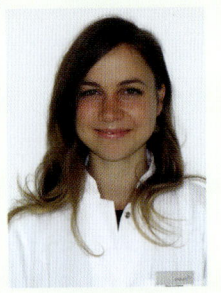

Daria Luschkova

Daria Luschkova ist seit 2019 Assistenzärztin und wissenschaftliche Mitarbeiterin am Lehrstuhl für Umweltmedizin. Ihre Arbeit beschäftigt sich mit translationaler Forschung. Zudem forscht sie im Rahmen eines DFG-Projekts zum Einfluss des Klimawandels auf die Gesundheit, Interaktion „Umwelt-Mensch", mit dem Schwerpunkt „Allergische Erkrankungen".

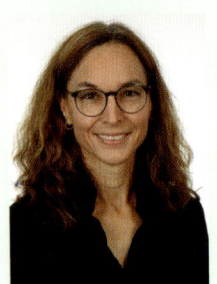

Dr. Melanie Pawlitzki

Melanie Pawlitzki promovierte im Fach Amerikanistik. Seit 2020 ist sie am Lehrstuhl für Umweltmedizin der Universität Augsburg und dem Institut für Umweltmedizin bei Helmholtz Munich für den Bereich Wissenschaftskommunikation und Transfer verantwortlich. Ihr besonderer Schwerpunkt liegt auf dem Thema „Klimawandel und Gesundheit".

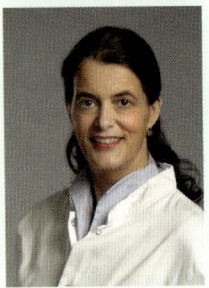

Prof. Dr. med. Claudia Traidl-Hoffmann

Claudia Traidl-Hoffmann ist Umweltmedizinerin. Als Professorin für Umweltmedizin an der Medizinischen Fakultät der Universität Augsburg, Direktorin der Hochschulambulanz für Umweltmedizin am Universitätsklinikum Augsburg und Direktorin des Instituts für Umweltmedizin am Helmholtz Zentrum München erforscht sie durch Umweltfaktoren hervorgerufene und verstärkte Krankheiten, insbesondere Allergien. Der Fokus liegt hierbei auf dem Einfluss des Klimawandels auf die Gesundheit, auf Möglichkeiten der Prävention und Stärkung von Resilienz. Mit ihrem internationalen und interdisziplinären Team arbeitet sie innerhalb nationaler und multi-nationaler Netzwerke und setzt sich als Expertin in Gesellschaft, Öffentlichkeit und bei Politikern für die Umsetzung klimagerechter Transformationsprozesse und für planetare Gesundheit ein.

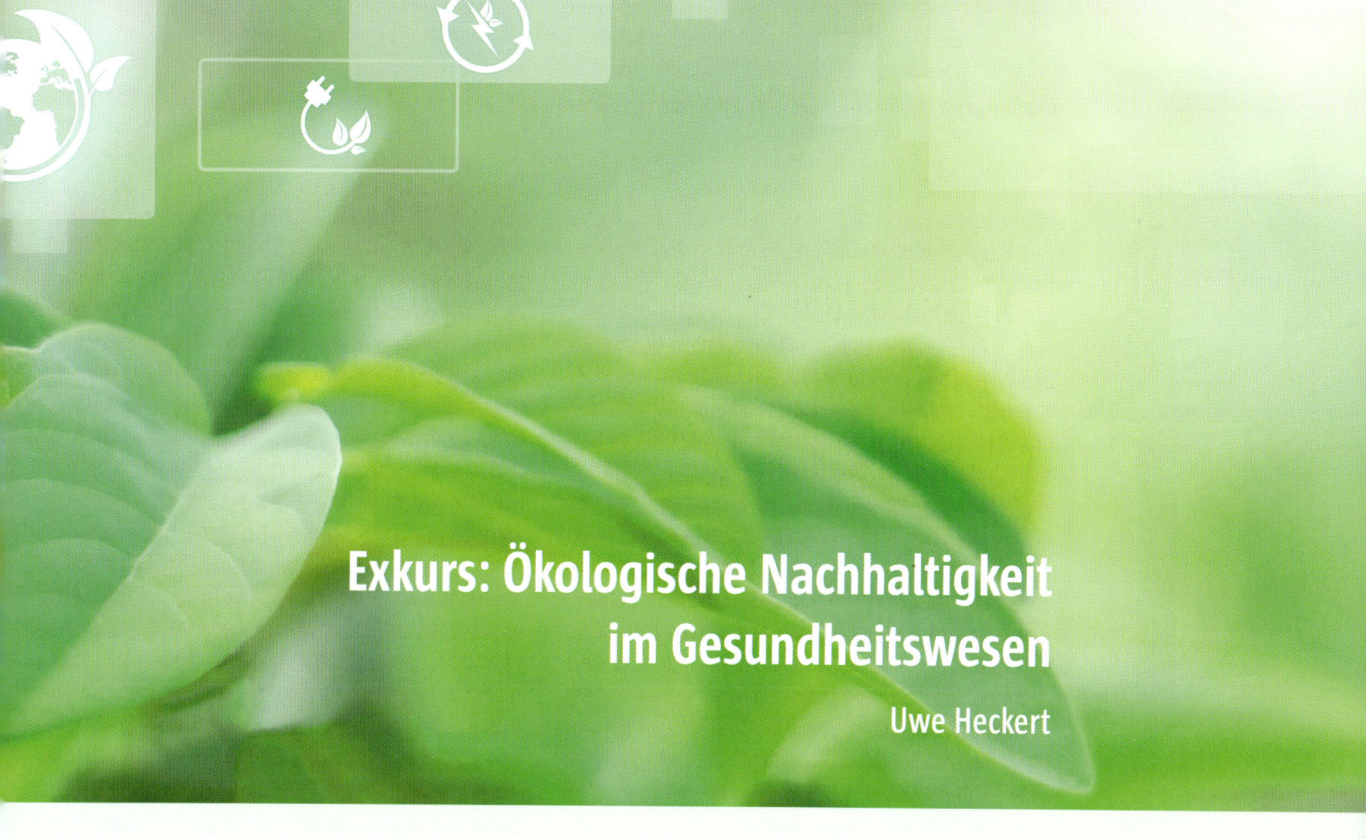

Exkurs: Ökologische Nachhaltigkeit im Gesundheitswesen

Uwe Heckert

Die Abläufe im Krankenhaus sind auf eine effektive medizinische Versorgung ausgerichtet. Es gilt, eine rasche Diagnostik und Therapie sicherzustellen. Mit dem Menschen im Mittelpunkt ist es nur verständlich, dass die Frage nach den Auswirkungen der medizinischen Versorgung auf unsere Umwelt lange nicht gestellt wurde. Ein Blick auf den ökologischen Fußabdruck der Gesundheitsbranche zeigt jedoch, dass dieser Sektor global betrachtet für zwei Gigatonnen ausgestoßenes Kohlenstoffdioxid und damit 4,4 Prozent der weltweiten CO_2-Emissionen verantwortlich ist (Health Care Without Harm 2019). Das ist mehr als die CO_2-Emittenten Schiffsverkehr oder Luftfahrt. Ein weiterer Aspekt ist das Thema Müll. Laut einer Studie von Practice Greenhealth entstehen pro Bett und pro Tag ca. 13 Kilogramm Abfall (Practice Greenhealth o.J.), von dem bis zu 25 Prozent auf Sondermüll entfallen, dessen Entsorgung kostenintensiv und aufwändig ist. Diese Beispiele zeigen, dass wir dringend grüne Strategien in unser Handeln integrieren müssen. Es gilt für alle Beteiligten im Gesundheitswesen zur Vermeidung der Klimaerwärmung beizutragen und einen verantwortungsvollen Umgang mit den natürlichen Ressourcen zu unterstützen.

EcoDesign: Die Kopplung von Design und Umweltschutz

Die Aufgabe der Industrie ist es, umweltfreundliche Produkte zur Verfügung zu stellen. EcoDesign ist eine Grundlage hierfür. Es deckt alle Stadien der Produktentwicklung ab und beinhaltet eine Bewertung der Umweltauswirkungen über den gesamten Lebenszyklus hinweg. Diese setzt bei der Rohstoffgewinnung an, erstreckt sich über die Herstellung, Verbreitung, Nutzung, Reparatur und Wartung bis hin zur Entsorgung oder Wiederverwertung.

Im Designprozess schaut man auf die fünf Bereiche Energie, Verpackung, Inhaltsstoffe, Materialen und in welchem Maße Kreislaufwirtschaftsaspekte erfüllt sind. Wichtigster alleinstehender Faktor, um die Umweltauswirkungen eines Produkts zu beurteilen, ist in der Regel der Energieverbrauch. Mit der Verbesserung der Energieeffizienz kann der CO_2-Fußabdruck reduziert werden. Auch die Verpackung eines Produktes stellt eine wichtige Stellschraube dar: wiederverwendbare, leichte sowie biologisch abbaubare Verpackungen sind zu bevorzugen. Bei der Herstellung sollte der Einsatz von Gefahrenstoffen minimiert und nach Alternativen gesucht werden. Wenn ein Produkt zur Kreislaufwirtschaft beitragen kann, z.B. durch eine lange Lebensdauer oder dem Recycling von Materialien, wird der Ressourcenverbrauch ebenfalls verringert und damit die Umweltverträglichkeit verbessert.

Beschaffung und Nutzung: Umweltschutz im klinischen Betrieb

Nachhaltigkeit bedeutet allerdings mehr als nur ein energieeffizientes und ressourcenschonendes Produkt. Erst wenn nachhaltige Innovationen auf ganzheitlichen Konzepten beruhen, die im klinischen Alltag gelebt werden, können sie ihren vollen Nutzen entfalten. Dies beginnt bereits vor einer Neuanschaffung und mit der Frage, ob tatsächlich etwas Neues benötigt wird. Möglicherweise kann es sinnvoller sein, die Nutzung der bestehenden Medizintechnik und IT zu optimieren.

Ist eine Neuanschaffung unumgänglich, ist abzuwägen, ob auch ein generalüberholtes Produkt infrage kommt. Bleibt es bei der Entscheidung einer Neuanschaffung, helfen Herstellerinformationen zu CO_2-Fußabdruck, Energieverbrauch, Ressourceneinsatz, Langlebigkeit oder Entsorgung, um ökologische Kaufaspekte zu berücksichtigen.

> **Beispiel**
> Innovative Technologien machen es möglich, dass Magnetresonanztomografen (MRT) deutlich weniger Helium benötigen. Statt den üblichen 1.500 Liter an flüssigem Helium, die ein herkömmlicher MRT nutzt, brauchen neue Systeme lediglich sieben Liter für den Betrieb.

Auch die Digitalisierung hilft, nachhaltige Strukturen zu etablieren. Beispielsweise durch die Option zur prädiktiven Fernwartung sowie Remote-Service. Damit lassen sich Probleme identifizieren, bevor sie auftreten. Das verringert den Reiseaufwand von Service-Teams und erhöht die Langlebigkeit des installierten Systems. Geht doch einmal etwas kaputt, werden idealerweise nur Komponenten ausgetauscht. Mit Software-Updates bleibt die Technik auf dem neuesten Stand. Das unterstützt die Langlebigkeit und vermeidet den vollständigen Tausch der genutzten Systeme. Auch die Nutzung von Cloud-Lösungen, anstelle von Rechenzentren auf dem Gelände, kann die Nachhaltigkeitsbilanz verbessern. Ein weiteres Beispiel ist das Patientenmanagement. Digitalisiert man mithilfe eines Patientenportals den Aufnahmeprozess und die Nachsorge, fällt die Notwendigkeit für Patient:innen mehrmals anzureisen, weg.

Paradigmenwechsel: Von der Wegwerfgesellschaft zur Circular Economy

Ist das Lebensende eines Produktes erreicht, wird es nicht entsorgt, sondern bekommt ein neues Leben – entweder in Einzelteilen oder als Ganzes, so die Theorie der Kreislaufwirtschaft. Umgesetzt wird dies bereits in Form von generalüberholten medizinischen Großgeräten, durch die Wiederverwendung von Einzelteilen und Verpackungen oder durch das verantwortungsvolle Recyceln. Die Aufgabe der Industrie ist es nun, diese Rückwärtslogistikkette in allen Bereichen aufzubauen und eine flächendeckende Rückgabe möglich zu machen.

Die große Kunst ist es allerdings, eine Ressource gar nicht erst zu nutzen. Das heißt, die Langlebigkeit zu verbessern oder innovative Technologien einzusetzen, wie beispielsweise die genannte zur Reduktion von Helium in MRTs. Auch Ultraschalldiagnostik braucht immer weniger Hardware. Schallköpfe lassen sich heute an handelsübliche Smartphones oder

Tablets anschließen und der Kauf eines Monitors entfällt. Die Umstellung zur Kreislaufwirtschaft steht jedoch noch ganz am Anfang und muss neben der Industrie auch von Gesundheitseinrichtungen mitgetragen und weiterverfolgt werden (s. Abb. 1).

Nachhaltigkeit: Integraler Bestandteil des Gesundheitswesens

Die Gesundheitsbranche kämpft aktuell an vielen Fronten. Und nun steht neben Corona-Pandemie, Digitalisierung und Fachkräftemangel das Schlagwort Nachhaltigkeit im Raum. Ein Thema, das reflektiert angegangen werden muss. Denn eine Gesundheitsversorgung, die die Menschen gesund und die Umwelt krank macht, ist kein Zukunftsmodell.

Diese Mammutaufgabe ist nur im kontinuierlichen Austausch aller Beteiligten zu bewältigen. Wir als Industrieunternehmen wollen unseren Beitrag zu einem nachhaltigen Transformationsprozess leisten und den technologischen Fortschritt mit entsprechender Beratung, IT und Medizintechnik voranbringen. Hier gilt es auch, den Blick zu weiten. Denn neben der ökologischen Dimension spielen auch soziale und ökonomische Nachhaltigkeitsfacetten eine wichtige Rolle.

Wenn wir jetzt gemeinsam und im Schulterschluss mit institutionellen, politischen und klinischen Entscheidungstragenden die Gesprä-

Eine Gesundheitsversorgung, die die Menschen gesund und die Umwelt krank macht, ist kein Zukunftsmodell.

che intensivieren und aktiv werden, haben wir als Branche die Chance, Vorbild zu sein. Nachhaltigkeit muss ein integraler Bestandteil unseres Handels werden.

Literatur

Health Care Without Harm (2019) Health Care's Climate Footprint. How the Health Sector Contributes to the Global Climate Crisis and Opportunities for Action. URL: https://www.arup.com/-/media/arup/files/publications/h/health-cares-climate-footprint.pdf (abgerufen am 20.02.2022)

Practice Greenhealth (o.J.) URL: https://practicegreenhealth.org/topics/waste/waste-0 (abgerufen am 20.02.2022)

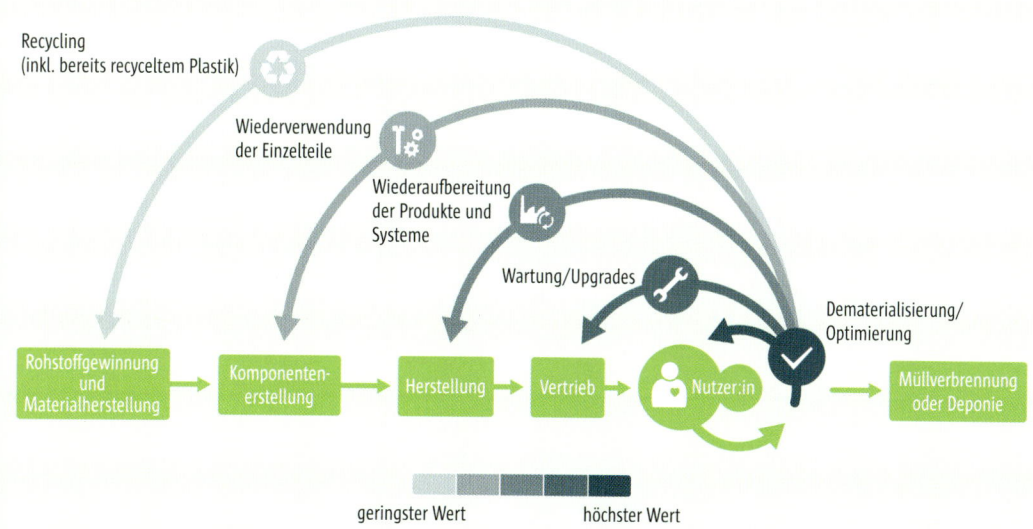

Abb. 1 Kreislaufmodell mit fünf Rücklaufzyklen

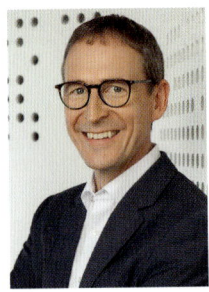

Dr. Uwe Heckert

Nach seinem Betriebswirtschaftsstudium in Berlin und Göttingen sowie an der State University of New York begann Uwe Heckert 1997 bei McKinsey & Company Inc., wo er als Berater und Senior-Projektleiter tätig war. Während dieser Zeit promovierte er im Fach Wirtschaftsinformatik zum Thema Wissensmanagement. 2005 wechselte er zu T-Systems International und leitete dort verschiedene Bereiche, zuletzt als Senior Vice President den Bereich ERP/SAP Systems Integration.

Ab 2013 setzte er seine Karriere beim international tätigen IT-Dienstleistungsunternehmen Unisys fort. Nachdem er als Vice President & General Manager erfolgreich das EMEA-Geschäft im öffentlichen Sektor verantwortete, übernahm er in einer globalen Rolle den Bereich Geschäftsanwendungen und -lösungen.

Seit dem 1. Juni 2021 ist Uwe Heckert Vorsitzender der Geschäftsführung der Philips GmbH sowie Leiter des Philips DACH-Marktes.

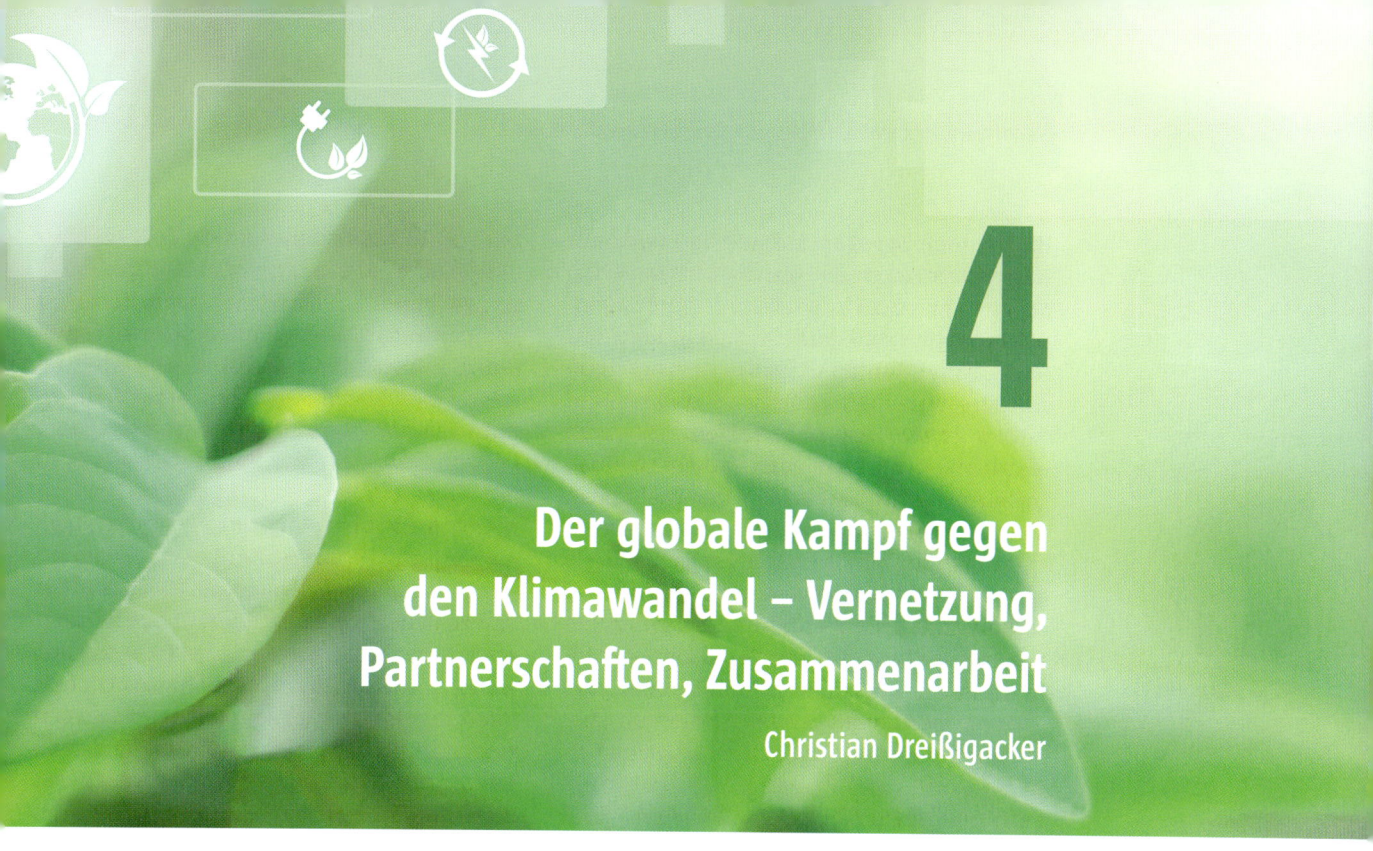

4 Der globale Kampf gegen den Klimawandel – Vernetzung, Partnerschaften, Zusammenarbeit

Christian Dreißigacker

Neben lokalen und landesbezogenen Maßnahmen und Initiativen zum Umweltschutz im Gesundheitswesen wird der Bedarf an internationalen Partnerschaften zum gemeinsamen, Kampf gegen den Klimawandel immer deutlicher. Gerade aktuell hat die Corona-Pandemie gezeigt, dass eine enge internationale Zusammenarbeit des Gesundheitswesens und eine wechselseitige Transparenz die Geschwindigkeit im Kampf gegen das Virus erhöht hat und die schnelle Entwicklung von Impfstoffen, Therapiekonzepten und Strategien für den Umgang mit der Pandemie nachhaltig unterstützt hat. Ähnliches ist von einer engeren internationalen Zusammenarbeit im Klimaschutz zu erwarten, ganz generell, aber auch für die Klimaschutzaktivitäten im Gesundheitswesen.

In diesem Beitrag soll am Beispiel der international tätigen Nichtregierungs-Organisation „Health Care Without Harm" (HCWH) aufgezeigt werden, wie das Bilden von internationalen Verbünden und eine enge Vernetzung und Zusammenarbeit von Einrichtungen des Gesundheitswesens aus aller Welt einen starken Beitrag im Kampf gegen den Klimawandel leisten kann.

4.1 Health Care Without Harm

Die Organisation „Health Care Without Harm" (www.noharm.org) entstand 1996, nachdem die US Umweltschutzbehörde die Verbrennung von medizinischen Abfällen als einen der Hauptgründe für Dioxin-Ausstoß und Verschmutzung durch Quecksilber identifiziert hatte. In Reaktion darauf gründeten 28 Organisationen „Health Care Without Harm" mit dem Ziel, den ökologische Fußabdruck des Gesundheitswesens zu verringern und eine Führungsrolle in der Gesellschaft zu übernehmen mit dem Anspruch, eine nachhaltige Wirtschaft und gesunde Lebensräume zu unterstützen. Seit seiner Gründung ist HCWH schnell gewachsen und agiert mittlerweile weltweit mit vier regionalen Organisationen in den USA, Europa (mit Sitz in Brüssel), Asien und Lateinamerika. Hunderte von Organisationen mit Bezug zum Gesundheitswesen und tausende von Krankenhäusern in mehr als sechzig Ländern sind Mitglieder von HCWH. In Europa hat „Health Care Without Harm Europe" (HCWH Europe) (www.noharm-europe.org) 104 Mitglieder in 19 Ländern.

Gemeinsam mit seinen Mitgliedern engagiert sich HCWH mit zahlreichen Initiativen und Projekten für:
1. die Reduzierung des ökologischen Fußabdruckes des Gesundheitswesens sowie in der Entwicklung von Strategien zum Umgang mit den Folgen des Klimawandels,
2. die Etablierung von Nachhaltigkeitskriterien in der Beschaffungskette für Versorgungsgüter im Gesundheitswesen wie Medikamente und medizinische Verbrauchsmaterialien und
3. die Übernahme einer Vorreiterfunktion bei der Schaffung eines breiten Problembewusstseins im Gesundheitswesen, in der Öffentlichkeit, bei staatlichen Organisationen und in der Wirtschaft für die Notwendigkeit des Klimaschutzes in Verbindung mit den Menschenrechten, insbesondere dem Recht auf Gesundheit.

4.2 Strategien zur Reduktion des ökologischen Fußabdruckes des Gesundheitswesens

Professionalisierung der Klimaschutz-Aktivitäten

Die Mitglieder von HCWH werden angehalten, ihre Klimaschutzaktivitäten weg von punktuellen, eher spontanen Einzelmaßnahmen hin zu kontinuierlichen, langfristig orientierten Nachhaltigkeitsstrategien zu entwickeln mit klaren Projektplänen und definierter Erfolgsmessung. Eine Clusterung der Ziele nach zehn Kategorien (Führung, Chemikalien, Abfall, Energie, Wasser, Transport, Essen, Arzneimittel, Einkauf, Gebäude) hilft den Mitgliedern, ihre Projekte in einheitlichen Strukturen zu sortieren und damit den gegenseitigen Austausch und die Information zu erleichtern. Eine gemeinsame Datenbank zur Erfassung der Aktivitäten unterstützt diesen Ansatz.

Wissensaustausch

Alle zwei Jahre führt HCWH Europe eine große Konferenz namens Cleanmed Europe (www.cleanmedeurope.org) durch, auf der sich unterschiedlichste Akteure aus dem Gesundheitswesen treffen. Politiker, Vertreter von UN und WHO, Firmenvertreter, Vertreter anderer NGOs treffen auf Menschen, die im ambulanten und stationären Gesundheitswesen arbeiten. Es werden Fallstudien vorgestellt, Podiumsdiskussionen geführt, in Arbeitsgruppen gearbeitet und die Aktivitäten an Messeständen vorgeführt. In sehr kompakter Form erhalten die Teilnehmenden so einen breiten Überblick über Aktivitäten zum Klimaschutz im Gesundheitswesen und vernetzen sich mit anderen Akteuren. Neben dem fachlichen Austausch ist die gegenseitige Bestärkung im manchmal etwas einsamen Engagement für viele Teilnehmende wichtig.

Kontinuierlich bietet HCWH Webinare zu unterschiedlichsten Aspekten des Klimaschutzes über seine Homepage an. Dort referieren Mitarbeitende von HCWH oder Mitglieder des Netzwerkes über Kampagnen oder Projekte.

Die Mitglieder von HCWH können sich in Foren zu unterschiedlichen Themenschwerpunkten austauschen und zahlreiche Fallstudien von Projekten der Mitglieder sind auf den Internetseiten von HCWH abgelegt. So ist es den Mitgliedern möglich, bei anstehenden Projekten umfangreiche Informationen über die Erfahrungen anderer Mitglieder im konkreten Themenfeld zu erhalten. Gleichzeitig entsteht aus diesen Quellen eine Inspiration, die es ermöglicht, eine Vielzahl von Projektideen zu entwickeln, die einem einzelnen Mitglied allein nicht in den Sinn gekommen wären.

4 Der globale Kampf gegen den Klimawandel – Vernetzung, Partnerschaften, Zusammenarbeit

Anreize/„Wettbewerb"

> Neben der intrinsischen Motivation zum Klimaschutz kann durchaus auch ein wettbewerblicher Aspekt der Motivation zu ökologischen Aktivitäten dienen. Die Auszeichnung mit Medaillen, Gütesiegeln und ähnlichem hilft den Mitgliedern, ihre besonders engagierten Umweltschutzaktivitäten auch öffentlichkeitswirksam darzustellen und die eigene Einrichtung in der Wahrnehmung der Bevölkerung entsprechend zu positionieren. Daneben kann natürlich auch der Erfolg im freundschaftlichen Wettbewerb mit den anderen Mitgliedern eine Zufriedenheit erzeugen und den Teamgeist in Sachen Ökologie im eigenen Unternehmen fördern.

HCWH initiiert daher regelmäßig Klimaschutz-Wettbewerbe, wie die „Healthcare Climate Challenge", gestartet auf einer Konferenz im Rahmen des Weltklimagipfels 2015 in Paris. Über 300 Institutionen, die die Interessen von mehr als 22.000 Krankenhäusern in 37 Ländern vertreten, nahmen bis heute an der Challenge teil. Bis 2019 hatten sich die Einrichtungen insgesamt verpflichtet, über 34 Millionen Kubikmeter CO_2 im Rahmen des Wettbewerbs einzusparen. Viele Einrichtungen hatten sich Einsparziele von 30% und mehr ihres CO_2-Verbrauches gesetzt.

Die Einrichtungen konnten Auszeichnungen in Gold, Silber und Bronze in verschiedenen Perspektiven (Reduktion von Treibhausgas, Energieeffizienz, Erneuerbare Energien, Non-Energy Reduktion von Treibhausgasen, Klimawandel-Resilienz und Klimaschutz-Leadership) erhalten. Eingebunden ist der Wettbewerb in das Projekt „Global Green and Healthy Hospitals" GGHH (www.greenhospitals.net), das von HCWH aufgesetzt wurde. Im Rahmen des Projektes wird die Healthcare Climate Challenge durchgeführt. Die Teilnehmenden können ihre Daten (z.B. Energieverbrauchsdaten) in einem gemeinsamen, webbasierten Datenzentrum abspeichern und sich dort ihren Projektfortschritt visualisieren lassen. Zudem erhalten sie Literatur, Fallstudien, Webinare und Verbrauchs-Benchmarks.

Insgesamt zeigt die hohe Zahl von teilnehmenden Institutionen sowie die erzielten Erfolge im Klimaschutz, dass das wettbewerbliche Element der Projektgestaltung die Einrichtungen motiviert und anspornt.

Entwicklung von Strategien zum Umgang mit den Folgen des Klimawandels

Neben der Entwicklung von Strategien zur Reduzierung des ökologischen Fußabdrucks des Gesundheitswesens hat sich HCWH auch intensiv mit der Entwicklung von Strategien zum Umgang mit den Auswirkungen des Klimawandels beschäftigt. Die Auswirkungen des Klimawandels durch Unwetter, Hochwasser, Hitze oder andere Faktoren sind auch für die Mitglieder von HCWH zu spüren. Durch das internationale Netzwerk von HCWH werden die Probleme der einzelnen Einrichtungen den anderen transparent gemacht. So können frühzeitig Strategien für den Umgang mit den Auswirkungen des Klimawandels entwickelt werden. Beispielsweise können die Erkenntnisse aus dem Netzwerk bei der Entwicklung von Neubaukonzepten genutzt werden. So haben etwa Einrichtungen ihre Erfahrungen zum Bau sturm- und hochwassersicherer Krankenhäuser geteilt oder Evakuierungskonzepte im Katastrophenfall vorgestellt. HCWH hat Workshops veranstaltet zur Stärkung der Resilienz gegen klimawandelbedingte Risiken und entsprechende Unterlagen über Webinare und Broschüren zur Verfügung gestellt.

> Die Auswirkungen von klimawandelbedingtem Hochwasser mussten auch in Deutschland Einrichtungen des Gesundheitswesens im Jahr 2021 erfahren. Ähnliche Ereignisse werden zunehmen. Aus den Erfahrungen von Regionen, die bereits seit etlichen Jahren von solchen Ereignissen stark betroffen sind, kann viel gelernt werden. Ein globaler Austausch zum Umgang mit den Folgen des Klimawandels im Gesundheitswesen und zur Entwicklung von Strategien zum Umgang mit diesen Folgen wird immer wichtiger.

4.3 Etablierung von Nachhaltigkeitskriterien in der Beschaffungskette für Versorgungsgüter im Gesundheitswesen

Ein wesentlicher Teil des CO_2-Verbrauchs im Gesundheitswesen neben der Nutzung von Primärenergie entsteht im Rahmen des Einsatzes von medizinischen Verbrauchsartikeln und Investitionsgütern. Bei der Herstellung und der Lieferlogistik dieser Waren gibt es zahlreiche Ansatzpunkte zur Verbesserung der Klimabilanz dieser Produkte. Von der stärkeren Nutzung erdölfreier Produkte, dem reduzierten Energieverbrauch bei der Herstellung, klimaneutralen Logistikkonzepten, Abfallkonzepten bis zu nachhaltigen Verpackungslösungen gibt es Veränderungspotenzial. Ein wesentliches Einwirken auf die Hersteller wird dabei einer einzelnen Einrichtung nicht in dem Ausmaß gelingen, wie es Verbünden von Unternehmen des Gesundheitswesens gelingen kann. Verschiedene Projekte von Mitgliedern von HCWH Europe, insbesondere in den nordischen Ländern, haben das hohe Potenzial für Veränderung aufgezeigt (s. Abb. 1).

HCWH hat daher das „Healthcare Market Transformation Network" gegründet, in dem sich die Einrichtungen austauschen und gemeinsam mit Vertretern der Industrie Kriterien für nachhaltiges Einkaufen entwickeln. Durch harmonisierte internationale Kriterien zur Bewertung der Nachhaltigkeit von Produkten im Gesundheitsmarkt würden nachhaltige Produkte preisgünstiger zu produzieren, stärker nachgefragt und letztlich damit auch wirtschaftlicher.

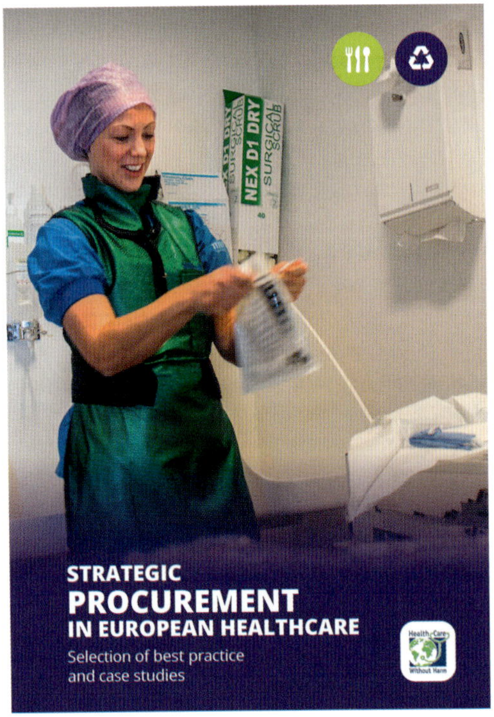

Abb. 1 Broschüre mit Case Studies zu nachhaltigem Einkauf © Health Care Without Harm, mit freundlicher Genehmigung

4.4 Vorreiterfunktion bei der Schaffung eines breiten Problembewusstseins

Erhöhung des Problembewusstseins im Gesundheitswesen

HCWH setzt sich gemeinsam mit seinen Einrichtungen für eine Erhöhung des Problembewusstseins für den Zusammenhang von Klimawandel und Gesundheit im Gesundheitswesen ein. Neben Kampagnen der Einrichtungen mit Blick auf ihre Mitarbeitenden fokussiert HCWH auf die einrichtungsübergreifende Vernetzung von Berufsgruppen mit spezifische Kampagnen wie der „Nurses Climate Challenge Europe" (www.eur.nursesclimatechallenge.org) oder der Initiative „Doctors for Greener Healthcare". Außerdem wird versucht, die Lehrenden an den universitären Einrichtungen für eine Einbindung ökologischer Themen und ein Verständnis des Zusammenhangs zwischen Klima und Gesundheit zu sensibilisieren und für die Aufnahme entsprechender Inhalte in der Lehre zu werben.

Lobbyarbeit gegenüber Staaten und staatlichen Organisationen

Die Organisationen im Gesundheitswesen sind vor Ort in ihren Gemeinden regelmäßig eine wichtige Stimme, anerkannter Meinungsmacher in gesundheitlichen Fragen und großer Arbeitgeber. So stellen viele im Klimaschutz aktive Einrichtungen ihre Aktivitäten lokal auch vor und werben für den Klimaschutz. Einen großen Hebel im Klimaschutz wird man aber nur über große Veränderungsprozesse auf nationaler und internationaler Ebene erreichen.

Dementsprechend versuchen HCWH und seine Mitglieder neben dem lokalen Wirken vor Ort, auch auf internationaler Ebene Aufmerksamkeit für ökologische Themen zu erzeugen und mit gemeinsamen Initiativen und Kampagnen klimapolitischen Einfluss zu nehmen. So veranstaltet HCWH regelmäßig Klimaschutz-Kongresse am Rande der Weltklimagipfel, bei denen Politiker und Funktionäre von UN und WHO mit Mitarbeitenden von HCWH und Vertretern der Mitgliedsorganisationen von HCWH zusammenkommen, um gemeinsam über ökologische Themen zu diskutieren.

2016 gründete HCWH mit mehreren Mitgliedseinrichtungen das European Healthcare Climate Council (EHCC). Das EHCC will die Aufmerksamkeit für den Zusammenhang zwischen Klimawandel und Gesundheit in der Politik schärfen und engagiert sich mit Publikationen, Kampagnen und Direktansprachen von Politikern diesbezüglich.

Gemeinsame Kampagnen für Öffentlichkeit und Patienten

Im Rahmen der im Netzwerk vorgestellten Vorträge und Fallstudien informieren Mitglieder von HCWH über ihre jeweiligen Kampagnen gegenüber Öffentlichkeit und Patienten, in denen sie über den Zusammenhang von Klimaschutz und Gesundheit informieren. So können die anderen Mitglieder Ideen für eigene Initiativen übernehmen und ihre lokalen Zielgruppen entsprechend adressieren. Gemeinsame, HCWH-weite Kampagnen sind in diesem Feld noch selten und sollen über Initiativen wie das European Healthcare Climate Council verstärkt werden.

4.5 Fazit

Die Aufnahme von Schulungsinhalten zur Schaffung ökologischen Bewusstseins in Ausbildung und Studium, die Integration ökologischer Aspekte in medizinische Standards, die gemeinsame Entwicklung von ressourcenschonenden Artikeln des medizinischen Bedarfs und Medikamenten mit den international agierenden Herstellern und die wissenschaftliche Untersuchung der Auswirkungen des Klimawandels auf die Gesundheit der Menschen sind nur ein paar Beispiele, an denen deutlich wird, dass eine enge globale Zusammenarbeit des Gesundheitswesens im Kampf gegen den Klimawandel angestrebt werden muss.

Natürlich spielt in den internationalen Aktivitäten zum Klimaschutz die Zusammenarbeit der einzelnen Länder und die Arbeit der internationalen Organisationen wie UN und WHO eine ganz zentrale Rolle. Das sollte aber nicht dazu führen, dass die Akteure im Gesundheitswesen sich zurücklehnen und auf staatliche Initiativen oder staatliche Auflagen warten, bevor sie Maßnahmen zum Klimaschutz starten.

Die Einrichtungen des Gesundheitswesens und ihre Mitarbeitenden haben auch eigenständig viele Möglichkeiten, Maßnahmen zum Klimaschutz zu ergreifen. Sie haben diese Möglichkeiten natürlich zuerst lokal in ihren Ein-

> *Einen großen Hebel im Klimaschutz wird man nur über große Veränderungsprozesse auf nationaler und internationaler Ebene erreichen.*

richtungen. Einen wesentlich größeren Hebel besitzen sie aber, wenn sie durch nationale und internationale Zusammenarbeit ihre Kräfte bündeln, Ideen austauschen und gemeinsam aktiv werden.

Die Arbeit von HCWH und vielen anderen Organisationen mit ihren Mitgliedseinrichtungen weltweit zeigen, dass das Bilden von internationalen Verbünden und eine enge Vernetzung und Zusammenarbeit von Einrichtungen des Gesundheitswesens aus aller Welt einen starken Beitrag im Kampf gegen den Klimawandel leisten kann. Und der ist wichtiger denn je.

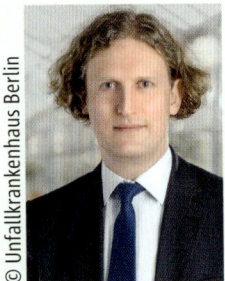

Christian Dreißigacker

Christian Dreißigacker ist Vorsitzender der Geschäftsführung des BG Klinikums Unfallkrankenhaus Berlin und des BG Klinikums Hamburg. Zuvor arbeitete er in der Geschäftsführung mehrerer kommunaler und freigemeinnütziger Kliniken. Drei dieser Kliniken bekamen in seiner Amtszeit das Gütesiegel „Energiesparendes Krankenhaus" des Bund für Umwelt und Naturschutz BUND. Seit 2019 ist Dreißigacker Mitglied des Boards von Health Care Without Harm Europe.

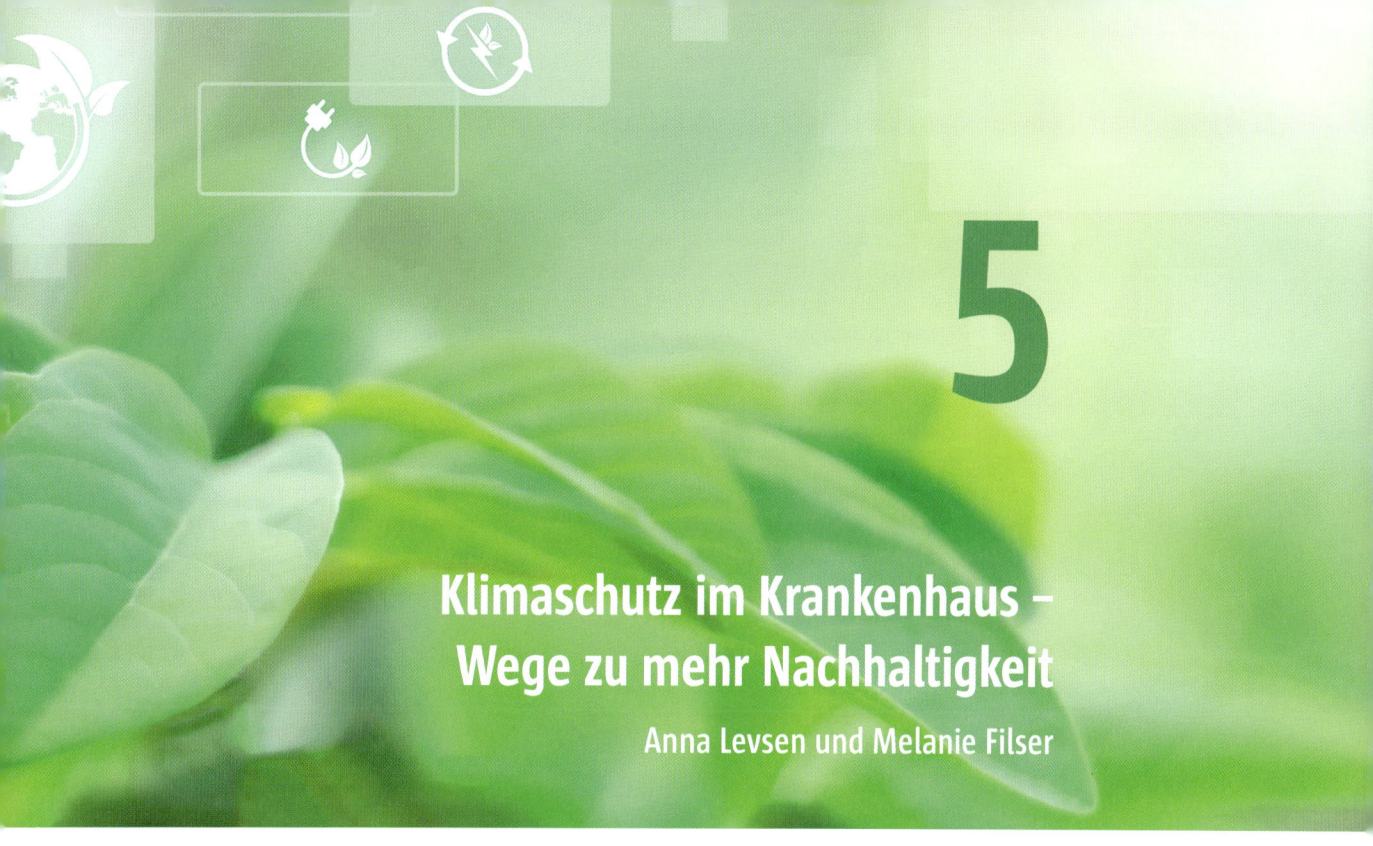

5 Klimaschutz im Krankenhaus – Wege zu mehr Nachhaltigkeit

Anna Levsen und Melanie Filser

Weltweit wird der Gesundheitssektor für die Produktion von 4,4% der Treibhausgase verantwortlich gemacht und steht damit noch vor dem weltweiten Flugverkehr und der Schifffahrt (Health Care Without Harm 2019a). Für das deutsche Gesundheitswesen weist der Bericht von Health Care Without Harm sogar einen Beitrag von 5,2% zu den landesweiten Treibhausgasen aus (Health Care Without Harm 2019b).

Krankenhäuser sind zentraler Bestandteil des Gesundheitswesens und daher ein wichtiger Akteur im Nachhaltigkeitsprozess dieser Branche. Insbesondere in Bezug auf die aktuelle Diskussion zu möglichen Klimaschutzmaßnahmen sollten Krankenhäuser aufgrund des hohen Ressourcenverbrauchs besonders in Betracht gezogen werden.

Eine Studie des Deutschen Krankenausinstitut (DKI) im Auftrag der Deutschen Krankenhausgesellschaft (DKG) aus dem Jahr 2021 würdigte das Thema Klimaschutz umfassend. Mittels einer Vollerhebung aller deutschen Krankenhäuser ab 50 Betten wurden klima- und energierelevanten Daten und der Umsetzungsstand von Klimaschutzmaßnahmen in deutschen Krankenhäusern erfasst sowie erforderliche Maßnahmen zur energetischen Sanierung abgeleitet. Die folgenden Ausführungen berücksichtigen relevante Ergebnisse dieser Studie.

5.1 Energie- und Ressourcenverbrauch in Krankenhäusern

Der ausgeprägte Energiebedarf und der damit verbundene hohe Ressourcenverbrauch von Krankenhäusern ergeben sich aus der ständigen Verfügbarkeit als vollumfänglicher Leistungserbringer auf höchstem medizinischem Niveau. Nicht nur die Versorgung von Patienten unter Zuhilfenahme von technisch aufwändigen medizinischen Geräten (z.B. diagnostische Geräte wie MRTs oder digitales Röntgen) bedingt einen hohen Energiebedarf. Für den Krankenhausbetrieb rund um die Uhr sind ebenso umfangreiche

| Klimawandel und Gesundheit

technische Anlagen wie z.B. Kälte- und Wärmemaschinen oder auch raumlufttechnische Anlagen erforderlich. Der durchschnittliche bundesweite Energieverbrauch in Krankenhäusern wird auf 5.800 kWh Strom und 29.000 kWh Wärme pro Bett und Jahr geschätzt (Viamedica 2020). Pro Krankenhausbett und Jahr ist der Verbrauch damit vergleichbar mit dem von vier neuen Einfamilienhäusern (Viamedica 2016).

Neben dem Energieverbrauch ist auch der Frischwasserverbrauch in Krankenhäusern sehr ausgeprägt. 2019 lag er pro Bett bei 311,64 Liter täglich (DKI 2021). Der durchschnittliche Wasserverbrauch einer Person liegt laut Bundesverband der Energie- und Wasserwirtschaft (BDEW) bei 127 Litern pro Tag. Das sind hochgerechnet etwa 46.500 Liter pro Jahr (Weißbach 2021). Damit ist der Wasserverbrauch pro Bett fast 2,5-mal so hoch wie für eine Privatperson, was sich aus dem zusätzlichen krankenhausspezifischen Wasserbedarf z.B. für Labore, zur Dampfsterilisation sowie als Prozess- und Kühlwasser ergibt (Tippkötter et al. 2009).

Der Wasserverbrauch pro Krankenhausbett ist fast 2,5-mal so hoch wie der einer Privatperson.

Ein effizienterer und nachhaltiger Ressourceneinsatz im Krankenhaus muss in den nächsten Jahren dringend forciert werden. Möglichkeiten zur Optimierung von Anlagetechnik, der Geräteauslastung im technischen wie diagnostischen Bereich sowie Maßnahmen zur Beeinflussung des Nutzerverhaltens mit Blick auf den Klimaschutz werden derzeit in deutschen Krankenhäusern noch nicht voll ausgeschöpft. Die DKI-Studie ergab z.B., dass 2019 nur 30% der befragten Einrichtungen einen Umwelt-/Klimaschutzbeauftragten/-manager beschäftigten und 38% eine eigene Klimaschutzstrategie in Form von Leitlinien und Zielformulierungen zur Energieeinsparung und Nachhaltigkeit verfolgten (DKI 2021).

5.2 Potenzial für Klimaschutzmaßnahmen

Insbesondere die veraltete und ineffizient ausgelastete Anlagentechnik in Krankenhäusern weist umfangreiches Einsparpotenzial im Bereich des Primärenergieverbrauchs auf. Die DKI-Studie zum Status quo der energetischen

Welche **baulichen Maßnahmen** zum Klimaschutz kommen an Ihrem Standort im Jahr 2019 zum Einsatz oder sind geplant?

	ja	nein, aber geplant	nein
Verschattung zur Verhinderung von Hitze/Sonneneinstrahlung	80%	6%	14%
wärmedämmende Fenster	74%	9%	17%
Dach und Fassadenbegrünung	47%	9%	44%
Umbau/Erweiterung der Gartenanlage	35%	13%	52%
Entsiegelung von verschlossenen Flächen	10%	9%	81%

Abb. 1 Bauliche Klimaschutzmaßnahmen von Krankenhäusern

Sanierung von Krankenhäusern ergab, dass 2019 57 % der Krankenhäuser zwar bereits ein System der Kraft-Wärme-Kopplung, ein Blockheizkraftwerk (BHKW), nutzten, welches jedoch in rund 98 % der Fälle mit fossilen Brennstoffen, hier Erdgas, betrieben wurde. Nur in 1,4 % der befragten Einrichtungen mit BHKW kamen bereits erneuerbare Energien in Form von Biogas zum Einsatz. Auch im Bereich der Anlagentechnik für Wärmemaschinen haben Krankenhäuser Nachholbedarf. Bei rund 11 % der befragten Krankenhäuser kam unter anderem mindestens noch ein Ölkessel als Wärmeerzeuger zum Einsatz, der im Schnitt 25 Jahre alt war. Alternative Anlagentechnik zur Wärmeerzeugung, wie Dampf- und Gaskessel, wiesen aufgrund ihres durchschnittlichen Alters (Dampfkessel 21 Jahre und Gaskessel 22 Jahre) ebenfalls auf Investitionsbedarf hin (DKI 2021).

Gebäudebestände von Krankenhäusern sind häufig historisch gewachsen und dadurch älteren Baujahrs. Dennoch bestehen auch hier Möglichkeiten für nachhaltige bauliche Maßnahmen. Dazu zählt zum Beispiel die Nutzung einer Photovoltaikanlage auf dem Krankenhausdach, die bei 17 % der Krankenhäuser, die Eigenstrom erzeugten, im Jahr 2019 bereits zum Einsatz kam. Abbildung 1 verdeutlicht zudem, dass bereits vielfältige Maßnahmen zum nachhaltigen Bau von Krankenhäusern umgesetzt werden.

Wie in Abbildung 2 dargestellt, kann eine Krankenhausküche als Teil einer baulichen Maßnahme zum Klimaschutz beitragen. Im Rahmen der DKI Studie offenbarte sich in diesem Zusammenhang viel Potenzial. Rund 76 Prozent der Krankenhäuser betrieben 2019 ihre Küche in Eigenregie vielfach in sanierungsbedürftigem Zustand. Rund 44 Prozent aller Küchen waren zum Zeitpunkt der Befragung noch nie saniert worden. Im Schnitt liegt die letzte Sanierung der Krankenhausküche sogar rund zwölf Jahre zurück, was erheblichen Handlungsdruck offenbart (kma Online Whitepaper im Auftrag von Marfo B.V. 2021; DKI 2021).

Neben baulichen Maßnahmen, umfasst die Leistungserstellung im Krankenhaus zahlreiche Prozesse mit potenziell relevanten Einflussmöglichkeiten auf Nachhaltigkeit und insbesondere Klimaschutzmaßnahmen. So besteht z.B. im Bereich der Speiseversorgung großes Potenzial zur nachhaltigen Optimierung von Abläufen insbesondere bei der Speisenzubereitung. In 68 % der befragten Krankenhäuser im Rahmen der DKI-Studie fand die Speisezubereitung standardmäßig über eine konventionelle Küche statt, was bedeutet, dass die Zubereitung und das Servieren über die hauseigene Küche abgewickelt werden. Es gibt jedoch Möglichkeiten die Speiseversorgung effizienter und bedarfsgerechter auszugestalten und somit wertvolle Ressourcen zu schonen und Lebensmittelabfälle zu reduzieren, die allerdings noch nicht flächendeckend im Einsatz sind. Dazu zählen eine entkoppelte Küche mit z.B. tiefgekühlten Produkten, „Cook & Freeze", oder vorbereiteten und gekühlten Produkten, „Cook & Chill", die in 2019 nur bei 23 % der befragten Krankenhäuser eingesetzt wurden.

Neben der optimierten Speisenversorgung entsteht über eine passgenaue Planung gleichzeitig weniger Abfall und somit ein reduzierter Ressourcenverbrauch im Bereich von Lebensmitteln. Die Krankenhausbefragung des DKI hat ergeben, dass Küchen- und Kantinenabfälle einen großen Anteil an der Gesamtmenge des

Hat Ihr Krankenhaus im Jahr 2019 eine hauseigene Küche?

ja	teilweise	nein
76 %	7 %	17 %

Wurde Ihre hauseigene Küche in der Vergangenheit grundsaniert?
(Krankenhäuser mit hauseigener Küche)

ja	nein
56 %	44 %

Abb. 2 Vorkommen und Sanierungszustand von hauseigenen Küchen in Krankenhäusern

jährlichen Abfallaufkommens in einem Krankenhaus ausmachen. Durchschnittlich fielen 2019 etwa 1.430 kg Abfall pro Krankenhausbett an. Neben den Küchen- sowie Kantinenabfällen mit 230 Kilogramm bildeten die nicht infektiösen medizinischen Patientenabfälle mit 670 Kilogramm und der gemischte Siedlungsabfall mit 350 Kilogramm pro Bett den größten Anteil des Abfallaufkommens für 2019.

Die Ursachen der Lebensmittelabfälle in der Speiseversorgung lagen bei 40% der Krankenhäuser hauptsächlich in den anfallenden Speiseresten pro Gericht. Darüber hinaus waren teilweise Gründe wie die fehlende Möglichkeit zur kurzfristigen Anpassung der Speiseplanung (51%) und Tellerrückläufer (65%) für die anfallenden Lebensmittelabfälle verantwortlich.

Das Bewusstsein für ressourcenschonende Prozesse im Abfallmanagement ist bei der Mehrheit der Krankenhäuser bereits auf der Agenda. 75% der Krankenhäuser achteten beim Einkauf von Produkten auf eine Reduzierung des Verpackungsmülls (z.B. Einkauf von Großgebinde statt Klein- und Kleinstverpackungen) (DKI 2021).

Neben baulichen, technischen und energetischen Maßnahmen ist auch das Nutzerverhalten im Krankenhaus ein möglicher Ansatzpunkt für mehr Nachhaltigkeit und Klimaschutz. Gerade der Krankenhausalltag ist durch viele unterschiedliche Akteure (Personal, Patienten, Besucher, Zulieferer) geprägt, die durch nachhaltigeres Verhalten einen nennenswerten Beitrag leisten können. Der Beitrag des Nutzerverhaltens zu Klimaschutzmaßnahmen wird dabei auf 10% geschätzt (KLIK 2016). Insbesondere Maßnahmen zur Einflussnahme auf Müllvermeidung und -trennung wurden bereits in 70% der befragten Einrichtungen umgesetzt. Maßnahmen zur Beeinflussung des Nutzerverhaltens zur Optimierung des Wasserverbrauchs wiesen jedoch noch Potenzial auf. Nur 29% der Krankenhäuser hatten diesbezüglich 2019 bereits entsprechende Maßnahmen eingeleitet (DKI 2021).

Neben den bereits genannten Handlungsfeldern für mehr Klimaschutz und Nachhaltigkeit im Krankenhaus können auch vor- oder nachgelagerte Prozesse eines Krankenhausbetriebs einen wertvollen Beitrag leisten. Das Thema Mobilität tangiert einen Krankenhausbetrieb insbesondere auf zwei Wegen: Einerseits betrifft es Krankenhauspersonal, Patienten und Besucher durch die An- und Abreise zum Krankenhaus. Andererseits sind Krankenhäuser auch im laufenden Krankenhausbetrieb auf Mobilität auf dem Betriebsgelände angewiesen. Dabei ergeben sich auch für den Krankenhausbetrieb in diesem Handlungsfeld Optimierungsmöglichkeiten hinsichtlich Klimaschutz und Nachhaltigkeit. Die Möglichkeit, ein Job-Rad in Anspruch zu nehmen, haben 2019 41% der Krankenhäuser angeboten. Ebenso waren E-Fahrzeuge sowohl als Firmenwagen (29%) als auch auf dem Betriebsgelände (28%) im Einsatz. Dennoch hielt über die Hälfte der Krankenhäuser in diesem Bereich im Jahr 2019 noch kein Angebot bereit (s. Abb. 3) (DKI 2021).

5.3 Nachholbedarf

Die bedeutsame Rolle der Krankenhäuser im Nachhaltigkeitsprozess muss von allen Akteuren – Personal, Mitarbeitern, Patienten und allen voran, der Politik – ernstgenommen werden, denn Krankenhäuser können nicht nur durch ressourcenschonendes Verhalten und Energiesparmaßnahmen einen umfangreichen Beitrag zum Klimaschutz und im Nachhaltigkeitsprozess leisten. Sie sind auch in Bezug auf die Bekämpfung von gesundheitlichen Klimafolgen als Leistungserbringer bereits heute aber vor allem in der Zukunft unabdingbar. Der ausgeprägte Nachholbedarf in Sachen Klimaschutz und Nachhaltigkeit aufseiten der Krankenhäuser kann nur aufgeholt werden, wenn Krankenhäuser auf ihrem Weg im Nachhaltigkeitsprozess politisch und finanziell unterstützt werden.

5 Klimaschutz im Krankenhaus – Wege zu mehr Nachhaltigkeit

Welche Maßnahmen im Bereich **Mobilität** kommen in Ihrer Einrichtung und für Ihre Mitarbeitenden im Jahr 2019 zum Einsatz?

	ja	nein, aber geplant	nein
Jobrad – hausinternes Angebot zum Fahrradleasing	41%	28%	31%
Angebot von E-Autos als Firmenwagen	29%	14%	57%
Nutzung von E-Fahrzeugen im klinikeigenen Fuhrpark	28%	20%	52%
Anpassung der Taktung des ÖPNV an die Schichtzeiten	15%	6%	79%

Abb. 3 Klimaschutzmaßnahmen im Bereich von Mobilität

Literatur

Deutsches Krankenhaus Institut (DKI) (2021) Investitionsbedarf und Maßnahmen zur energetischen Sanierung von Krankenhäusern. Krankenhausbefragung. Unveröffentlichtes Manuskript. Düsseldorf

Health Care Without Harm (Hrsg.) (2019a) Health Care's Climate Footprint. How the Health Sector Contributes to the Global Climate Crisis and Opportunities for Action. URL: https://www.arup.com/-/media/arup/files/publications/h/health-cares-climate-footprint.pdf (abgerufen am 20.02.2022)

Health Care Without Harm (Hrsg.) (2019b) Health Care's Climate Footprint. How the Health Sector Contributes to the Global Climate Crisis and Opportunities for Action. Appendix A Tabulated national health care emissions. URL: https://noharm-uscanada.org/ClimateFootprintReport (abgerufen am 20.02.2022)

Klimamanager für Kliniken (KLIK) (2016) Leitfaden Klimaschutz in Kliniken verankern. Impulse geben und Potenziale nutzen. KLIK Green

kma Online Whitepaper im Auftrag von Marfo B.V. (Hrsg.) (2021) Nachhaltig Wirtschaften bei der Speiseversorgung im Krankenhaus. URL: https://www.kma-online.de/mediathek/whitepaper/detail/nachhaltig-wirtschaften-bei-der-speiseversorgung-im-krankenhaus-6 (abgerufen am 28.03.2022)

Viamedica (Hrsg.) (2016) Energiesparfibel. Krankenhausmitarbeiter schützen das Klima. URL: https://www.viamedica-stiftung.de/fileadmin/user_upload/Materialien/Energiesparfibel_web.pdf (abgerufen am 20.02.2022)

Viamedica (Hrsg.) (2020) klinenergie 2020. Energieeffizienz in deutschen Kliniken. Freiburg. URL: https://www.viamedica-stiftung.de/fileadmin/user_upload/Materialien/klinergie2020_prospekt10_final.pdf (abgerufen am 20.02.2022)

Tippkotter R, Schuwer D, Wallschlag B (2009) Leitfaden Energieeffizienz für Krankenhäuser. EnergieAgentur.NRW

Weißbach A (2021) Wasserverbrauch im Singlehaushalt: Überblick & Kosten. URL: https://www.co2online.de/energie-sparen/heizenergie-sparen/warmwasser/wasserverbrauch-singlehaushalt/ (abgerufen am 15.02.2022)

| Klimawandel und Gesundheit

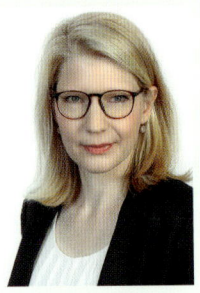

Dr. Anna Levsen

Anna Levsen ist Gesundheitsökonomin und hat an der Universität Bayreuth studiert sowie dort am Lehrstuhl für Medizinmanagement und Versorgungsforschung promoviert. Stationen ihrer beruflichen Laufbahn waren unter anderem eine große internationale Unternehmensberatung sowie ein privater Klinikbetreiber mit Standorten in ganz Deutschland. Derzeit ist sie als Senior Research Managerin am Deutschen Krankenhausinstitut e.V. beschäftigt und forscht schwerpunktmäßig an aktuellen krankenhauspolitischen Themen.

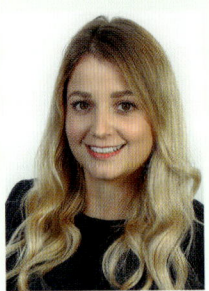

Melanie Filser

Melanie Filser studierte Psychologie in Freiburg und Basel. Aktuell promoviert sie an der Heinrich-Heine-Universität Düsseldorf. Nach ihrem Studium arbeitete sie in der klinischen Patientenforschung und in einem Schweizer Marktforschungsunternehmen. Zuletzt war sie als leitende Psychologin und stellvertretende Geschäftsführung in einem Unternehmen für angewandte Forschung zur neuropsychologischen Versorgung von Patient:innen tätig. Derzeit ist sie als Senior Research Managerin am Deutschen Krankenhausinstitut e.V. beschäftigt.

II

Handlungsfelder für nachhaltiges Agieren im Krankenhauswesen

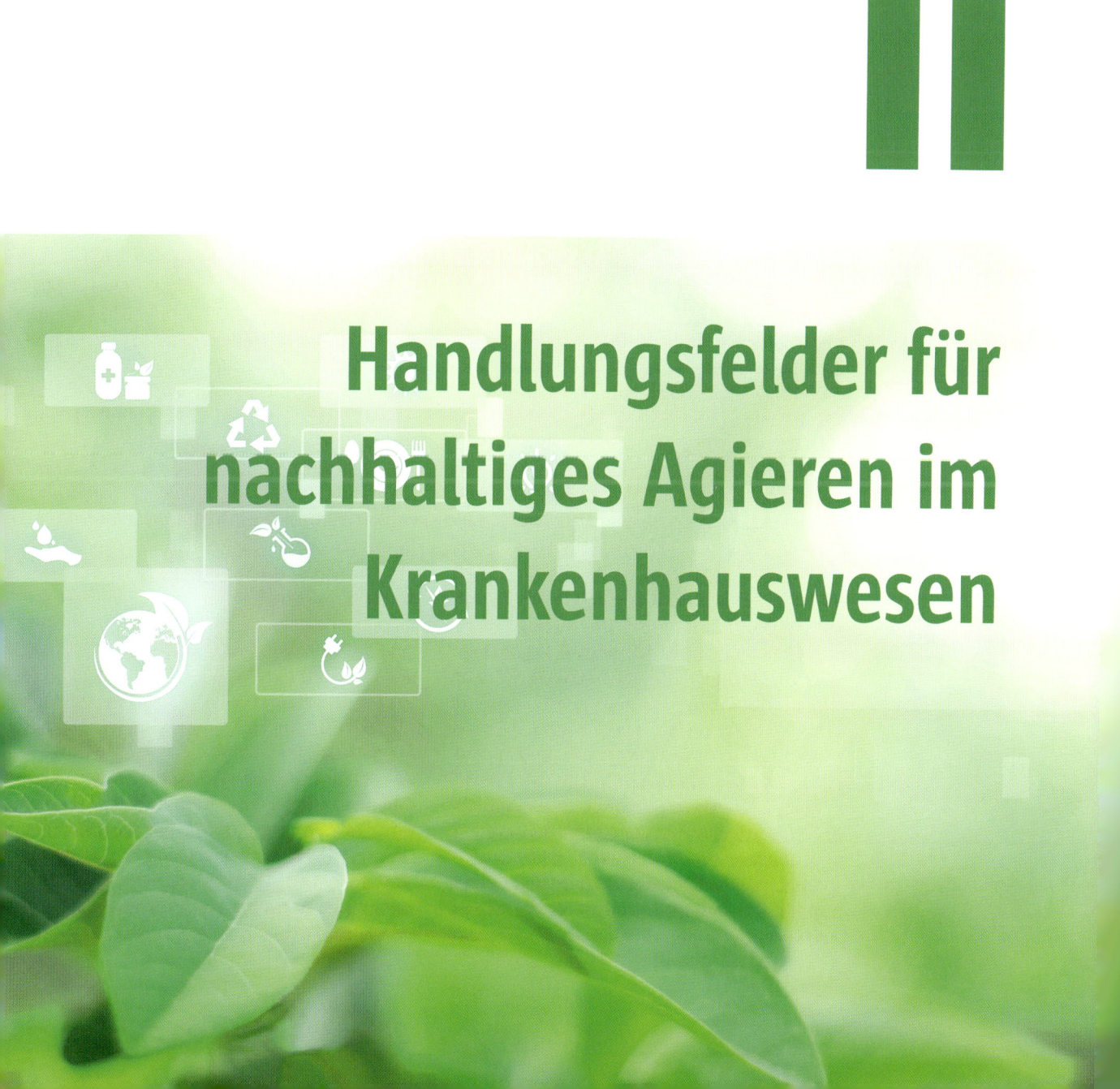

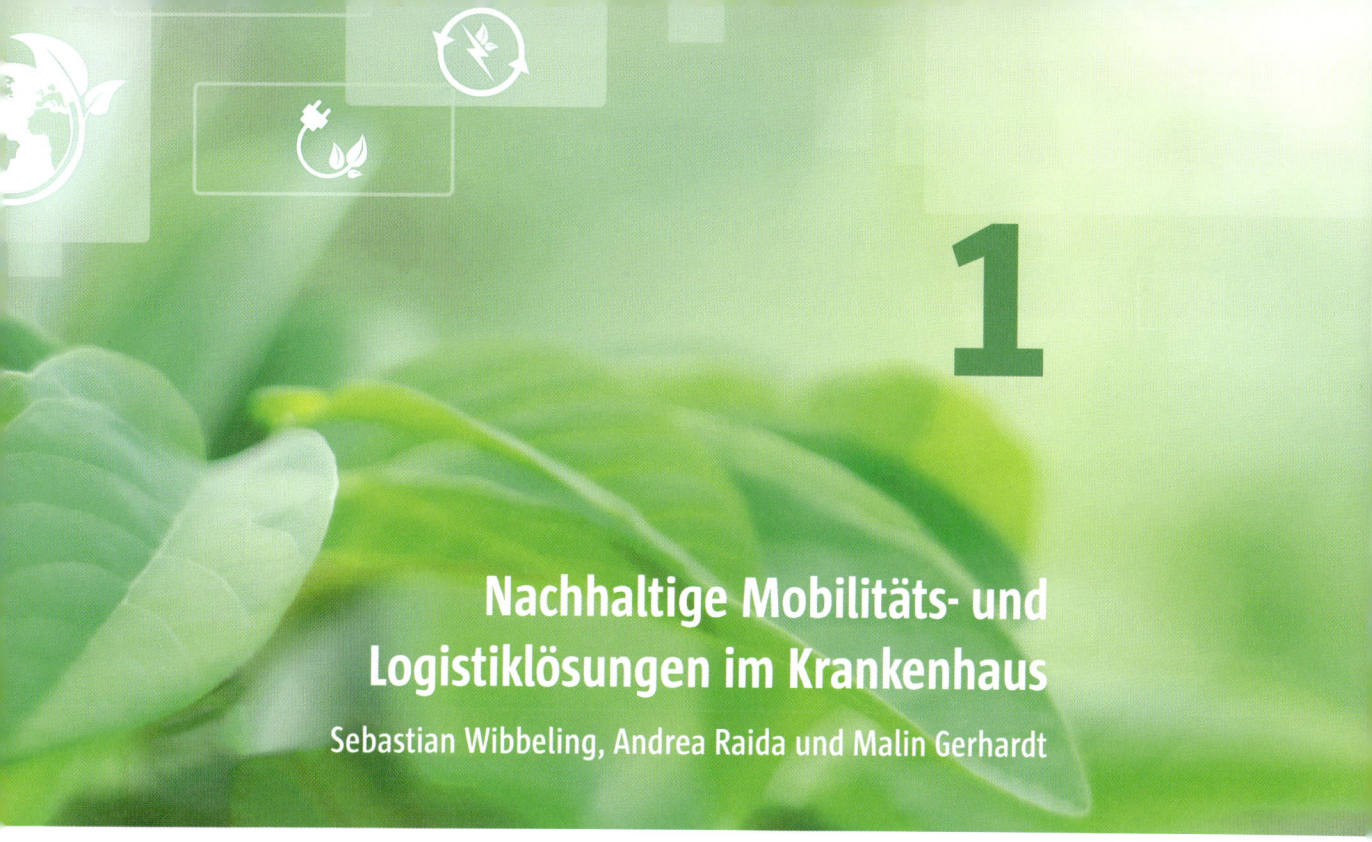

1 Nachhaltige Mobilitäts- und Logistiklösungen im Krankenhaus

Sebastian Wibbeling, Andrea Raida und Malin Gerhardt

Die veränderten politischen Rahmenbedingungen sowie die Entwicklungen der heutigen Zeit verlangen stetige Anpassungen im Gesundheitswesen und verursachen einen steigenden Kostendruck. Denn nicht nur Unternehmen, sondern auch die Teilnehmer des Gesundheitswesens, müssen wirtschaftliche Erfolge erzielen. Diese Situation wird zusätzlich durch die herrschenden umweltbedingten Herausforderungen verschärft. Hohe technische Anforderungen sowie ein hoher Ressourcenverbrauch macht es in Zukunft nur umweltbewusst wirtschaftenden Krankenhäusern möglich, dem medizinischen Versorgungsauftrag sowie einer anforderungsgerechten Patientensicherheit zu vertretbaren Kosten gerecht zu werden. Für ein nachhaltig und effizient ausgerichtetes Krankenhaus wird neben einer Verbesserung der medizinischen Versorgung und einer gesteigerten Mitarbeiterzufriedenheit besonders Wert auf eine Optimierung sowie grüne Ausrichtung der Prozesse innerhalb und außerhalb des Krankenhauses gelegt. Im Fokus liegen dabei aus Sicht der Logistik kontinuierlich weiterentwickelte umweltfreundliche Prozesse mit gesteigerter Prozessqualität. Das Hauptaugenmerk liegt im Folgenden auf den internen Güter- und Personentransporten sowie einer grünen Verkehrslogistik für die Güter- und Personenmobilität im und um das Krankenhaus.

1.1 Nachhaltigkeit in der Krankenhauslogistik

Um eine Einführung in die Nachhaltigkeit in der Krankenhauslogistik zu geben, werden zunächst die Grundlagen der Krankenhauslogistik und ihre relevanten Bereiche vorgestellt. Im Weiteren werden speziell die Teilbereiche der Güter- und Personenmobilität im Rahmen der Krankenhauslogistik charakterisiert. Da der Fokus auf dem Thema nachhaltige Mobilitäts- und Logistiklösungen im Krankenhaus liegt, schließt der erste Abschnitt mit einer näheren Betrachtung der Ziele, die mit nachhaltiger Mobilität und Logistik im Krankenhaus verbunden werden.

II Handlungsfelder für nachhaltiges Agieren im Krankenhauswesen

1.1.1 Krankenhauslogistik

Die Krankenhauslogistik wird als branchenspezifischer Teilbereich der Logistik zugeordnet und konzentriert sich auf die logistischen Prozesse und Transportströme im Krankenhaus. Im Fokus der Krankenhauslogistik stehen die aktive Planung und Organisation sowie die Ausführung, Kontrolle und Anpassung der Personen-, Waren-, Informations- und Geldflüsse eines Krankenhauses. Die medizinisch-pflegerischen Kernbereiche eines Krankenhauses wie die Stationen, Funktionsabteilungen, der OP-Bereich sowie die Zentrale Interdisziplinäre Notaufnahme (ZINA) bilden zusammen mit den zuliefernden Service-Bereichen wie beispielsweise der Küche, dem Lager oder der Apotheke die logistische Infrastruktur eines Krankenhauses. Maßgebliches Ziel der Krankenhauslogistik ist die optimale Ver- und Entsorgung sämtlicher medizinisch-pflegerischer Bedarfs- und Leistungsstellen unter Beachtung von rechtlichen, medizinischen, hygienischen, qualitativen, zeitlichen und wirtschaftlichen Einflussfaktoren. Folgerichtig gelten die grundlegenden Ziele der Logistik (6-R-Regel) auch für die Krankenhauslogistik – das richtige Gut bzw. die richtige Dienstleistung, am richtigen Ort, zur richtigen Zeit, in der richtigen Menge und Qualität zum richtigen Preis. So kann die langfristige Anpassungs- und Überlebensfähigkeit eines Krankenhauses sichergestellt werden.

Die wesentlichen Kernbereiche der Krankenhauslogistik können nach Waren-, Personen- und Informationsströmen gegliedert beschrieben werden (s. Abb. 1).

Die Warenströme, die innerhalb des Krankenhauses, zum Krankenhaus hin sowie vom Krankenhaus weg verlaufen, umfassen alle im Krankenhaus anfallenden Materialströme. Hierzu zählen Sterilgüter, Lager- und Apothekenartikel, Speisen und Getränke, medizinische Geräte, Laborproben, Betten, Wäsche sowie Ab-

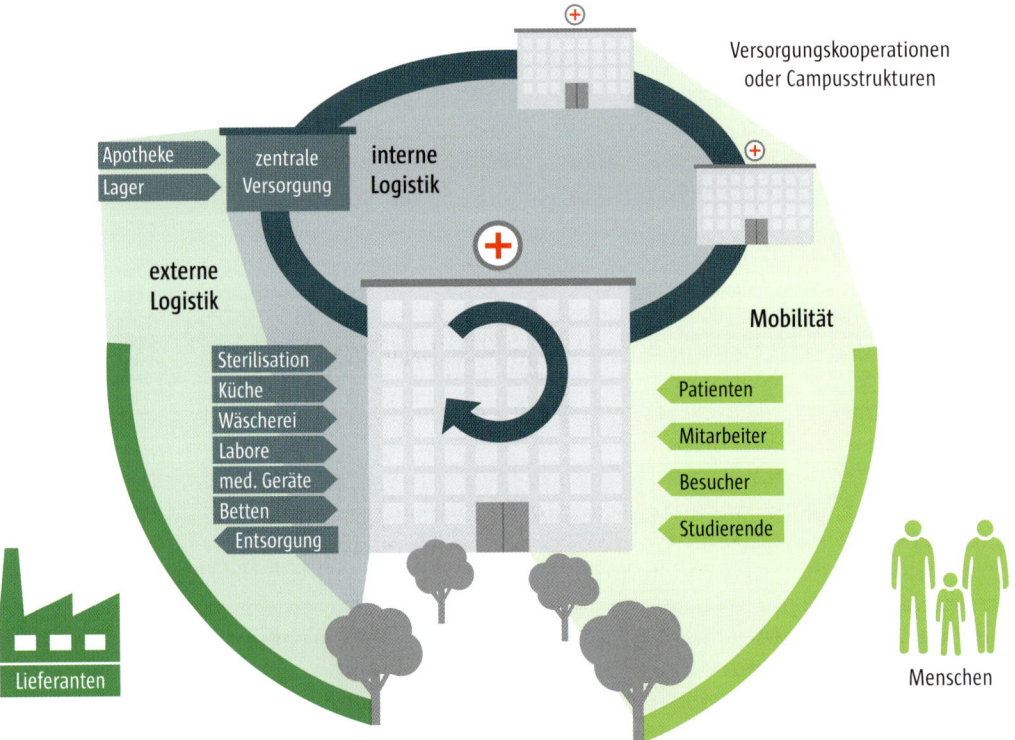

Abb. 1 Handlungsfelder Nachhaltigkeit in der Krankenhauslogistik

fall. Die Güterlogistik umfasst alle externen und internen Prozesse, welche in unmittelbarer Verbindung mit der Ver- und Entsorgung, der für die Sicherstellung der Patientenversorgung benötigten Materialien, im Krankenhaus stehen. Die Ver- und Entsorgung mit diesen Materialien erfolgt in der Regel aus krankenhausinternen oder dem krankenhauszugehörigen Service-Bereichen wie der Apotheke oder der Küche, aber auch durch externe dienstleistende Unternehmen (z.B. Wäscherei).

Die Personenströme im Krankenhaus umfassen alle Personen, die direkt oder indirekt an den logistischen Flüssen beteiligt sind. Dies sind demnach die Mitarbeitenden, die Patienten, Studierende sowie die Besucher. Die medizinischen und persönlichen Bedürfnisse der Patienten erzeugen komplexe und sich ständig ändernde Anforderung an das Krankenhaus in Bezug auf OP- und Stationskapazitäten, Transporte, Speisenversorgung, Abfallentsorgung oder Reinigung nach hygienischen Standards. Patienten müssen zudem rechtzeitig zu ihren Behandlungen und Eingriffen gebracht werden. An dieser Stelle knüpft die Patientenlogistik an, die sich mit der Organisation der begleiteten und unbegleiteten Patiententransporte beschäftigt.

Die Informationsströme beinhalten letztlich den elektronischen, schriftlichen (physischen) oder mündlichen Austausch von relevanten Daten. Die Organisation aller internen und externen Informationsflüsse des Krankenhauses, sowohl güterflussbezogene Informationen (z.B. Lieferscheine, Rechnungen) als auch patientenbezogene Informationen (z.B. Patientenakte), ist Gegenstand der Informationslogistik.

Regulatorische Aufwendungen und der Kostendruck durch Mitbewerber lenken den Blick vermehrt auf die Logistik eines Krankenhauses. Die Logistik dient als wirksames Instrument für Effizienz- und Qualitätssteigerungen sowie Kosteneinsparungen. Demnach verschafft eine leistungsfähige, wirtschaftlich und nachhaltig arbeitende Logistik, die sich flexibel anpasst, den entscheidenden Vorsprung im Wettbewerb.

Vor diesem Hintergrund ist es wichtig, die Logistikströme effizient zu koordinieren und zu steuern sowie die Vielzahl der Ströme und die Interaktion zwischen den Krankenhausbereichen zu berücksichtigen. Denn ein reibungsloser Ablauf der Krankenhauslogistik ermöglicht die Konzentration der Pflege auf ihre Kernkompetenz – die Versorgung der Patienten – und erhöht somit die Qualität eines Krankenhauses. Verzögerungen in den Abläufen bedeuten oftmals Effizienzverluste für das Krankenhaus, da beispielsweise Operationen nicht stattfinden können oder verschoben werden müssen.

> *Eine wirtschaftlich und nachhaltig arbeitende Logistik schafft den entscheidenden Vorsprung im Wettbewerb.*

1.1.2 Mobilität und Logistik als Teilbereiche der Krankenhauslogistik

Wie zuvor beschrieben, können die grundlegenden Kernbereiche der Krankenhauslogistik anhand der durch die Logistik zu handhabenden Ströme unterschieden werden. Im weiteren Verlauf erfolgt eine Fokussierung auf die sich hieraus ergebenden Schnittmenge der Transportlogistik. Mit einer gut organisierten und geplanten Transportlogistik wird ein reibungsloser Transport der Patienten und der unterschiedlichen Güter gewährleistet. Die Transportlogistik beschränkt sich hierbei nicht nur auf die krankenhausinternen Logistikbewegungen, sondern umfasst ebenfalls die externe Güter- und Personenmobilität.

> Zur **externen Gütermobilität** zählen insbesondere die Belieferung der Servicebereiche des Krankenhauses sowie die Entsorgung der Abfälle durch dienstleistende Unternehmen. Insbesondere im zuliefernden Bereich haben Krankenhäuser oftmals nur geringe Einflussmöglichkeiten. Daher rücken hier auch speziell Transporte auf dem Krankenhausgelände (z.B. bei einer Campusstruktur) in den Vordergrund.

In den Bereich der Personenmobilität fallen alle Bewegungen der Patienten, Mitarbeitenden,

Besuchern sowie Studierenden unabhängig vom gewählten Transportmittel (PKW, ÖPNV etc.).

Die krankenhausinterne Verbringung von Personen und Gütern erfolgt je nach Größe und Art eines Krankenhauses in unterschiedlichen Konzepten. Hierbei sind die Art und Dimension der Transportmittel (z.B. Aufzüge, Schlepper, fahrerlose Transportfahrzeuge, Rohrpostanlage etc.), die Transporthilfsmittel (z.B. Kisten, Container, Gitterwägen etc.) sowie das Personalkonzept bei manuellen Transporten entscheidend. Zunehmend rückt ebenfalls der Grad der Digitalisierung und Automatisierung von Inhouse-Transporten in den Fokus (transparente Transportdisposition).

1.1.3 Ziele nachhaltiger Mobilität und Logistik im Krankenhaus

Krankenhäuser arbeiten im 24-Stunden-Betrieb und verursachen Treibhausgasemissionen sowohl direkt am eigenen Standort als auch indirekt durch den Energiebezug und entlang der Wertschöpfungskette (Kube et al. 2016). Der Energieverbrauch eines Krankenhauses zur Aufrechterhaltung der Patientenversorgung entspricht hierbei dem einer Kleinstadt (Beier et al. 2017), jedoch entfällt der größte Anteil der Treibhausgasemissionen in der Wertschöpfungskette auf den zuliefernden Bereich (54%) (Jungmichel et al. 2017). Vor diesem Hintergrund ist es wichtig, dass Krankenhäuser Verantwortung übernehmen.

> „Das Gesundheitswesen muss auf den wachsenden Klimanotstand reagieren, indem es nicht nur diejenigen behandelt, die durch die Klimakrise und ihre Ursachen erkranken, verletzt oder sterben werden, sondern auch Primärprävention betreibt und seine eigenen Emissionen radikal reduziert." (Karliner et al. 2019, eigene Übersetzung)

Denn ohne eine Minderung der Treibhausgasemissionen werden die Auswirkungen des Klimawandels fortlaufen und sowohl für den Menschen als auch für das Ökosystem gravierende Folgen nach sich ziehen.

Die Festlegung von Zielen einer nachhaltigen Mobilität und Logistik im Krankenhaus ist ein entscheidender Schritt auf dem Weg zu mehr Nachhaltigkeit im Krankenhaus. Vor diesem Hintergrund werden zunächst folgende Ziele näher beleuchtet:

- Maßnahmen zum Klimaschutz
- Reduzierung der lokalen Emissionen einschließlich Lärm
- effizienter Einsatz von Ressourcen (Materialien und Menschen)

Krankenhäuser müssen Verantwortung übernehmen und entsprechend dem 13. Ziel der nachhaltigen Entwicklung der Vereinten Nationen umgehend Maßnahmen zur Bekämpfung des Klimawandels und seiner Auswirkungen ergreifen. Mit der Festlegung dieses übergeordneten Ziels bekennen sich auch Krankenhäuser dazu, dem Klimawandel aktiv entgegenzuwirken, um einen wesentlichen Beitrag zu dem im Pariser Klimaschutzabkommen festgehaltenen Ziel, die globale Durchschnittstemperatur auf unter zwei Grad Celsius zu begrenzen und die Treibhausgasemissionen weiter zu mindern, zu leisten. Dieser Schritt ist notwendig, um nicht nur den internationalen Anforderungen gerecht zu werden, sondern auch, um das in Deutschland angestrebte Ziel, Treibhausneutralität bis zum Jahr 2045 zu erreichen, zu unterstützen.

Krankenhäuser in Deutschland können durch die Etablierung nachhaltiger Lösungen in der Unternehmensphilosophie sowie konkret in Prozessoptimierungen einen Beitrag zur Reduzierung der Treibhausgasemissionen leisten. Entscheidend ist, dass eine kontinuierliche Verbesserung der nachhaltigen Optimierungen im Krankenhausbetrieb erfolgt. Dies zeigt sich auch darin, dass neben dem Klimawandel ebenfalls die Ressourcenverknappung ein zentrales Thema der heutigen Zeit darstellt. Eine der wichtigsten Ressourcen im Krankenhaus verkörpert dabei indes das Pflegefachpersonal. Vor dem Hintergrund eines zunehmenden Fachkräftemangels in Deutschland bedarf es einer vermehrten Automatisierung von Prozessen, welche zu einer Entlastung des Pflegepersonals von pflegefremden Tätigkeiten führt. Somit kann auch der Einsatz von Automatisierungslösungen zur Standardisierung von Prozessen und zur Entlastung knapper (Personal-) Ressourcen zum Ziel einer nachhaltigen Mobilität und Logistik gezählt werden.

1.2 Nachhaltige Mobilitäts- und Transportkonzepte im Krankenhaus

Aufbauend auf der vorangegangenen Einführung zur Nachhaltigkeit in der Krankenhauslogistik werden in diesem Abschnitt konkrete Maßnahmen für nachhaltige Mobilitäts- und Transportkonzepte im Krankenhaus exemplarisch vorgestellt. Hierfür wird zunächst die verkehrliche Erschließung in Bezug auf die Mobilität von Gütern und Personen untersucht. Anschließend liegt der Fokus auf den Inhouse-Transporten im Krankenhaus.

1.2.1 Verkehrliche Erschließung des Krankenhauses

Im Rahmen der verkehrlichen Erschließung können nachhaltige Lösungen sowohl für die Mobilität von Gütern als auch für die Personenmobilität identifiziert und umgesetzt werden. Dies ist bereits in der heutigen Zeit ein notwendiger Schritt, da sich Krankenhäuser durch ein nicht zu unterschätzendes Verkehrsaufkommen im Bereich der Ver- und Entsorgung mit Gütern auszeichnen. Hinzu kommt, dass bei größeren Krankenhäusern bzw. Krankenhäusern mit einer Campusstruktur auch eine Unterverteilung von Gütern mittels Fahrzeugen (PKW, Sprinter, LKW) erfolgt. Neben dem hohen Verkehrsaufkommen im Umfeld des Krankenhausgeländes stellt auch das Parken häufig eine Herausforderung für Mitarbeitende, Besucher, Studierende, Patienten und dienstleistende Unternehmen dar. Ein am Krankenhaus vorherrschender Parkplatzmangel wird oftmals zu Lasten der angrenzenden Anwohnerparkbereiche gelöst und es kommt zu hohen Park-Suchverkehren.

Diese verkehrsbedingten Herausforderungen haben einen entscheidenden Anteil an den Emissionen eines Krankenhauses. Dabei stehen neben den allseits diskutierten Treibhausgasemissionen auch die Lärmemissionen im Vordergrund. Ausschlaggebend für die Reduzierung von Emissionen sind auf der einen Seite eine Veränderung bzw. Verbesserung der eingesetzten Technik und Fahrzeuge durch moderne, nachhaltige Technologien sowie auf der anderen Seite eine optimierte Nutzung der Techniken und Fahrzeuge (s. Kap. 1.3).

Die folgenden Abschnitte stellen für die beiden Bereiche der Güter- und Personenmobilität verschiedene nachhaltige Lösungsansätze vor.

Mobilität von Gütern

Eine Verbesserung der Emissionen und des Ressourcenverbrauchs der Gütermobilität eines Krankenhauses kann, wie zuvor beschrieben, durch den Einsatz neuer nachhaltiger Technologien im Bereich der Fahrzeuge erzielt werden. Krankenhäuser haben hierbei in erster Linie Einfluss auf den eigenen Fuhrpark, welcher z.B. auf dem Krankenhausgelände oder zwischen verschiedenen Krankenhausstandorten zum Einsatz kommt. Dienstleistende Unternehmen, welche an das Krankenhaus anfahren, können nur bedingt zum Einsatz umweltfreundlicher und ressourcenschonender Fahrzeuge verpflichtet werden. Die Nutzung von abseits des direkten Krankenhausgeschehens gelegenen Versorgungszentren kann jedoch helfen, die Verkehre der dienstleistenden Unternehmen zur Lieferung und Abholung von Waren und Abfällen in Randbereichen des Krankenhausgeländes zu bündeln. Eine zentrale Warenannahme mit Wirtschafts- und Entsorgungshof bildet somit die Schnittstelle zu internen Verkehren in Form von Unterverteilungen mit eigenen emissionsarmen Fahrzeugen oder Inhouse-Transporten. Auf diese Weise können Lieferverkehre und deren Emissionen insbesondere in Form von Lärm durch rangierende LKWs (Rückwärtsfahrt zum Ab-/Aufladen) von den zentralen Krankenhausbereichen mit Patientenversorgung ferngehalten werden.

Für den Warentransport auf dem Krankenhausgelände oder zwischen Standorten können Krankenhäuser ihre konventionell betriebenen Fahrzeuge mit Hybridfahrzeugen und reinen Elektroautos ergänzen oder ihren gesamten Fuhrpark austauschen. Elektroautos sind insbesondere für Kurierfahrten auf dem Krankenhausgelände, technische Wartungs- und Reparaturdienste sowie Hausmeisterdienste eine nachhaltige Alternative. Aber auch E-LKW für Transporte von Wäsche, Speisen, Medikamenten, medizinischen Geräten oder Abfällen können eingesetzt werden.

Müssen Güter von einer zentralen Warenannahme innerhalb des Krankenhausgeländes weiter transportiert werden, bietet auch die generelle Verlagerung von Verkehren vom straßengebundenen Transport hin zu einem Inhouse-Transport in einem Tunnel/Versorgungskanal eine gute Möglichkeit, um Emissionen zu reduzieren. Für die Verbringung der Waren im Tunnel/Versorgungskanal bzw. in den Krankenhausgebäuden stehen dann wiederum verschiedene Transportmittel zur Verfügung (s. Kap. 1.2.2).

Lastenräder bieten eine alternative Möglichkeit, um kleinere Güter, Post etc. auf dem Krankenhausgelände emissionsfrei sowie geräuscharm zu transportieren.

Das Universitätsspital Basel hat bereits einen Velokurierdienst auf dem Krankenhausgelände etabliert, um z.B. Pakete und Briefe, aber auch Laborproben, Medikamente oder Implantate zwischen den verschiedenen Krankenhausbereichen schnell, flexibel und emissionsfrei zu transportieren.

Personenmobilität

Die Personenmobilität kann aus unterschiedlichen Perspektiven betrachtet werden. Daher wird im Folgenden zwischen Notfall-Patienten, Patienten, Besuchern, Studierenden und Mitarbeitenden differenziert.

Notfall-Patienten können mittels Rettungshubschrauber (RTH) oder Rettungswagen (RTW) zur Notaufnahme eines Krankenhauses transportiert werden. Sowohl RTH als auch RTW wirken sich jedoch aufgrund ihrer Treibhausgas- und Lärmemissionen negativ auf den ökologischen Fußabdruck eines Krankenhauses aus. Sicherlich kann hier nicht das Ziel sein die Notfallversorgung zu beschränken – jedoch können alternative Techniken in Betracht gezogen werden, um die Emissionen von Treibhausgas und Lärm dieser beiden Transportmittel zu vermindern.

Ein Elektro-Rettungswagen (e-RTW) stellt eine ökologisch nachhaltigere Alternative zum herkömmlichen Verbrennungsmotor dar. Die Wietmarscher Ambulanz- und Sonderfahrzeug GmbH (WAS) und das Deutsche Rote Kreuz (DRK) haben den Einsatz von e-RTW bereits in Deutschland getestet. Der WAS 500 E-RTW beispielsweise hat eine Reichweite von rund 200 km, eine Ladezeit von 1,5 bis 3,5 Stunden und erreicht eine Höchstgeschwindigkeit von 120 km/h. Doch nicht nur aus Umweltsicht, sondern auch kostenseitig verspricht ein e-RTW eine positive Wirkung. Ein Vergleich zwischen einem Mercedes-Benz Rettungswagen und dem E-RTW der WAS GmbH zeigt, dass durch den elektrischen Antrieb Betriebskostenvorteile in Höhe von 34 % generiert werden. Zudem können Ressourcen aufgrund des Verzichts von Diesel-Kraftstoff geschont werden.

Auch Rettungshubschrauber können in Zukunft einen entscheidenden Einfluss auf die Vermeidung von Treibhausgasemissionen eines Krankenhauses nehmen. Das Fraunhofer-Institut für Gießerei-, Composite- und Verarbeitungstechnik IGCV und Airbus Helicopters arbeiten gemeinsam an einem nachhaltig produzierten Hochgeschwindigkeits-Helikopter mit dem Namen RACER. Eine weitere Möglichkeit ist ein RTH, der mit Bio-Kerosin fliegt. Diese Alternativen bieten die Möglichkeit sowohl Ressourcen bei der Produktion zu

1 Nachhaltige Mobilitäts- und Logistiklösungen im Krankenhaus

schonen als auch den Luftverkehr durch die Abkehr von fossilen Energieträgern CO_2-neutral zu machen.

> *Trotz aufkommender digitaler Konzepte werden nicht alle Patienten eines Krankenhauses zukünftig ausschließlich digital behandelt werden können, sodass ein Besuch des Krankenhauses vor Ort notwendig wird. Daher muss eine gute Erreichbarkeit des Krankenhauses für krankheitsbedingt eingeschränkte Patienten geschaffen werden.*

Um die Attraktivität von öffentlichen Verkehrsmitteln und dem Personennahverkehr zu erhöhen, muss für eine gute Erreichbarkeit des Krankenhauses gesorgt werden. Im besten Fall stehen Haltestellen von Bussen und Straßenbahnen in unmittelbarer Nähe zum Haupteingang des Krankenhauses zur Verfügung. Die Attraktivität wird weiter erhöht, wenn die öffentlichen Verkehrsmittel mit einer guten Taktung das Krankenhaus andienen. Die Kombination aus kurzen Wegen und geringen Wartezeiten ermöglicht den Umstieg auf den ÖPNV, sodass Verkehre gebündelt und der Parkplatzbedarf reduziert wird. Auf diese Weise können insbesondere Emissionen in Form von Treibhausgas und Lärm reduziert werden. Sollte keine Haltestelle in unmittelbarer Nähe zum Haupteingang des Krankenhauses zur Verfügung stehen, helfen durch das Krankenhaus angebotene Transportmittel für die „letzte Meile" die Akzeptanz zu steigern, z.B. Shuttle-Service mit Elektrofahrzeug, eScooter oder bei größeren Distanzen eine Hochbahn.

Mit einem autonomen Shuttle-Service können zentrale Bereiche eines Krankenhauses angefahren werden. Dadurch ergeben sich entscheidende Vorteile nicht nur für Patienten, sondern auch für Besucher, Studierende und Mitarbeitende. Neben dem Schutz vor schlechten Witterungsbedingungen und dem Vorteil verkürzter Laufzeiten, ist ein solcher Service insbesondere für Personen mit Handicap hilfreich, um das angestrebte Ziel sicher zu erreichen. Am Universitätsklinikum Hamburg-Eppendorf wird beispielsweise ein Wasserstoffbus eingesetzt. Dieser hat einen positiven Einfluss auf die Umweltwirkungen, da er keine negativen Treibhausgasemissionen verursacht und geräuscharm ist. Diesem autonomen Trend folgt auch die Charité in Berlin. Hier finden sich auch fahrerlose Kleinbusse, die den Transport von Patienten, Besuchern, Studierenden und Mitarbeitenden übernehmen.

Sind Patienten krankheitsbedingt nicht in der Lage auf ein öffentliches Verkehrsmittel umzusteigen, ist es notwendig, dass geeignete Parkstrukturen am Krankenhaus vorliegen. Ausreichend dimensionierte und gut ausgeschilderte Parkflächen müssen am Krankenhausgelände zur Verfügung stehen, um zusätzliche Park-Suchverkehre zu reduzieren. Der Einsatz eines digitalen Parkleitsystems mit einer Echtzeit-Kapazitätsanzeige und einer Visualisierung der Wegführung zu freien Parkplätzen (z.B. rot oder grün leuchtende Pfeile) ist hierbei ausschlaggebend, um die Transparenz zu erhöhen. Durch die Reduzierung der Park-Suchverkehre können die Emissionen in Form von Treibhausgas und Lärm im direkten Krankenhausumfeld deutlich reduziert werden. Zudem kann eine direkte, störungsfreie Zufahrt zur Notaufnahme und die Reduzierung verkehrsbedingter Verzögerungen gewährleistet werden. Hierfür sind Maßnahmen, wie ein Beschilderungskonzept zur Lenkung der Park-Suchverkehre zu den noch freien Parkplätzen, eine Abgrenzung für spezielle Nutzergruppen an speziellen Zu- und Abfahrten sowie eine klare Trennung des äußeren und inneren Verkehrsnetzes durch Zufahrtsregelungen, erforderlich.

Auch für Mitarbeitende und Studierende ist eine Erhöhung der Attraktivität alternativer Verkehrsmittel ein entscheidender Faktor. Angebote, wie ein Job-/Semester-Ticket oder ein Job-Rad, welche Mitarbeitenden und Studierenden bei der Finanzierung von Bus- und Bahntickets sowie Fahrrädern, E-Bikes oder auch Pedelecs unterstützen, machen den Verzicht auf die Fahrt mit dem PKW zur Arbeitsstätte attraktiver.

Neben der Erhöhung der Attraktivität einer Nutzung alternativer Verkehrsmittel wie Fahrräder und dem ÖPNV durch finanzielle Anreize ist es für ein Krankenhaus entscheidend, auch die entsprechende Infrastruktur auf bzw. am Krankenhausgelände zu schaffen. Insbesondere im Bereich der Fahrräder und E-Bikes ist der Diebstahlschutz während der Arbeitszeit wesentlich. Krankenhäuser können gesicherte Fahrradstellplätze schaffen, um Fahrraddiebstählen entgegenzuwirken.

Insbesondere im Bereich der Fahrräder und E-Bikes ist der Diebstahlschutz während der Arbeitszeit wesentlich.

Insbesondere durch die Arbeitszeiten in der Pflege müssen die öffentlichen Verkehrsmittel auch die Randstunden sehr gut abdecken, um für die Mitarbeitenden attraktiv zu sein und einen Umstieg zu ermöglichen. Mit einer geht hierbei auch die Sicherheit der Mitarbeitenden (keine dunklen verlassenen Wege zwischen Haltestelle und Krankenhaus).

Wenn Mitarbeitende und Studierende auf die Nutzung des PKWs nicht verzichten können, kann die Organisation einer Mitfahrzentrale dazu beitragen, dass vermehrt Fahrgemeinschaften gebildet und genutzt werden. Dadurch reduzieren sich sowohl der Parkplatzbedarf der Mitarbeitenden als auch die Treibhausgasemissionen. Weiterführend sollte auch das Parkraumbewirtschaftungs- und Parkleitsystem durch angepasste Parktarife Anreize für Mitarbeitende und Studierende setzen. Durch die Schaffung neuer in sich geschlossener Parkbereiche kann die Bewirtschaftung einzelner Parkbereiche und die Verkehrslenkung zu freien Parkplätzen optimiert werden. Das hat zur Folge, dass sich die Park-Suchverkehre reduzieren, die Verkehrsteilenehmer schneller ihr Ziel erreichen und sich somit die Treibhausgasemissionen vermindern. Zusätzlich können durch eine Gestaltung von unterschiedlichen Parkzonen bestimmte Bereiche stärker vom Verkehr beruhigt werden. So können durch reduzierte Parktarife in entfernter gelegenen Parkbereichen krankenhausnahe Parkflächen für Patienten und Besucher freigehalten werden.

Um einen Nutzen für die Umwelt und das Klima aus diesen Maßnahmen zu ziehen, ist die Motivation der Mitarbeitenden und Studierenden, ihr Verhalten nachhaltig anzupassen, eine Grundvoraussetzung.

Auch für die Besucher der im Krankenhaus behandelten Patienten können Anreize zur Nutzung des ÖPNV geschaffen werden. Wie auch für die Patienten müssen zu diesem Zweck die passenden Rahmenbedingungen einer guten Anbindung und Verfügbarkeit geschaffen werden. Der Einsatz eines Parkleitsystems mit unterschiedlichen Parktarifen empfiehlt sich auch für die Steuerung der PKW-Verkehre der Besucher. Park-Suchverkehre müssen durch eine transparente Aufbereitung der zur Verfügung stehenden Parkkapazitäten auf ein Minimum reduziert werden. Gleichzeitig können Verkehre durch beispielsweise vergünstigte Parktarife auf weiter entfernten Parkflächen von den Krankenhausgebäuden ferngehalten und so unmittelbare Emissionsbelastungen reduziert werden.

1.2.2 Inhouse-Transporte im Krankenhaus

Neben den Transporten außerhalb eines Krankenhauses und auf dem Krankenhausgelände bzw. zwischen Krankenhausstandorten sind auch die Inhouse-Transporte von Personen und Gütern für nachhaltige Mobilitäts- und Logistiklösungen in einem Krankenhaus relevant.

Für den Transport von kleinvolumigen Gütern haben sich Rohrpostanlagen als effizientes Transportmittel etabliert. Hiermit können Laborproben, Medikamente sowie Blutprodukte innerhalb kürzester Zeit versendet werden. Die Digitalisierung hilft dabei die Anlagen durch unterstützende Software effizienter und den Verlauf von Sendungen transparenter (automatisierte Dokumentation von Sendungen) zu gestalten. Durch eine hohe Geschwindigkeit können Güter an alle angeschlossenen Funktionsbereiche in wenigen Minuten verschickt und in Empfang genommen werden.

Der Einsatz einer Rohrpostanlage im Krankenhaus ermöglicht eine bessere Koordination der internen Logistik sowie eine Entlastung des Transportdienstes für die klassischen manuellen Transporte kleinvolumiger Güter. Ein weiterer Vorteil ist, dass nicht nur personelle, sondern auch materielle Ressourcen eingespart werden können. Denn aufgrund der Automatisierung muss keine papierbasierte Dokumentation von Prozessen erfolgen. Ver- und Entriegelungsmechanismen erhöhen zusätzlich die Manipulationssicherheit an der Rohrpost-Büchse. Mit der Kombination einer Unit-Dose-Anlage kann ein hoher Automatisierungsgrad in der Arzneimittellogistik sowie eine verbesserte Arzneimitteltherapiesicherheit und Patientenversorgung erreicht werden.

Großvolumige Materialien in Transportwagen, dazu gehören Speisen, Wäsche, Medikalprodukte, Abfall oder Sterilgüter, können mittels fahrerloser Transportfahrzeugen (FTF) im Krankenhaus transportiert werden. Heutige Sensortechnologien helfen dabei Unfälle mit Patienten, Besuchern und Mitarbeitenden zu vermeiden.

Klassische fahrerlose Transportsysteme (FTS) transportieren Gitterwagen und verschlossene Container zwischen verschiedenen Versorgungseinrichtungen (Küche, Wäscherei, AEMP oder Zentrallager), Pflegestationen und Funktionsbereichen.

Als Ergänzung zu dieser Transportmöglichkeit haben sich auch fahrerlose Kleinlasttransportfahrzeuge (Klein FTF) etabliert. Ihre technische Grundstruktur ist den der klassischen FTF ähnlich, sie unterscheiden sich im Konkreten hinsichtlich ihrer Größe und der Größe der zu transportierenden Transporthilfsmittel (Kisten und Boxen statt Wagen). Mit den kleineren Fahrzeugen und durch den Austausch spezifischer Aufsätze auf dem Fahrwerk kann ihr Einsatzbereich variabler gestaltet werden. Die Einsatzmöglichkeiten gehen über die Lieferungen von Medikamentenkisten aus der Apotheke über den automatischen Transport von Speisetabletts auf den Stationen hinaus.

Durch den Einsatz eines FTS werden die Mitarbeitenden des Transportdienstes weitestgehend von manuellen Transporten entlastet. Gleichzeitig können bei weitläufigen Krankenhausstrukturen die Transporte mittels der elektrisch betriebenen FTF in Tunnel- und/oder Versorgungsstrukturen durchgeführt und somit auf straßengebundene Transporte verzichtet werden. Die Verwaltungssoftware erhöht gleichzeitig die Prozesstransparenz und ermöglicht eine ressourcenschonende Disposition von Transportaufträgen mit einem nivellierten Tagesprofil (Reduzierung von Bedarfsspitzen und somit benötigte Fahrzeuge).

Neben diesen Transportmöglichkeiten können auch Ortungstechnologien sowie Tracking- und Tracing-Lösungen positiven Einfluss auf die Nachhaltigkeit eines Krankenhauses nehmen. Mithilfe von Ortungstechnologien kann das mobile Inventar (Betten, Rollstühle, Infusionsständer, Transportbehälter etc.) eines Krankenhauses identifiziert und lokalisiert werden. Dadurch wird Transparenz sowie Kenntnis über den Aufenthaltsort und die Verfügbarkeit von medizinischen Geräten ermöglicht. Zudem können auf Basis der integrierten Speicherkapazitäten die Einsatzdaten, wie beispielsweise Einsatzdauer, Einsatzhäufigkeit, Wartungsvorgänge und -intervalle, automatisch erfasst und analysiert werden. Tracking- und Tracing-Lösungen unterstützen diesen Prozess, da sie der Nachverfolgung von Objekten dienen. Hierbei können unterschiedliche Technologien wie RFID, Barcode, WLAN, Bluetooth oder DECT eingesetzt werden. In Abhängigkeit von der Zielsetzung und eingesetzten Technologie kann das Tracking und Tracing für viele Personen- und Materialströme angewendet werden.

Diese Möglichkeiten bieten einen Mehrwert für eine nachhaltige Logistik aufgrund verringerter Suchaufwände, eines gezielten und effizienten Ressourceneinsatzes, weniger Schwund, optimierter Prozesse sowie der Möglichkeit zur Datenauswertung.

Zur Verbesserung der Effizienz von Patiententransporten werden für das jeweilige Transportmedium (Rollstuhl oder Bett) entsprechende Schubhilfen eingesetzt. Auf diese Weise können insbesondere die Patiententransportdienstmitarbeitenden beim Transport von adipösen Patienten unterstützt und im Sinne der Ergonomie entlastet werden. Parallel ermöglicht der Einsatz von Schubhilfen auch dem eventuell notwendigen Pflegepersonal bei begleiteten Patiententransporten eine Entlastung (ggf. wird lediglich eine Pflegekraft mit Schubhilfe statt zwei Pflegekräfte benötigt).

Mithilfe eines krankenhausinternen Navigationssystems können darüber hinaus mobile Patienten dazu befähigt werden, Wege eigenständig innerhalb des Krankenhauses zurückzulegen. Auf diese Weise können die Ressourcen des Transportdienstes geschont und Mitarbeitende entlastet werden.

1.3 Nachhaltiges logistisches Betriebskonzept

Nachhaltigkeit im Krankenhaus ist nicht nur die Förderung alternativer Transportmittel, sondern vielmehr auch die kontinuierliche Optimierung von Prozessen. Neben diesen technischen Transportlösungen nehmen auch Managementkonzepte positiven Einfluss auf die Nachhaltigkeit der Krankenhauslogistik.

Für die Verbesserung von Mobilitätskonzepten im Krankenhaus ist beispielsweise die Kenntnis des krankenhausindividuellen Modalsplits die Basis zur Optimierung der verkehrlichen Erschließung für Personenströme zum Krankenhaus. Der Modalsplit ordnet den verschiedenen Nutzergruppen, dazu gehören Mitarbeitende, Studierende, Besucher und Patienten, ihre jeweiligen Verkehrsmittel zu. Mithilfe des Modalsplits und der krankenhausspezifischen Kennzahlen (Belegungstage, Anzahl Vollzeitkräfte etc.) können dann Rückschlüsse zum Verkehrsverlagerungspotenzial auf alternative Verkehrsmittel gezogen sowie die benötigten Parkplätze für PKWs und Fahrräder je Nutzergruppe abgeleitet werden. Wie zuvor beschrieben, können durch die Erhöhung der Attraktivität alternativer Verkehrsmittel und der daraus resultierenden Verlagerung vom PKW auf alternative Verkehrsmittel die bestehenden Parkplätze besser genutzt werden. Demnach führt die Anpassung des Modalsplits zu einer nachhaltigen Reduzierung des Parkplatzbedarfs insbesondere für Mitarbeitenden- und Studierendenparkplätze.

Durch nachhaltige Konzepte können nicht nur außerhalb eines Krankenhauses Prozesse optimiert werden, sondern auch im Krankenhausgebäude selbst kann ein nachhaltiges Managementsystem dazu beitragen, die erarbeiteten Lösungen effizienter zu gestalten. Hierbei steht insbesondere die Schaffung ganzheitlicher Lösungen für den gesamten Krankenhausbetrieb im Vordergrund.

> **!** Es ist entscheidend, dass alle Maßnahmen zur nachhaltigen Prozessverbesserung in einem Managementsystem gebündelt werden.

Durch die Standardisierung und Automatisierung von Abläufen können die verschieden Supportprozesse im Krankenhaus effizienter gestaltet werden.

Wie einleitend erläutert (s. Kap. 1.2.1), ist es für nachhaltige Transport- und Mobilitätskonzepte im Krankenhaus nicht nur notwendig auf emissionsarme Technologien umzustellen, sondern auch maßgeblich deren Nutzung zu optimieren. Dieses Prinzip lässt sich auf alle Bereiche der krankenhausinternen Logistik übertragen. Dies bedeutet, dass Prozesse zunächst durch den Einsatz zukunftsorientierter Digitalisierungs- und Automatisierungslösungen verbessert werden, sich dann aber eine Optimierung der Nutzung dieser Lösung sowie der Durchführung der Prozesse anschließen muss.

1 Nachhaltige Mobilitäts- und Logistiklösungen im Krankenhaus

Diese Prozessoptimierungen sind elementarer Bestandteil eines nachhaltigen logistischen Betriebskonzeptes für ein Krankenhaus. Nachfolgend sind beispielhaft einige logistische Bereiche mit Ansätzen zur nachhaltigen Prozessverbesserung aufgeführt.

Die Speisenversorgung im Krankenhaus bildet die wesentliche Bemessungsgrundlage für interne Transportkonzepte. Die Transporte zur Versorgung der Patienten stellen nicht nur mengenmäßig, sondern auch in Bezug auf die zeitliche Bündelung eine Herausforderung für das Transportsystem dar. Gleichzeitig kommt es im Zuge von Operationen oder angesetzten Untersuchungen nicht selten dazu, dass Patientenspeisen unangetastet wieder zurückgesendet werden und zu einer immensen Menge Food Waste im Krankenhaus führen. Eine softwareseitige Verknüpfung des Speisenbestellsystems mit dem Krankenhausinformationssystem kann hierbei helfen, frühzeitig auf anstehende Untersuchungen der Patienten zu reagieren und unnötige Speisenproduktion, -transport und -verwurf zu vermeiden. Auf diese Weise können Ressourcen in der Erstellung der Speisen geschont und Abfallmengen reduziert werden.

Die Krankenversorgung der Patienten stellt gleichzeitig hohe Anforderungen an die Sicherstellung der Materialversorgung. Wie eingangs erläutert, werden die richtigen Produkte zur richtigen Zeit in den richtigen Funktionsstellen des Krankenhauses für die Behandlung benötigt. Häufig kommt es jedoch im Zuge eines falschen Sicherheitsgedankens zu überhöhten Materialbeständen in den Stationen und Funktionsbereichen. Medizinprodukte unterliegen hierbei einem Mindesthaltbarkeitsdatum, wodurch bei zu hohen Materialbeständen der Verfall und Verwurf dieser Materialien droht. Um dies zu vermeiden und gleichzeitig Ressourcen zu schonen, ist der Einsatz eines Modulversorgungssystems mit bedarfsorientierten Bestell- und Bestandsmengen eine essenzielle Voraussetzung für einen effizienten Versorgungsprozess innerhalb des Krankenhauses.

Der Gedanke der bedarfsgerechten Versorgung kann im Bereich der Arzneimittel in der heutigen Zeit bereits auf eine patientenindividuelle Unit-Dose-Versorgung weiter optimiert werden.

> Bei einer patientenindividuellen **Unit-Dose-Versorgung** werden basierend auf der digitalen Verordnung einzelne Tütchen mit Medikamenten je Patient und je Einnahmezeitpunkt durch einen Automaten generiert. Die softwareseitige Verarbeitung der Verordnung und der Arzneimitteldaten erzeugt eine Transparenz über den gesamten Arzneimittelversorgungsprozess, z.B. im Hinblick auf Wechselwirkungen, und erhöht somit die Arzneimitteltherapiesicherheit für die Patienten massiv. Gleichzeitig werden Pflegekräfte von dem Stellen der Medikamente, welches häufig in den Nachtdiensten erfolgen muss, entlastet.

Insgesamt stellt die kontinuierliche Verbesserung der Prozesse durch den Einsatz von Digitalisierungs- und Automatisierungslösungen einen Grundstein für die Standardisierung von Prozessen dar. Auf diese Weise können nicht nur stabil ablaufende, nachhaltige Prozesse, sondern auch eine Transparenz in der Informationsweitergabe erzeugt werden. Nur wer transparenten Einblick über Nutzungszeiten und Auslastungen hat, kann freie Kapazitäten im Sinne einer Ressourcenschonung nutzen. Die kontinuierliche Verbesserung von Prozessen optimiert somit nicht nur krankenhausinterne Abläufe, sondern trägt auch maßgeblich zu deren Effizienz und Nachhaltigkeit bei.

1.4 Zusammenfassung und Ausblick

Das Thema Nachhaltigkeit hat sich zu einem Leitbild in der Gesellschaft etabliert und Krankenhäuser sehen sich aufgrund der umweltbedingten Herausforderungen sowie der politischen Anforderungen einem immer stärker zunehmenden Druck ausgesetzt, sich mit nachhaltigen Lösungen

Wir brauchen Krankenhäuser, die weniger Treibhausgase und Lärm emittieren.

und Alternativen auseinanderzusetzen. Insbesondere die Reduzierung der Emissionen von Treibhausgas und Lärm im und um das Kran-

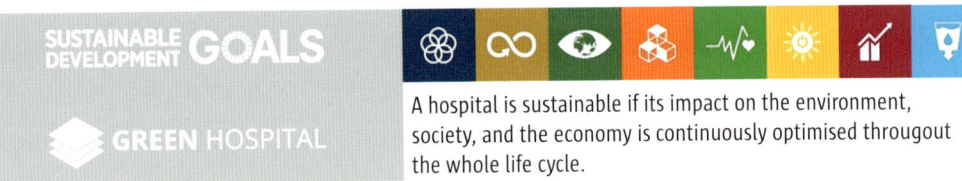

Abb. 2 Definition Green Hospital in Anlehnung an Forschungsprojekt Green Hospital (https://www.greenhospital.ch/) und United Nations (2015)

kenhaus stellt ein wesentliches Ziel der nachhaltigen Entwicklung dar.

Denn Krankenhäuser verursachen Emissionen sowohl direkt, am eigenen Standort, als auch indirekt, durch den Energiebezug und entlang der Wertschöpfungskette. Um auch zukünftig den bestehenden Anforderungen gerecht zu werden, stellen nachhaltige Mobilitäts- und Logistiklösungen einen guten Ansatz dar. Insbesondere durch alternative Techniken und Prozessoptimierungen können die Emissionen reduziert und Ressourcen geschont werden.

Mit den vorgestellten Mobilitäts- und Logistiklösungen können erste Maßnahmen im Krankenhaus konkret umgesetzt werden. Allerdings weisen noch weitere Bereiche eines Krankenhauses eminente Potenziale zum Erreichen der Ziele nachhaltiger Krankenhauslogistik auf. Somit geht für ein Krankenhaus weiterer, über die im Rahmen dieser vorgestellten Lösungen hinausgehender Handlungsbedarf einher (s. Abb. 2).

Mit der Beachtung eines ganzheitlichen Nachhaltigkeitskonzepts über alle Bereiche und Ströme eines Krankenhauses können umfassende Maßnahmen innerhalb der Krankenhauslogistik erarbeitet und umgesetzt werden. Um das angestrebte Ziel eines nachhaltigen Krankenhauses zu erreichen, ist es maßgeblich, dass alle internen (Bottom-up-)Ansätze in ein Framework in Form eines krankenhauseigenen Managementsystems zur Nachhaltigkeit zusammengeführt werden. Die fortwährende Entwicklung weiterer Maßnahmen zur Optimierung der Prozesse bietet dabei die Basis für eine kontinuierliche Verbesserung der Nachhaltigkeit. In Anlehnung an die Sustainable Development Goals der Vereinten Nationen ist ein Krankenhaus nach unserer Definition nachhaltig, wenn die Wirkung auf Umwelt, Gesellschaft und Wirtschaft über den gesamten Lebenszyklus stetig optimiert wird.

Literatur

Beier C, Hagemeier A, Schnier M (2017) Hospital Engineering – Teilprojekt „Energieeffizienz". Energetische Modellierung von Krankenhäusern für Transparenz und Energieeinsparung. URL: https://www.umsicht.fraunhofer.de/content/dam/umsicht/de/dokumente/publikationen/2017/hospital-engineering-energieeffizienz-abschlussbericht.pdf (abgerufen am 10.03.2022)

Jungmichel N, Schampel C, Weiss D (2017) Umweltatlas Lieferketten – Umweltwirkungen und Hot-Spots in der Lieferkette. URL: https://www.adelphi.de/de/system/files/mediathek/bilder/Umweltatlas%20Lieferkette%20-%20adelphi-Systain.pdf (abgerufen am 10.03.2022)

Karliner J, Slotterback S, Boyd R, Ashby B, Steele K (2019) Health Care's Climate Footprint. How the health sector contributes to the global climate crisis and opportunities for action. URL: https://noharm-global.org/sites/default/files/documents-files/5961/HealthCaresClimateFootprint_092319.pdf (abgerufen am 10.03.2022)

Kube M, Rhiemeier JM, Stern F, Erhard J, Dräger S (2016) Unternehmerisches Klimamanagement entlang der Wertschöpfungskette. Eine Sammlung guter Praxis. URL: https://nbn-resolving.de/urn:nbn:de:kobv:109-1-11226587 (abgerufen am 10.03.2022)

United Nations (2015) The 17 Goals. URL: https://sdgs.un.org/goals (abgerufen am 10.03.2022)

Dr. Sebastian Wibbeling

Sebastian Wibbeling arbeitet seit 2000 als wissenschaftlicher Mitarbeiter am Fraunhofer-Institut für Materialfluss und Logistik. 2007 gründete er die Abteilung Health Care Logistics. Seine Arbeitsgebiete umfassen die Krankenhauslogistik, Pharma-Logistik und die IT in Verbindung mit Devices. Schwerpunkte im Bereich der Krankenhäuser sind die Gestaltung der Stationsversorgung, die Transport- und Lagerplanung, die OP-Logistik, die Digitalisierung und Devices, das logistische Betriebskonzept sowie der logistische Masterplan als Zielstrategie für Neu- oder Umbauten.

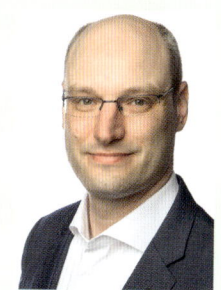

Andrea Raida

Andrea Raida arbeitet seit 2013 als wissenschaftliche Mitarbeiterin am Fraunhofer-Institut für Materialfluss und Logistik. Seit 2010 arbeitete sie bereits neben dem Studium in Teilzeit in der Abteilung Health Care Logistics. Ihre Arbeitsgebiete umfassen die Krankenhauslogistik, die Pharma-Logistik, das Green Hospital und die IT in Verbindung mit Devices. Schwerpunkte im Bereich der Krankenhäuser sind die Gestaltung der Stationsversorgung, die Transport- und Lagerplanung, die OP-Logistik, die Digitalisierung und Devices, das logistische Betriebskonzept sowie der logistische Masterplan als Zielstrategie für Neu- oder Umbauten.

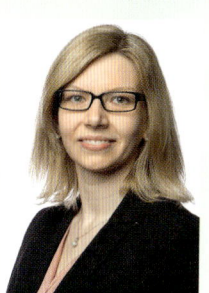

Malin Gerhardt

Malin Gerhardt arbeitet seit 2021 als wissenschaftliche Mitarbeiterin am Fraunhofer-Institut für Materialfluss und Logistik. Seit 2017 arbeitete sie bereits neben dem Studium in Teilzeit in der Abteilung Health Care Logistics. Ihre Arbeitsgebiete umfassen die Krankenhauslogistik mit dem Schwerpunkt auf der Zentrallager-Planung und dem Thema Nachhaltigkeit.

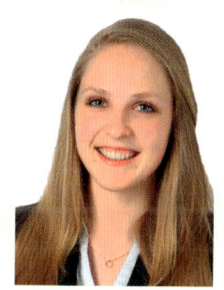

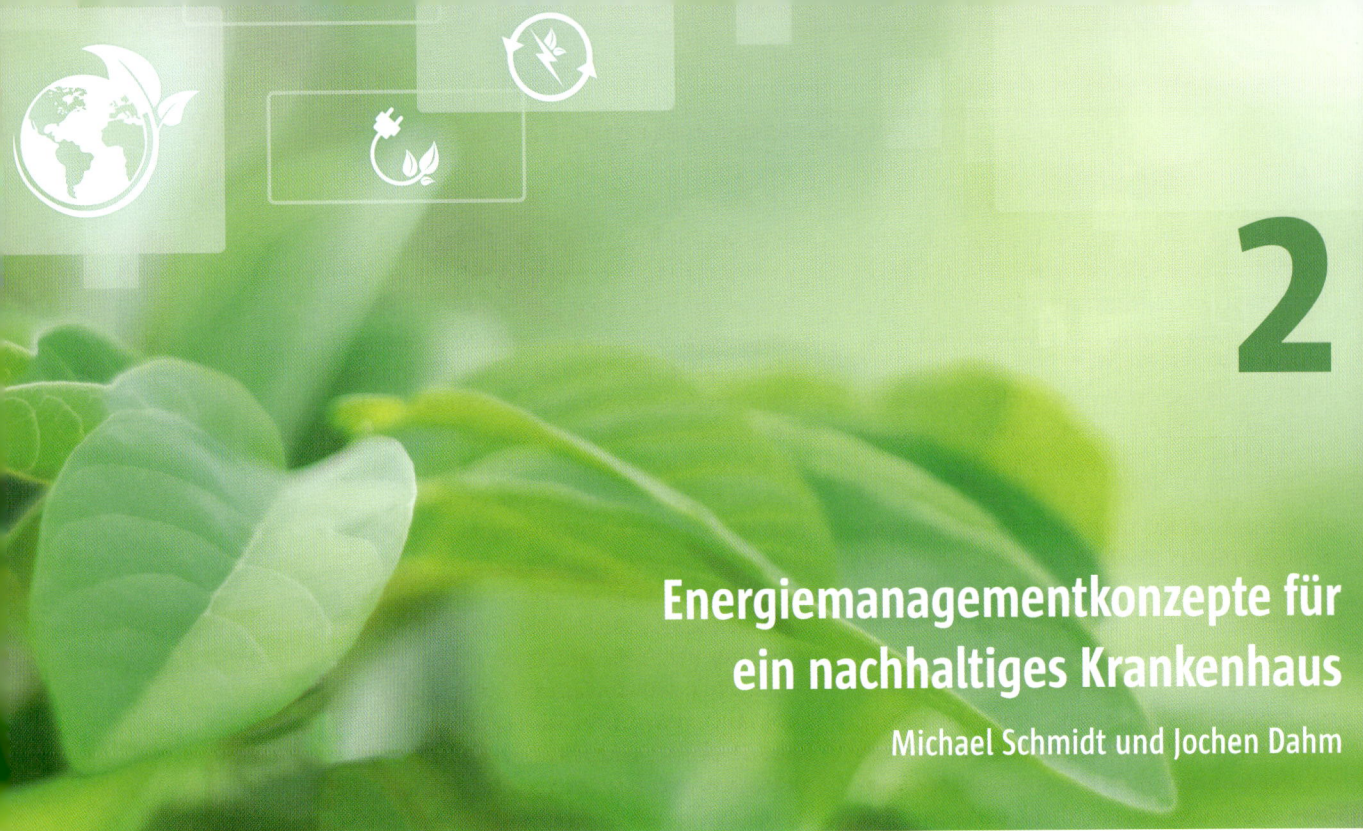

2

Energiemanagementkonzepte für ein nachhaltiges Krankenhaus

Michael Schmidt und Jochen Dahm

Unter einem ganzheitlichen Energiemanagementkonzept sind die Energiebedarfe und die Optionen zur Energiebereitstellung eines Krankenhauses sowie deren Bewertungs- und strukturellen Verstetigungsmöglichkeiten zu verstehen. Das Ziel dieses Kapitels liegt in der Befähigung der lesenden Person zur kritischen Reflexion eines Bestandsbaus oder einer aktuellen Neubauplanung und liefert Denk- sowie Nachhaltigkeitsansätze.

2.1 Bilanzierung des Energiesystems

Wege zur Bewertung und Erhöhung der Nachhaltigkeit werden in unterschiedlichen Handlungsorientierungen thematisiert. Als relevanteste Leitfäden sind die Reihe der ISO 50001 „Energiemanagementsysteme", die BSI PAS 2060 „Klimaneutralität", das Greenhouse Gas Protocol sowie die ISO 14064-1 „Spezifikation mit Anleitung zur quantitativen Bestimmung und Berichterstattung von Treibhausgasemissionen und Entzug von Treibhausgasen auf Organisationsebene" zu sehen. Mit dem Fokus auf Krankenhäuser sind zudem die Bewertungskriterien „LEED for Healthcare" des U.S. Green Building Council sowie die Zielsetzungen der Lean-Management-Ansätze mit dem Schwerpunkt Lean Hospital hinzuzuziehen. Methodische Vorgaben wurden im Gesamtkontext betrachtet und finden anteilig in den nachfolgenden Ausführungen direkt oder indirekt Berücksichtigung.

2.1.1 Zielsetzungen und Bilanzgrenzen

Im Kontext von Planung, Sanierung und Betrieb von Krankenhäusern ist die energietechnische Bewertung aufgrund der sich gegenseitig beeinflussenden Prozesse von hoher Komplexität. In Anlehnung an die strategieanalytische Betrachtung für eine Green Economy (Behrendt et al. 2018) sind bei der Nachhaltigkeitsbewertung stets die drei Schwerpunktbereiche „Suffizienz", „Konsistenz" und „Effizienz" zu betrachten. Im Sinne der praxisbezogenen Nach-

2 Energiemanagementkonzepte für ein nachhaltiges Krankenhaus

haltigkeit werden betriebswirtschaftliche und investitionsbedingte Inhalte in einem separaten, vierten Schwerpunkt „Wirtschaftlichkeit" zusammengefasst. Nachfolgend sind die Schwerpunkte mit der interpretativen Übertragung auf das Themenfeld „Energie" aufgeführt.

Suffizienz

Beim Schwerpunkt „Suffizienz" liegt das Ziel in einer Verhaltensänderung bzw. einer Beschränkung des Konsums. Übertragen auf das Themenfeld „Energie" bedeutet dies, dass im ersten Schritt die Bedarfe auf ein sinnvolles Maß zu reduzieren sind, bevor geklärt wird, wie die Bedarfe gedeckt werden. Ein Beispiel hierfür ist die Reduktion von Komfortkältebereichen.

Konsistenz

Der Schwerpunkt „Konsistenz" sieht die Wieder- bzw. Weiterverwendung von Rohstoffen – im Idealfall als in sich geschlossenen Kreislauf – vor. Übertragen auf das Themenfeld „Energie" bedeutet dies, dass Bedarfe im ersten Schritt durch qualitativ nutzbare Quellen innerhalb der Bilanzgrenzen versorgt werden, bevor geklärt wird, wie die verbleibenden Bedarfe gedeckt werden. Ein Beispiel hierfür ist der Einsatz von Wärme-/Kälterückgewinnungssystemen.

Effizienz

Der Schwerpunkt „Effizienz" beschreibt die Verbesserung der Ausnutzung von eingesetzten Rohstoffen. Übertragen auf das Themenfeld „Energie" bedeutet dies, dass die verbleibenden Bedarfe mit einer hohen Effizienz, also mit geringen nicht-regenerativen Verlusten, gedeckt werden. Der Einsatz von erneuerbaren Energien beeinflusst die Interpretation deutlich. Beispiele für eine Effizienzsteigerung sind der hydraulische Abgleich (Betriebsweise), der Einsatz von Anlagentechnik mit hohem Wirkungsgrad der Energiewandlung (Technik), der Einsatz von Photovoltaik (erneuerbare Energie) oder der Einsatz von Kraft-Wärme-Kopplung (i.d.R. fossile Energie, Abwärmenutzung).

Wirtschaftlichkeit

Der Schwerpunkt „Wirtschaftlichkeit" stellt eine Erweiterung der klassischen Nachhaltigkeitsbewertung dar und berücksichtigt in der Übertragung auf das Themenfeld „Energie" die Investition sowie die direkten und im Idealfall auch indirekten Betriebskosten.

Die Projektion dieser Schwerpunkte auf eine Maßnahmenentwicklung oder Objektplanung baut in der Theorie aufeinander auf und steht im Einklang zueinander. Die Übertragung in die Praxis zeigt, dass sich die Bedarfe im Krankenhaus und die Rahmenbedingungen im Energiemarkt stetig verändern, sodass die Energiekonzeptionierung sowie die Schwerpunkte zyklisch neu bewertet und auf die veränderten Rahmenbedingungen angepasst werden müssen.

Um ein nachhaltiges Energieversorgungskonzept zu erreichen, sind in der Praxis zahlreiche Herausforderungen und externe Einflussgrößen zu berücksichtigen, die einen trivialen Weg in der Regel nicht zulassen. Ein intelligentes Energiemanagementkonzept unterstützt die handelnden Personen. Hierzu muss im ersten Schritt der Status quo erhoben und verstanden werden, um Ziele setzen zu können. Auf Basis eines Energiemanagements werden die handelnden Personen in die Lage versetzt, Maßnahmen oder Planungen in komplexen Systemen zu verstehen und zu bewerten, um zielgerichtet entscheiden zu können.

Die nachfolgenden Ausführungen gehen auf technische Energieoptimierung ein. Marktökonomische Entwicklungen (z.B. Rebound-Effekte) werden nicht betrachtet. Im Rahmen der weiteren Ausführungen erfolgt die Bewertung der betriebsbedingten Nachhaltigkeit.

Entsprechend werden Nachhaltigkeitsaspekte bei der Herstellung und Entsorgung von energietechnischen Systemen (*Sichtwörter: Lifecycle, Cradle to Grave, Cradle to Cradle*) explizit nicht berücksichtigt.

2.1.2 Bewertungsmaßstäbe

Eine fundierte Entscheidung für oder gegen eine Maßnahme oder ein Gesamtsystem kann nur auf Basis von vergleichbaren Bezugsgrößen erfolgen. Da im Bereich der Nachhaltigkeit eine Vielzahl an Begriffen und Bewertungsmaßstäben vorhanden ist, werden nachfolgend relevante Bilanzierungsmethoden aufgeführt und kurz erläutert.

Nutz-, End- und Primärenergie sowie Exergie

In der Praxis wird häufig über die Energieeinsparung einer Maßnahme gesprochen. Die Energie wird jedoch in unterschiedliche Energieformen unterteilt, die bei der Bewertung von Maßnahmen genau voneinander zu unterscheiden sind – was gerade bei komplexeren Systemen oder Verschaltungen nicht immer trivial ist.

> **Nutzenergie (welche Energie wird benötigt)**
>
> Die Nutzenergie stellt jene Energieabgrenzung dar, die an der Nutzungsstelle benötigt wird. Dies kann die Wärmeabgabe am Heizkörper oder bei der Trinkwarmwasserbereitung sein, aber auch Licht, Kälte, Dampf, konditionierte Luft oder Strom. Die Art der Energiequelle und -bereitstellung sind irrelevant.

> **Endenergie (welche Energie wird bezogen)**
>
> Die Endenergie ist jene Energieabgrenzung, die dem System von außen zugeführt werden muss, um den Nutzenergiebedarf zu decken. Dies können der Energiebezug sowie interne Energiequellen wie z.B. interne Wärmequellen (elektrische Geräte und Personen) oder auch eine Wärmerückgewinnung (bei der Bilanzierung einer Einzelmaßnahme) sein. Entsprechend werden Verteilungs- und Umwandlungsverluste sowie Energiegewinne vom Netz-/Bilanzanschlusspunkt bis zur Nutzungsstelle berücksichtigt. Die Energieträger sind stets zu differenzieren, da es für eine Maßnahmenbewertung von hohem Interesse ist, ob es sich um Strom, Erdgas, Heizöl, Fernwärme, etc. handelt, da dies einen starken Einfluss auf die Emissionen, die Exergie sowie die Betriebskosten hat.

> **Primärenergie (welchen Ursprung hat die Energie)**
>
> Die Primärenergie ist jene Energieabgrenzung, die beschreibt, aus welcher Quelle die von außen zugeführte Endenergie stammt. Hierin sind vorgelagerte Prozesse von der Energiegewinnung über die Energieverteilung bis zur Energieumwandlung bis zum Netz-/Bilanzanschlusspunkt berücksichtigt. Für Nachweisverfahren werden für die relevantesten Energieträger einheitlich anzusetzende Primärenergiefaktoren veröffentlicht (aktuell s. GEG, Anlage 4). Die Primärenergie wird in einen erneuerbaren sowie einen nicht erneuerbaren Anteil unterschieden.

> **Exergie (welche Arbeitsfähigkeit hat die Energie)**
>
> Die Exergie ist jene Energieabgrenzung, die auf thermodynamischen Grundprinzipien beruht und die Arbeitsfähigkeit beschreibt. Die Exergie weist aus, welche Arbeit bis zur Herstellung eines thermischen, chemischen oder mechanischen Gleichgewichtes verrichtet werden kann. Aus Abwärme auf einem niedrigen Temperaturniveau von z.B. 30 °C kann beispielsweise ein klassischer Heizkörper keinen sonderlichen Mehrwert mehr generieren. Sofern die Abwärme jedoch auf einem höheren Temperaturniveau von z.B. 90 °C vorliegt, kann diese zur Wärmebereitstellung genutzt werden. Die Exergie sollte im Kontext der Nachhaltigkeit einen deutlich höheren Stellenwert einnehmen, da eine thermodynamische Vergleichbarkeit der Energieformen ermöglicht wird.

Direkte und indirekte Emissionen

Die Berücksichtigung von direkten und indirekten Emissionen ist im Kontext der Nachhaltigkeit von hoher Relevanz. Emissionen wie Lärm, Feinstaub, NO_x und viele weitere haben einen mehr oder weniger hohen Einfluss auf die Genehmigungsfähigkeit sowie die Entscheidung für oder gegen eine Maßnahme.

Die CO_2-Emissionen bei der Bewertung einer Maßnahme sind im ersten Schritt abhängig vom eingesetzten Energieträger. Eine nachvollziehbare Festlegung der anzusetzenden CO_2-Emissionsfaktoren ist wichtig. Ob bundeseinheitlich, unternehmensgemittelt oder standortbezogen – aktuelle Emissionsfaktoren inkl. der Erwartung der zukünftigen Entwicklungen sind anzusetzen.

Darüber hinaus können CO_2-Emissionen in direkte und indirekte Emissionen differenziert werden. Zum Beispiel führt die Verbrennung von Erdgas zu einer direkten, standortbezogenen Emission von CO_2, wohingegen die Lieferung von Fernwärme aus einem zentralen, erdgasbetriebenen Heizwerk nur indirekte Emissionen verursacht, da die gelieferte Wärme am Standort kein CO_2 emittiert.

In der Praxis mittlerweile häufig genutzte kaufmännische Ansätze – wie der Bezug von Grünstrom/-gas – stellen eine Handlungsoption dar. Diese sollte jedoch nur für jene Energiemengen, die nach einer Umsetzung von Suffizienz-, Konsistenz- und Effizienzmaßnahmen weiterhin erforderlich sind, genutzt und nicht als allgemeine Nachhaltigkeitsstrategie angesetzt werden. Um Maßnahmen zur Verbesserung der Nachhaltigkeit zu bewerten, sollte für den Fall einer CO_2-Kompensation für die eingesetzte Energie, die Maßnahme so betrachtet werden, als würde es keine Kompensation geben. Bei der Betrachtung von direkten und indirekten Emissionen ist ferner zu beachten, dass z.B. Grüngas direkte Emissionen verursacht.

Investition

Bei der Bewertung der Investition ist stets eine klare Bilanzgrenze vorzusehen, damit einzelne Maßnahmen oder Maßnahmenpakete abgeschlossen bewertet werden können. Im Kontext der Zielsetzung „Nachhaltigkeit" ist es sinnvoll, nachhaltigkeitsbedingte Mehrkosten bei der Betrachtung einer Maßnahme gesondert auszuweisen.

Eine direkte Reduktion der Investition kann durch den Einsatz von Fördermitteln erfolgen. Über bundesweite, landesweite oder auch regionale Förderprogramme ist die Integration von Fördermitteln für nahezu jede Maßnahme möglich.

Betriebskosten

Betriebsveränderungen können auf organisatorischer, kaufmännischer oder auf technischer Ebene vorliegen. Eine etablierte Struktur liefert das methodische Vorgehen der VDI 2067 Blatt 1 „Wirtschaftlichkeit gebäudetechnischer Anlagen – Grundlagen und Kostenberechnung". Hierbei werden die betriebswirtschaftlich relevanten Kosten in kapitalgebundene, bedarfsgebundene, betriebsgebundene und sonstige Kosten sowie Erlöse differenziert.

Ein besonderer Schwerpunkt soll hier auf den bedarfsgebundenen Kosten liegen, da dort die Kosten der eingesetzten Endenergie abgebildet werden. Bei den Kosten für Energie stellen externe Kosten (Strom, Gas, Fernwärme …) die übliche Abgrenzung dar. Hierbei ist für die Entscheidung neben den aktuellen Kosten auch die Bewertung der zukünftigen Preisentwicklung von Relevanz. Energiepreise setzen sich aus einer Vielzahl an Preisbestandteilen zusammen, die häufig durch externe, politische, gesellschaftliche aber auch spekulatorische Faktoren beeinflusst werden. Das extrapolierende Verfahren stellt eine häufig genutzte Herangehensweise dar, die aufgrund der Kausalität zu externen Faktoren stets kritisch zu sehen ist. Bei den internen Kosten (Eigenerzeugung wie Photovoltaik, Blockheizkraftwerke, aber auch Abwärme) sind Gestehungskosten so zu ermitteln, dass die Energie aus kostentechnischer Sicht sinnvoll bewertet wird – auch wenn dies nicht immer eindeutig möglich ist (Stichwort: Allokationsmethoden).

CO_2-Folgekosten

Neben den konventionell betrachteten, betriebswirtschaftlichen Betriebskosten ist die Erweiterung um indirekte volkswirtschaftliche Betriebskosten – die einen volkswirtschaftlichen Einfluss haben – im Zusammenhang mit einer nachhaltigen Ausrichtung eines Krankenhauses sinnvoll. Das Umweltbundesamt liefert hierfür mit der „Methodenkonvention zur Ermittlung von Umweltkosten – Kostensätze" (Matthey u. Bünger 2020) eine vereinheitlichte Grundlage, die die Umweltfolgekosten bei der Emission von CO_2 bepreist. Laut Umweltbundesamt entwickeln sich ansetzbare Klimafolgekosten in den nächsten Jahrzehnten von 195 EUR/tCO_2 im Jahr 2020 bis auf 250 EUR/tCO_2 im Jahr 2050. Andere Treibhausgase (z.B. Kältemittel) lassen sich auf Basis des Treibhausgaspotenzials in CO_2-Äquivalente überführen.

2.1.4 Entscheidungsgrößen und -kennzahlen

Um ein intelligentes Energiemanagementsystem zu etablieren, ist die Definition von quantitativen Bewertungsgrößen (Key Performance Indicators, KPI) und im speziellen von Energieleistungskennzahlen (Energy Performance Indicators, EnPI) gemäß der Reihe der ISO 50001 „Energiemanagement" erforderlich. Hierbei sind sowohl absolute Größen wie beispielsweise das Investitionsvolumen, als auch relative Größen möglich und sinnvoll.

Allgemeines

Für eine schnelle und zielführende Interpretation von Entscheidungsgrößen und -kennzahlen sind Mindestanforderungen an diese stets zu beachten. In der Praxis liegen nicht selten unklare Bilanzgrenzen bzw. Abgrenzungen einer Maßnahme vor, sodass eine Vergleichbarkeit der eigentlichen Maßnahme zum Teil nicht direkt möglich ist.

Darüber hinaus sind auf technischer Seite auch äußere Einflussfaktoren bei der Bewertung zumindest auszuweisen – im Idealfall wird das Ergebnis auf ein vergleichbares Szenario normiert. Als praxisetabliertes Beispiel sei hier die Witterungsbereinigung zu nennen.

Auf kaufmännischer Seite sind ebenfalls die Korrelationen auszuweisen oder im Idealfall bei der Maßnahmenberechnung direkt zu berücksichtigen. Als praxisetabliertes Beispiel im Krankenhaus kann die Bewertung der anzusetzenden Energiekosten aufgeführt werden. Aufgrund der Preiszusammensetzung von externer Energie sollten die Einflüsse der Maßnahme im Kontext der einzelnen Preisbestandteile (Arbeits- und Leistungspreis) berücksichtigt werden. Bei internen Energienutzungen wie z.B. aus einem BHKW oder aus Abwärme sind anzusetzende Gestehungskosten im Vorfeld zu definieren.

Objektebene

Bei einem aktiven Energiemanagement ist neben der Bewertung einzelner oder auch kombinierter Maßnahmen die Bewertung des Gesamtobjektes von Interesse. Auf Basis der historischen Entwicklung von Bedarfen und Kosten wird eine übergreifende Steuerung von Maßnahmen ermöglicht. Im Idealfall werden hierfür sowohl die Nutzenergiebedarfe, als auch die Endenergiebezüge ausgewiesen, da anderenfalls die Interpretation der Entwicklungen nur noch schwer möglich ist. Beispielsweise führt der Einsatz eines BHKW zu einer Reduktion des externen Strombezugs und zu einer Steigerung des Gasbezugs, sodass die Bewertung der Endenergiebedarfe ein verzerrtes Bild liefert, da sich die Suffizienz oder Konsistenz im Regelfall nicht verändert hat. In der Praxis sind der Anteil erneuerbarer Energie am Gesamtbedarf, der Anteil an Eigenerzeugung am Gesamtenergiebedarf sowie der Nutzenergiebedarf pro Jahr, jeweils differenziert nach Wärme und Strom, übliche Entscheidungsgrößen auf Objektebene.

Vergleichsgrößen auf Objektebene stellen – für einen Abgleich mit dem Markt über ein externes Benchmarking oder bei Krankenhausgesellschaften mit mehreren Häusern auch für ein internes Benchmarking – eine oftmals genutzte Bewertungsmöglichkeit dar. Die Ermittlung standortübergreifender Größen ist nicht trivial und nur bedingt tauglich. Im Vergleich zu anderen Objekten erfolgt eine Normierung beispielsweise auf Flächen, Planbetten, stationären und/oder ambulanten Fallzahlen, aber auch auf DRGs (Diagnosis Related Groups). Die besondere Herausforderung liegt gerade beim Vergleich zu anderen Objekten in der erforderlichen Kausalität des Energiebedarfes zur Bezugsgröße. Da jedoch die Energiebedarfe in der Regel nur anteilig von den zuvor aufgeführten Bezugsgrößen abhängig sind, sind diese KPI stets reflektiert zu bewerten (Stichwort: Regressionsanalyse).

Maßnahmenebene

Ein Energiemanagementsystem lebt durch die stetige Entwicklung und Umsetzung von Maßnahmen. Entsprechend stellen die Entscheidungsgrößen und -kennzahlen auf Maßnahmenebene die Weichen für oder gegen eine Realisierung. Es gibt eine Vielzahl oftmals betriebswirtschaftlich-getriebener Größen, die im Vergleich zu einer Referenz wie z.B. dem Status quo zu sehen sind.

Energie und Nachhaltigkeit

Als zentrale Größen einer Maßnahme sind die Veränderungen der Energie- und Primärenergiebedarfe sowie der CO_2-Emissionen zu sehen. Diese werden auf einen repräsentativen Betrachtungszeitraum, z.B. ein Jahr, oder auf die technische Nutzungsdauer der Maßnahme bezogen. Hierbei handelt es sich im Idealfall um Einsparungen, was jedoch nicht immer der Fall ist. Beispielsweise führt eine ggf. erforderliche nachträgliche Klimatisierung eines Bereiches im Vergleich zum Status quo zu einer Erhöhung, da es sich um eine Verschlechterung der Suffizienz handelt. Da die Entscheidung für diese Maßnahme im Regelfall nicht aus Nachhaltigkeitsaspekten initiiert wird, sollten die Nachhaltigkeitsschwerpunkte „Konsistenz", „Effizienz" und „Wirtschaftlichkeit" optimiert werden.

Wirtschaftlichkeit

Die wohl bekannteste Entscheidungsgröße stellt die Amortisationszeit dar. Hierbei wird die Investition auf die erzielte Einsparung – gegenüber dem Status quo – bezogen. Eine Amortisation kann auf Basis statischer oder dynamischer Betrachtung ausgewiesen werden.

Neben den klassischen Entscheidungsgrößen ist es sinnvoll, die Aufwände für die Verbesserung der Nachhaltigkeit auszuweisen. Der Bezug der Investition oder Mehrinvestition bzw. der Kosten oder Mehrkosten auf die erwartete Reduktion oder Erhöhung des Energie- und Primärenergiebedarfs sowie der CO_2-Emissionen ergibt eine quantifizierbare Indikation für die Nachhaltigkeit einer Entscheidung.

Zur Bewertung von Energiebereitstellungssystemen ist die Ermittlung der Energiegestehungskosten ein sinnvoller Ansatz.

2.2 Energiebedarfe und -bereitstellung

Die Struktur der Energiebedarfe sowie der -bereitstellung im Krankenhaus wird nachfolgend thematisiert. Eine klare Abgrenzung der Nachhaltigkeitsschwerpunkte ist zum Teil nicht möglich. Die Wirtschaftlichkeit stellt zwar ein zentrales Entscheidungskriterium dar, wird jedoch aufgrund der hohen Abhängigkeit von äußeren Faktoren nicht ausgewiesen. Eine Einzelfallprüfung im Kontext der eigenen Zielsetzung sowie der jeweils aktuellen gesellschaftlichen, politischen und wirtschaftlichen Entwicklungen wird empfohlen.

2.2.1 Strom

Suffizienz

Bei der Betrachtung der Suffizienz liegt der elektrische Energiebedarf aufgrund des hohen Anteils am Gesamtenergiebedarf besonders im Fokus. Es handelt sich in der Regel nicht um Nutzenergie, da der Strom von den Letztverbrauchern noch in andere Energieformen (Licht, Wärme, Bewegung ...) umgewandelt wird.

Zu den relevanteren Letztverbrauchern im Krankenhaus, deren bereitgestellte Nutzenergie im Normalfall nicht weiter differenziert betrachtet wird, zählen die IT, die Medizin-Technik, die Aufzugstechnik, die Küchentechnik, die Beleuchtung sowie vermehrt die Bereiche der Logistik und Elektromobilität. Eine Reduktion der Energiebedarfe durch eine Veränderung der Nutzerverhalten ist hier aufgrund rechtlicher Vorgaben oftmals schwierig.

Neben den elektrischen Letztverbrauchern stellen Kompressionskältemaschinen, Druckluftkompressoren, raumlufttechnische Anlagen und ggf. weitere elektrisch betriebene Anlagen zur Nutzenergiebereitstellung (z.B. Wärmepumpe, elektrische Dampfbereiter) relevante Energiesysteme dar, die Strom als Endenergie nutzen. Bei diesen Systemen kann nur eine indirekte Erhöhung der Suffizienz durch die Reduktion der bereitgestellten Nutzenergieform erfolgen.

Konsistenz

Bei der elektrischen Energie handelt es sich in der Regel um Endenergie, die sich durch einen Exergieanteil von 100% auszeichnet. Entsprechend ist eine direkte Steigerung der Konsistenz nicht möglich. Eine indirekte Erhöhung der Konsistenz ist jedoch analog zur Suffizienz durch die interne Weiterverwendung der bereitgestellten Nutzenergieformen möglich.

Effizienz

Der Transport von Energie ist stets mit Verlusten verbunden. Die Stromverteilung erfolgt im Krankenhaus klassischerweise über Niederspannung oder Mittelspannung. Im Vergleich zueinander zeichnet sich die Mittelspannungsversorgung über geringe elektrische Verluste aus, die jedoch im Kontext der erhöhten Raumbedarfe für dezentrale Umspannanlagen (Transformatoren) zu betrachten sind. Der Einsatz von Gleichstrom wird aufgrund der sich verändernden Abnehmer- und Bereitstellungsstruktur diskutiert. Eine Gleichstromversorgung kann zu einer weiteren Effizienzerhöhung führen, findet in der Praxis bisher jedoch keine Anwendung.

Für die Deckung des Endstrombedarfs erfolgt der Anschluss des Krankenhauses an das Netz der allgemeinen Versorgung. Im Notfall stellen Netzersatzaggregate die Stromversorgung einzelner Bereiche sicher. Der Fremdstrombezug kann durch Eigenerzeugungssysteme reduziert und im Kontext der Nachhaltigkeit effizienztechnisch verbessert werden. Photovoltaikanlagen auf Dächern, über Parkflächen oder als fassadenintegrierte Ausführung stellen etablierte Systeme zur regenerativen Eigenstromgewinnung dar. Die Eigenstrombereitstellung durch hocheffiziente Kraft-Wärme-Kopplung kann system- und netzdienlich erfolgen.

Der verbleibende Fremdstrombezug sollte aus Nachhaltigkeitsgesichtspunkten CO_2-kompensiert oder durch direkte Lieferverträge (Stichwort: Power Purchase Agreement) mit regenerativen Energieparks erfolgen.

2.2.3 Wärme

Suffizienz

Die üblichen Wärmeabnehmer im Krankenhaus sind die außentemperatur- und -feuchteabhängigen Heizwärmebedarfe für statische und dynamische Abnehmer. Eine Senkung des Bedarfs kann durch eine nutzungsbezogene Systemoptimierung erfolgen. Beispielsweise kann durch eine Nachtabsenkung der Raumlufttemperatur oder des Lüftungsvolumenstroms der Wärmebedarf reduziert werden. Im Allgemeinen kann durch eine Verbesserung der thermischen Gebäudehülle, die Erhöhung der Luftdichtigkeit sowie die Reduktion von Wärmebrücken der Bedarf gesenkt werden – wobei stets die bauphysikalischen Auswirkungen der Maßnahmen zu betrachten sind.

Neben den umgebungsabhängigen Bedarfen liegen im Krankenhaus auslastungsabhängige Wärmebedarfe, beispielsweise für die Trinkwarmwasserbereitung und Reinigung, vor.

Konsistenz

Die aktive Nutzung von internen Wärmequellen sowie möglicher Abwärmequellen kann zu einer Reduktion des aktiv bereitzustellenden Wärmebedarfs führen. Als relevante Abwärmequellen sind Kältemaschinen, medizinische Großgeräte sowie die Druckluftkompressoren zu nennen. Im Bereich von raumlufttechnischen Anlagen kann durch den Einsatz von Wärmegewinnungssystemen die erforderliche Heizarbeit für die Zuluft-Konditionierung im Frischluftbetrieb durch den Entzug der Wärme aus der Abluft signifikant reduziert werden. Durch die Nutzung solarer Wärmegewinne kann der aktiv bereitzustellende Wärmebedarf ebenfalls gemindert werden.

Effizienz

Beim Energietransport durch Fluide – die Erkenntnisse sind übertragbar auf Kälte, Luft, etc. – sind deutliche Effizienzsteigerungen möglich. Durch eine Auswertung der erforderlichen Temperaturniveaus der Abnehmer und deren gezielte Verschaltung können die mittlere Systemtemperatur gesenkt und somit Wärmeverluste reduziert werden. Eine Reduktion der Temperaturniveaus ist beispielsweise über die Vergrößerung der Fläche der Wärmeübertrager durch Flächenheizungen möglich. Die Wärmeverteilung ist hydraulisch abzugleichen, sodass Hilfsenergien für Pumpen und die Rücklauftemperaturen minimiert werden. Durch den Einsatz von Hocheffizienzpumpen kann die Systemeffizienz weiter gesteigert werden.

Für die Deckung des Wärmebedarfs steht eine hohe Anzahl von Technologien und Systemen zur Verfügung. Gaskessel sind marktetabliert und können in optimierten Bedingungen effizient arbeiten. Neben fossilem Heizöl und Erdgas stehen mit Biomasse und Biogas regenerative sowie mit Wasserstoff als möglichem Substitut für gasbetriebene Systeme auch nachhaltigere Energieträger zur Verfügung. Beim Einsatz von Fernwärme sind der versorgerspezifische Primärenergiefaktor sowie die CO_2-Belastung der Wärme für die Bewertung der Nachhaltigkeit von Relevanz. Der Einsatz von Wärmepumpen kann eine hocheffiziente Wärmebereitstellung darstellen, wobei stets der eingesetzte Energieträger im Kontext der Nachhaltigkeit zu bewerten ist. Die Effizienz der Wärmepumpe ist stark von der erforderlichen Vorlauftemperatur sowie der zur Verfügung gestellten Umweltwärmequelle abhängig. Die Nutzung von Abwärmequellen mit einem niedrigen Temperaturniveau (z.B. Abwasserwärmerückgewinnung) ist möglich. Beim Einsatz von Geothermie haben die Bodenverhältnisse einen erheblichen Einfluss auf das System. Eine Regeneration des Bodens ist über die erwartete Betriebszeit erforderlich. Durch die Nutzung der Wärmepumpe zum Heizen und Kühlen kann dies erreicht werden. Als Alternative zur Geothermie bietet der Einsatz von Eisspeichern bei großen Wärmepumpensystemen die Möglichkeit zur Bereitstellung einer saisonal stetigen Umweltwärmequelle (beim Heizen) bzw. Umweltwärmesenke (beim Kühlen).

Zur Unterstützung der vorgenannten Systeme ist die Integration von unterschiedlichen unterstützenden Systemen möglich. Durch den Einsatz von Solarkollektoren lässt sich ein Teil des Wärmebedarfs regenerativ bereitstellen. Weitverbreitet ist der Einsatz von elektrischen Eigenerzeugungsanlagen. Hocheffiziente Kraft-Wärme-Kopplungs-Anlagen können zur thermischen Grund- und Mittellastdeckung genutzt werden. Durch den Einsatz erneuerbarer Brennstoffe kann die Nachhaltigkeit des Systems weiter gesteigert werden. Der Einsatz von Brennstoffzellen ist noch nicht marktetabliert, stellt aber im Kontext des sich verschiebenden Verhältnisses von Wärme zu Strombedarf und der zum Teil deutlich höheren elektrischen Effizienzen eine Zukunftsperspektive dar. Ein Mehrwert der Brennstoffzelle kann im Hinblick auf Konsistenz die Nutzung der sauerstoffreduzierten Abluft zur Brandschutzprävention gesehen werden.

2.2.5 Dampf

Suffizienz

Bei der Dampfbereitstellung kann zwischen Heiz- bzw. Schwarz-, Rein- und Reinstdampf unterschieden werden. Regelmäßige Prozessabnehmer in Krankenhäusern sind die Aufbereitungseinheit für Medizinprodukte (AEMP) sowie die Küche und Wäscherei, sodass eine Steigerung der Suffizienz nur indirekt durch prozessuale oder betriebsorganisatorische Maßnahmen möglich ist.

Die Nutzung von Dampf erfolgt aufgrund der Anforderung der DIN 1946-4 „Raumlufttechnische Anlagen in Gebäuden und Räumen des Gesundheitswesens" auch bei der Befeuchtung in raumlufttechnischen Anlagen. Eine direkte Reduktion des Dampfbedarfs kann durch die Prüfung der versorgten Bereiche erfolgen. In der Praxis werden zum Teil Bereiche ohne normative Anforderung aus Komfortgründen oder aufgrund von historischen Entwicklungen befeuchtet.

Da der Krankenhausbetrieb von stetigen Veränderungen geprägt ist, sind Bedarfsreduktionen, zum Beispiel durch die Auslagerung der Sterilgutaufbereitung, oftmals vorzufinden. Dies stellt per se keine Verbesserung der Suffizienz dar, da der Bedarf nur ausgelagert wird. Dies sollte – neben der Bewertung der Auswirkungen auf die Betriebsweise der eigenen Dampfbereitstellung – bei der Entscheidungsfindung aus Nachhaltigkeitsgründen berücksichtigt werden.

Konsistenz

Eine Verbesserung der Konsistenz ist aufgrund der hohen Anforderungen an Temperaturen, Druck und Reinheit im Regelfall nicht möglich.

Effizienz

Die Dampfversorgung ist aufwändig und durch vergleichsweise hohe Verluste geprägt. In Bestandsobjekten ist die Dampfverteilung und -bereitstellung aufgrund von Veränderungen im Betrieb oftmals überdimensioniert, was zu einer Verschlechterung der Systemeffizienz führt. Die Prüfung der Betriebsweise sowie der Abnahmestruktur und die Ableitung von Anpassungen ist im Bestand sinnvoll.

Die Bereitstellung von Dampf erfolgt im Bestand oftmals über zentrale Strukturen. Hierbei kann die Effizienz durch eine Erhöhung der Wärmerückgewinnung aus den Rauchgasen erfolgen. Dies erfolgt durch den Einsatz von Economizern zur Vorwärmung des Speisewassers sowie von Wärmeübertragern zur Vorwärmung der zuzuführenden Verbrennungsluft.

Des Weiteren stellt die dezentrale Bereitstellung auch im Bestand eine Möglichkeit dar, das Dampfsystem auf veränderten Abnahmestrukturen anzupassen.

2.2.7 Druckluft

Suffizienz

Der Einsatz von aufbereiteter Druckluft erfolgt im Krankenhaus für den medizinischen oder prozessbezogenen Einsatz. Eine Reduktion des Bedarfs durch eine Veränderung des Nutzerverhaltens ist entsprechend nicht direkt möglich. Der Anteil des Druckluftbedarfs ist im Vergleich zu den anderen Energieformen als gering anzusehen.

Konsistenz

Bei Druckluft handelt es sich um eine Energieform, deren Exergie vollständig beim Letztverbraucher verwendet wird, sodass eine systemische Rückführung oder Weiternutzung nicht realisiert werden kann.

Effizienz

Bei Druckluft wird die Effizienz stark von der Verteilung, dem Druckniveau sowie der Qualität beeinflusst. In der Praxis zeigen sich häufig erhöhte Vordrücke, die zu einer direkten Senkung der Effizienz führen. Eine Anpassung des Vordrucks ist stets vor dem Hintergrund der Versorgungssicherheit zu bewerten. Die gesamte Energieverteilung zeichnet sich durch das Vorhandensein von systembedingten Leckagen aus. Hier sind in der Praxis häufig deutliche Reduktionen möglich, welche zu einer Steigerung der Gesamtsystemeffizienz führen. Die DIN EN ISO 11011 „Druckluft – Energieeffizienz – Bewertung" liefert für den Bereich der Druckluft einen prozessorientierten Handlungsweg.

Die Bereitstellung erfolgt durch redundante Kompressoren. Eine Integration der Abwärme in das Wärmenetz oder der Einsatz von Druckluft-Wärme-Kopplung stellt mögliche Effizienzverbesserungsmaßnahmen dar, die im Krankenhaus aufgrund der geringen Leistungen und geringen, redundanzbedingten Betriebszeiten oftmals nicht realisiert werden.

2.2.9 Licht

Suffizienz
Der Lichtbedarf resultiert im Idealfall aus den normativen Anforderungen an die Ausleuchtung der versorgten Bereiche. Durch den Einsatz von Bewegungsmeldern oder einer Helligkeitsteuerung kann der Bedarf direkt reduziert werden. Ferner wird Licht als gestalterisches Element eingesetzt, was vor dem Hintergrund der Nachhaltigkeit stets zu reflektieren ist.

Konsistenz
Bei Licht handelt es sich um eine Energieform, deren Exergie vollständig beim Letztverbraucher verwendet wird, sodass eine systemische Rückführung oder Weiternutzung nicht realisiert werden kann.

Effizienz
Die Steigerung der Effizienz bei Lichtenergie ist in der Praxis bereits etabliert. Durch den Einsatz von LED können die Endenergiebedarfe gegenüber anderen Beleuchtungstypen erheblich reduziert werden.

2.2.11 Kälte

Suffizienz
Die Kältebedarfe im Krankenhaus können in zwei Bereiche untergliedert werden. Der prozessbedingte Bereich dient der Kühlung von beispielsweise medizintechnischen Geräten oder der IT-Infrastruktur. In der Praxis kann der Bedarf über die Ausnutzung der zulässigen thermischen Betriebsbedingungen reduziert werden, indem die Kühltemperaturen erhöht werden.

Neben den Prozessbedarfen erfolgt ein stetig steigender Einsatz von Kälte als Endenergie in raumlufttechnischen Anlagen. Dieser Bedarf ist stark von der Außentemperatur und -feuchte abhängig. Neben Bereichen mit erforderlichen Anforderungen an die Kühlung, geht die Entwicklung in die weitere Erschließung von Bereichen mit Kälte aus Komfortgründen. Dies ist hinsichtlich der Nachhaltigkeit kontraproduktiv und somit zu hinterfragen. Eine Reduktion des Kältebedarfs kann durch den Einsatz eines sommerlichen Wärmeschutzes erreicht werden.

Mit der F-Gas-Verordnung (EU Nr. 517/2014) hat die Europäische Union Vorgaben zur stetigen Reduktion der Treibhausgasäquivalente von Kältemitteln gesetzt. Eine Übererfüllung der Mindestanforderungen ist aus Gesichtspunkten der Nachhaltigkeit sinnvoll und zukunftsorientiert.

Konsistenz
Technisch gesehen beschreibt Kälte den Entzug von Wärme aus einem System. Aufbauend hierauf können Kältebedarfe insofern reduziert werden, dass der Entzug der Wärme nicht durch eigene Systeme erfolgt, sondern durch eine aktive Abführung der Wärme in ein Wärmenetz. Dies ist nur bei hohen zulässigen Kühltemperaturen wie z.B. bei Motorkühlkreisläufen möglich, da andernfalls das Temperaturniveau der Wärme nicht nutzbar ist.

Effizienz

Da Kältebedarfe im Krankenhaus auf unterschiedlichen Temperaturniveaus vorhanden sein können, ist eine Verknüpfung von Systemen prinzipiell möglich. Hierdurch und durch eine generelle Erhöhung des Temperaturniveaus des Kälteverteilsystems können Verluste reduziert und die Systemeffizienz gesteigert werden. Beispielsweise ist es nicht nachhaltig, die Gesamtsystemtemperatur sehr gering einzustellen, wenn nur ein Kleinstabnehmer dieses Temperaturniveau benötigt. Hier kann eine gezielte Nachkühlung der sinnvollere Versorgungsansatz sein. Die aufgezeigten Möglichkeiten der Optimierung der Wärmeverteilung sind auf das Kältenetz übertragbar.

Die Energiebereitstellung bietet zahlreiche Optimierungsmöglichkeiten. Die Versorgung erfolgt typischerweise durch Kompressionskältemaschinen. Für prozessbezogene Kälte ist der Einsatz von freier Kühlung (Rückkühlung mit Außenluft) möglich. Durch eine adiabate Kühlung kann der Nutzungszeitraum verlängert werden. Hierbei wird die Lufttemperatur durch deren Befeuchtung reduziert (Stichwort: Verdunstungskühlung). Als Ergänzung können Absorptionskältemaschinen Abwärme oder hocheffizient bereitgestellte Wärme in Kälte umwandeln. Der Einsatz von Wärmepumpen zum Heizen und Kühlen stellt eine weitere Möglichkeit der Kältebereitstellung dar, die vor allem in einer sinnvollen systemischen Verschaltung mit saisonalen Speichern zu erhöhten Effizienzen führt.

2.2.13 Konditionierte Luft

Suffizienz

Ein relevanter Anteil des Energiebedarfs in Krankenhäusern geht auf die Konditionierung von Luft zurück. In raumlufttechnischen Anlagen werden unterschiedliche Energieformen wie Wärme, Kälte, Dampf und Strom benötigt. Je nach Versorgungsbereich ist die Einhaltung von unterschiedlichen Grenzwerten in Bezug auf Temperatur, Feuchte und Reinheit erforderlich. Durch eine optimiert gesteuerte Anlage können Übererfüllungen vermieden und Bedarfe reduziert werden.

Die Integration von Heizwärme erfolgt im Regelfall über statische Heizungen, da andernfalls die Lüftungsanlagen deutlich überdimensioniert und betriebstechnisch suboptimal betrieben werden. Da somit die Raumzieltemperatur von zwei unterschiedlichen Systemen beeinflusst wird, ist regelungstechnisch sicherzustellen, dass die Wärme- und Kältebereitstellung nicht gegeneinander arbeiten.

Konsistenz

Bei der Konditionierung von Luft ist der Schwerpunkt der Konsistenz von hoher Relevanz. Durch eine effektive Wärme- und Kälterückgewinnung kann der Abluft Energie entzogen und der Zuluft erneut zugeführt werden. Analog zur zentralen Kältebereitstellung kann der Nutzungsgrad der Kälterückgewinnung durch die Integration einer indirekten, adiabaten Kühlung deutlich gesteigert werden.

Effizienz

Die Verteilung der konditionierten Luft erfolgt über Luftkanäle. Je geringer der Druckverlust des Systems, desto geringer ist Energieeinsatz für den Lufttransport. Dabei steigt der Druckverlust mit dem Quadrat der Luftgeschwindigkeit und die Motorleistung mit dem dritten Exponenten der Luftgeschwindigkeit. Folglich sind wesentliche Stellgrößen für Effizienz der Druckverlust und die transportiere Luftmenge. Der Druckverlust wird z.B. durch die verbauten Filter deutlich beeinflusst. Eine Übererfüllung der normativen Anforderungen führt hier zu direkten Mehrenergiebedarfen. Ferner führt ein frühzeitiger Wechsel von Filtern zu reduzierten Druckverlusten über die Betriebszeit.

Der Weg zu einer bedarfsgerechten, im Idealfall raumbezogenen Bereitstellung stellt im Bestand ein großes Potenzial dar. Dies kann durch eine aktive und optimierte Regelung der Motoren über Frequenzumrichter oder über hocheffiziente EC-Motoren erfolgen.

Aufgrund der hohen energietechnischen Relevanz ist die wiederkehrende energetische Inspektion von Klimaanlagen gemäß §§ 74–78 GEG rechtlich vorgeschrieben. Die Grundlage für die Systembewertung liefert die DIN SPEC 15240 „Energetische Inspektion von Klimaanlagen". Durch die strukturierte Überprüfung des Systems können Optimierungen identifiziert und Maßnahmen initiiert werden.

2.2.15 Energiespeicher

Im Gegensatz zu den vorgenannten Systemen handelt es sich bei Energiespeichern um ein Hilfsmittel zur Optimierung von Energiesystemen. Energiespeicher werden genutzt, um die volatile Bedarfsseite von der Bereitstellung zeitlich zu entkoppeln. In der Praxis werden in Wärme-, Kälte und Drucklufsystemen üblicherweise kurzzeitige Speicher vorgesehen, um die Anforderung an die Bereitstellungssysteme zu glätten. Eine Speicherung von thermischer Energie ist auch über längere Zeiträume (z.B. saisonaler Eisspeicher in Kombination mit Wärmepumpen) über unterschiedliche Speichermaterialen entweder sensibel, latent oder chemisch möglich.

Der Einsatz von Stromspeichern ist noch nicht verbreitet und zielt im Wesentlichen auf eine wirtschaftliche Systemoptimierung ab. Die Reduktion der Einspeisung von selbsterzeugter elektrischer Energie oder die Reduktion von Lastspitzen führt zu keiner Verbesserung der Nachhaltigkeit des Krankenhauses. Die Stromspeicherung kann über verschiedenste Batteriearten erfolgen. Eine chemische Umwandlung von Strom z.B. in Wasserstoff zur späteren Rückverstromung stellt derzeit nur einen theoretischen Ansatz dar, da die Leistungen im Krankenhaus im Vergleich zu den individuellen Entwicklungskosten zu gering sind.

Unabhängig von der Art des Energiespeichers sind diese Systeme stets unter Berücksichtigung der hieraus resultierenden Effekte auf die sich gegenseitig beeinflussenden Energiesysteme in einem ganzheitlichen Ansatz zu dimensionieren und in der Maßnahmenbilanzierung zu bewerten.

2.3 Intelligentes Energiemanagement

Ein intelligentes Energiemanagement stellt eine Verknüpfung von Informationen, Erkenntnissen und Erwartungen dar und führt durch eine Verstetigung zu einer gesicherten Zielerreichung. Die Nutzung einer Vielzahl von Daten und Informationen durch intelligente Systeme kann die systemnutzenden Personen unterstützen. Das Ziel liegt in der Steigerung der Geschwindigkeit und der Erfolgsquote bei der Entwicklung und Umsetzung von Maßnahmen.

2.3.1 Nutzwertanalyse

Zur Etablierung eines Energiemanagements ist die Fixierung einer Zielsetzung im Rahmen einer Energiepolitik oder auch in Form einer Nachhaltigkeitsstrategie erforderlich. Aufgrund der unterschiedlichen Schwerpunkte sowie Bewertungs- und Entscheidungsgrößen ist es sinnvoll, die einzelnen Unterziele zueinander zu gewichten. Beispielsweise kann durch eine Verschiebung der Nachhaltigkeitsstrategie in Richtung einer Erhöhung erneuerbarer Energien der Stellenwert der Wirtschaftlichkeit gegenüber dem Stellenwert der direkten CO_2-Emissionen am Standort reduziert werden. Die Zielsetzung ist individuell für jedes Krankenhaus und ist stark vom Management abhängig. Auf Basis der Vorgaben zur Nutzwertanalyse können Maßnahmen objektiv in Bezug auf die Erreichung der Nachhaltigkeitsziele bewertet werden. Hierzu wird die Zielerreichung der im Idealfall quantifizierten Einzelziele in Abhängigkeit von der vorgegebenen Gewichtung ausgewertet. Hierdurch können Entscheidungen für sehr nachhaltige Maßnahmen im Idealfall beschleunigt werden.

2.3.2 Kontinuierlicher Verbesserungsprozess

Zur Etablierung einer Nachhaltigkeitsstrategie können unterschiedliche Normen zur Orientierung herangezogen werden. Die rechtliche Vorgabe aus dem EDL-G sieht für Krankenhäuser im Regelfall die Durchführung eines Energieaudits gemäß DIN 16247-1 „Energieaudits – Allgemeine Anforderungen" in einem Zyklus von vier Jahren vor. Um identifizierte Maßnahmen konsequent in der Umsetzung zu begleiten, ist die Verstetigung der Auditierungen sinnvoll. Mit der Normenreihe der DIN EN ISO 50001 „Energiemanagementsysteme" steht ein strukturgebender Werkzeugkasten zur Etablierung von Managementstrukturen zur Verfügung, welcher sich optimal in bestehende Qualitätsmanagementsysteme implementieren lässt.

Im Gegensatz zur Industrie lassen sich im Krankenhaus durch die Einführung eines Energiemanagementsystems keine direkten wirtschaftlichen Vorteile durch Umlagen- oder Steuerentlastungen auf die Endenergie erzielen. Im Kontext der Nachhaltigkeit ist die Anwendung der strukturgebenden Elemente – unabhängig von einer formalen Zertifizierung – jedoch zielführend.

Die zentralen Inhalte beim Weg zu einem intelligenten Energiesystem liegen in der Kombination aus den korrekten Bilanzierungen sowie der Verstetigung der Optimierungs- und Prüfungsprozesse. Das PDCA-Verfahren (Plan-Do-Check-Act) unterstützt das Energieteam bei der Entwicklung und Nachhaltung von Maßnahmen. Hierbei sind Maßnahmen im ersten Schritt so zu entwickeln, dass die erwarteten Mehrwerte durch die Realisierung im zweiten Schritt messtechnisch nachgehalten werden können. Im dritten Schritt erfolgt die Prüfung der Zielerreichung und die erneute Anpassung des Systems durch die Erstellung einer neuen Maßnahme im vierten Schritt, bevor der Prozess von vorn startet. Bei einem zertifizierten Energiemanagementsystem ist neben einer externen Zertifizierung ein tatsächlicher, fortlaufender Nachweis der Verbesserung der energiebezogenen Leistung (s. Entscheidungsgrößen und -kennzahlen) erforderlich. Die Ergebnisse des Managementsystems werden in regelmäßigen Managementbewertungen (Management Reviews) den entscheidenden Personen vorgestellt, um die Kontinuität des Systems sowie der Maßnahmenrealisierung zu wahren.

Eine Erweiterung des Gesamtsystems auf ein Umweltmanagementsystem ist auf Basis der Reihe der ISO 14001 „Umweltmanagementsysteme" möglich. Durch die analoge Managementstruktur wird eine Erweiterung der Bilanzgrenze im Kontext weiterer Nachhaltigkeitsaspekte ermöglicht.

2.3.3 Messdatenerfassung und -nachhaltung

In der Praxis zeigt sich, dass viele Krankenhäuser im Vergleich zur deutlich energieintensiveren Industrie wenig Messtechnik nutzen, um zielgerichtete KPI und EnPI zu erheben. Je mehr Informationen erhoben werden, desto höher wird die Vergleichbarkeit und damit Nutzbarkeit der Ergebnisse. Bei der Realisierung von Maßnahmen sollte stets Messtechnik zur Erfolgskontrolle vorgesehen werden. Die reine Erfassung von Daten bietet jedoch noch kein Verbesserungspotenzial. Erst die Auswertung von Daten kann Mehrwerte generieren. Durch die Integration von relevanten Bewertungs- und Entscheidungsgrößen in Energiemanagement- oder Business-Intelligence-Systeme kann der manuelle Aufwand der Auswertung reduziert und somit der betriebliche Nutzungsgrad des Energiemanagementsystems deutlich erhöht werden.

Durch die Fortschreitung der Digitalisierung in Krankenhäusern können zahlreiche Auswertungen, die sonst oftmals auf den energiebezogenen Datenbestand limitiert sind, gefahren werden. Durch statistische Verfahren wie Regressionsanalysen, daraus abgeleiteten Prognosen oder auch selbstlernenden Regelungen können Energiesysteme, beispielsweise durch Frühwarnsysteme oder bedarfsabhängige Instandhaltungsempfehlungen, weiter optimiert werden. Auch durch eine vereinfachte Neubewertung von Maßnahmen bei veränderten Randbedingungen generiert die Verstetigung eines intelligenten Energiemanagements Mehrwerte für das Krankenhaus.

Die reine Erfassung von Daten bietet noch kein Verbesserungspotenzial.

Im Bestand stellt die Realisierung von Maßnahmen die Beteiligten vor eine deutlich größere Herausforderung, denn ein Umbau von Energiebereitstellungssystemen ist im Bestand im Regelfall bei Aufrechterhaltung des Normalbetriebs des Krankenhauses durchzuführen. Bei der Sanierung von Bereichen oder Stationen lassen sich Teilmaßnahmen sinnvoll integrieren. Durch eine stetige Erhöhung der Energietransparenz sowie die Verstetigung auf Managementebene mit klarer Ausrichtung und Zielsetzung ist auch im Bestand eine langfristige Erhöhung der Nachhaltigkeit möglich.

2.3.4 Anwendungsfelder in der Praxis

Die Entscheidungsfindung für ein zukunftsfähiges Energiekonzept sollte bei Neubauten bereits frühzeitig im Planungsprozess vorgesehen werden. Durch eine sinnvolle und aufeinander abgestimmte Kombination unterschiedlichster Gewerke und Fachdisziplinen können Einsparungen im späteren Betrieb erreicht werden, die zu einem nachhaltigen und wirtschaftlichen Krankenhausbetrieb führen. Durch Gebäude- und Systemsimulationen wird eine optimale Dimensionierung von Energiesystemen, unter Berücksichtigung der Beeinflussung der Systeme untereinander, ermöglicht.

Literatur

Behrendt S, Göll E, Korte F (2018) Effizienz, Konsistenz, Suffizienz – Strategieanalytische Betrachtung für eine Green Economy. IZT – Institut für Zukunftsstudien und Technologiebewertung gemeinnützige GmbH Berlin

Gesetz zur Einsparung von Energie und zur Nutzung erneuerbarer Energien zur Wärme- und Kälteerzeugung in Gebäuden (Gebäudeenergiegesetz – GEG) (2020). URL: https://www.gesetze-im-internet.de/geg/GEG.pdf (abgerufen am 04.04.2022)

Matthey A, Bünger B (2020) Methodenkonvention 3.1 zur Ermittlung von Umweltkosten – Kostensätze – Stand 12/2020. Umweltbundesamt Dessau-Roßlau. URL: https://www.umweltbundesamt.de/sites/default/files/medien/1410/publikationen/2020-12-21_methodenkonvention_3_1_kostensaetze.pdf (abgerufen am 20.01.2022)

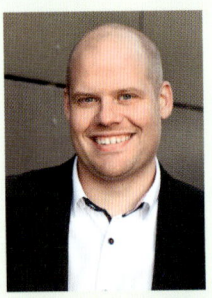

Dr.-Ing. Michael Schmidt

Michael Schmidt ist seit 2020 Geschäftsführer der encadi GmbH. Vor seiner Tätigkeit als Geschäftsführer war er im Unternehmen bereits als Prokurist und Leiter Technik tätig. Vor dem Eintritt bei der encadi GmbH arbeitete er in Unternehmen mit Schwerpunkten im Bereich der energiesystembezogenen Forschung und Entwicklung. Nach seinem Studium der Energietechnik und des technischen Managements erfolgte die nebenberufliche Promotion an der Universität Duisburg-Essen im Bereich Maschinenbau und Verfahrenstechnik.

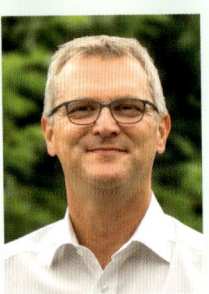

Dr.-Ing. Jochen Dahm

Jochen Dahm, Geschäftsführer und Gesellschafter der eptima GmbH, ist durch die jahrelange Praxis als Projektleiter im Energiemanagement ausgewiesener Energieexperte. Nach dem Studium des Maschinenbaus in Hannover und Promotion an der Chalmers Technischen Universität in Göteborg, Schweden, spezialisierte sich Dahm auf die Optimierung der Energieversorgung von Liegenschaften als Projektleiter in der Energiewirtschaft. Im Jahr 2007 legte Dahm den Grundstein der eptima GmbH.

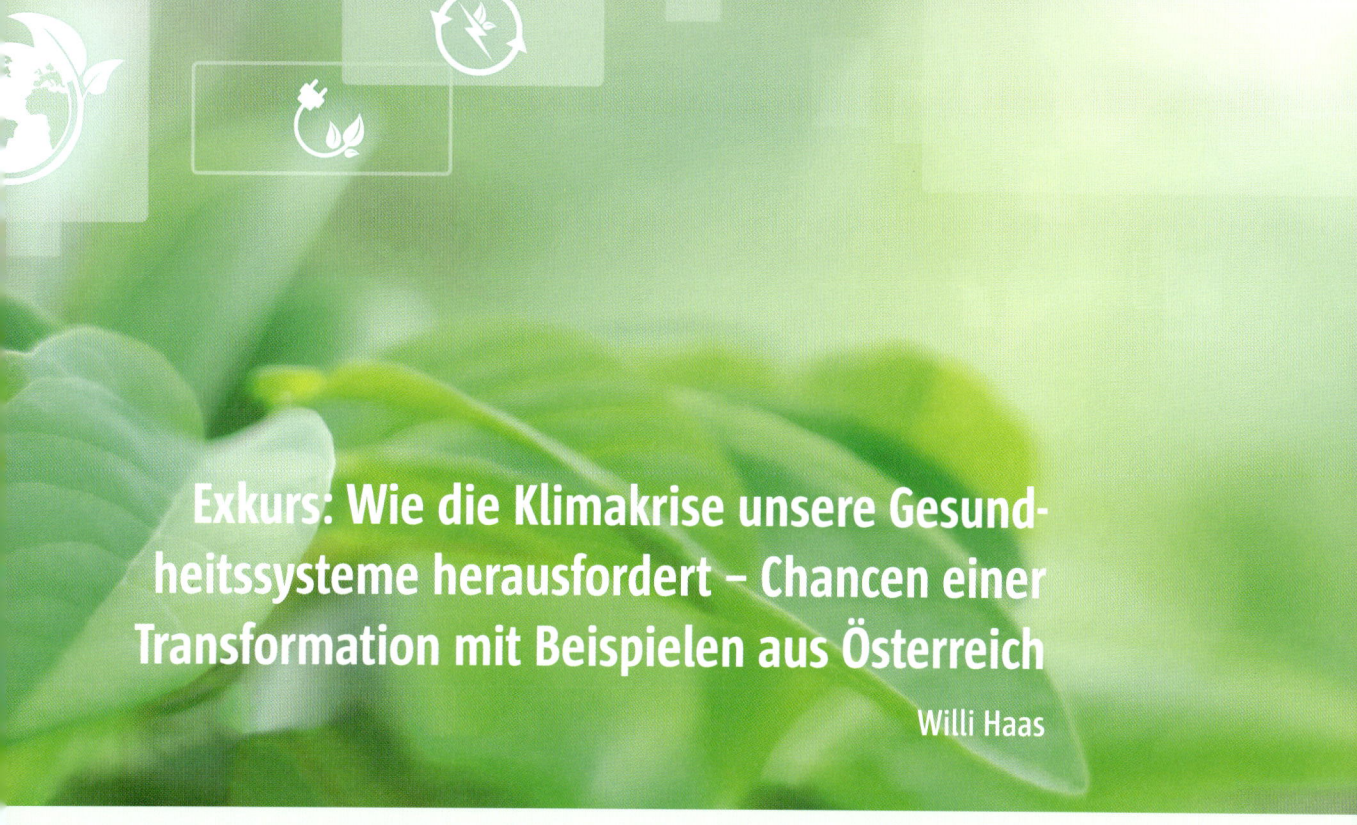

Exkurs: Wie die Klimakrise unsere Gesundheitssysteme herausfordert – Chancen einer Transformation mit Beispielen aus Österreich

Willi Haas

Es ist ein zunehmendes Paradox moderner industrialisierter Gesellschaften, dass die Reproduktion von Gesundheit ihrer Bevölkerungen die Gesundheit der Weltbevölkerung gefährdet. In den Industriegesellschaften werden ungesunde Lebensstile stark begünstigt. Dies geschieht durch Infrastrukturen sowie ökonomische und rechtliche Rahmenbedingungen und drückt sich vor allem im Bewegungsmangel, der ungesunden Ernährung und der schlechten Luftqualität in Ballungsräumen aus. Trotz der großen Bedeutung ungesunder Lebensbedingungen sind dies nur marginale Themen der Gesundheitssysteme. Diese haben sich auf die aufwändige Behandlung von Krankheiten spezialisiert, also auf die Reparatur von Gesundheit. Dabei belasten Gesundheitssysteme die Gesundheit ihrer Mitarbeitenden und durch den großen CO_2-Fußabdruck tragen sie signifikant zur Klimakrise bei, die mehr und mehr die Gesundheit der Weltbevölkerung gefährdet.

Zwei Drittel des globalen CO_2-Fußabdrucks sind dem Haushaltskonsum zuzurechnen. Eine gesunde Ernährung sowie aktivere Mobilität und ein klimafreundlicher Gesundheitssektor könnten etwa 50% des CO_2-Fußabdrucks der Haushalte einsparen und gleichzeitig die Gesundheit verbessern (Ivanova et al. 2020; Weisz et al. 2020).

Daher ist es lohnend, die Rolle von *Green Hospitals* nicht losgelöst von einem nachhaltigen und klimafreundlichen Gesundheitssystem bzw. einer nachhaltigen Gesellschaft zu reflektieren. Solche Überlegungen zu einer Zielvorstellung speziell im Kontrast zur momentanen Verfasstheit des Gesundheitssystems und der Krankenhäuser können sodann deutlicher machen, vor welcher Transformationsherausforderung wir stehen. Angesichts der drastischen vom Menschen angestoßenen globalen Nachhaltigkeits- und Klimakrisen, die höchst gesundheitsrelevant sind, eröffnet eine gezielte und gestalterische Herangehensweise schlichtweg mehr Handlungsspielraum, als das bloße und nachhinkende Reagieren auf die zunehmend auftretenden Gesundheitsrisiken. Auch wenn die Ausführungen immer wieder auf die österreichische Situation Bezug nehmen, kann davon ausgegangen werden, dass die Herausforderungen in den deutschsprachigen Ländern aber auch in der restlichen industrialisierten Welt ganz ähnlich gelagert sind.

Nachhaltigkeit erfordert ein positives Konzept von Gesundheit

Betrachten wir *Green Hospitals* im Kontext nachhaltiger Entwicklung, stellt sich schnell die viel grundsätzlichere Frage, wie Gesellschaften die Gesundheit ihrer Mitglieder nachhaltig reproduzieren; also wie die Gesundheit von Menschen auf hohem Niveau aufrechterhalten, vergrößert und wiederhergestellt werden kann. Nachhaltig ist so eine Reproduktion von Gesundheit nur, wenn ihre ökologischen, sozialen und ökonomischen Folgen vertretbar sind. Aktuell bedeutet dies, dass die ökologischen Folgen deutlich verringert werden müssen, um wieder in einen sicheren Handlungsspielraum innerhalb unserer plantaren Grenzen zurückzukehren und dass sowohl die Belastungen für das Gesundheitspersonal deutlich reduziert als auch gesundheitliche Ungleichheit national wie international abgebaut werden müssen. Während die ökologischen Grenzen eher wissenschaftlich interpretierbar als verhandelbar sind, ist die soziale Verträglichkeit eine, die der fairen Aushandlung bedarf. Schließlich müssen diese ökologisch und sozial motivierten Umorientierungen ökonomisch machbar sein, wobei allerdings festzuhalten ist, dass ein ökologisches und soziales Weiter-wie-bisher unter demokratischen Bedingungen und einem Gesundheit-für-alle-Ansatz ökonomisch nicht machbar ist.

Unter **Green Hospitals** sind hier nachhaltige Krankenhäuser zu verstehen, also nicht nur umweltfreundliche, sondern solche, die in allen drei Nachhaltigkeitsdimensionen die erforderlichen Ziele anstreben und in angemessener Zeit erreichen können.

Ein bloßer Fokus auf die Behandlung von Krankheit greift zu kurz, weil dies zwar Gesundheit wiederherstellt, aber die tieferliegenden Ursachen von Krankheit bzw. die Aufrechterhaltung von Gesundheit oder die Vergrößerung von Gesundheit ausblendet. Dies beginnt bereits mit dem für die Aufgabe der Krankenbehandlung spezialisierten Gesundheitsbegriff, der im Wesentlichen ein dichotomer biomedizinischer ist und auf den Unterschied ausgerichtet ist, ob eine Diagnose anhand von klaren biomedizinischen Kennwerten entweder einen Befund (von Krankheit) ergibt, oder Patient:innen ohne Befund sind, sprich die Abwesenheit von Krankheit diagnostiziert wird. So eine Unterscheidung markiert primär den Raum für Krankheit (Bauer et al. 2019; Pelikan u. Halbmayer 1999). Gesundheit wird definitorisch zur Restgröße und Gesundheitsvorsorge sowie Prävention bzw. gesunde Lebensstile und Verhältnisse sind weitgehend ausgeblendet. Ein Gesundheitsbegriff, der eine umfassendere Vorstellung von Gesundheit ganz im Sinne nachhaltiger Entwicklung beschreibt, kann sich hier auf die Ottawa-Charta von 1986 beziehen, bei dem der Krankheit auch die Gesundheit gegenübergestellt wird.

> *„Gesundheit steht für ein positives Konzept, das die Bedeutung sozialer und individueller Ressourcen für die Gesundheit ebenso betont wie die körperlichen Fähigkeiten"* (Nutbeam u. Kickbusch 1998, S. 351).

Um die Wichtigkeit dieser Unterscheidung zu illustrieren, hier ein Beispiel. Entlang des Gürtels, einer Hauptverkehrsader in Wien, werden viele Menschen einer hohen Menge an Luftschadstoffen wie Feinstaub und Stickoxyden bei gleichzeitig schlechtem Grünzugang ausgesetzt (Haas 2021). Reduziert sich das Gesundheitssystem auf den biomedizinischen Gesundheitsbegriff, werden diese Personen erst im Krankheitsfall bzw. bei einer Diagnose für das Gesundheitssystem sichtbar. Mit einem erweiterten Gesundheitsbegriff hingegen gilt es hier vorbeugende Maßnahmen zu treffen, um die Luftqualität durch Emissionsminderungen im Verkehr zu verbessern bzw. im besten Fall auch ein Umfeld zu schaffen, das mehr Bewegung im Alltag, sprich aktive Mobilität, massiv fördert. Mit diesem erweiterten Gesundheitsbegriff, der nicht auf den Krankheitsfall wartet, wird erst der WHO-Grundsatz *Health in all policies* mit Leben erfüllt. In einer Studie zu einer gesundheitsorientierten Verkehrspolitik in österreichischen Städten hat sich gezeigt, dass dies 59 frühzeitige Sterbefälle pro 100.000 Einwohner:innen und Jahr reduziert; so eine Ausrichtung bedeutet auch eine 50%ige Reduktion von Treibhausgasen (Wolkinger et al. 2018). Dies zeigt, dass eine Nachhaltigkeitsorientierung einen erweiterten Gesundheitsbegriff erfordert.

Für Krankenhäuser bzw. solche, die sich einer nachhaltigen Orientierung verpflichtet fühlen, bedeutet diese Erweiterung eine veränderte Rolle. Eine entsprechende Aufgabe ist es dann, gesundheitsgefährdende Entwicklungen, wie sie aufgrund sich ändernder Krankheitsmuster erkennbar werden, gegenüber der Gesundheitspolitik frühzeitig aufzuzeigen. Gegenüber Patient:innen fällt ihnen die wichtige Aufgabe zu, Zusammenhänge zwischen ihren Lebensstilen und den Auswirkungen für ihre Gesundheit und auch das Klima deutlich zu machen. Patient:innen sind speziell in einer Gesundheitskrise eher geneigt, Alltagspraktiken zu überdenken. Daher ist der professionelle Hinweis auf alltagstaugliche Unterstützungsangebote, sowie bei Änderungswunsch die Vereinbarung erster konkreter Umsetzungsschritte, wesentlich für ein positives Konzept von Gesundheit.

Eckpunkte des österreichischen Gesundheitssystems

Gesundheitsziele als Hebel für Nachhaltigkeit im Gesundheitssystem

Vor diesem Hintergrund der nachhaltigen Reproduktion von Gesundheit fällt ein Befund zum österreichischen Gesundheitssystem durchmischt aus. Positiv fällt auf, dass österreichische Krankenhäuser sich sehr früh für Detailanliegen des Umweltschutzes engagiert haben. So fand die erste europäische Clean-Med-Konferenz 2003 in Wien statt (Moshammer 2004). Ein anderer Meilenstein ist, dass in Österreich im Jahr 2012 die Gesundheitsziele etabliert und beschlossen wurden. Rund 40 Institutionen aus Politik und Gesellschaft entwickelten diese und politikfeldübergreifende Arbeitsgruppen arbeiten seither an konkreten Strategie- und Maßnahmenkonzepten. Diese zehn Ziele reichen von „gesundheitsförderliche Lebens- und Arbeitsbedingungen schaffen" über Gesundheitskompetenz stärken, „Luft, Wasser, Boden und alle Lebensräume für künftige Generationen sichern" bis hin zur gesunden Ernährung und Bewegung. Diese können ganz im Zeichen einer nachhaltigen Entwicklung gesehen werden und geben einen nachhaltigen Rahmen für die Entwicklung von *Green Hospitals* vor. Diese spielten über viele Jahre eine untergeordnete Rolle und erfahren derzeit eine Aufwertung in einer programmatischen Diskussion. Abzuwarten bleibt, ob diese randständig bleiben oder in konkreten Planungsinstrumenten und Budgetzuteilungen wirksam werden. Eine vollkommen untergeordnete Rolle spielt derzeit noch der WHO Grundsatz *Health in all policies*. Dieser wird zwar propagiert, wurde auch in der COVID-19-Pandemie immer wieder befolgt, hat allerdings in Nachhaltigkeits- und Klimabelangen noch keine signifikante Wirkung entfalten können.

Auf großem Fuß: der CO$_2$-Fußabdruck des österreichischen Gesundheitssystems

Das österreichische Gesundheitssystem hat einen CO$_2$-Fußabdruck von 6,8 Megatonnen (2014), das entspricht in etwa 7 % des CO$_2$-Fußabdrucks Österreichs. In Deutschland sind dies ebenso 7 % und in der Schweiz 6 % des jeweiligen nationalen CO$_2$-Fußabdrucks (Pichler et al. 2019). Im Unterschied zu CO$_2$-Emissionen am Ort der Verwendung, wie bei der Verfeuerung von Öl zu Heizzwecken, summiert der CO$_2$-Fußabdruck auch anteilig alle CO$_2$-Emissionen, die bei den Vorleistungen von Gütern und Dienstleistungen verursacht wurden und zurechenbar sind. Vorleistungen sind die Ernte oder der Abbau von Rohstoffen, die Herstellung von Produkten sowie der Transport und andere Dienstleistungen.

Bezogen auf den CO$_2$-Fußabdruck des österreichischen Gesundheitssystems sind Medikamente und andere medizinische Güter die Konsumkategorie mit dem größten Anteil, nämlich von 38 %. Nach Gesundheitsdienstleistern sind die Krankenhäuser mit 32 % die größte Gruppe. Das entspricht einem Fußabdruck von 48 t CO$_2$ pro Krankenhausbett. Dabei entfallen in Krankenhäusern 19 % auf Medikamente, 36 % auf andere medizinische Produkte und Dienstleistungen und 31 % auf den Energieverbrauch (Weisz et al. 2020). Die sogenannte Hotelfunktion von Krankenhäusern schlägt mit etwas mehr als einem Viertel des CO$_2$-Fußabdrucks der Krankenhäuser zu Buche, davon entfallen grob 65 % auf Heizung, 20 % auf Wäsche, 15 % auf Ernährung und 5 % auf Beleuchtung. Dies ist ein klarer Hinweis dafür, dass sich *Green Hospitals* neben der Verbesserung der Beheizung vor allem auf eine klimafreundliche Erbringung von Kernleistungen konzentrieren müssen, da von diesen ca. drei Viertel des Fußabdrucks verursacht werden.

Gesundheitliche Ungleichheit

Gesundheitliche Chancen und Risiken sind in Österreich ungleich verteilt (Griebler et al. 2017, Statistik Austria 2020). Frauen und Männern mit der höchsten Bildungsstufe haben zum Beispiel im Schnitt um 13 bzw. 16 mehr Lebensjahre in Gesundheit als Personen mit Pflichtschulabschluss. Ungleich ist die Situation auch bei Kindern und Jugendlichen. Kommen diese aus einkommensschwachen Haushalten mit geringer Bildung, sind diese im Erwachsenenalter überdurchschnittlich von Erkrankungen betroffen.

Neue Gesundheitsrisiken wie Pandemien oder die Klimakrise treffen diese gesundheitlich vorbelasteten Gruppen viel empfindlicher und erhöhen die gesundheitliche Ungleichheit. Häufigere und heißere Hitzeperioden und die stärkere Verbreitung von Allergenen, beides Folgen der Klimakrise, führen so bei Menschen mit schlechtem Gesundheitszustand zu vermehrten Erkrankungen und Todesfällen.

Diese gesundheitliche Ungleichheit stellt eine Transformation hin zu einem nachhaltigen Gesundheitssystem vor große Herausforderungen; gleiches gilt in diesem Kontext für eine Entwicklung Richtung *Green Hospital*. Das Gesundheitsziel 2 fokussiert hier zumindest auf der Zielebene und zwar auf das Sicherstellen der gesundheitlichen Chancengerechtigkeit für alle Menschen in Österreich. Was hier konkret gemacht werden kann, ist die Gesundheitskompetenz auf allen Ebenen massiv stärken. Das heißt auf individueller Ebene, ein gutes Basiswissen zu einer gesundheitsförderlichen Lebensgestaltung zu entwickeln. Aber es geht auch darum, Lebenswelten wie Schule, Arbeit, Geschäfte, Freizeiteinrichtungen und den öffentlichen Raum gesundheitsförderlich zu gestalten. Das Ziel ist, gesundes Leben viel attraktiver zu machen als ein ungesundes.

Wenn gesunde Lebensmittel leichter verfügbar und kostengünstiger sind als ungesunde, dann ist das ein Beitrag zum Abbau gesundheitlicher Ungleichheit für alle, weil speziell die Personengruppe mit geringem Einkommen und geringerer Bildung sich ungesünder ernährt und hier die Preise eine größere Rolle spielen.

Was hat nun der Abbau gesundheitlicher Ungleichheit mit ökologischer Nachhaltigkeit zu tun? Die Co-Benefits sind zahlreich:

- **Erstens** treffen die Folgen von Klimakrisen vulnerable Gruppen, also jene Gruppen, die schon jetzt von gesundheitlicher Ungleichheit am stärksten betroffen sind.
- **Zweitens** sind ungesunde Lebensstile wie wenig Bewegung durch Autofahren oder fleischlastige Ernährung eine Belastung fürs Klima, wobei umgekehrt, gesunde Lebensstile die gesundheitliche Ungleichheit abbauen und rasch mit den Klimazielen vereinbar sind.
- **Drittens** ist die Behandlung von Erkrankungen prinzipiell mit hohen Belastungen für Umwelt und Klima verbunden. Wenn daher Erkrankungen durch den Abbau von gesundheitlicher Ungleichheit reduziert werden können, ist das ein Vorteil für das Klima.

Green Hospitals können ihren Beitrag hier dadurch leisten, dass sie die Stärkung der Gesundheitskompetenz von Patient:innen und auch des Personals explizit als ihre Aufgabe verstehen. Angebote von *Green Hospitals* sollten zudem leistbar sein, um so möglichst frühzeitige Behandlungen zu begünstigen und schwere Verläufe durch verspätete Behandlungen zu vermeiden.

Nachhaltige Krankenhäuser: Eine herausfordernde Transformation im Kerngeschäft

Im Kerngeschäft der Krankenhäuser sind in erster Linie klinische Behandlungsstandards entscheidend, die vor allem durch das derzeit klinisch und technisch Mögliche bestimmt werden. Diese Standards sind in gewisser Weise nicht verhandelbar, es sei denn es stellen sich gesundheitliche Rebounds ein. Das sind Nebenwirkungen von Krankenbehandlung, die indirekt anderswo und vielleicht zu einem späteren Zeitpunkt größeren gesundheitlichen Schaden verursachen als sie direkt an gesundheitlichen Vorteilen liefern. Zum derzeitigen Zeitpunkt lassen sich solche Abschätzungen kaum machen. Was allerdings handhabbar ist, ist in Krankenhäusern bei gleicher Qualität der Kernaufgaben diese multidimensional zu optimieren (Weisz et al. 2011). Als Kernaufgaben zählt in nachhaltigen Krankenhäusern neben der Krankenbehandlung auch die Gesundheitsförderung.

Schon derzeit finden betriebswirtschaftliche Überlegungen von Krankenhausmanagement, Trägern und Geldgebern, die sich auf Kosteneffizienz, Finanzierungsmöglichkeiten und – insbesondere bei privaten Krankenhäusern – auf das Kosten-Erlös-Verhältnis konzentrieren, eine zentrale Berücksichtigung in der Krankenbehandlung. Oft kann dies allerdings bereits als Spannungsverhältnis zur Behandlungsqualität betrachtet werden. Beim „nachhaltigen Krankenhaus" sollten diese explizit abgewogen und jedenfalls auch zusätzliche Kriterien eingeführt werden (s. Abb. 1). Dies sind:

- Neben der betriebswirtschaftlichen Machbarkeit auch eine volkswirtschaftliche Machbarkeit mit einer Langfristperspektive, die Kosten von Gesundheitsschäden bei Nicht-Handeln im Klimaschutz national aber auch im Sinne einer internationalen Verantwortung mitbetrachtet.
- Minimierung der sozialen Belastungen für Personal und Patient:innen innerhalb des Krankenhauses, für Angehörige sowie für Arbeitskräfte und Betroffene entlang der Vorleistungskette und der nachgelagerten Entsorgung außerhalb des Krankenhauses.
- Reduktion des Ressourcenverbrauchs, der Treibhausgasemissionen und anderer Umweltbelastungen, um wieder in den sicheren Handlungsspielraum innerhalb planetarer Grenzen zurückzukehren.

Dementsprechend ist eine nachhaltige Entwicklung im Krankenhaus eine, bei der die Leistungen im Vergleich zum Status quo in mindestens einer der Dimensionen verbessert werden, ohne dass sich dies negativ auf die an-

II Handlungsfelder für nachhaltiges Agieren im Krankenhauswesen

Abb. 1 Entscheidungsdimensionen des nachhaltigen Krankenhauses

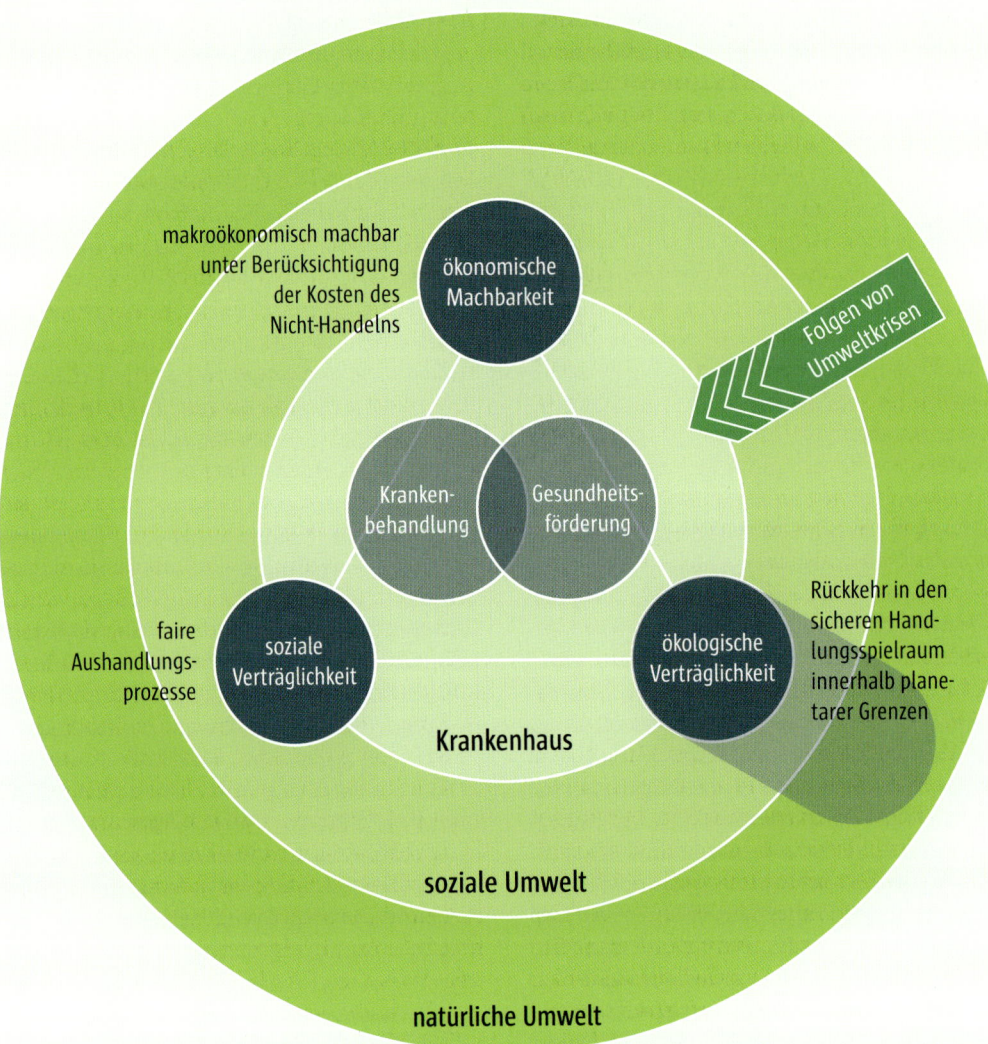

deren Dimensionen auswirkt. In einer idealen Situation werden Entscheidungen getroffen, die alle Dimensionen verbessern. Indem die Externalisierung von Problemen auf verschiedene Umgebungen oder Interessengruppen sichtbarer gemacht wird, ermöglicht dieser Ansatz die Abschwächung unbeabsichtigter Nebeneffekte. Natürlich lassen sich in vielen Bereichen keine konkreten und belastbaren Entscheidungsgrundlagen zusammentragen. Aber die explizite Bewertung in kleinen Gruppen ist ein wesentlicher Fortschritt gegenüber dem Ausblenden dieser Dimensionen.

Die Erfahrung mit Krankenhäusern hat gezeigt, dass das Gesundheitspersonal im eigenen Wirkungsbereich sehr rasch viele Bereiche identifizieren kann, wo sie Missstände sehen und Verbesserungsvorschläge entwickeln können. Speziell in sorgfältig aufgesetzten Gesprächssettings in gemischten Gruppen über die Hierarchie und quer zu den Berufsgruppen hinweg lassen sich praktikable Vorschläge mit Vorteilen in den verschiedensten Dimensionen entwickeln. In der Krankenhauspraxis haben sich generell zwei Ansatzpunkte für besonders lohnend herausgestellt. Dies sind eine drastische Reduktion der Fehlbelegungen und eine wesentliche Verbesserung bei der Verschreibung von Medikamenten.

Fehlbelegungen
Untersuchungen in Krankenhäusern haben gezeigt, dass weniger der Zustand des/der Patient:in als das Behandlungssetting für die ökologische, ökonomische und soziale Dimension wie auch die Qualität der Kernaufgaben ausschlaggebend ist. Daher sind passende Belegungen für *Green Hospitals* erforderlich. Eine Belegung kann als passend bezeichnet werden, wenn es einen Pass zwischen den Behandlungsnotwendigkeiten aufgrund von Diagnosen und dem Behandlungsangebot einer Station (einem Behandlungssetting) gibt.

Dazu ein Beispiel aus der Wiener Krankenhauspraxis: Untersucht wurde der geplante Umstieg von einem 2- auf ein 3-Stufen-Modell bei chronisch lungenkranken Patient:innen mit Beatmungsabhängigkeit. Das 3-Stufen-Modell erhielt für die Untersuchung eine zusätzliche Stufe, eine spezialisierte Normalstation zur Vorbereitung der Patient:innen auf die Beatmung zu Hause (Weisz et al. 2011). Das geplante 3-Stufen-Modell konnte Fehlbelegungen auf der Intensivstation beheben und die Gesamtkosten sowie den Verbrauch an medizinischen Produkten um 8% reduzieren. Dies vor allem durch eine Verkürzung der Aufenthaltstage im Intensivbereich (13% in der ersten und 5% in der zweiten Stufe). Der kürzere Aufenthalt im Intensivbereich reduziert auch das nosokomiale Infektionsrisiko. Zudem wurden im 2-Stufen-Modell Patient:innen und Angehörige durch den direkten Übergang vom Intensivbereich nach Hause überfordert und daher kam es häufig zu ungeplante Wiedereinweisungen. Im 3-Stufen-Modell konnten diese weitgehend vermieden werden. Insgesamt haben die Vorteile in allen fünf Dimensionen auch Entscheidungstragende überzeugt und der Leistungskatalog der Krankenanstaltenfinanzierung wurde erweitert. Damit konnte das 3-Stufen-Modell umgesetzt werden.

Speziell in der Versorgungsplanung ist der Kriterienkatalog für nachhaltige Krankenhäuser besonders vorteilhaft, da die Versorgung die künftigen materiellen und finanziellen Ressourcen sowie die sozialen Belastungen auf lange Sicht determiniert. Da Fehlallokationen in allen Dimensionen der Nachhaltigkeit nachteilig sind, sollten sie systematisch erfasst und behoben werden.

Unangepasste Arzneimittelverschreibung und nicht adäquate Einnahmen
In einer alternden Gesellschaft nehmen immer mehr Menschen eine zunehmende Menge an Arzneimitteln ein, was zu steigenden Ausgaben für die öffentlichen Gesundheitsbudgets führt (Ludwig u. Mühlbauer 2021). Gleichzeitig sind Fehlverschreibungen von Medikamenten (falsche Verschreibungen oder Dosierung) ein weltweites Problem und es wird geschätzt, dass etwa 6–29% der medizinischen Leistungen mehr Schaden als Nutzen verursachen (Brownlee et al. 2017). Zudem gibt es keine systematische Auswertung, inwieweit Arzneimittel letztendlich wie verschrieben eingenommen werden, wie viele in Medizinschränken über das Ablaufdatum hinaus gelagert oder vorschriftsmäßig oder unvorschriftsmäßig entsorgt werden (Haas et al. 2018). Die verschreibungskonforme Einnahme liegt bei Diabetes zwischen 36 und 87%, eine große Spanne. Für Medikamente in kurzfristigen Behandlungen gibt es kaum Informationen (Kardas et al. 2013).

Eine unangemessene Verschreibung und Medikamenteneinnahme kann zu physischen, psychischen und finanziellen Schäden bei Patient:innen führen, aber auch zu anderen negative Auswirkungen. Arzneimittel machen in Österreich etwa 12% der gesamten Gesundheitsausgaben aus; Tendenz steigend. Der CO_2-Fußabdruck von Arzneimitteln macht 1,4% des gesamten österreichischen Fußabdrucks und 20% des Fußabdrucks des Gesundheitssektors aus (Weisz et al. 2020). Hier die Verschreibungsqualität und die Medikamenteneinnahme zu verbessern, ist von zentraler Bedeutung.

Die internationale Initiative „Gemeinsam klug entscheiden" (*Choosing wisely*) wird auch in Österreich umgesetzt (Glechner et al. 2021). Angesichts der gesundheitlichen, ökologischen und ökonomischen Bedeutung dieses Problems sind die dafür aufgewendeten Mittel aber eher bescheiden. Die Gesprächsqualität ist oftmals ein Problem und die österreichische Initiative weist auch auf ein tiefsitzendes Grundproblem für schlechte Verschreibungspraxis hin:

„Einem Arzt, der nichts verschreibt, zürnen die Kranken und glauben, sie seien von ihm aufgegeben" (Epiktet, um 50 bis 138 n. Chr.)

Eine herausfordernde Transformation mit Chancen

Eine Transformation des Gesundheitssektors ist herausfordernd, aber notwendig, möchte der Gesundheitssektor nicht auf lange Sicht Gefahr laufen, mehr Schaden als Nutzen zu stiften. Akteure im Gesundheitssektor sind diesbezüglich zwar gut ansprechbar, die Herausforderung einer Umgestaltung ist aber von tiefgreifender Natur. Von Vorteil ist, dass auf Vieles, das bereits seit längerer Zeit im Gesundheitssektor entwickelt wurde, zurückgegriffen werden kann. Ein positives Konzept von Gesundheit hat dabei grundlegende Bedeutung und die Akteure des Gesundheitssektors werden überall dort an zentraler Stelle gebraucht, wo die Verhältnisse für ein gesundes oder ungesundes Leben entschieden werden (*Health in all policies*). Werden sie nicht eingeladen, ist ein aktives Mitmischen des Gesundheitssektors die auf Nachhaltigkeit orientierte Antwort. Krankenhäuser benötigen ein mehrdimensionales Schema, um selbst nachhaltige Entscheidungen zu treffen. Dabei ist die Krankenbehandlung genauso eine Dimension, wie die Gesundheitsförderung von Patient:innen und Mitarbeitenden. Und auch die Auslagerungen von Problemen auf die soziale und natürliche Umwelt erfordert eine explizite Berücksichtigung und Minimierung in Entscheidungsprozessen. Während die Klimakrise hier einen grundlegenden Gesellschaftsumbau erfordert und auch den Gesundheitssektor zum Handeln drängt, ist diese auch eine Chance schon seit langem angelegte aber stockende Reformen des Gesundheitssektors tatkräftig anzugehen. Beispiele sind ein positives Konzept von Gesundheit, die Gesundheitsförderung, *Health in all policies* und *Choosing wisely*.

Literatur

Bauer GF, Roy M, Bakibinga P, Contu P, Downe S, Eriksson M, Espnes GA, Jensen BB, Juvinya Canal D et al. (2019) Future directions for the concept of salutogenesis: A position article. Health Promotion International 35, 187–195

Brownlee S, Chalkidou K, Doust J, Elshaug AG, Glasziou P, Heath I, Nagpal S, Saini V, Srivastava D, Chalmers K, Korenstein D (2017) Evidence for overuse of medical services around the world. The Lancet 390(10090), 156–168. DOI: 10.1016/S0140-6736(16)32585-5

Glechner A, Rabady S, Bachler H, Dachs C, Flamm M, Glehr R, Hoffmann K, Hoffmann-Dorninger R et al. (2021) A Choosing Wisely top-5 list to support general practitioners in Austria. Wiener Medizinische Wochenschrift 171 (13–14), 293–300. DOI: 10.1007/s10354-021-00846-6

Griebler R, Winkler P, Gaiswinkler S, Delcour J, Nowotny M, Pochobradsky E, Schleicher B, Schmutterer I (2017) Österreichischer Gesundheitsbericht 2016. Berichtszeitraum 2005–2014. Bundesministerium für Gesundheit und Frauen

Haas W, Moshammer H, Muttarak R, Balas M, Ekmekcioglu C, Formayer H, Kromp-Kolb H, Matulla C et al. (2018) Österreichischer Special Report Gesundheit, Demographie und Klimawandel. Österreichische Akademie der Wissenschaften Wien

Haas W (2021) Gesundheit für alle. In: Klimasoziale Politik: Eine gerechte und emissionsfreie Gesellschaft gestalten. 131–141. bahoe books Wien

Ivanova D, Barrett J, Wiedenhofer D, Macura B, Callaghan MW, Creutzig F (2020) Quantifying the potential for climate change mitigation of consumption options. Environmental Research Letters 15

Kardas P, Lewek P, Matyjaszczyk M (2013) Determinants of patient adherence: A review of systematic reviews. Frontiers in Pharmacology 4. DOI: 10.3389/fphar.2013.00091

Ludwig WD, Mühlbauer B (2021) Arzneiverordnungen 2020 im Überblick. In: Ludwig WD, Mühlbauer B, Seifert R (Hrsg.) Arzneiverordnungs-Report 2021. 3–35. Springer Berlin Heidelberg. DOI: 10.1007/978-3-662-63825-5_1

Mora C, Dousset B, Caldwell IR, Powell FE, Geronimo RC, Bielecki CR, Counsell CWW, Dietrich BS et al. (2017) Global risk of deadly heat. Nature Climate Change 7, 501–506

Moshammer H (2004) Grüne Krankenhäuser. Oekobiotikum 4, 15

Nutbeam D, Kickbusch I (1998) Health promotion glossary. Health promotion international 13(4), 349–364

Pelikan JM, Halbmayer E (1999) Gesundheitswissenschaftliche Grundlagen zur Strategie des Gesundheitsfördernden Krankenhauses. In: Pelikan JM, Wolff S (Hrsg.) Das gesundheitsfördernde Krankenhaus. Konzepte und Beispiele zur Entwicklung einer lernenden Organisation. 13–36. Weinheim München

Pichler PP, Jaccard IS, Weisz U, Weisz H (2019) International comparison of health care carbon footprints. Environmental Research Letters 14(6), 064004. DOI: 10.1088/1748-9326/ab19e1

Statistik Austria (2020) Tabellenband EU-SILC 2019 und Bundesländertabellen mit Dreijahresdurchschnitt EU-SILC 2017 bis 2019 – Einkommen, Armut und Lebensbedingungen. Statistik Austria. URL: https://www.sozialministerium.at/dam/jcr:78394542-6a11-4276-ac3a-05762891cd34/Tabellenband%202018%20und%20Bundesländertabellen%20mit%20Dreijahresdurchschnitt%20EU-SILC%202016%20bis%202018.pdf (abgerufen am 03.03.2022)

Weisz U, Haas W, Pelikan JM, Schmied H (2011) Sustainable hospitals: A socio-ecological approach. GAIA-Ecological Perspectives for Science and Society 20, 191–198

Weisz U, Pichler PP, Jaccard IS, Haas W, Matej S, Bachner F, Nowak P, Weisz H (2020) Carbon emission trends and sustainability options in Austrian health care. Resources, Conservation and Recycling 160, 104862

Wolkinger B, Haas W, Bachner G, Weisz U, Steininger K, Hutter HP, Delcour J, Griebler R, Mittelbach B et al. (2018) Evaluating Health Co-Benefits of Climate Change Mitigation in Urban Mobility. International Journal of Environmental Research and Public Health 15, 880

Dr. phil. Willi Haas, Dipl.-Ing.

Willi Haas ist Universitätsassistent am Institut für Soziale Ökologie der Universität für Bodenkultur, Wien. Seine Forschung fokussiert auf Gesellschaft-Natur-Interaktionen in Raum (lokal-global) und Zeit (historisch, rezent, zukünftig). Seit fast 20 Jahren beschäftigt er sich mit den vielfältigen Interaktionen zwischen Klimawandel und Gesundheit. Als Co-Chair hat er unter Mitwirkung von 60 Wissenschaftler:innen den Special Report Gesundheit, Demographie und Klimawandel des Austrian Panel on Climate Change (APCC) für Österreich herausgegeben.

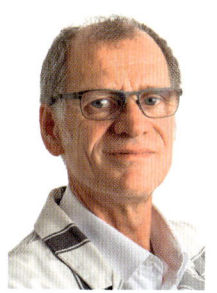

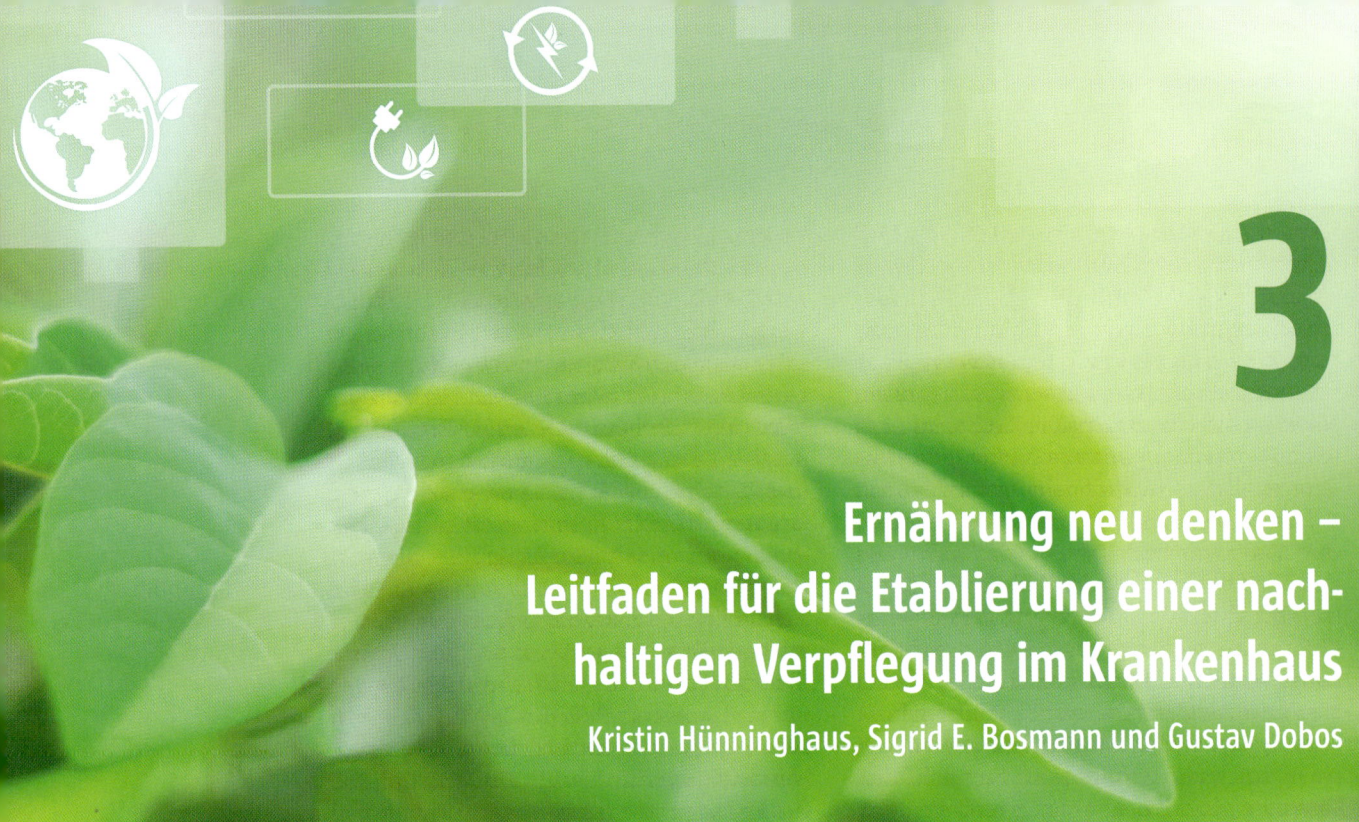

3 Ernährung neu denken – Leitfaden für die Etablierung einer nachhaltigen Verpflegung im Krankenhaus

Kristin Hünninghaus, Sigrid E. Bosmann und Gustav Dobos

„Aufgabe der Ärztinnen und Ärzte ist es, […] an der Erhaltung der natürlichen Lebensgrundlagen im Hinblick auf ihre Bedeutung für die Gesundheit der Menschen mitzuwirken." Der erste Paragraph der ärztlichen Berufsordnung verdeutlicht, dass die Ärzteschaft nicht nur Verantwortung für die individuelle Gesundheit der Patient:innen übernehmen, sondern sich auch aktiv gegen den Klimawandel und für die Erhaltung der planetaren Grenzen einsetzen sollte. Das Konzept der planetaren Grenzen wurde 2009 durch Rockström et al. entwickelt (Rockström et al. 2009a, 2009b). Es definiert neun zentrale natürliche Systeme und deren Grenzen, innerhalb derer sich der Mensch ohne akute Eigengefährdung bewegen kann. Unser Ernährungssystem ist mit hauptverantwortlich für das (drohende) Überschreiten von mindestens fünf dieser planetaren Grenzen: Klimawandel, Biodiversitätsverlust, Landnutzungsänderung, Wasserverbrauch, Phosphor- und Stickstoffkreislauf (Crippa et al. 2021). Auch der Entstehung und Zunahme von chronischen Erkrankungen, Antibiotika-Resistenzen und Zoonosen kann durch einen Ernährungswandel synergistisch begegnet werden. Eine nachhaltige und gesunde Ernährung kann somit eine Schlüsselrolle bei der Bewältigung der größten Herausforderungen unserer Zeit einnehmen.

Aufgrund ihres Genesungs- und Präventionsauftrags sollte jede Klinik den Anspruch haben, eine Vorbildfunktion im Bereich der Ernährung einzunehmen. Die aktuelle Verpflegung der Patient:innen steht hier oftmals im Widerspruch zu diesem gesellschaftlichen und gesetzlichen Auftrag. Ein Großteil der Klinikspeisen ist sowohl nachteilig für die individuelle als auch für die planetare Gesundheit.

3.1 Ernährung und die individuelle und gesellschaftliche Gesundheit (Public Health)

Ungesunde Ernährung stellt einen der Hauptrisikofaktoren für chronische Erkrankungen dar. So wird seit Jahrzehnten eine stetig wachsende Prävalenz von kardiovaskulären Erkrankungen, Krebs, Diabetes mellitus und Adipositas im Zusammenhang mit Ernährung verzeichnet. Beispielhaft sind in Deutschland 67 % der Männer und 53 % der Frauen übergewichtig oder adipös mit weiterhin steigender Tendenz ab der Geburt (Schienkiewitz et al. 2017). Die zunehmende Multimorbidität führt häufig nicht nur zu einem frühzeitigen Tod, sondern auch zu Lebensjahren mit eingeschränkter Lebensqualität durch z. B. rezidivierende Hospitalisationen und Multipharmazie („disability-adjusted life years"). Ursache dessen sind der zu hohe Konsum von Salz, rotem und prozessiertem Fleisch und der zu geringe Verzehr von pflanzlichen, vollwertigen Lebensmitteln (Murray et al. 2020).

Die ungesunde Ernährung steht in Deutschland aktuell auf Platz 4 der Hauptrisikofaktoren für einen frühzeitigen Tod, wobei sieben der zehn Risikofaktoren direkt oder indirekt mit der Ernährung zusammenhängen.

Wie konnte es soweit kommen? Durch die moderne Lebensmittelindustrie stehen einem Großteil der Menschen 24 Stunden sieben Tage die Woche sehr günstige Lebensmittel in Hülle und Fülle zur Verfügung. Gleichzeitig benötigen die meisten Menschen jedoch weniger Energie denn je, da sie häufig einer sitzenden Tätigkeit nachgehen. Aufgrund mangelnder schulischer Ernährungslehre wissen zudem viele Menschen nicht, was eine gesunde Ernährung ausmacht. Zudem spielen massive Beeinflussung durch Werbekampagnen und Lobbyismus durch Teile der Lebensmittelindustrie eine entscheidende Rolle. Diese verschiedenen Faktoren führen zu einer sog. „adipogenen Umwelt" – einer Umwelt, die zu ungesunder Ernährung und ungewollter Gewichtszunahme führt.

Hierfür hat der Wissenschaftlicher Beirat für Agrarpolitik, Ernährung und gesundheitlichen Verbraucherschutz (WBAE) zwei Grundsätze formuliert:

1. Reduktion der Faktoren, die eine nachhaltigere Ernährung erschweren (z. B. große Portionsgrößen, hohe Werbeausgaben für ungesunde Lebensmittel)
2. Erhöhung der Wahlmöglichkeiten für eine gesundheitsfördernde, sozial-, umwelt- und tierwohlverträgliche Ernährung, Erleichterung des Erkennens nachhaltigerer Varianten, Ermöglichung eines einfacheren Zugangs zu Informationen, Setzen von Preisanreizen

Der Beirat kommt zu dem Schluss, dass die aktuellen Rahmenbedingungen in Deutschland wenig hilfreich sind und dass die Verantwortung zu stark auf das Individuum verlagert wird (WBAE 2020). Folgerichtig wäre es, ernährungsmedizinische Verhaltens- und Verhältnisprävention im großen Stil zu betreiben.

3.2 Moderne Ernährungsmedizin und pflanzenbasierte Ernährungsmuster

Die am besten untersuchten Ernährungsformen sind die **mediterrane Ernährung** und die **DASH-Ernährung** („Dietary Approaches to Stop Hypertension"). Beide Ernährungsmuster kann man als pflanzenbasiert bezeichnen. So sollen vor allem wenig verarbeitete Lebensmittel wie Gemüse, Obst, Nüsse, Samen, Hülsenfrüchte, Vollkornprodukte, Joghurt, Fisch und pflanzliche Öle verzehrt und entsprechend weniger rotes und verarbeitetes Fleisch, raffinierte Getreide,

Die Ernährungspolitik in Deutschland muss in Zukunft deutlich mehr Verantwortung für eine nachhaltige Ernährung übernehmen.

Stärke und zugesetzte Zucker konsumiert werden. Durch diese Empfehlungen werden mehr Ballaststoffe, Vitamine, Antioxidantien, Mineralstoffe, sekundäre Pflanzenstoffe und ungesättigte Fette zu sich genommen. Auch die Deutsche Gesellschaft für Ernährung e.V. (DGE) empfiehlt eine überwiegend pflanzliche Ernährung. Von einer Ernährung, die reich an rotem und prozessiertem Fleisch ist, muss abgeraten werden. Rotes Fleisch hat einen hohen Anteil an gesättigten und Trans-Fettsäuren, außerdem werden durch die Weiterverarbeitung (wie z.B. salzen, braten, räuchern) weitere potenziell schädliche Inhaltsstoffe angereichert. Aufgrund der hohen Evidenz aus verschiedenen großen epidemiologischen Studien wird prozessiertes und rotes Fleisch von der Weltgesundheitsorganisation als karzinogen (Signifikanzklasse I bzw. IIA) eingestuft, insbesondere für die Entstehung von Darmkrebs (World Health Organization 2015).

Eine pflanzenbasierte Ernährung kann nicht nur präventiv die Entstehung von chronischen Erkrankungen verhindern, sondern auch therapeutisch bei bereits erkrankten Menschen wirksam sein. Beispielhaft ist hier der Diabetes mellitus Typ 2 zu nennen, der durch eine Lebensstillmodifikation (Gewichtsreduktion, ausreichende Bewegung, Ernährungsumstellung) heilbar sein kann. Unsere Ernährung beeinflusst außerdem die Zusammensetzung unserer Darmflora – das Mikrobiom. Vereinfacht kann man sagen: Umso ballaststoff- und abwechslungsreicher – d.h. reich an pflanzlichen Lebensmitteln – unsere Ernährung ist, umso vielfältiger und gesünder scheint die Darmflora zu sein. Man weiß bereits jetzt, dass das Mikrobiom extrem viele Einflüsse auf die menschliche Gesundheit hat. Neben der Beeinflussung unseres Immunsystems und der psychischen Gesundheit, wurde bereits festgestellt, dass eine Stuhltransplantation von einem gesunden Menschen auf einen adipösen Menschen mit metabolischem Syndrom das Ansprechen auf Insulin (die Insulinsensitivität) verbessern kann. Somit konnte bereits eine therapeutische Wirkung durch ein gesundes Mikrobiom festgestellt werden (Vrieze et al. 2012).

> *Zusammenfassend kann man festhalten, dass die **westliche Ernährung**, die durch den Verzehr von viel rotem Fleisch, hochverarbeiteten Lebensmitteln und wenig Ballaststoffen gekennzeichnet ist, schädlich für die Vielfalt unseres Mikrobioms und unsere Gesundheit insgesamt ist. Gleichzeitig hat eine pflanzenbasierte Ernährung viele gesundheitsfördernde Effekte, die auf die Synergien der verschiedenen Nährstoffe zurückzuführen sind. So führt sie langfristig zu einer Reduktion verschiedener Risikofaktoren für chronische Erkrankungen und nicht zuletzt zu einem gesünderen Mikrobiom (Widmer et al. 2015).*

3.3 Gesunde und nachhaltige Ernährung – eine multidimensionale Betrachtung

Gesunde und nachhaltige Ernährung lassen sich optimal kombinieren. Der vermehrte Verzehr von Gemüse, Obst, Vollkornprodukten, Nüssen und Hülsenfrüchten steht sowohl beim Klimaschutz als auch in der Gesundheitsförderung an erster Stelle. Möchte man seinen ökologischen Fußabdruck durch Ernährung verbessern, ist die Wahl der Lebensmittel entscheidend. Herstellungsort, -zeit und -art, sprich Lokalität, Saisonalität und Bioqualität, spielen hinsichtlich des CO_2e-Fußabdrucks eine untergeordnete Rolle. Optimal ist natürlich die entsprechende Beachtung all dieser Einflussfaktoren (s. Kap. 3.4.1).

CO_2e

CO_2e steht für CO_2-Äquivalente und ist eine Maßeinheit zur Vereinheitlichung der Klimawirkung der unterschiedlichen Treibhausgase. Neben Kohlendioxid fließen z.B. auch Methan und Lachgas in die Berechnung mit ein.

Die **Planetary Health Diet** gilt aktuell international als die Referenzernährung im Bereich der nachhaltigen Ernährung. Dieser Ernährungsplan wurde von 37 renommierten Wissenschaftler:innen, der *EAT-Lancet*-Kommission, entwickelt und Anfang 2019 im *Lancet* publiziert. Auch die Planetary Health Diet sieht eine pflanzenbasierte, flexitarische bis vegane Ernährung vor (Willett et al. 2019). Die globale Anpassung der Ernährungsgewohnheiten entsprechend der Planetary Health Diet und die Umstellung der Landwirtschaft und die gleichzeitige Reduktion von Lebensmittelverschwendung stellt einen Evidenz-basierten Lösungsansatz dar, wie die stetig wachsende Weltbevölkerung innerhalb der ökologischen Belastungsgrenzen gesundheitsfördernd ernährt werden könnte. Außerdem könnten jährlich elf Millionen frühzeitige Todesfälle verhindert werden. Feststeht, dass Ernährung systemisch und multidimensional gedacht werden muss. Abbildung 1 veranschaulicht die Multidimensionalität von westlicher und pflanzenbasierter Ernährung im Vergleich.

Zurzeit weichen die deutschen Ernährungsgewohnheiten stark von den Empfehlungen der DGE und der *EAT-Lancet*-Kommission ab. So ist z.B. bei der Planetary Health Diet vorgesehen, dass maximal 25% des täglichen Proteinbedarfs durch Fleisch (durchschnittlich 14 g rotes und 29 g weißes Fleisch) gedeckt werden. Vielmehr sollte der Mensch aus gesundheitlichen und ökologischen Gründen vor allem pflanzliche Proteine z.B. Hülsenfrüchte verzehren. Laut der Nationalen Verzehrsstudie verzehren die Deutschen jedoch durchschnittlich 120 g Fleisch täglich und decken insgesamt ca. 66% ihrer täglichen Proteine durch Fleisch und andere tierische Lebensmittel (Willett et al. 2019; Krems et al. 2012). Tabelle 1 veranschaulicht die Empfehlungen der DGE und der *EAT-Lancet*-Kommission im Vergleich zu dem Ernährungsverhalten der Deutschen.

3.4 Unsere Ernährung und die planetare Gesundheit

Das aktuelle Nahrungsmittelsystem ist für etwa ein Drittel der globalen Treibhausgasemissionen verantwortlich und trägt somit maßgeblich zur rasch fortschreitenden Klimakrise bei (Campbell et al. 2017; Poore u. Nemecek 2018; Shukla et al. 2019). Außerdem beansprucht die Agrarindustrie 50% der bewohnbaren Flächen und 70% des gesamten Süßwasserverbrauchs dieser Erde (Ellis et al. 2010; FAO u. Earthscan

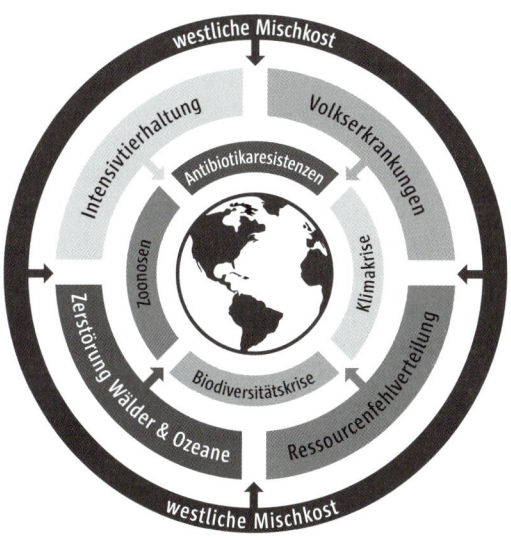
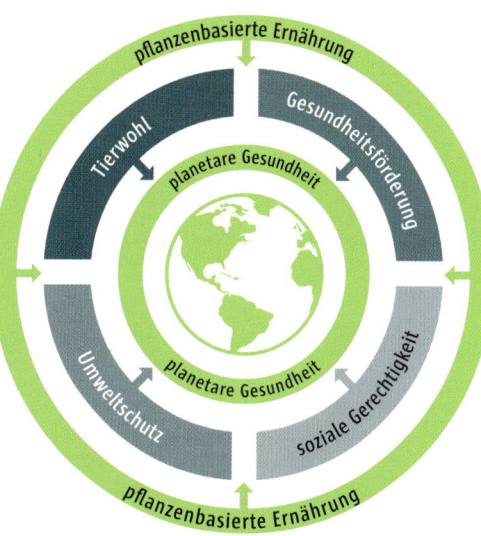

Abb. 1 Multidimensionalität von westlicher und pflanzenbasierter Ernährung im Vergleich (Erden-Icon von Freepik von www.flaticon-com, modifiziert)

Tab. 1 Vergleich der empfohlenen Verzehrmengen gemäß der Planetary Health Diet und der vollwertigen Ernährung nach DGE mit der mittleren Verzehrmenge der Deutschen (Willett et al. 2019; Oberritter et al. 2013; Krems 2012)

Lebensmittelgruppe (in g/Tag)	Planetary Health Diet, EAT-Lancet-Kommission bei einer Energiezufuhr von 2.500 kcal/Tag	Vollwertige Ernährung nach DGE bei einer Energiezufuhr von 1.600–2.400 kcal/Tag	Nationale Verzehrsstudie II Mittlere Verzehrmenge der Deutschen, 1.968 kcal/Tag
Gemüse	300 (200–600)	„5 Portionen am Tag" ≥ 400	124
Hülsenfrüchte	100 (100–225)	70 ≡ 1 Portion	
Nüsse	25	25 ≡ 1 Portion	166 (davon < 4 Nüsse)
Obst	200 (100–300)	≥ 250	
Getreide (-produkte)	232	200–300	276
Kartoffeln (-produkte)	50 (0–100)	150–250 (inkl. Nudeln, Reis)	81
Eier (-produkte)	13 (0–25)	< 25	19
Milch (-produkte) in Milchäquivalenten (g MÄq)	250 (0–500)	596–728	443
Rotes Fleisch	14 (0–28)	43–86	120
Weißes Fleisch	29 (0–58)		

2011). Hinzu kommt eine massive Überdüngung unserer Ozeane und die größte Bedrohung der Biodiversität seit dem Ende der Dinosaurierzeit (Bar-On et al. 2018; Poore u. Nemecek 2018). Vor dem Hintergrund, dass bis 2050 ca. zehn Milliarden Menschen auf dieser Erde leben werden, muss eine Umstellung unserer Nahrungsgewohnheiten vollzogen werden oder das 1,5-Grad-Ziel des Pariser Klimaabkommens von 2015 ist nicht zu erreichen (Clark et al. 2020).

Die Herstellung tierischer Lebensmittel ist besonders klimaschädlich. Sie ist für 72 bis 78 % der ernährungsbedingten und für mind. 14,5 % aller menschlich erzeugten Treibhausgasemissionen verantwortlich. Somit übersteigen allein die Emissionen der Herstellung tierischer Lebensmittel die des gesamten Auto-, Schiffs-, und Flugverkehrs weltweit (Crippa et al. 2021).

Ein weiteres Problem in unserer Nahrungsmittelversorgung ist die Lebensmittelverschwendung entlang der gesamten Lieferkette. Allein in Europa werden jährlich 100 Millionen Tonnen Nahrung weggeworfen. 6 % der globalen Treibhausgase entstehen demnach durch die Produktion von Lebensmitteln, die nie verzehrt werden.

Ein beträchtlicher Teil (24 %) der ernährungsbedingten Treibhausgasemissionen sind zudem auf die Landnutzungsänderungen, z.B. die Rodung von Regenwäldern, zurückzuführen (Sandström et al. 2018). Durch Landnutzungsänderungen wird CO_2 freigesetzt und gehen CO_2-Senken – Ökosysteme, die CO_2 aus der Atmosphäre absorbieren – verloren. Ein Großteil dieser Landnutzungsänderungen fällt für die Futtermittelproduktion an. Als eiweißhaltiges Mastfutter wird in der deutschen konventionellen Landwirtschaft vor allem nicht-zertifiziertes Soja verwendet. Die Soja- und Palmölproduktion ist hauptverantwortlich für das Abforsten der Regenwälder. Allein für das in Deutschland benötigte Soja werden 2,84 Millionen Hektar Fläche vor allem in Brasilien und den USA beansprucht, dies entspricht fast der Größe von Brandenburg. Das importierte Soja wird zu 96 % für die Erzeugung von tierischen Lebensmitteln benötigt und nur knapp 4 % dienen dem direkten menschlichen Verzehr z.B. in Form von Tofu oder Kuhmilch-Alternativen und dieses stammt fast ausschließlich aus Europa (Dräger de Teran u. Suckow 2021). Mit der Externalisierung des landwirtschaftlichen

Flächenbedarfs werden auch alle sonstigen Konsequenzen des monokulturellen Soja-Anbaus ins Ausland verlagert. Die benötigte extensive Pestizidnutzung führt nicht nur zu ökologischen, sondern auch zu gesundheitlichen Schäden (Stichwort Glyphosat), Landflucht und wirtschaftlicher Abhängigkeit.

Die Landwirtschaft beansprucht mittlerweile 50% der nutzbaren globalen Landflächen, wovon wiederum 77% der Fläche für die Milch- und Fleischindustrie beansprucht wird, die gleichzeitig nur für 18% der weltweit benötigten Kalorien aufkommt (FAO 2021).

Vor diesem Hintergrund wird die soziale Ungerechtigkeit bei der Verteilung unserer Lebensmittel-Ressourcen besonders deutlich: In den reichen Ländern steigt die Anzahl der übergewichtigen Menschen stetig (weltweite Verdreifachung seit 1975, entsprechend 1,9 Milliarden Menschen) und gleichzeitig leiden 820 Millionen Menschen weltweit an Hunger. 45% der Todesfälle bei Kindern unter fünf Jahren sind auf Hunger zurückzuführen (World Health Organization 2021). Die soziale Ungerechtigkeit wird sich durch die Klimakrise noch weiter verschärfen, denn durch eine zunehmende Desertifikation (Wüstenbildung) von ganzen Landstrichen wird der Anbau von Lebensmitteln in Teilen dieser Welt, vor allem dem globalen Süden, immer schwieriger bis unmöglich werden. Dies wird wiederum zu Hungersnöten und großen Migrationsbewegungen führen.

Abbildung 2 veranschaulicht die Umweltwirkung verschiedener Lebensmittel im Vergleich zu Rindfleisch.

3.4.1 Saisonalität, Lokalität und Bioqualität

Der effektivste Weg der Einsparung von ernährungsbedingten Treibhausgasemissionen ist die Reduktion des Konsums tierischer Lebensmittel insbesondere von rotem Fleisch. D.h. die Wahl der Lebensmittel ist das wichtigste. Möchte man seinen ökologischen Fußabdruck weiter optimieren, sollte man auf Bioqualität, Saisonalität und Lokalität achten. Diese Reihenfolge wird umso deutlicher, je genauer man sich die Zahlen vor Augen führt: Nur 6% der weltweit durch Ernährung bedingten Treibhausgasemissionen sind auf den Transport zurückzuführen. Weiterhin entfallen 5% auf die Verpackungen, 4% auf die Weiterverarbeitung und 3% auf den Einzelhandel (Poore u. Nemecek 2018). Bei Rindfleisch aus Herdenhaltung sind z.B. lediglich 0,5% der Emissionen auf den Transport zurückzuführen. Auch die Wahl von tierischen Bioprodukten verbessert nicht zwangsläufig die CO_2e-Bilanz, da durch die besseren Haltungsbedingungen ein langsameres Wachstum und eine verlängerte Lebenszeit der Tiere mit einem erhöhten Me-

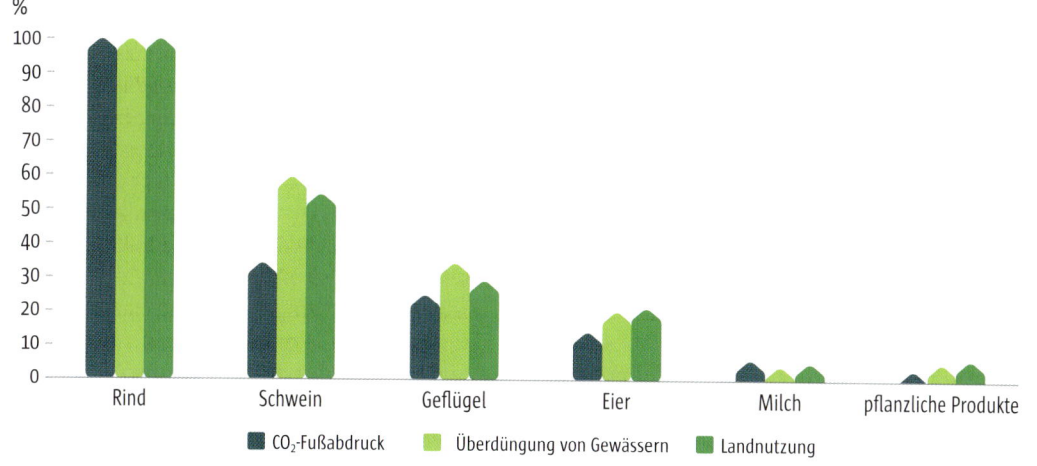

Abb. 2 Umweltwirkung pro 1 kg Lebensmittel im Vergleich zu 1 kg Rindfleisch (Eaternity 2017)

than-Ausstoß einhergehen. In Deutschland haben Bio-Rindfleisch und -Geflügel jedoch einen 12%, bzw. 28% niedrigeren CO_2e-Fußabdruck als Fleisch aus der industrialisierten Tierhaltung. Dies ist wiederrum darauf zurückzuführen, dass bei letzterer überwiegend nicht-zertifiziertes, importiertes Soja verfüttert wird, was im Vergleich zu einer besonders schlechten CO_2e-Bilanz führt (O'Connor 2017).

>>>
*Die Reduktion des Fleischverzehrs ist in der Regel ökologischer als der Verzehr von lokalem Bio-Fleisch. Pflanzliche Lebensmittel haben per se einen geringen CO_2e-Fußabdruck. Hier kann die Bilanz durch **Saisonalität und Lokalität** und durch die Vermeidung von beheizten Treibhäusern und weiten Transportwegen signifikant verbessert werden. Nur sehr wenige Lebensmittel werden über den Luftweg transportiert (v.a. nicht saisonale, schnell verderbliche Produkte wie z.B. Beeren im Winter), diese sollte man auf jeden Fall vermeiden.*

Die Kennzeichnung mit dem Bio-Siegel ist gesetzlich geschützt. Für die Auszeichnung müssen entsprechende Kriterien erfüllt werden: Verzicht auf chemisch-synthetische Pflanzenschutz- und Düngemittel, tiergerechtere Haltung, Verbot von Gentechnik und eine geringe Verwendung von Zusatzstoffen. Als weitere Vorteile sind zu nennen: kein präventiver Antibiotika-Einsatz in der Tierhaltung, Schutz der Biodiversität, höhere Konzentrationen sekundärer Pflanzenstoffe, weniger Belastung von Pestizidrückstände und Schwermetallen bei Obst und Gemüse. Die höheren Kosten für Bio-Produkte relativieren sich, wenn man die „versteckten Kosten" von konventionellen Produkten für die Gesellschaft und Umwelt mitberücksichtigt. Hierunter werden Kosten durch z.B. Feinstaub, Treibhausgasemissionen, Antibiotika-Resistenzen, Bodenerosionen und Wasserverschmutzung verstanden. Demnach sind v.a. die Marktpreise von konventionellen Tierprodukten zu niedrig: Fleisch müsste dreimal und Milch zweimal so teuer sein, wenn die o.g. Folgekosten mitberücksichtigt werden würden (Michalke et al. 2019).

! Die nachhaltigste Ernährung ist pflanzlich, hat Bio-Qualität und ist saisonal und lokal – in dieser Reihenfolge.

3.4.2 Biodiversität und Zoonosen

Wir leben im Anthropozän, einem neuen geochronologischen Zeitalter, das dadurch geprägt ist, dass der Mensch den wichtigsten Einflussfaktor auf der Erde darstellt. Durch das stetige Bevölkerungswachstum, die Urbanisierung und Industrialisierung verschwinden ungestörte wilde Lebensräume und die Grenzen zwischen Menschen und Tieren zunehmend. Das menschliche Handeln sowie der Klimawandel sind hauptverantwortlich für einen massiven Biodiversitätsverlust. Es wird geschätzt, dass das Artensterben seit dem Zeitalter der Anthropozän 100- bis 1.000-mal stärker ausgeprägt ist als zuvor. 30% aller Säugetiere, Vögel und Amphibien sind noch in diesem Jahrhundert vom Aussterben bedroht (Rockström et al. 2009a).

Die industrialisierte Landwirtschaft, die durch den Anbau von Monokulturen und massivem Pestizideinsatz geprägt ist, spielt eine entscheidende Rolle bei der Biodiversitätskrise. Allein das Bienensterben hat dramatische Auswirkungen auf unser Leben. Bienen fungieren als Bestäuber von etwa einem Drittel unserer Nutzpflanzen. Dies ist für den Erhalt vieler Pflanzenarten, der Landwirtschaft und somit der Lebensmittelversorgung der wachsenden menschlichen Bevölkerung und vieler anderer Lebewesen unentbehrlich.

Die Artenvielfalt ist von besonderer Wichtigkeit für die Resilienz unserer Ökosysteme und für das Verhindern der Entstehung neuartiger Erkrankungen wie z.B. von Zoonosen. Zoonosen sind Krankheiten, die von Tieren auf den

Menschen und andersherum übertragen werden können. Durch die hohe Biodiversität und Anzahl von Nicht-Wirtsarten ist der Übergang vermeintlicher Krankheitserreger auf einen passenden Wirt durch den sog. „Verdünnungseffekt" erschwert (Khalil et al. 2016). Durch die Zerstörung der Ökosysteme und der Biodiversität sowie durch den Verzehr von Wildtieren, die Intensivtierhaltung und die Klimaerwärmung steigt das Risiko für die Entstehung neuer Zoonosen. 75 % der neu auftretenden für den Menschen ansteckenden Erkrankungen sind Zoonosen. Zu den bekanntesten Zoonosen gehören HIV, Ebola, Rinderwahn, Vogelgrippe, SARS, MERS und natürlich SARS-CoV-2. Bereits vor der COVID-19-Pandemie waren Zoonosen jährlich für durchschnittlich 2,7 Millionen Todesfälle weltweit verantwortlich (UN Enviroment Programme 2020; Jones et al. 2008). Die COVID-19-Pandemie hat den Menschen weltweit aufgezeigt, welche gesundheitlichen, gesellschaftlichen und ökonomischen Auswirkungen eine Zoonose mit sich bringen kann. Experten befürchten nicht nur, dass es zukünftig immer häufiger zu neuen Zoonosen kommen wird, sondern auch, dass diese noch gefährlicher werden könnten.

3.4.3 Gesundheit der Meere

Neben den Wäldern und Mangroven spielen unsere Ozeane eine entscheidende Rolle als CO_2-Senken. So absorbieren die Weltmeere viermal mehr Treibhausgase als der Amazonas-Regenwald. Unsere Weltmeere haben seit Beginn der Industrialisierung ca. die Hälfte des weltweit emittierten CO_2 aufgenommen. Das resorbierte CO_2 wird zu Säure umgewandelt und führt folglich zu einem abfallendem pH-Wert und einer zunehmenden Übersäuerung. Ein weiteres Phänomen bedroht unsere Weltmeere, seine Bewohner und die planetaren Grenzen: die Eutrophierung. Für diese ist maßgeblich die Agrarindustrie mit ihrem enormen Einsatz von Kunstdünger (Stickstoff- und Phosphatdünger) und dem Gülleeintrag verantwortlich (Sutton et al. 2013). Das Überangebot an Stickstoff und Phosphor belastet nicht nur unser Grundwasser (Deutschland weist im EU-Vergleich die zweithöchste Nitratbelastung auf), sondern begünstigt auch das überschießende Wachstum des Phytoplanktons, einer einzelligen Alge. Dies führt über verschiedene Mechanismen zu sog. Totzonen und dramatischem Artensterben. Die größte solcher Zonen findet sich in der Ostsee mit einer Größe von 84.000 km². Neben der Eutrophierung und Übersäuerung der Ozeane ist die Fischerei hauptverantwortlich für die Biodiversitätskrise der Meere. So werden weltweit jährlich etwa 140 Millionen Tonnen Fisch gefangen. Mittlerweile wird ca. 40 % des Fisches in Aquakulturen gezüchtet. Da hier jedoch vor allem Raubfische gezüchtet werden, werden im Durchschnitt pro kg Fischproduktion 5 kg Fischmehl und -öl verfüttert, welches wiederum meist aus Wildfang stammt. Aquakulturen stellen somit keine Lösung für das Problem der Überfischung dar (Bosch 2010; Sutton et al. 2013). Nach Schätzungen der Welternährungsorganisation der Vereinten Nationen (FAO) sind 33 % der Fischbestände bereits überfischt und 60 % bis an die biologische Grenze ausgebeutet. Dies hat dramatische Auswirkungen auf die Nahrungskette und das gesamte Ökosystem des Meers (Myers u. Worm 2003).

3.4.4 Antibiotika-Resistenzen

Neben der Klimakrise und den Zoonosen stellen Antibiotika-Resistenzen laut der Weltgesundheitsorganisation eine der größten Bedrohungen unseres Zeitalters dar. Jährlich versterben mind. 700.000 Menschen weltweit an antibiotikaresistenten Erregern. Die Vereinten Nationen befürchten einen weiteren Anstieg der jährlichen Todeszahlen auf zehn Millionen bis zum Jahr 2050 (O'Neill 2016). Auch hier spielt unser Nahrungsmittelsystem eine entscheidende Rolle. Die industrialisierte Tierzucht führt aufgrund der häufig desolaten und unhygienischen Haltungsbedingungen zu massivem Tierleid, das sich u.a. in häufigen Infektionserkrankungen widerspiegelt. Um diese zu verhindern, werden Antibiotika z.T. bereits zur Krankheitsprävention einer ganzen Herde verabreicht. Außerdem werden Antibiotika häufig zur Wachstumsförderung verfüttert. Die Europäische Union hat 2006 den Einsatz von Antibiotika in der Agrarindustrie ohne medizinische Indikation untersagt. Dies bewirkte einen Rückgang z.B. in Deutschland. 2010 wurden im Durchschnitt über 300 mg Antibiotika und 2015 nur noch 97,9 mg pro 1 kg Fleisch eingesetzt (Van Boeckel et al. 2015, 2017).

Die Zunahme von Antibiotika-Resistenzen wird nicht nur durch den direkten Tier-Mensch-Kontakt begünstigt, sondern kann auch durch kontaminiertes Fleisch oder die Exkremente der Tiere, die in die Natur wie z.B. Flüsse gelangen, übertragen werden. Ohne eine durchgreifende Regulation und Reduktion des globalen Antibiotika-Einsatzes riskieren wir das „Post-Antibiotika-Zeitalter".

3.5 Ernährung in der Klinikverpflegung

3.5.1 Einsparpotenzial von Treibhausgasemissionen in der Klinikverpflegung

Die aktuelle Verpflegung der Patient:innen in vielen deutschen Krankenhäusern steht in einem enormen Kontrast zu den Empfehlungen der DGE und der *EAT-Lancet*-Kommission. In den deutschen Krankenhäusern werden in über 600.000 Betten ca. 21 Millionen Patient:innen pro Jahr ganztägig verpflegt. Meist werden zu allen drei Mahlzeiten Fleisch- und Wurstwaren angeboten (Statistisches Bundesamt 2021). Der hohe Einsatz von Lebensmitteln mit schlechtem CO_2e-Fußabdruck trägt maßgeblich zu den generell sehr hohen ökologischen Auswirkungen eines Krankenhauses bei. Die Verpflegung ist für 17% der Umweltwirkung eines Krankenhauses verantwortlich und folgt somit auf Platz 2 nach Wärme (Keller et al. 2021).

Mit 55 kg Fleischverzehr pro Jahr (Statistisches Bundesamt 2021) ist es nicht verwunderlich, dass der ernährungsbedingte Klimafußabdruck bei einem durchschnittlichen deutschen Mischköstler bei 2,3 t CO_2e pro Jahr liegt.

Da sich Männer im Durchschnitt fleischreicher ernähren, verursacht die männliche Ernährung ca. 40% mehr Emissionen als die von Frauen (Rippin et al. 2021).

Bei einer ovo-lakto-vegetarischen Ernährung entstehen 1,7 t und bei einer veganen Ernährung 1,3 t CO_2e pro Jahr (WBAE 2016). Zum Vergleich: In Deutschland fallen im Durchschnitt 7,75 t pro Person und Jahr insgesamt an (Statista 2021). Das Einsparpotenzial nach den Daten des Wissenschaftlichen Beirats läge demnach bei 600 bzw. 1.000 kg CO_2e pro Jahr und Person. Eine Studie von Hallström et al. (2015) kommt zu sehr vergleichbaren Ergebnissen. Demnach können bei einer vegetarischen Ernährung 540 kg CO_2e und bei einer veganen Ernährung 760 kg CO_2e pro Jahr und Person eingespart werden. Die Autoren fassen zusammen, dass eine Ernährungsumstellung das Potenzial hat, bis zu 50% der ernährungsbedingten Treibhausgasemissionen und benötigten Landflächen einzusparen.

Aus den Ergebnissen der o.g. zwei Studien lässt sich folgende Kalkulation für die Emissionseinsparung bei einer Vollverpflegung pro Tag und Person im Vergleich zur durchschnittlichen Mischkost herleiten:

Bei vegetarischer Ernährung:

$$\left(\frac{540 \text{ kg CO}_2\text{e} + 600 \text{ kg CO}_2\text{e}}{2}\right) : 365 = 1{,}56 \text{ kg CO}_2\text{e}$$

Bei veganer Ernährung:

$$\left(\frac{760 \text{ kg CO}_2\text{e} + 1.000 \text{ kg CO}_2\text{e}}{2}\right) : 365 = 2{,}41 \text{ kg CO}_2\text{e}$$

Das heißt beispielhaft: Wenn in einem Krankenhaus mit 1.000 Vollverpflegungen 15% mehr

Patient:innen als zuvor eine vegetarische und 25% eine rein-pflanzliche Vollverpflegung bestellen würden, könnten über 300 t CO_2e jährlich eingespart werden. Diese Zahlen verdeutlichen, dass die Klinikverpflegung ein großes Potenzial hat, einen entscheidenden Beitrag zur Transformation zum *Green Hospital* zu leisten.

3.5.2 Beendigung der Entkopplung von Medizin und Verpflegung

Durch die Etablierung einer gesunden Klinikverpflegung kann Verhältnisprävention im großen Stil betrieben werden. Außerdem kann durch begleitende edukative Maßnahmen z.B. in Form von Aufklärungskampagnen und Schulungen entsprechende Verhaltensprävention erfolgen.

Bereits Hippokrates postulierte: „Eure Nahrungsmittel sollen eure Heilmittel sein". So sollte auch das Krankenhausessen als Teil der Therapie verstanden werden und den Genesungsprozess unterstützen. Zusätzlich sollte es eine Vorbildfunktion und Orientierungshilfe für die zukünftige Ernährung einnehmen. Hospitalisierte Patient:innen verfügen häufig über eine hohe Motivation aus der Gesundheitskrise heraus, ihre Selbstheilungskräfte zu aktivieren und den eigenen Lebensstil zu modifizieren. Eine gesunde Ernährung kann hier bei vielen chronischen Erkrankungen wie z.B. beim Diabetes mellitus Typ 2 eine Schlüsselrolle einnehmen. Neben einer gesünderen Krankenhausverpflegung sollte auch der Stellenwert der klinischen Ernährungsberatung durch die Gründung von interdisziplinären Ernährungsteams aus Diätassistenz, Ökotrophologie, Logopädie, Küche und Ernährungsmedizin erhöht werden. Außerdem sollte die Verpflegung einen entscheidenden Beitrag zur betrieblichen Gesundheitsförderung und der Zufriedenheit am Arbeitsplatz leisten und den steigenden Nachhaltigkeitsansprüchen der Mitarbeiter:innen gerecht werden.

3.5.3 Durchführung der Ernährungstransformation im Krankenhaus

Die DGE hat 2020 den ersten Leitfaden für die Verpflegung in Kliniken herausgebracht. Neben der Gesundheit der Patient:innen und der betrieblichen Gesundheitsförderung wird der Fokus auf Nachhaltigkeit gelegt. Zudem hat die BKK Provita den Wegweiser „Pflanzlich. Nachhaltig. Gesund." für Gesundheitseinrichtungen herausgebracht, der bei einer Ernährungstransformation unterstützen soll. Beide Leitfäden stehen online gratis zum Download zur Verfügung (BKK ProVita 2020; Deutsche Gesellschaft für Ernährung e.V. 2020). Nachfolgend sollen die wichtigsten Aspekte der o.g. Konzepte zusammengefasst werden und einen roten Faden für eine Ernährungsumstellung liefern:

> *„Eure Nahrungsmittel sollen eure Heilmittel sein."*

1. Durchführung einer Bestandsaufnahme der Klinik-Verpflegung: „Wer wird wann wo und wie verpflegt?"
2. Detaillierte Evaluation des bisherigen Speiseangebots und der Prozesskette (Planung, Einkauf, Zubereitung, Ausgabe, Entsorgung und Reinigung)
3. Gründung eines „Kernkompetenzteams": Regelmäßiger Austausch der Verpflegungsverantwortlichen, Entwicklung eines zukunftsfähigen, bereichsübergreifenden Verpflegungskonzepts, intensive Vernetzung
4. Gemeinschaftliche, prozessorientierte Qualitätsentwicklung in fünf Schritten:
    1. Analyse des IST-Zustands, Beschreibung der aktuellen Verpflegungssituation, Festlegung von Zielen
    2. Planung der geplanten Maßnahmen: Welche Maßnahmen sollen durch wen bis wann und in Zusammenarbeit mit wem umgesetzt werden?
    3. Umsetzung der geplanten Maßnahmen in stetiger Begleitung durch eine Ansprechperson
    4. Systematische Überprüfung durch alle Beteiligten: Sind die gesetzten Ziele er-

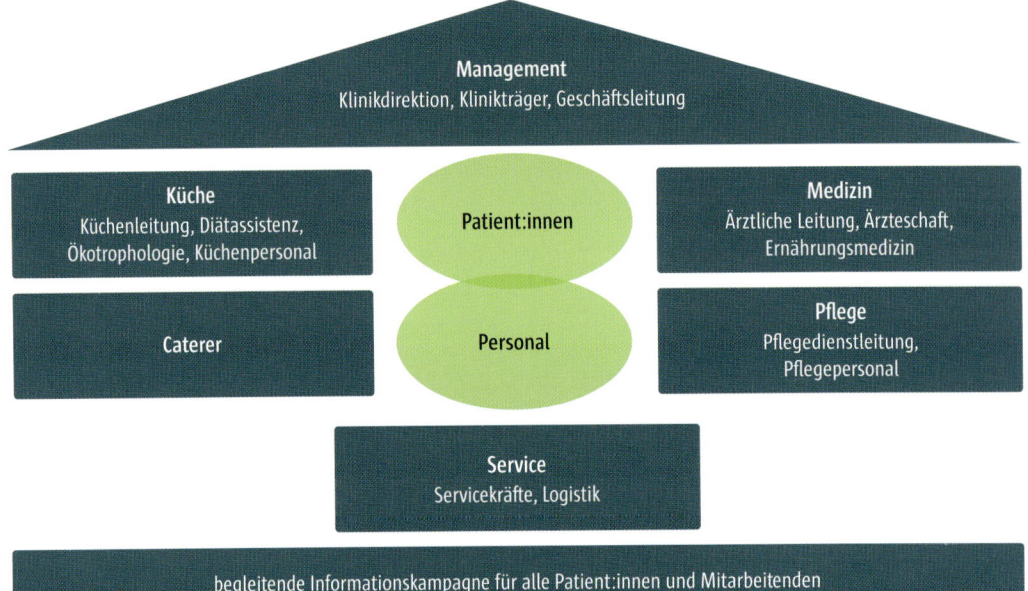

Abb. 3 Beteiligte Bereiche bei der Ernährungsumstellung in der Klinik (modifiziert aus dem Leitfaden für Verpflegung in Kliniken der DGE), (Deutsche Gesellschaft für Ernährung e.V. 2020)

reicht worden? Wo besteht Optimierungspotenzial?
5. Erneute gemeinsame strategische Analyse, Wiederholung der gemeinsamen prozessorientierten Qualitätsentwicklung

3.5.4 Begleitende Schulungen und Kampagne

An erster und wichtigster Stelle bei dem Transformationsprozess steht natürlich die Küchenleitung und das gesamte Küchenpersonal. Mit der Motivation und Innovationsbereitschaft des Küchenteams steht und fällt der Erfolg der Transformation zu mehr Gesundheit, Nachhaltigkeit, Qualität und gleichzeitig gutem Geschmack in der Verpflegung. Der Anspruch an eine ökologischere Küche führt zu vielen Herausforderungen: neue und schmackhafte Rezepte, neue Zulieferer, neue Lebensmittel, (wenn gewünscht) Zertifizierungen etc. Dieser Prozess kann und sollte nicht allein bestritten werden. Besonders hilfreich ist der Austausch mit erfahrenen Küchen-Kolleg:innen wie z.B.

BioMentoren oder spezialisierten Lehr-Köchen/Köchinnen wie z.B. von ProVeg Food Services. Diese verfügen über besonders wertvolle Ratschläge zu u.a. Rezepturen und operativen Tätigkeiten.

Wird die Klinik durch einen Caterer verpflegt sollte dieser frühzeitig in die Planung miteinbezogen werden. Es sollten konkrete Wünsche geäußert werden und, wenn möglich, der/die verantwortliche Mitarbeiter:in beim „Kernkompetenzteam" mit einbezogen werden.

Viele Caterer sind sich der wachsenden Wünsche nach mehr Nachhaltigkeit bewusst und haben entsprechende neue Menülinien entwickelt.

Bei einer Neuausschreibung einer Verpflegungsdienstleistung sollten die neuen Nachhaltigkeitsansprüche konkret festgehalten und Grundvoraussetzung für einen Vertragsschluss sein. Die DGE-Standards sollten als Mindestanspruch geltend gemacht werden.

Begleitend zu der Ernährungstransformation kann eine Kampagne mit entsprechenden Informationsmaterialien sowie Fortbildungen und Seminare für interessierte Mitarbeiter:innen wie z.B. der Pflege und der Servicekräfte hilfreich sein.

3.5.5 Ziele bei der Ernährungstransformation

Das übergeordnete Ziel der Ernährungstransformation sollte es sein, das Speiseangebot schrittweise immer pflanzlicher und gesünder zu gestalten, ohne dass irgendjemand etwas vermisst. Aus diesem Grund ist der gute Geschmack die wichtigste Grundvoraussetzung für das Gelingen. Außerdem spielen der Seh- und Geruchssinn eine entscheidende Rolle. Für das optimale kulinarische Erlebnis muss also das Zusammenspiel der verschiedenen Sinne passen.

Die Ziele sollten in jeder Klinik individuell mit dem Küchenpersonal und dem „Kernkompetenzteam" festgelegt werden. Nachfolgend werden einige mögliche Zielsetzungen genannt:

1. Ein Ziel könnte es sein, dass täglich eine rein-pflanzliche Menülinie angeboten wird. Rein-pflanzliche Gerichte haben meist den besten ökologischen Fußabdruck, außerdem würden die Ansprüche der wachsenden Anzahl von veganen Patient:innen und Mitarbeiter:innen gedeckt und die Menülinie könnte als konfessionsunabhängige Universalmahlzeit dienen. Aus diesen Gründen würde sich diese Menülinie auch besonders gut als Zugangsessen für neuaufgenommene Patient:innen anbieten.
2. Eine weitere Möglichkeit für mehr Nachhaltigkeit in der Küche ist der teilweise Austausch von tierischen durch pflanzliche Lebensmittel. So können beliebte Gerichte (auch in der Diätetik) erhalten und modifiziert werden. Z.B. könnte das Hackfleisch in einer Bolognese-Sauce teilweise durch Möhren, Tomaten und Nüsse ersetzt werden.
3. Außerdem sollte die Qualität von tierischen Lebensmitteln erhöht und gleichzeitig die Größe der Fleischbeilage reduziert werden. Die Akzeptanz kann u.a. durch das Bewerben der besseren Qualität und durch die schmackhaften Beilagen erhöht werden.
4. Es ist davon auszugehen, dass die Empfehlungen der DGE für die Gemeinschaftsverpflegung mittelfristig verpflichtend werden, sodass jede Klinik bereits jetzt anfangen sollte diese umzusetzen. Dies würde für die Verpflegung der Patient:innen bedeuten, dass nur noch max. dreimal pro Woche Fleisch/Wurstwaren in der Mittagsverpflegung angeboten werden. Natürlich bietet sich dann auch eine entsprechende Zertifizierung durch die DGE an.
5. Durch die Reduktion der Menüauswahl kann die Arbeit für das Küchenpersonal reduziert werden und gleichzeitig mehr Zeit für frische, hochqualitative pflanzliche Gerichte geschaffen werden. Beispielhaft könnten drei Menülinien etabliert werden: eine rein-pflanzliche, eine vegetarische und eine mischköstliche. Neben den Hauptmenüs können kreative Angebote wie z.B. Frontcooking und Aktionstage die Attraktivität der Verpflegung für das Personal erhöhen.
6. Moderne Cateringunternehmen und Küchen können zudem den ökologischen Fußabdruck ihrer Menüs berechnen. Hierfür kann z.B. die Software *Eaternity* verwendet werden. Die Software berücksichtigt den gesamten Lebenszyklus der Lebensmittel und errechnet anhand aktueller wissenschaftlicher Evidenz verschiedene Scores. Auf diese Weise könnte z.B. auch täglich ein sogenannter Klimateller ermittelt und dieser als solcher für die Patient:innen und Mitarbeiter:innen beworben werden.
7. Schrittweise können Bio-Lebensmittel eingeführt und (wenn gewünscht) eine Bio-Zertifizierung beantragt werden. Als erstes Ziel könnte man sich einen Bio-Anteil von 10% innerhalb eines Jahres vornehmen und

z.B. mit Bio-Kartoffeln beginnen und dann das Sortiment langsam erhöhen.

3.5.6 Mit diesen Lebensmitteln gelingt die Transformation

Ein großer Fokus sollte auf **Getreide** v.a. in Form von Vollkornprodukten wie Vollkornflocken für Müsli und Vollkornbrot bzw. -brötchen mit pflanzlichen Aufstrichen, z.B. Hummus, zum Frühstück gelegt werden. Den höchsten Anteil an der Ernährung nehmen Gemüse und Obst ein: Zu jeder Mahlzeit werden frisches oder tiefgekühltes Gemüse, Salat oder Obst nach dem jahreszeitlichen Angebot gereicht. Vor allem **Hülsenfrüchten** sollten als optimale pflanzliche Proteinquelle und Nährstofflieferant ein deutlich höherer Stellenwert in der Küche zukommen. Sie stellen eine gute Alternative zu Fleisch dar und sind aus Nachhaltigkeits- und Gesundheitsgründen zu bevorzugen. Durch die Kombination verschiedener pflanzlicher Proteine über den Tag verteilt kann eine optimale biologische Wertigkeit erreicht werden. Ebenso sollten **Nüsse und Samen** zum täglichen Angebot gehören. Als Standardfett sollte **Rapsöl**, daneben Lein-, Walnuss-, und Olivenöl verwendet werden. Zur Förderung der Akzeptanz können internationale (z.B. arabische, indische, thailändische) Trend- oder sog. Fusion-Gerichte reich an Gemüse und Hülsenfrüchten verwendet werden. **Sauermilcherzeugnisse** wie Joghurt, Quark und Dickmilch aus ökologischer und regionaler Tierhaltung sollten zur Unterstützung des Mikrobioms angeboten werden. Moderne Gemeinschaftseinrichtungen sollten zudem vermehrt auf **pflanzliche Milchalternativen** wie z.B. einen mit Calcium-angereicherten Haferdrink setzen.

Schmackhafte **pflanzliche Fleischalternativen** z.B. auf Weizen- oder Sojabasis können den Einstieg in eine pflanzlichere Ernährung erleichtern und haben eine deutlich bessere ökologische Bilanz. Insgesamt sollten Convenience-Produkte jedoch so selten wie möglich zum Einsatz kommen. Die verwendeten Produkte sollten frei von Palm- oder Kokosfett sein und mit gering verarbeiteten Lebensmitteln kombiniert werden. (Eingelegter) Tofu, der nicht weiterverarbeitet ist, zählt nicht zu den Convenience-Produkten.

> **Best-Practice-Beispiel**
>
> In der Naturheilkunde-Abteilung im Evangelischen Krankenhaus Essen-Mitte werden seit 1999 vollwertig-vegetarische Mahlzeiten angeboten. Es werden wöchentlich einmal Fleisch und einmal Fisch angeboten. Weitere Best-Practice-Beispiele sind das Gemeinschaftskrankenhaus Havelhöhe, die LWL-Kliniken Münster und das Immanuel Krankenhaus Berlin.

3.5.7 Auf die Vermarktung kommt es an – Nudging und positives Framing

Nudging bedeutet so viel wie „jemanden anstupsen", d.h., man versucht das Verhalten von Menschen zu lenken, ohne dabei auf Verbote zurückzugreifen. Ein Negativbeispiel für Nudging ist die Auslage von Süßigkeiten an der Supermarkt-Kasse. An der Kasse der Klinik-Kantine sollten stattdessen z.B. gesunde Snacks ausgelegt werden wie „Studentenfutter" oder Obst. Ein weiterer wirksamer Nudge ist die Reihenfolge der Angebotsaufzählung. Es sollte darauf geachtet werden, dass die nachhaltigsten und gesündesten Speisen als erstes z.B. von den Servicekräften, an der Tafel, im digitalen Menü oder in der Auslage angeboten werden. Außerdem kann das „Anstupsen" über eine ansprechende Wortwahl bei der Namensgebung der Gerichte gelingen. Was spricht Sie mehr an? „Veganes Gulasch" oder „Rauchiges Seitling-Gulasch mit Semmelknödeln und frischen Kräutern"?

Die Bezeichnung vegan sollte vermieden werden, da Menschen, die sich nicht ausschließlich vegan ernähren, dann häufig das Gericht automatisch nicht in ihre Auswahl miteinbeziehen. Rein-pflanzliche Gerichte sollten jedoch durch ein Piktogramm z.B. dem V-Label gekennzeichnet werden, welches in der Legende näher erläutert wird.

Durch das positive Framing der Veränderungen zu mehr Nachhaltigkeit als Mehrgewinn für alle Beteiligten sollte es gelingen, dass Veränderungen, die als negativ gewertet werden könnten (z.B. reduzierte Fleischportionsgrößen), nicht als Verlust wahrgenommen werden.

3.5.8 Nachhaltige und gesunde Ernährung als Wettbewerbsvorteil

Transformation und Modernisierung der Verpflegung gehen initial mit einem gewissen Mehraufwand einher, was zu erhöhten Kosten führen kann. Vor allem vor dem Hintergrund, dass z.B. 2018 im Durchschnitt lediglich 3,84€ bzw. 14,02€ pro Tag (inkl. Personal- und Betriebskosten) und Patient:in ausgegeben wurden (Ärzteblatt 2020). Bei den 14,02€ sind die Personal- und Betriebskosten miteinberechnet, die tendenziell steigend sind. Bei der Verpflegung wird nicht nur aus diesem Grund gern als erstes gespart, sondern auch weil sie unter die „Nicht-medizinischen Leistungen" fällt und somit u.a. mit Aus- und Fortbildung, EDV, Verwaltung, Wäscheversorgung, Controlling und Reinigung um einen festgelegten Betrag konkurriert. Hier besteht also ein dringender politischer Handlungsbedarf! Ernährung sollte als eine medizinische (unterstützende) Leistung im Kostenkatalog einen eigenen Posten erhalten.

Die Kosten der neuen Verpflegung hängen natürlich maßgeblich von den verwendeten Zutaten und der Vielfalt der Auswahl ab. Aufgrund der steigenden Ansprüche nach mehr Tierwohl sollten vor allem bei den tierischen Produkten höhere Kosten in Kauf genommen werden und auf Bio-Qualität oder Haltungsstufe 4 zurückgegriffen werden. Diese Mehrkosten können wiederrum durch die Reduktion der Fleisch-Portionsgrößen eingespart werden. Auch der teilweise Ersatz von Fleisch durch pflanzliche Proteinquellen (z.B. texturiertes Sojaprotein) führt zur Kosteneinsparung. Höhere Kosten sind bei dem Einsatz von veganen Fleischersatzprodukten und Lebensmitteln mit Bio-Qualität zu erwarten. Diese Mehrkosten können jedoch teilweise durch die Reduktion der Lebensmittelverschwendung eingespart werden (s. Kap. 3.5.9). Wenn letztendlich höhere Kosten für die nachhaltigen und gesunden Speisen anfallen, sollte dies als Investition in das Ansehen und Nachhaltigkeitsprofil der Klinik, in die betriebliche Gesundheitsförderung sowie in die Gesundheit und Zufriedenheit der Patient:innen und Mitarbeiter:innen gesehen werden. Gleichzeitig kann dem Problem der krankheitsassoziierten Mangelernährung begegnet werden. Eine solche verschlechtert als unabhängiger Risikofaktor das klinische Outcome und erhöht Morbidität, Mortalität, die Liegeverweildauer und die Krankheitskosten. Eine gute ernährungsmedizinische Anbindung, qualitativ hochwertige und appetitliche Speisen können somit nicht nur die Gesundung beschleunigen, sondern auch Kosten einsparen. Letztendlich kann die Verpflegung ein Aushängeschild der Klinik werden und zu einem Wettbewerbsvorteil führen.

3.5.9 Lebensmittelverschwendung (*Food Waste*) vermeiden

Leider sind in Krankenhäusern große Speiserückläufe zu beobachten. Um diese möglichst gering zu halten, muss eine regelmäßige Ablaufoptimierung durchgeführt werden. Das Zeitintervall zwischen Bestellung und Auslieferung sollte so kurz wie möglich gehalten werden. Neben kurzen Lieferwegen müssen entlassene Patient:innen auch schnellstmöglich als solche im System gekennzeichnet werden, sodass keine überflüssigen Speisen anfallen. Das hierfür verantwortliche Personal sollte diesbezüglich geschult werden.

Eine weitere Möglichkeit zur Einsparung von *Food Waste* ist, die Menüauswahl auf z.B. drei Optionen zu reduzieren und die Qualität gleichzeitig zu erhöhen. Die Portionsgrößen sollten mithilfe eines Kellenplans festgelegt werden und nach entsprechender vorheriger Evaluation optimiert werden. Für die Personalverpflegung könnte angeboten werden, dass sich von den vegetarischen Beilagen gratis nachgenommen werden kann. Außerdem sollte die Küche nicht den Anspruch haben, dass immer jedes Menü bis zum Schluss verfügbar ist. Durch eine gewisse Flexibilität in der Speiseplanung können zudem nicht verwendete Lebensmittel spontan am Folgetag verarbeitet werden.

Auch die Digitalisierung kann zur Ressourcenschonung maßgeblich beitragen. Durch die Verwendung einer Bestell-App haben die Patient:innen Zeit, sich mit dem Wochenmenü ausführlich zu beschäftigen und die richtige Wahl zu treffen. Durch die Digitalisierung des Warenwirtschaftssystems können alle Daten von der Bestellung bis zur Inventur analysiert werden und somit die Lebensmittelverschwendung weiter reduziert werden. Wiederverwertbare Frischhaltedosen können zur Vermeidung von Verpackungsmüll, z.B. mithilfe einer App, in den Kantinen des Klinikpersonals beitragen.

Unvermeidbare Abfälle sollten getrennt nach Mahlzeiten und Komponenten regelmäßig erfasst und die Ergebnisse für zukünftige Speiseplanungen genutzt werden. Die Abfälle sollten zur Energiegewinnung bereitgestellt werden. Eine Weitergabe von übriggebliebenen Speisen z.B. als Spende ist aufgrund der hohen Hygieneauflagen nicht möglich. Für eine detaillierte Analyse und sehr effizientes Einsparen von Food Waste empfiehlt sich die Zusammenarbeit mit dem Verein United Against Waste.

3.6 Schlusswort

Essen gehört neben Atmen und Trinken zu den elementaren Bedürfnissen unseres Lebens. Für unsere Essgewohnheiten wurde bereits früh in der Kindheit der Grundstein gesetzt. Nun sollen wir diese auf eine pflanzenbasierte Ernährung umstellen? Eine solche Forderung nach Veränderung kann als Angriff auf unser Wertesystem, unsere Selbstbestimmung und unser Selbstbild als ethisch-integrer Mensch gewertet werden. Vielen Menschen verdrängen ihr Wissen darüber, dass ihre Ernährungsweise weder gesund noch umwelt- oder tierfreundlich ist.

Durch die Aufforderung der Verhaltensänderung wird man an diese kognitive Dissonanz und Widersprüchlichkeit des eigenen Handelns erinnert und reagiert z.B. verärgert und ablehnend. Deswegen ist es von besonderer Wichtigkeit, dass man bei dem Thema Ernährung besonders sensibel und feinfühlig vorgeht.

Niemand muss verzichten, sondern jeder soll gewinnen! Durch neue (mehr) pflanzliche, leckere, innovative Gerichte in der Gemeinschaftsverpflegung können multiple positive Effekte gewonnen und erhalten werden: individuelle und planetare Gesundheit, Lebensqualität, Klimaschutz, soziale Gerechtigkeit, Biodiversität und Tierwohl.

Die Ernährungsumstellung im Kliniksetting gehört zu den wesentlichen Bausteinen der Transformation zum Krankenhaus der Zukunft und *Green Hospital*.

Literatur

Ärzteblatt (2020) Mängel beim Essen in Krankenhäusern. URL: https://www.aerzteblatt.de/nachrichten/108634/Maengel-beim-Essen-in-Krankenhaeusern (abgerufen am 20.01.2022)

Bar-On YM, Phillips R, Milo R (2018) The biomass distribution on Earth. Proceedings of the National Academy of Sciences 115, 6506–6511

BKK Provita (2020) Pflanzlich. Nachhaltig. Gesund. URL: https://bkk-provita.de/wp-content/uploads/2020/10/2020_Wegweiser_pflanzenbasierte_Ernaehrung_KH_GE.pdf (abgerufen am 20.01.2022)

Bosch TEA (2010) Mit den Meeren leben – ein Bericht über den Zustand der Weltmeere. URL: https://worldoceanreview.com/de/wor-1/ (abgerufen am 20.01.2022)

Clark MA, Domingo NGG, Colgan K, Thakrar SK, Tilman D, Lynch J, Azevedo IL, Hill JD (2020) Global food system emissions could preclude achieving the 1.5° and 2°C climate change targets. Science 370, 705–708

Crippa M, Solazzo E, Guizzardi D, Monforti-Ferrario F, Tubiello FN, Leip A (2021) Food systems are responsible for a third of global anthropogenic GHG emissions. Nature Food 2, 198–209

Deutsche Gesellschaft für Ernährung e.V. (2020) DGE – Qualitätsstandard für die Verpflegung in Kliniken. URL: https://www.station-ernaehrung.de/fileadmin/user_upload/medien/DGE-QST/DGE-Qualitaetsstandard_Kliniken.pdf (abgerufen am 20.01.2022)

Dräger De Teran T, Suckow T (2021) Klimaschutz, landwirtschaftliche Fläche und natürliche Lebensräume. URL: https://www.

wwf.de/fileadmin/fm-wwf/Publikationen-PDF/kulinarische-kompass-klima.pdf (abgerufen am 20.01.2022)

Eaternity (2017) The Eaternity Database: A solid scientific basis. URL:: http://www.eaternity.org/foodprint/database (abgerufen am 01.04.2022)

Ellis EC, Klein Goldewijk K, Siebert S, Lightman D, Ramankutty N (2010) Anthropogenic transformation of the biomes, 1,700 to 2,000. Global Ecology and Biogeography 19, 589–606

Food and Agriculture Organization of the United Nations (FAO) (2021) Food Balances. URL: https://www.fao.org/faostat/en/#data/FBS (abgerufen am 20.01.2022)

Food and Agriculture Organization of the United Nations (FAO), Earthscan (2011) The state of the world's land and water resources for food and agriculture (SOLAW) – Managing systems at risk. URL: http://www.fao.org/3/i1688e/i1688e.pdf (abgerufen am 20.01.2022)

Gesundheitsberichterstattung des Bundes (2019) Gesundheitsausgaben in Deutschland in Mio. €. Gliederungsmerkmale: Jahre, Art der Einrichtung, Art der Leistung, Ausgabenträger. URL: Gesundheitsausgaben in Mio. EUR (gbe-bund.de) (abgerufen am 20.01.2022)

Jones KE, Patel NG, Levy MA, Storeygard A, Balk D, Gittleman JL, Daszak P (2008). Global trends in emerging infectious diseases. Nature 451, 990–993

Keller RL, Muir K, Roth F, Jattke M, Stucki M (2021) From bandages to buildings: Identifying the environmental hotspots of hospitals, Journal of Cleaner Production 319, 128479

Khalil H, Ecke F, Evander M, Magnusson M, Hörnfeldt B (2016) Declining ecosystem health and the dilution effect. Scientific Reports 6, 31314

Krems CWC, Heuer T et al. (2012) Lebensmittelverzehr und Nährstoffzufuhr- Ergebnisse der Nationalen Verzehrsstudie II. 12. Ernährungsbericht 2012, 40–85

Michalke A, Fitzer F, Pieper M, Kohlschütter N, Gaugler T (2019) How much is the dish? – Was kosten uns Lebensmittel wirklich? In: Innovatives Denken für eine nachhaltige Land- und Ernährungswirtschaft. Beiträge zur 15. Wissenschaftstagung Ökologischer Landbau, Kassel, 5. bis 8. März 2019

Murray, CJL, Aravkin AY et al. (2020) Global burden of 87 risk factors in 204 countries and territories, 1990–2019: a systematic analysis for the Global Burden of Disease Study 2019. The Lancet 396, 1223–1249

Myers R, Worm B (2003) Rapid Worldwide Depletion of Predatory Fish Communities. Nature 423, 280–3

Oberritter H, Schäbethal K, Von Ruesten A, Boeing H (2013) The DGE-Nutrition Circle–representation and fundamentals of the food-based recommendations of the German Nutrition Society. Ernaehrungs Umschau international 60(2), 24–29

O'Connor I (2017) Comparison and interpretation of LCAs on livestock in Switzerland and Europe. Work Package C of the Organic Footprint project. Zürich: Eaternity

O'Neill J (2016) Tackling drug-resistant infections globally: Final report and recommendations – The Review on Antimicrobial Resistance. URL: https://amr-review.org/sites/default/files/160525_Final%20paper_with%20cover.pdf (abgerufen am 20.01.2022)

Poore J, Nemecek T (2018) Reducing food's environmental impacts through producers and consumers. Science 360, 987–992

Rippin HL, Cade JE, Berrang-Ford L, Benton TG, Hancock N, Greenwood DC (2021) Variations in greenhouse gas emissions of individual diets: Associations between the greenhouse gas emissions and nutrient intake in the United Kingdom. Plos one 16, e0259418

Rockström J, Steffen W, Noone K, Persson Å, Chapin FS, Lambin EF, Lenton TM, Scheffer M, Folke C et al. (2009a) A safe operating space for humanity. Nature 461, 472–475

Rockström J, Steffen W, Noone K, Persson Å, Chapin FS III, Lambin E, Lenton TM, Scheffer M, Folke C et al. (2009b) Planetary boundaries: exploring the safe operating space for humanity. Ecology and Society 14(2):32

Sandström V, Valin H, Krisztin T, Havlík P, Herrero M, Kastner T (2018) The role of trade in the greenhouse gas footprints of EU diets. Global Food Security 19, 48–55

Schienkiewitz A, Mensink G, Kuhnert R, Lange C (2017) Übergewicht und Adipositas bei Erwachsenen in Deutschland. Journal of Health Monitoring 2. DOI: 10.17886/RKI-GBE-2017-025 (abgerufen am 20.01.2022)

Shukla P, Skea J, Calvo Buendia E, Masson-Delmotte V, Pörtner H, Roberts D, Zhai P, Slade R, Connors S, Van Diemen R (2019) IPCC, 2019: Climate Change and Land: an IPCC special report on climate change, desertification, land degradation, sustainable land management, food security, and greenhouse gas fluxes in terrestrial ecosystems

Statista (2021) Energiebedingte CO_2-Emissionen pro Kopf weltweit nach ausgewählten Ländern im Jahr 2019. IEA-Key World Energy Statistics. URL: https://de.statista.com/statistik/daten/studie/167877/umfrage/co-emissionen-nach-laendern-je-einwohner/ (abgerufen am 20.01.2022)

Statistisches Bundesamt (2021) Krankenhäuser – Einrichtungen, Betten und Patientenbewegung. URL: https://www.destatis.de/DE/Themen/Gesellschaft-Umwelt/Gesundheit/Krankenhaeuser/Tabellen/gd-krankenhaeuser-jahre.html (abgerufen am 20.01.2022)

Sutton MA, Bleeker A, Howard CM, Erisman JW, Abrol YP, Bekunda M, Datta A, Davidson E, Vries WD, Oenema O, Zhang FS (2013) Our nutrient world. The challenge to produce more food & energy with less pollution. Centre for Ecology & Hydrology Edinburgh

UN Eniviroment Programme (2020) Preventing the next pandemic: Zoonotic diseases and how to break the chain of transmission. Available: https://www.unep.org/resources/report/preventing-future-zoonotic-disease-outbreaks-protecting-environment-animals-and (abgerufen am 20.01.2022)

Van Boeckel TP, Glennon EE, Chen D, Gilbert M, Robinson TP, Grenfell BT, Levin SA, Bonhoeffer S, Laxminarayan R (2017) Reducing antimicrobial use in food animals. Science (New York, N.Y.) 357, 1350–1352

Vrieze A, Van Nood E, Holleman F, Salojärvi J, Kootte RS, Bartelsman JF, Dallinga-Thie GM, Ackermans MT et al. (2012) Transfer of intestinal microbiota from lean donors increases insulin sensitivity in individuals with metabolic syndrome. Gastroenterology 143, 913–6.e7

WBAE – Wissenschaftlicher Beirat für Agrarpolitik, Ernährung und gesundheitlichen Verbraucherschutz beim BMEL (2020) Politik für eine nachhaltigere Ernährung. Eine integrierte Ernährungspolitik entwickeln und faire Ernährungsumgebungen gestalten. Gutachten. Berlin

Widmer RJ, Flammer AJ, Lerman LO, Lerman A (2015) The Mediterranean diet, its components, and cardiovascular disease. Am J Med 128, 229–38

Willett W, Rockström J, Loken B, Springmann M, Lang T, Vermeulen S, Garnett T, Tilman D, Declerck F, Wood A et al. (2019) Food in the Anthropocene: the EAT-Lancet Commission on healthy diets from sustainable food systems. Lancet 393, 447–492

World Health Organization (2015) Cancer: Carcinogenicity of the consumption of red meat and processed meat. URL: https://www.who.int/news-room/q-a-detail/cancer-carcinogenicity-of-the-consumption-of-red-meat-and-processed-meat (abgerufen am 20.01.2022)

World Health Organization (2021) Malnutrition. URL: https://www.who.int/news-room/fact-sheets/detail/malnutrition (abgerufen am 20.01.2022)

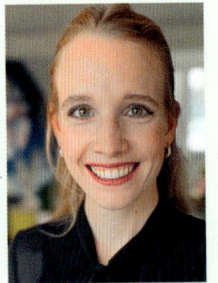

Dr. med. Kristin Hünninghaus

Kristin Hünninghaus ist Ärztin in Weiterbildung zur Internistin und Ernährungsmedizinerin (DAEM). Sie hat von 2011–2017 an der Heinrich-Heine-Universität Düsseldorf studiert und promoviert. Sie engagiert sich seit Jahren ehrenamtlich bei verschiedenen Organisationen (Health for Future, KLUG und PAN) für eine Ernährungswende. Seit 2021 arbeitet sie an der Universitätsmedizin Essen als wissenschaftliche Mitarbeiterin und Ärztin. Eines ihrer aktuellen Hauptprojekte ist die Transformation der Verpflegung an der Universitätsmedizin Essen im Rahmen der Green-Hospital-Initiative.

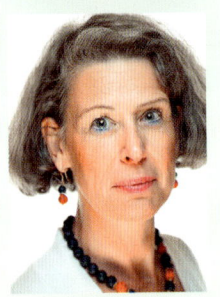

Sigrid E. Bosmann, Dipl. oec. troph.

Sigrid E. Bosmann hat mit dem Diplom Oectrophologie 1994 an der Uni Gießen abgeschlossen. Danach hat sie Weiterbildungen und Zusatzqualifikationen wie Fachberaterin für Vollwert-Ernährung (UGB) und Fachberaterin Fasten (UGB), Ernährungsfachkraft Allergologie (daab) und Mind-Body-Medizin Therapeutin/Gesundheitstherapeutin absolviert. Seit 1999 ist sie in der Klinik für Naturheilkunde & Integrative Medizin der KEM beschäftigt, wo sie sowohl in der Ordnungstherapie tätig als auch zuständig ist für die Umsetzung der mediterranen Vollwert-Ernährung mit der Küche. Parallel ist sie seit 1999 als zertifizierte Ernährungsberaterin VDOe im Netzwerk Dr. Ambrosius in eigener Praxis in Essen und Mülheim mit dem Schwerpunkt Ernährung bei Allergien und Magen-Darm-Erkrankungen tätig.

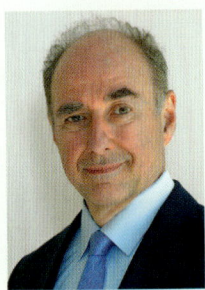

Prof. Dr. Gustav Dobos

Gustav Dobos studierte Humanmedizin an der Universität Freiburg. Nach seiner Promotion in der Ernährungsmedizin und der Ausbildung zum Internisten in den Abteilungen Ernährungsmedizin bzw. Nephrologie an der Universitätsklinik Freiburg war er in der Zeit von 1990 bis 1992 an der Research Institut of Scripps Clinic in La Jolla tätig. 1994 folgte dann die Habilitation und die Oberarzttätigkeit an der Universitätsklinik in Freiburg. 1999 bis 2021 leitete er in seiner Funktion als Direktor die Klinik für Naturheilkunde und Integrative Medizin an den Kliniken Essen-Mitte. Den Lehrstuhl für Naturheilkunde an der Universität Duisburg-Essen hat er nunmehr seit 2004 inne. Aktuell ist Prof. Dr. G. Dobos seit dem 01.09.2021 Direktor des Zentrums für Naturheilkunde und Integrative Medizin am Universitätsklinikum Essen mit dem Schwerpunkt „Planetare Gesundheit und Ernährung".

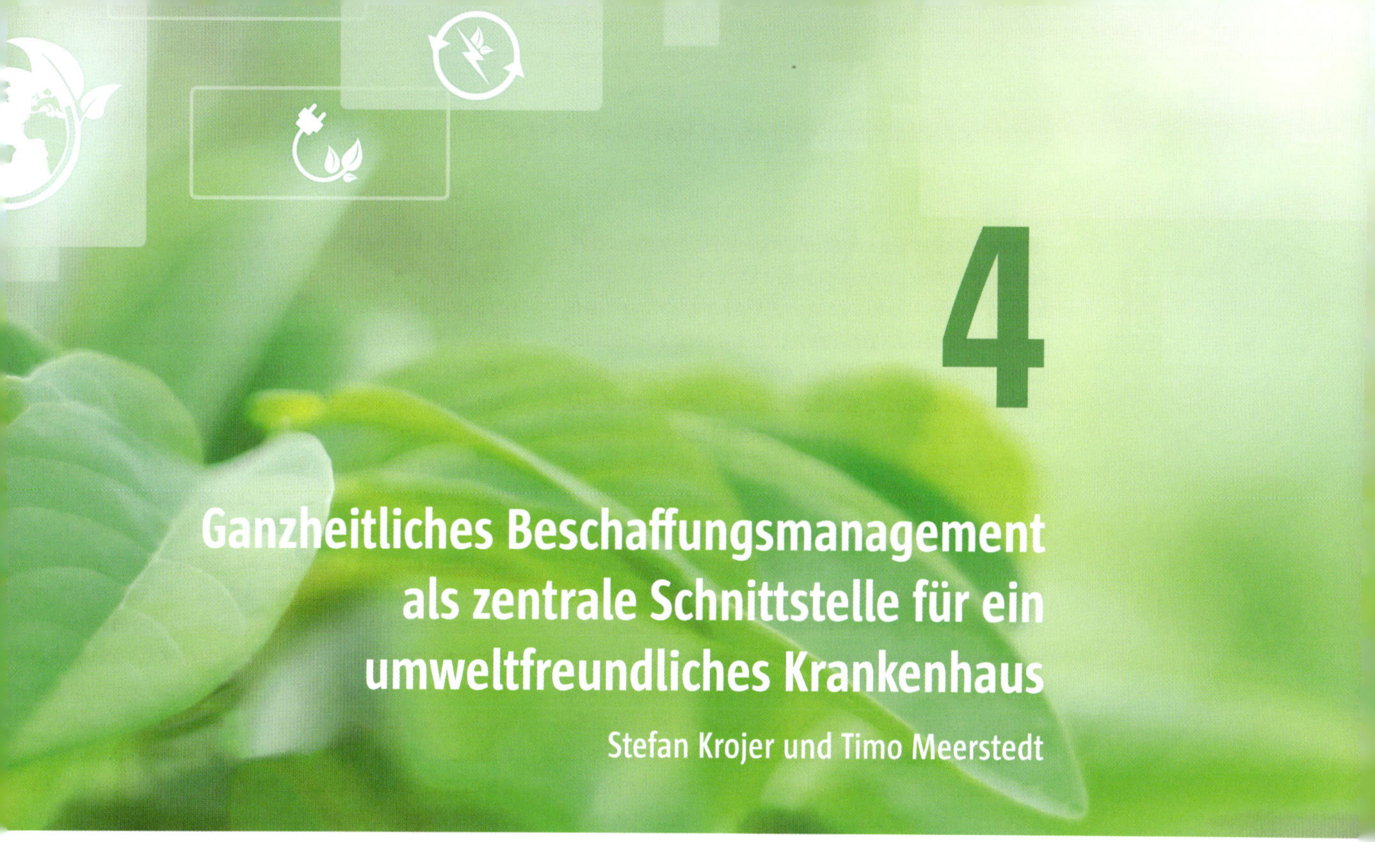

4

Ganzheitliches Beschaffungsmanagement als zentrale Schnittstelle für ein umweltfreundliches Krankenhaus

Stefan Krojer und Timo Meerstedt

Einrichtungen im Gesundheitswesen und ihre Einkaufsabteilungen befinden sich mitten im digitalen Wandel. Infrastruktur, Hardware, Software, Prozesse und nicht zuletzt die Menschen müssen sich digital verändern. Viele Experten behaupten, dass 80 Prozent der Krankenhäuser, Rehakliniken und Pflegeeinrichtungen die digitale Transformation nicht schaffen werden. Der zweite Megatrend neben der Digitalisierung ist die Nachhaltigkeit. Auch dieser Herausforderung müssen sich die Gesundheitseinrichtungen in der Beschaffung stellen. Im folgenden Textbeitrag sollen Ansatzpunkte zur Lösung dieser Herausforderungen aus Sicht eines ganzheitlichen Beschaffungsmanagements gegeben werden.

4.1 Nachhaltigkeit

Die Eingabe des Begriffs „Sustainability" in der Suchmaschine Google generierte am 22.02.2022 ca. 3.890.000.000 Ergebnisse. Vergleicht man diese Aufrufe beispielsweise mit dem Jahr 2015 so ist beinahe ein Anstieg um 100% festzustellen. Dies verdeutlicht die Aktualität der Nachhaltigkeit. Überdies findet sich Nachhaltigkeit in zahlreichen Leitbildern von Krankenhäusern wieder, wobei in allen Unternehmensbereichen neben ökologischen auch ökonomische und soziale Folgen aller betrieblichen Entscheidungen analysiert werden müssen (s. Abb. 1). Insbesondere in einer Querschnittsfunktion wie der Lo-

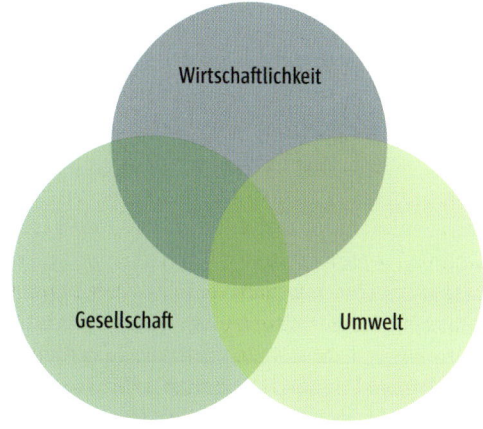

Abb. 1 Interdependenz in der Nachhaltigkeit, eigene Darstellung in Anlehnung an Bretzke (2014, S. 41)

gistik sind die Auswirkungen in der ökologischen Dimension enorm.

Der Terminus **Nachhaltigkeit** ist auf die Forstwirtschaft am Ende des 18. Jahrhunderts zurückzuführen. Die Holzentnahme aus einem Wald sollte nur so hoch sein, dass dieser auf natürlichem Wege nachwachsen kann (Schretzmann 2006).

Besonders geprägt wurde der Begriff der nachhaltigen Entwicklung im Jahre 1987 durch den Abschlussbericht der Weltkommission für Umwelt und Entwicklung (WCED). Die Vereinten Nationen (UN) führten diese Kommission unter dem Vorsitz der damaligen norwegischen Umweltministerin Brundtland. Daher wurde diese auch als Brundtland-Kommission betitelt. Die Brundtland-Definition lautet wie folgt:

> „Sustainable development is development that meets the needs of the present without compromising the ability of future generations to meet their own needs" (United Nations 1987).

Der Fokus liegt auf den Bedürfnissen der zukünftigen Generationen. Die heutige Generation soll ihre Bedürfnisse dabei ebenfalls befriedigen können. Die Brundtland-Definition zielte darauf ab, ein grundsätzliches Leitbild zu erschaffen. Besonders das Beschaffungsmanagement eines umweltfreundlichen Krankenhauses und Querschnittsbereiche wie die Logistik müssen vor diesem Hintergrund Handlungsempfehlungen ableiten und für eine ganzheitliche Kontrolle dieser sorgen.

4.2 Zukunftsszenario im Healthcaresektor

Stellen Sie sich folgendes Szenario vor: Computer sind schlau wie Menschen und machen sogar Witze. Fabriken, Verkehr und Landwirtschaft sind nahezu komplett automatisiert. Im Krankenhaus werden Standard-Diagnosen und Standard-Eingriffe von Künstlicher Intelligenz (KI) und Robotern erledigt. Die operative Beschaffung ist vollständig automatisiert. Im strategischen Einkauf und der Logistik arbeiten Menschen und KI Hand in Hand, um eine perfekte Supply Chain zu kreieren. Dies ist ein realistisches Szenario für das Jahr 2045. Sie finden, das Jahr 2045 ist noch sehr weit weg? Sie haben Recht. Aber die Entwicklung ist bereits heute in vollem Gange. Die digitale Revolution verändert die Medizin und die Arbeitswelt und damit auch den Klinikeinkauf massiv. Etwa die Hälfte aller heutigen Arbeitsplätze in der westlichen Welt könnten bereits im Jahr 2030 nicht mehr existieren (Broy u. Precht 2017). Alle Experten sind sich einig: Es wird zukünftig weniger bis gar keine operativen Klinikeinkäufer mehr geben.

Roboter und KI werden Schritt für Schritt immer mehr Aufgaben übernehmen. Alle IT-Systeme einer Klinik sind miteinander vernetzt und produzieren neues Wissen. Der Patient und Bewohner wird mit punktgenauer Produkt- und Prozessqualität sicher versorgt. Pflegekräfte sind nur noch für die pflegerische Betreuung zuständig. Der Fachkräftemangel wird dadurch abgeschwächt und Pflegekräfte sind wieder motivierter. Patienten profitieren von Innovationen, die Kliniken, Kassen und Lieferanten gemeinsam entwickeln und testen. Monetäre Mittel werden zielgerichtet zur Steigerung von Patientennutzen, Wirtschaftlichkeit und Innovation eingesetzt.

Der Einkäufer und das Beschaffungsmanagement wird sich zum „König der Daten", „Freelancer Economy" oder „Kreativagentur" wandeln müssen oder für immer „Rest in Peace". Die Einkäufer von morgen werden gemeinsam mit der Klinik-IT Beschaffungsroboter beobachten und steuern. Das Beschaffungsmanagement eines Krankenhauses muss sich also heute auf den Weg der Transformation machen und seine Rolle aktiv kreieren, bevor es von der Entwicklung überrollt wird. Die Digitalisierung wird sich in rasantem Tempo fortsetzen. Man kann sie nicht aufhalten, nur gestalten.

Roboter und KI werden Schritt für Schritt immer mehr Aufgaben übernehmen.

4 Ganzheitliches Beschaffungsmanagement als zentrale Schnittstelle für ein umweltfreundliches Krankenhaus

4.3 Sind Krankenhäuser für eine nachhaltige Zukunft bereit?

Neben dem Megatrend Digitalisierung wird die kommenden Jahre der Megatrend Nachhaltigkeit die Beschaffung stark verändern. Nachhaltige Beschaffung berücksichtigt die bestmöglichen Auswirkungen auf Umwelt, Gesellschaft und Wirtschaft über den gesamten Lebenszyklus (ISO 2017). Der Gesundheitssektor weist einen Anteil von 4,4 Prozent an globalen Treibhausgasemissionen auf. Das entspricht 2Gt CO_2-Äquivalenten. Ein Krankenhausbett hat ungefähr den Energiebedarf eines Doppelhauses. Somit haben die im Gesundheitssektor entstehenden CO_2-Emissionen erhebliche Auswirkungen auf den Klimawandel. Wäre der Gesundheitssektor ein Land, dann wäre es der fünftgrößte Emittent der Welt. Insbesondere Krankenhäuser verursachen mit ihrem kontinuierlichen 24/7-Betrieb, der höchste technische Anforderungen und einen hohen Ressourcenverbrauch erfordert, hohe Umweltbelastungen. Deutschland will im Jahr 2050 klimaneutral sein. Das Bundes-Klimaschutzgesetz (KSG) setzt konkrete Ziele bis 2030 und ab 2022 auch von 2031 bis 2050. Diese Ziele müssen auch der Gesundheitssektor und insbesondere Krankenhäuser erreichen. Der Einkauf trägt hierbei eine wesentliche Verantwortung.

> Der Einkauf kann bis zu 70 Prozent der im Krankenhaus entstehenden Emissionen beeinflussen.

Dazu kommt die Verantwortung einer nachhaltigen Lieferkette unter Einhaltung von Menschenrechten und Umweltstandards. Das Sorgfaltspflichtengesetz (Lieferkettengesetz) wurde am 12.02.2021 beschlossen. Ab 2023 müssen sich Kliniken mit mehr als 3.000 Mitarbeitern – ab 2024 mit mehr als 1.000 Mitarbeitern – an die Rechtspflichten der Einhaltung von Menschenrechten und Umweltstandards halten (Bundesministerium für Arbeit und Soziales 2021).

Ansatzpunkte für eine nachhaltige Beschaffung im Krankenhaussektor

Eine effizientere Anlieferungsroutine der Medizinprodukte kann ein großer Hebel für Gesundheitseinrichtungen sein. Oftmals bestellen wir kleine Einzellieferungen und lassen den LKW ineffizient durch die Gegend fahren. Hier hilft eine bessere Bestellplanung. Kohlenstoffarme Substitutionen und Produktinnovationen die Dekarbonisierung der Lieferantenprozesse sind weitere Hebel. Über 1,4% der Emissionen in der Lieferkette sind auf Einweggeräte zurückzuführen, von denen einige wiederverwendet oder repariert werden könnten, wodurch die Einrichtungen sowohl Kohlenstoff als auch Geld sparen würden. Einweg-Plastikgegenstände können entfernt werden. Hier können Umwelt und Geldbeutel geschont werden, da weniger Verpackungs-, Liefer- und Entsorgungskoste anfallen. Beispiele sind die Reparatur von Gehhilfen, die Reduzierung der Abhängigkeit von Büropapier durch verstärkte Digitalisierung und die Umstellung auf 100% recyceltes Kopierpapier. Neue Innovationen, wie Biobasierte Polymere können in Zukunft zu erheblichen Einsparungen an CO_2 führen. Grundsätzlich sollten Einrichtungen im Gesundheitswesen ein Lieferantenmanagement einführen nach dem Prinzip „Vorbeugen – Identifizieren – Reagieren":

- **Vorbeugen**: Nachhaltigkeitsanforderungen werden in Verträgen und Lastenheften verankert, insbesondere im Code of Conduct für Geschäftspartner; Lieferanten werden qualifiziert und sensibilisiert.
- **Identifizieren**: Die Nachhaltigkeitsrisiken in der Lieferkette werden systematisch ermittelt und priorisiert. Nachhaltigkeit wird in den wesentlichen Vergabeentscheidungen verankert und ein Rating der Nachhaltigkeitsperformance der potenziellen Lieferanten genutzt. Grundlage dafür sind Selbstauskünfte sowie risikobasierte Vor-Ort-Checks.
- **Reagieren**: Um auf die ermittelten Risiken und Auswirkungen zu reagieren, stehen verschiedene Maßnahmen zur Verfügung. Dazu gehören ein standardisierter interner

II Handlungsfelder für nachhaltiges Agieren im Krankenhauswesen

Prozess zur Aufarbeitung von Verstößen einzelner Lieferanten und Maßnahmenpläne aus Vor-Ort-Checks. Zentrales Ziel ist es, Verstöße zu beheben und zu verhindern sowie die Nachhaltigkeitsperformance der Lieferanten aktiv und wirksam zu verbessern.

Vision für ein nachhaltiges Beschaffungsmanagement

Wie kann eine Vision für ein nachhaltiges Beschaffungsmanagement aussehen (s. Abb. 2)? Jede Gesundheitseinrichtung:
- ist im Jahr 2040 klimaneutral (direkte Emissionen) und im Jahr 2050 komplett klimaneutral inklusive der Dekarbonisierung der Lieferkette (Scope 3 Emissionen = net zero),
- trägt ihre soziale Verantwortung innerhalb der eigenen Einrichtung und der Lieferkette,
- arbeitet trotz Einhaltung sozialer und ökologischer Standards wirtschaftlich. Kostensteigerungen sind minimiert, Fördermöglichkeiten genutzt und Risiken gemanagt.

Transformation des Berufsbildes „Beschaffungsmanager"

Die Unternehmensfunktion Einkauf und Beschaffung steckt mitten in einer Transformationsphase. Einrichtungen des Gesundheitswesens wandeln sich vom analogen Anbieter zur digitalen Drehscheibe für Medizin und Gesundheit. Der Einkäufer hat die Chance, sich als Wertschöpfungspartner zu positionieren.

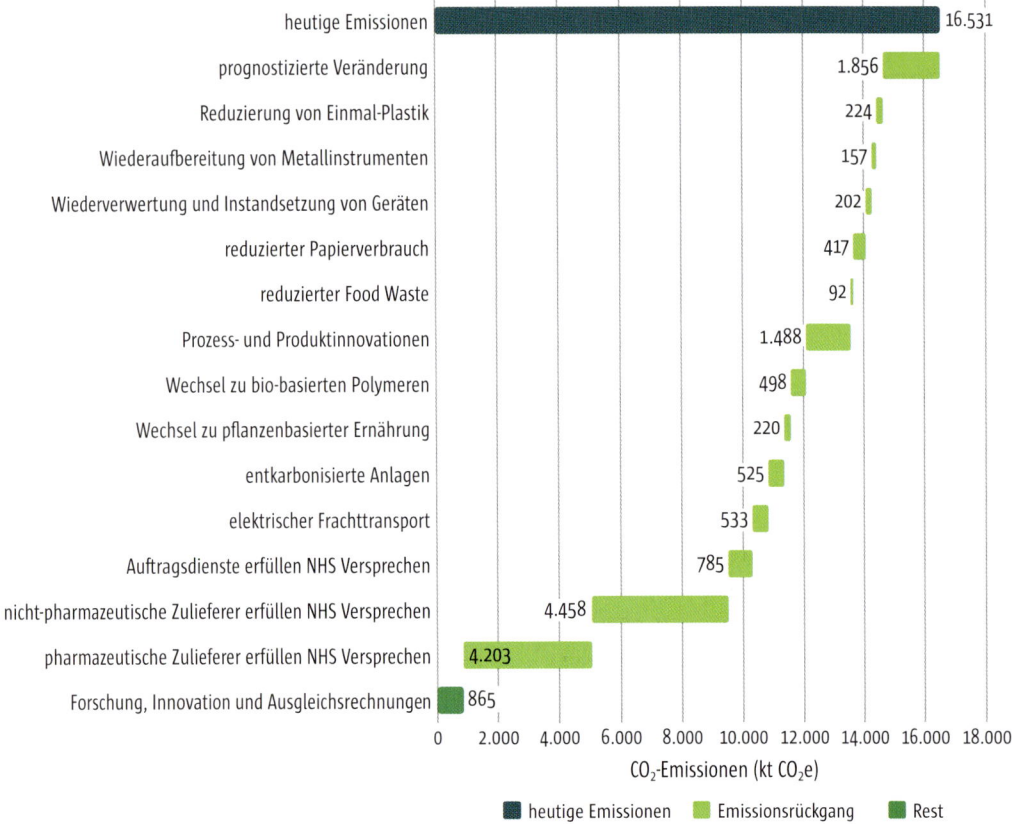

Abb. 2 Maßnahmen zur Reduzierung der Emissionen aus der Lieferkette (NHS – Delivering a ‚Net Zero' National Health Service, https://www.england.nhs.uk/greenernhs/wp-content/uploads/sites/51/2020/10/delivering-a-net-zero-national-health-service.pdf), eigene Übersetzung

Er hat ideale Startvoraussetzungen als Schnittstellenmanager und Nachhaltigkeitsbeschleuniger. Denn er ist sowohl intern als auch extern gut vernetzt. Um diese neue „Scharnierfunktion" auszufüllen, muss der Beschaffungsverantwortliche folgende Fragen für die eigene Einrichtung beantworten:

- Welche Nachhaltigkeitsstrategie verfolgt das Krankenhaus?
- Wie kann ich mit der Beschaffungsfunktion zur Erreichung der Nachhaltigkeitsstrategie beitragen?
- Welchen Mehrwert bieten innovative, digitale Beschaffungslösungen für meinen Prozess und meine Ausgaben?
- Welche Daten sind wichtig (Produktstammdaten, Bewegungsdaten, Geschäftspartnerdaten, Patientendaten, Nachhaltigkeitsdaten, etc.)?
- Welche Soft- und Hardware benötige ich, um Daten zu akquirieren, zusammenzubringen und gewinnbringend auszuwerten?
- Welche neuen, nachhaltigen Lieferanten, Dienstleister und Produkte werden für meine Einrichtung wichtig werden?

Forderung nach transparenten Lieferketten und Reporting

Am 1. Januar 2023 tritt das Lieferkettensorgfaltspflichtengesetz (LkSG) zur Vermeidung von Menschenrechts- und Umweltrechtsverletzungen in globalen Wertschöpfungsketten in Kraft. Auch Krankenhäuser sollten vorbereitet sein. Bei Nichtbefolgung der darin festgeschriebenen Vorschriften drohen empfindliche Strafen bis zu zwei Prozent des Umsatzes. Ein ganzheitliches Nachhaltigkeitsmanagement hat ebenfalls Einkauf und Logistik sowie damit verbunden die Lieferketten auf dem Schirm. Ab 2024 ist zudem die Einführung der „Corporate Sustainability Reporting Directive" (CSRD) geplant, eine neue EU-Richtlinie zur Nachhaltigkeits-(CSR-)Berichterstattung (European Commission). Damit werden Nachhaltigkeitsberichte für die meisten Krankenhäuser zur Pflicht. Es ist höchste Zeit für die Leitungsebene der Kliniken, loszulegen. Denn es braucht etwa 24 Monate, um einen solchen Nachhaltigkeitsprozess umzusetzen und in das Reporting zu integrieren.

4.4 Fazit

Sämtliche Gesundheitseinrichtungen können die Stellschrauben mittels eines nachhaltigen Beschaffungsmanagements selbst einstellen, um die drei Dimensionen der Nachhaltigkeit ganzheitlich zu bearbeiten. Neben der Berücksichtigung und Beschaffung von nachhaltigen Medizinprodukten (z.B. Reduzierung der Einmalprodukte und Fokussierung auf Mehrweg-) und sterilen Implantaten stehen Querschnittsfunktionen wie die Krankenhauslogistik und Dienstleisterservices im Spannungsfeld eines umweltfreundlichen Krankenhauses.

Nur wenn es gelingt jegliche Unternehmensprozesse im Krankenhaus auf die Faktoren Umwelt und Nachhaltigkeit umzumünzen, können Krankenhäuser für die Zukunft gewappnet sein. Ohne die Berücksichtigung von Nachhaltigkeitsfaktoren im Beschaffungsmanagement können Krankenhäuser nicht nachhaltig und grün werden. Es ist die zentrale Aufgabe eines jeden Beschaffungsmanagers im Gesundheitswesen, Nachhaltigkeitsaspekte bei Ausschreibungen und Vergaben vollumfänglich zu berücksichtigen. In der Krankenhauslogistik (z.B. in der Betten- oder Wäschelogistik) ist es notwendig, Emissionen einzusparen und optimale Routen zu planen, um in Zukunft wettbewerbsfähig zu bleiben. Schließlich wird das Lieferkettensorgfaltspflichtengesetz dafür sorgen, dass Krankenhäuser eine nachhaltige Beschaffungsstrategie erstellen müssen.

Literatur

Broy M, Precht RD (2017) Daten essen Seele auf. URL: https://www.zeit.de/2017/05/digitalisierung-revolution-technik-seele-menschen-grundrechte?utm_referrer=https%3A%2F%2Fwww.google.com%2F (abgerufen am 30.03.2022)

Bundesministerium für Arbeit und Soziales (2021) Sorgfaltspflichtengesetz. URL: https://www.bmas.de/DE/Service/Gesetze-und-Gesetzesvorhaben/gesetz-unternehmerische-sorgfaltspflichten-lieferketten.html (abgerufen am 30.03.2022)

European Commission (o.J.) Corporate sustainability reposting. URL: https://ec.europa.eu/info/business-economy-euro/company-reporting-and-auditing/company-reporting/corporate-sustainability-reporting_en (abgerufen am 30.03.2022)

ISO (2017) ISO 20400:2017. URL: https://www.iso.org/obp/ui#iso:std:iso:20400:ed-1:v1:en (abgerufen am 30.03.2022)

Schretzmann R (2006) Wald mit Zukunft_ nachhaltige Forstwirtschaft in Deutschland. AID 1478, 1–82

United Nations (1987) Report of the World Commission on Environment and Development: Our Common Future. URL: https://sustainabledevelopment.un.org/content/documents/5987our-common-future.pdf (abgerufen am 30.03.2022)

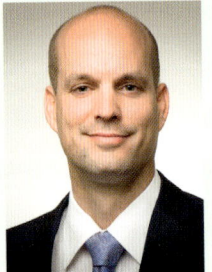

Stefan Krojer

Stefan Krojer ist Gründer von ZUKE Green, dem größten Netzwerk für die nachhaltige Beschaffung für Kliniken im DACH-Raum. Seine Mission ist es, Partner in der Lieferkette im Gesundheitswesen bei ihrer Transformation hin zu einer nachhaltigen und zirkulären Wirtschaft zu unterstützen. Das Netzwerk hat über 300 Mitglieder und tauscht sich zu Best Practices aus. Stefan Krojer hält Vorträge, kreiert Kongresse mit hoch engagierten Innovatoren und Praktikern aus dem Gesundheitswesen. Er ist MBA Health Care Management und ehemaliger Einkaufsleiter der Johanniter Gruppe. Mit ZUKE Green glaubt er gemeinsam mit seiner Community an die Umsetzung einer fairen, kreislauforientierten und CO_2-freien Gesundheitswirtschaft für eine gesunde und lebenswerte Zukunft.

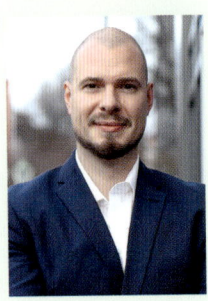

Timo Meerstedt

Timo Meerstedt ist Projektmanager Einkauf & Logistik im Verbund katholischer Kliniken Düsseldorf gGmbH. Er studierte betriebswirtschaftliche Logistik an der Fachhochschule Dortmund nach vorangegangener kaufmännischer Ausbildung im St. Marien-Hospital Hamm gGmbH. Aufgrund seiner vergangenen beruflichen Tätigkeit als Unternehmensberater im Logistikumfeld ist ihm sehr daran gelegen, Prozessverbesserungen in der Healthcare-Supply Chain aufzudecken und die Anforderungen der MDR sowie des Lieferkettensorgfaltsgesetzes im Gesundheitswesen unter besonderer Berücksichtigung der Nachhaltigkeit umzusetzen.

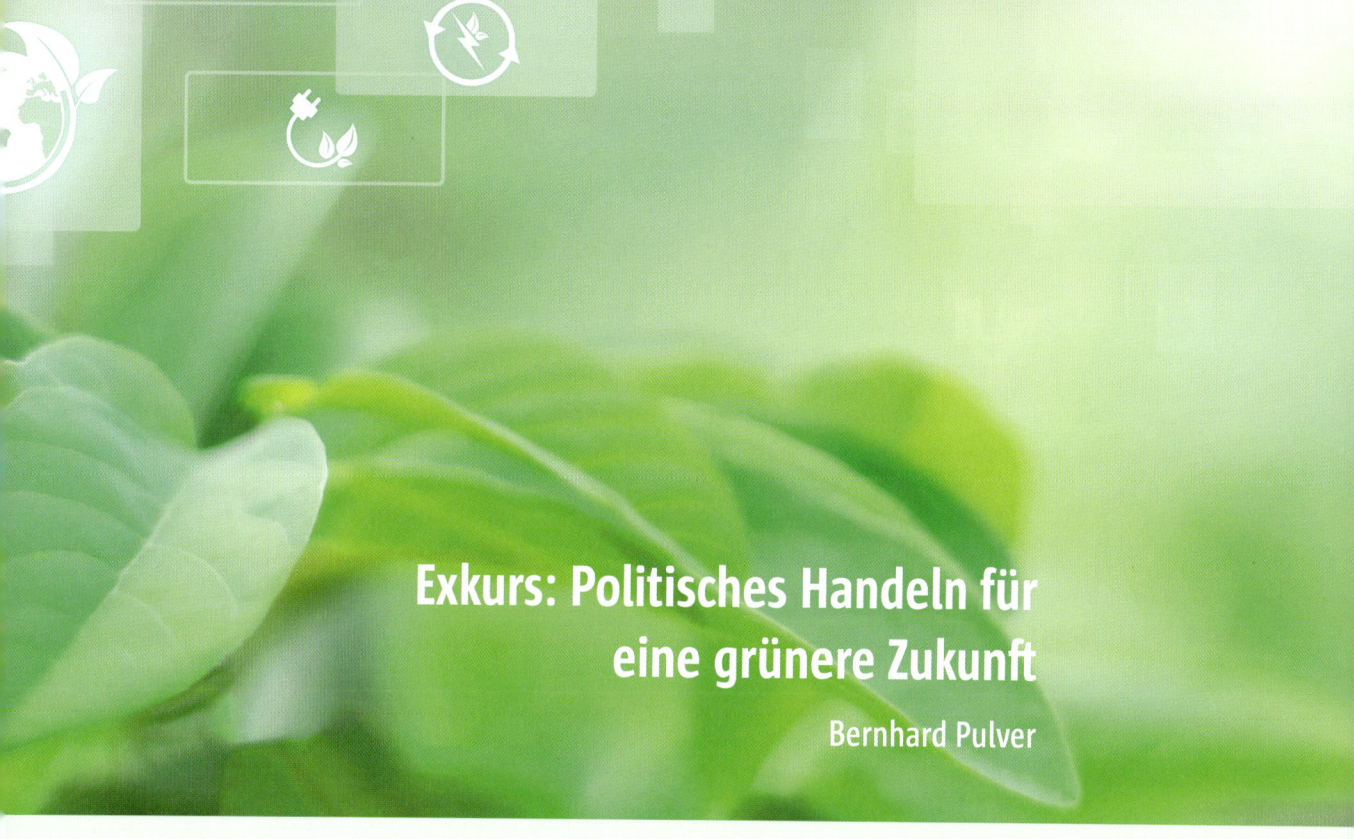

Exkurs: Politisches Handeln für eine grünere Zukunft

Bernhard Pulver

Heute ist die Bedeutung und Notwendigkeit der großen Themen Nachhaltige Entwicklung, Gleichstellung und Vielfalt, oder Digitalisierung unbestritten. Uns allen ist bewusst: Wir werden in diesen Bereichen handeln und uns auf veränderte Bedingungen einstellen müssen. Während Gleichstellung und in gewissem Masse auch Diversity schon Jahrhunderte als Herausforderung existieren, ist die globale Herausforderung der Erhaltung der natürlichen Lebensgrundlagen ein relativ junges Thema. Und ganz neu und sicher noch zu wenig klar im Fokus steht das Thema der Veränderung der Debattenkultur: Neue soziale Medien, die Tendenz zur Spaltung der Gesellschaft, Wissenschaftsskepsis und Fake News. Die Veränderung der Medienkultur wird eine große Bedeutung für unser Zusammenleben haben.

Die Themen Gleichstellung und Diversity werden in diesem Text für „Green Hospitals" nicht diskutiert, was aber nicht deren Bedeutung für Krankenhäuser schmälern darf: Die Zukunft der Medizin wird weiblicher und vielfältiger sein.

Thema dieses Buchs ist der „Green Change", welcher eine weitere Herausforderung für das Gesundheitswesen darstellt. Das Selbstverständnis als „Green Hospital" wird Teil der Identität des Krankenhauses der Zukunft sein, weil wir uns dieser Verantwortung – wie alle Institutionen – stellen müssen. Zugleich aber auch, weil die Klimakrise unsere Lebensgrundlagen, und zugleich auch ganz unmittelbar unsere Gesundheit bedroht und somit auch ein ureigenes Thema des Gesundheitswesens ist.

> *Die Zukunft der Medizin wird weiblicher und vielfältiger sein.*

Die Klimabewegung der Jugend

Seit ich im Alter von zehn Jahren „Das Große WWF-Jugendbuch '75" geschenkt bekam, hat mich die Frage der Erhaltung unserer Lebensgrundlagen nie mehr losgelassen. Unvergesslich, wie in diesem Buch zum Beispiel das Wachstum der Weltbevölkerung für Jugendliche verständlich dargestellt wurde. Die Entwicklung exponentieller Verläufe hat uns alle in den letzten Jahren der Corona-Pandemie beeindruckt und beschäftigt. Im Gegensatz zu Ansteckungszahlen in einer Pandemie sind bei der Bedrohung unserer Lebensgrundlagen die Zeithorizonte zwar immer noch überschaubar, aber eben doch so lang, dass das Thema im Alltag verdrängt werden kann.

In den 70er-Jahren rüttelte der Bericht des „Club of Rome" viele Menschen auf – die Herausforderungen waren damals aber zeitlich noch weit weg. In den 80er-Jahren erschütterte dann das Waldsterben und später die Katastrophe von Tschernobyl sowie der Großbrand in Schweizerhalle und die Vergiftung des Rheins das Vertrauen in die offizielle Umweltpolitik. So entstand auch eine politische Ökologie, die sich in der Partei der Grünen – aber zum Glück nicht nur dort – manifestierte.

Die Grünen konnten sich etablieren, wachsen und mit zahlreichen Ideen und Vorstößen die Diskussion lancieren und das Bewusstsein für diese Themen stärken. Wenn wir die erwähnten Jahrzehnte Revue passieren lassen, so hat sich in der Tat viel in die richtige Richtung verändert. Das Engagement Vieler hat sich gelohnt, wenn wir nur an das Ozonloch oder die Luftqualität, aber auch an zahlreiche gesellschaftliche Entwicklungen denken (vor 40 Jahren hätten die meisten von uns die Idee der Ehe zweier Männer oder Frauen noch in den Bereich der Utopien verwiesen und zustimmende Volksentscheide dazu in Ländern wie Irland oder der Schweiz für gar nicht möglich gehalten).

Und doch: Oft haben wir den Eindruck, es ändere sich kaum etwas. Gerade Jugendliche, die in der Klimabewegung engagiert sind, empfinden die Veränderung der politischen Haltungen und Handlungen als zu langsam. Und in der Tat drängt die Zeit. Viele Entwicklungen – etwa im Bereich Verkehr oder Biodiversität – haben nicht in die richtige Richtung gezeigt. Frustrierend war in den letzten Jahren, wie langsam der Bewusstseinswandel im Bereich der Klimapolitik und Biodiversität vonstattengeht. Es bewegt sich zwar etwas, aber angesichts der wissenschaftlichen Erkenntnisse über die Dinglichkeit des Handelns könnte man manchmal auch verzweifeln.

Für mich überwiegt aber nach wie vor die Hoffnung. Das Thema Ökologie hat dank dem Auftreten der Klimastreik-Bewegung der Jugendlichen neuen Aufschwung erhalten. Sie sehe ich als einen echten „Game Changer". Die Klimajugend hat erreicht, dass das Thema „Klima" in der gesellschaftlichen und politischen Wahrnehmung von einem „politischen Thema zwischen Parteien" zu einer Angelegenheit der Zukunft einer ganzen Generation wurde. Natürlich, nicht alle Jugendlichen helfen mit und sehen es wie die „Klimastreikenden" – bei weitem nicht. Aber die Art und Weise, wie die Klimajugend, unter anderem ausgelöst durch Greta Thunberg, das Handeln im Bereich „Klima" nicht politisch, sondern als moralischen Auftrag an die Erwachsenen einfordert, war und ist einfach grandios. Die Bewegung listete – zumindest zu Beginn – keine detaillierten politischen Vorschläge auf. Wenn die Folgen des Klimawandels im Jahr 2050 voll wirkten, seien die Erwachsenen 80 Jahre alt, sie, die Jugendlichen noch keine 50. Aber nur die Erwachsenen könnten *jetzt* die Weichen anders stellen und sie wüssten längst, wie. Da standen nicht einzelne politische Forderungen im Raum, sondern ein moralischer Appell an die Erwachsenen, ihre Verantwortung wahrzunehmen. Diese Message hat eine Qualität, ja eine moralische Autorität, die auch Spitzenpolitiker:innen wie die ehemalige deutsche Bundeskanzlerin ganz offensichtlich beeindruckt und zum energischeren Handeln gebracht hat. Dabei sind wir natürlich noch nicht am Ziel der politischen Veränderung, es liegt noch ein langer Weg vor uns. Entscheidend wird dabei sein, das Thema immer weniger „politisch" zu verankern, sondern als allgemeiner Megatrend der Gesellschaft unabhängig von Parteien wahrzunehmen. Man kann nur hoffen, dass die Klimastreik-Bewegung möglichst lange in dieser Qualität wirkt.

Politisches Handeln

Veränderungen in den gesellschaftlichen Haltungen und politischen Mehrheiten geschehen nicht linear. Es gibt Quantensprünge, Kippeffekte, rasche Veränderungen der Stimmung und der Haltung. Das kann zu schlimmen politischen Wendungen und Zuständen führen, wie uns die Geschichte lehrt. Diese Dynamik ermöglicht uns Menschen aber auch erstaunliche Leistungen und das Beschreiten neuer Wege. Es liegt nicht selten an der *Qualität* neuer Erkenntnisse und neuer Argumente – und weniger an der schieren Masse einer politischen Bewegung –, damit eine Wende möglich wird. Es gibt den „Quantensprung des Denkens", wie die Philosophin Natalie Knapp 2008 eines ihrer Bücher betitelte.

Manchmal macht gerade das Handeln und Denken einzelner Menschen den Unterschied, löst Großes aus. Zugegeben, was Greta Thunberg ausgelöst hat, können nicht alle erreichen. Im kleineren Umfang ist aber der Einfluss unseres Denkens, unserer Haltung und unseres Handelns von enormer Bedeutung auf unser Umfeld und die Gesellschaft. Es wäre deshalb völlig falsch, sich von der Größe und der Dringlichkeit der Herausforderung lähmen zu lassen. Im Gegenteil. Sie sollten uns anstacheln, zu handeln und darauf zu vertrauen, die Menschheit werde den Change bewältigen.

Gleichzeitig mit der Dringlichkeit des Handlungsbedarfs wächst für mich die Erkenntnis, dass eine langfristige Steuerung mittels Anreizsystemen nicht in gewünschtem Umfang funktionieren wird. Natürlich wäre es schön, wenn die „unsichtbare Hand" der Marktwirtschaft dank ökologischer Anreizsysteme wie Lenkungsabgaben und ökologischen Steuerreformen die Wirtschaft wie „von selbst" in die richtige Richtung steuern würde. Ende der neunziger Jahre lancierten die Schweizer Grünen die ersten Initiativen zur ökologischen Reform des Steuersystems („Energie statt Arbeit besteuern"). Beherzt und konsequent umgesetzt hätte namentlich eine ökologische Steuerreform viel gebracht und wir stünden im Energieverbrauch heute wohl in einer viel besseren Position.

Heute wird es mit solchen Instrumenten allein nicht mehr zu schaffen sein. Die Dringlichkeit des Handelns wird die Politik zu direktiven Lösungen, zu Verboten und Geboten, zwingen. Das hat auch seine Vorteile, sind doch Lenkungsabgaben oder eine ökologische Steuerreform immer auch mit dem Makel behaftet, den Menschen mit hohen Einkommen oder Vermögen die Entscheidung zu überlassen und den vielen anderen, die weniger wohlhabend sind, ein Verhalten aus ökonomischen Gründen aufzuzwingen. Gebote und Verbote haben den Vorteil, für alle gleich zu gelten.

Gebote und Verbote haben den Vorteil, für alle gleich zu gelten.

So oder so: Wir werden handeln *müssen*. Die Frage ist, ob es noch früh genug sein und auf welche Höhen der Preis unseres Handelns ansteigen wird. Wir werden nicht darum herumkommen, das Steuer in vielen Bereichen massiv herumzureißen. Es ist keine Frage mehr, *ob* etwa CO_2 ausstoßende Verbrennungsmotoren eines Tages verboten werden oder nicht – die Frage ist nur, *wann*. Das Gleiche gilt für eine Reihe anderer solcher Fragen. Es wird uns gar nichts anderes übrigbleiben.

Darauf zu setzen, aus heute nicht abschätzbaren Gründen kühle sich das Erdklima plötzlich entgegen allen Prognosen in absehbarer Zeit wieder ab, wäre fatal. Die Beurteilungen und Berechnungen Hunderter von Expert:innen sind absolut kongruent: Das Problem wird sich in den nächsten Jahren verschärfen – Waldbrände, Überschwemmungen, Hitzewellen, Stürme werden uns leider nicht mehr verlassen. Deshalb werden wir handeln, weil der Moment kommt, wo die Politik – ähnlich wie bei Corona – irgendwann nicht mehr anders kann, als sehr rasch und sehr direktiv zu handeln.

Je früher die Politik diesen neuen Rahmen setzen wird, desto besser. Denn dann bleibt den Akteuren in Gesellschaft und Wirtschaft mehr Zeit, sich umzustellen. Derzeit kann nicht abgeschätzt werden, ob die Politik ausreichend früh handeln wird, damit die Kosten des Wandels im Rahmen bleiben und die Chancen des Umsteigeprozesses die Risiken des Klimawandels übersteigen. Vielleicht handelt die Politik auch zu spät und das Umsteuern wird heftiger und teurer als nötig. Aber wie gesagt: Die Politik wird früher oder später handeln müssen.

Als Unternehmung, als Institution, als Einzelperson mit Handeln abzuwarten, bis die Politik es tut und zwingende Vorgaben macht, ist deshalb keine erfolgreiche Strategie. Je früher wir uns auf eine neue Welt mit neuen Regeln einstellen, desto besser sind wir vorbereitet und desto weniger wird uns der Wechsel kosten. Die „First Mover" oder eher „Earlier Mover" werden klare Wettbewerbsvorteile haben.

Nachhaltige Entwicklung in Krankenhäusern

Das Bewusstsein für die nachhaltige Entwicklung ist auch in den Krankenhäusern gestiegen. Die Gesundheitsversorgung ist ein relevanter Faktor in Bezug auf die CO_2-Emmissionen oder andere ökologische Fragestellungen, vergleichbar mit dem Flugverkehr oder der Schifffahrt. Die Nutzung von Gesundheitsdienstleistungen verursacht gemäß Studien mehr als fünf Prozent der Treibhausgasemissionen in der Schweiz. Im Rahmen des Forschungsprojekts „Green Hospital" des Nationalen Forschungsprogramms NFP 73 (bei welchem die Insel Gruppe Praxis-Partnerin war) ist das Potenzial für eine Reduktion des ökologischen Fußabdrucks insbesondere der Krankenhäuser enorm.

Dabei gilt es zu differenzieren zwischen den direkt beeinflussbaren und den nur indirekt beeinflussbaren Faktoren. Zu den ersteren gehören die Emissionen aus Strom und Wärme, Treibstoff, Anästhesiegase, Abfall und Abwasser und Geschäftsreisen. Hier gilt es für jede Unternehmung, als erstes anzusetzen. Einiges davon lässt sich theoretisch sehr rasch beeinflussen. Schwieriger zu reduzieren sind die nicht direkt beeinflussbaren Emissionen wie diejenigen aus der Beschaffung medizinischer und nicht-medizinischer Güter oder der Pendler- und Besuchermobilität. Aber auch hier sind die Möglichkeiten groß, wenn man mit Willen und Phantasie an die Themen herangeht. Wichtig ist eine klare, langfristige Planung. Wo „quick wins" schwieriger erreichbar sind, sind strategische Weichenstellungen umso wichtiger und wirksamer. Ein gutes Beispiel hierfür sind öV-Anschlüsse. Klar ist, dass andere Bereiche, wie etwa die Klimabilanz der Infrastrukturen und namentlich des Gebäudeparks angesichts von deren Lebenszyklen mehr Zeit benötigen.

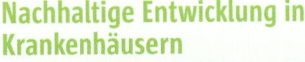

Die Politik wird früher oder später handeln müssen.

Die Krankenhäuser werden wie alle anderen handeln müssen. Auf die verbindlichen Vorschriften der Politik zu warten, wäre auch für sie ein schlechter Rat. Der Wandel wird kommen. Da gilt „mieux vaut prévenir que guérir" – ein Grundsatz, den die Gesundheitsdienstleister ja als allererste kennen und vertreten.

Je früher man sich auf neue Wege einstellt, desto günstiger wird die Umstellung erfolgen.

Das Wichtigste ist dabei, sich klare Ziele zu setzen. Gleichzeitig sind Strukturen nötig, um die entsprechenden Maßnahmen auch zu ergreifen, deren Wirkung zu analysieren und ggf.

nachträglich anzupassen und weitere Maßnahmen zu ergreifen. Dieser Prozess kann nicht einfach „in die Verwaltung" eines Krankenhauses (oder einer anderen Institution) delegiert werden, er muss auch strategisch und strukturell in der gesamten Unternehmung verankert sein. Die oberste Führungsebene muss sich um dieses Thema kümmern. Das gilt auch für andere große Themen wie zum Beispiel Gleichstellung und Diversity: Wenn sich die oberste Führung nicht wirklich für ein Thema interessiert und sich darum kümmert, wird der Change-Prozess keinen Erfolg haben.

Kaum eine Unternehmung ist heute dort, wo sie in Bezug auf die Klimaziele hinwill bzw. hinmuss. Das muss aus Sicht der Dringlichkeit des Klimathemas beunruhigen, aus Sicht der Unternehmungen ist es auf einem solchen Weg letztlich normal und ein Ansporn, dran zu bleiben. Es ist in einem Change-Prozess so gut wie immer so, dass Ziele vorerst noch schwer erreichbar erscheinen und der Weg dorthin lang. Das sollte uns motivieren, nicht lähmen. Es gibt viel Spannendes und Innovatives zu entwickeln, genügend Themen für Macherinnen und Macher, für phantasievolle und kluge Köpfe. Gemeinsam müssen wir diesen Weg so rasch wie möglich gehen. Zu verharren, bis die genaue Route und alle Rahmenbedingungen klar sind, wäre falsch. Die Grundrichtung ist klar.

*Die **Insel Gruppe** hat sich in ihrer Klimastrategie 2021 dazu verpflichtet, ihre direkt beeinflussbaren Treibhausgasemissionen bis 2035 auf Netto-Null zu senken. Bis 2050 sollen auch diejenigen Emissionen auf Netto-Null gesenkt werden, die wir nur indirekt beeinflussen können. Im Bereich Strom ist die Insel Gruppe bereits klimaneutral, sie bezieht zu 100 Prozent Ökostrom. Ein Großteil des Wärmebezugs ist ebenfalls bereits klimaneutral. Andere Bereiche sind es noch nicht. In den letzten Jahren wurden große Anstrengungen unternommen. In den vielen Bereichen, wo wir noch nicht am Ziel sind, wird in den nächsten Jahren anzusetzen sein; und es wird aufwändig werden.*

Fazit

Die großen Themen unserer Zeit betreffen auch das Gesundheitswesen. Mit Digitalisierung, Diversity und Nachhaltigkeit sichern wir die Zukunftsfähigkeit der Krankenhäuser und leisten einen wichtigen Beitrag für die Gesellschaft. Investitionen in den Klimaschutz sind zugleich ein klares Bekenntnis zur Gesundheitsförderung. Klimakrisen sind auch zunehmend Geschäftsrisiken, für die wir als nachhaltig wirtschaftende Unternehmen frühzeitig Maßnahmen planen müssen. Jede Gesundheitsunternehmung, die verbindliche Klimaziele definiert und Strukturen schafft, um diesen Zielen auch laufend die nötigen Maßnahmen folgen zu lassen, leistet ihren Beitrag zur Zukunftsfähigkeit unserer Branche und der gesamten Gesellschaft.

> *Kaum eine Unternehmung ist heute dort, wo sie in Bezug auf die Klimaziele hinwill bzw. hinmuss.*

Dabei bin ich überzeugt, dass unsere Emissionen am Ende rascher reduziert werden, als wir es uns heute vorstellen. Der Wandel wird in der gesamten Gesellschaft schneller kommen, als wir denken, auch wenn er jetzt noch zu langsam erscheint. Immer mehr Unternehmungen werden auf diesen Weg einschwenken und es wird zu gegenseitiger Unterstützung, Befruchtung und Beschleunigung führen.

Jeder Beitrag zählt. Für mich ist dies ein spannender und letztlich erfreulicher Prozess. Viel Gutes wird aus dieser Entwicklung entstehen: Nachhaltige Lösungen sind meist smarte Lösungen, die schonend mit allen möglichen Ressourcen umgehen. Auch und gerade mit uns Menschen. Entscheidend ist, uns gemeinsam auf den Weg zu machen. Ganz nach dem Motto: „Gemeinsam sind wir stark." Wir werden gemeinsam mehr erreichen, als wir uns heute zutrauen.

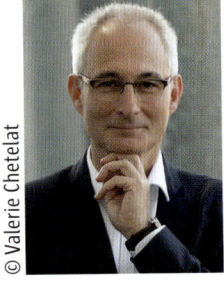

Prof. Dr. iur. Bernhard Pulver

Bernhard Pulver ist seit 2019 Präsident des Verwaltungsrates der Insel Gruppe. Die Insel Gruppe ist die schweizweit führende Spitalgruppe für universitäre und integrierte Medizin mit Sitz in Bern. Vor seiner Zeit als Verwaltungsratspräsident war er acht Jahre lang Generalsekretär der Grünen Partei der Schweiz, Parlamentarier und von 2006 bis 2018 Bildungsminister (Erziehungsdirektor) des Kantons Bern. Er ist außerdem Honorarprofessor für „politische Steuerung" an der Universität Bern.

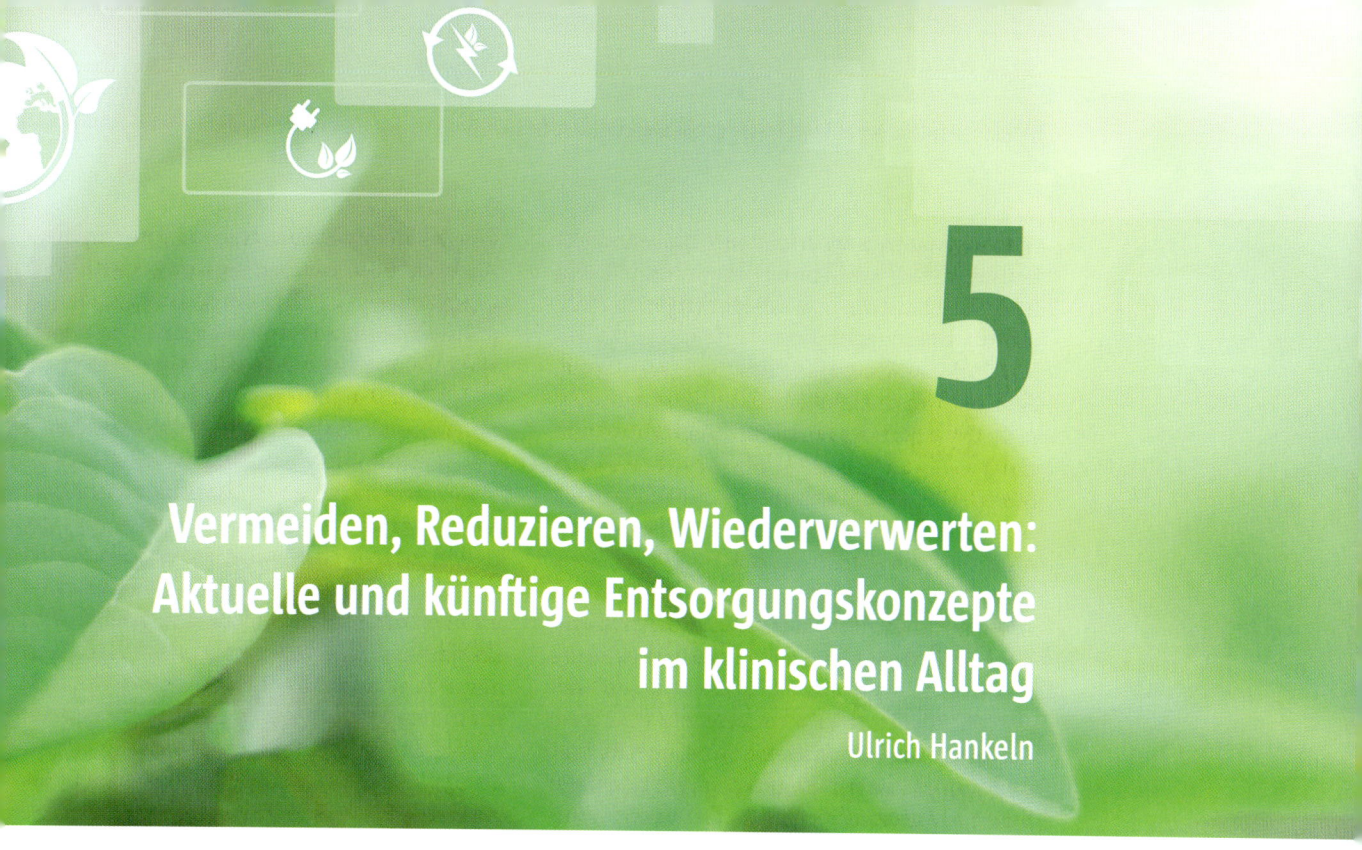

5

Vermeiden, Reduzieren, Wiederverwerten: Aktuelle und künftige Entsorgungskonzepte im klinischen Alltag

Ulrich Hankeln

Von Medikamenten, über Spritzen, Kanülen und Katheter bis zu infektiösem Material: Die Menge und Vielfalt an Abfällen in medizinischen Einrichtungen wie Krankenhäusern, Arztpraxen, Laboren, Apotheken oder Pflegeheimen ist enorm. Einige dieser Abfälle können eine Gefährdung für Mensch und Umwelt darstellen. Gerade in den aktuellen Zeiten, die von hochansteckenden Krankheiten wie COVID-19 oder Ebola beherrscht werden, werden solche Risiken einmal mehr in der Öffentlichkeit diskutiert. Gleichzeitig verändert sich die Rechtslage für die Entsorgung medizinischer Abfälle permanent und es ist besonderes Spezialwissen gefragt. Viele Regelungen sind undurchsichtig und im klinischen Alltag mit viel Aufwand verbunden. Die Abfallbeauftragten medizinischer Einrichtungen müssen sich auf diese Herausforderungen einstellen und ihre Entsorgungskonzepte kontinuierlich anpassen.

Der vorliegende Beitrag soll aktuelle und künftige Entsorgungskonzepte in Krankenhäusern näher unter die Lupe nehmen. Nach einer allgemeinen Einführung zur Vermeidung und Reduzierung von Abfällen geht es im Bereich der Verwertung um konkrete Recyclingmöglichkeiten im klinischen Alltag. Dazu werden anhand ausgewählter Abfallarten Verfahren und Produkte vorgestellt, die sich in der Praxis bereits etabliert haben oder künftig an Bedeutung gewinnen werden.

5.1 Krankenhausabfälle in Deutschland

Um es einmal in Zahlen zu bemessen: Krankenhäuser gelten mit 7 bis 8 Tonnen Abfall pro Tag als fünftgrößter Abfallproduzent in Deutschland. Nach Angaben der Berufsgenossenschaft für Gesundheitsdienst und Wohlfahrtspflege (BGW) fallen im Durchschnitt pro Tag etwa 6 Kilogramm je Patient an (BGW 2019). Zum Vergleich: Der Normalbürger kommt auf 1,7 Kilogramm Abfall pro Tag – was schon einem Spitzenwert in Europa entspricht.

Während für den Normalbürger die Entsorgung des Hausmülls in den meisten Fällen recht unkompliziert erfolgt, ist bei Krankenhausabfällen besondere Vorsicht geboten. Denn scharfe, spitze Gegenstände können Stich- oder Schnittverletzungen hervorrufen. Infektiöses Material birgt die Gefahr einer Ansteckung anderer Patienten, des Personals, oder des Abfallentsorgers. Eine falsche Abfallbeseitigung spezieller Substanzen führt zudem zu einer Belastung der Umwelt. All diese potenziellen Risiken rechtfertigen also eine genauere Betrachtung der Entsorgung medizinischer Abfälle.

5.2 Ressourcenschonung durch Kreislaufwirtschaft

Am 1. Juni 2012 trat das Kreislaufwirtschaftsgesetz (KrWG) in Kraft. Zahlreiche Verordnungen haben es im Laufe der Zeit ergänzt und konkretisiert. Mit dem Gesetz soll die Kreislaufwirtschaft zur Schonung der natürlichen Ressourcen gefördert und der Schutz von Mensch und Umwelt bei Umgang mit Abfällen sichergestellt werden. Mit anderen Worten: Abfall soll in bestem Fall vermieden werden. Nicht vermeidbare Abfälle sind stofflich oder energetisch zu verwerten. Nicht verwertbare Abfälle sind ordnungsgemäß zu beseitigen.

Mithilfe der fünfstufigen Abfallhierarchie, die in § 6 des Kreislaufwirtschaftsgesetzes verankert ist, sollen diese Ziele erreicht werden. Der Schutz von Mensch und Umwelt steht dabei im Mittelpunkt. Zudem berücksichtigt die Regelung technische, wirtschaftliche und soziale Aspekte.

Die fünfstufige Abfallhierarchie gliedert sich wie folgt:

1. **Vermeidung**: Jede Maßnahme, die ergriffen wird, bevor ein Stoff, Material oder Erzeugnis zu Abfall geworden ist, und die dazu dient, die Abfallmenge sowie die schädlichen Auswirkungen des Abfalls auf Mensch und Umwelt oder den Gehalt an schädlichen Stoffen in Materialien und Erzeugnissen zu verringern. Hierzu zählen die anlageninterne Kreislaufführung von Stoffen, die abfallarme Produktgestaltung, die Wiederverwendung von Erzeugnissen oder die Verlängerung ihrer Lebensdauer sowie ein Konsumverhalten, das auf den Erwerb von abfall- und schadstoffarmen Produkten sowie die Nutzung von Mehrwegverpackungen gerichtet ist.
2. **Vorbereitung zur Wiederverwendung**: Jedes Verwertungsverfahren der Prüfung, Reinigung oder Reparatur, bei dem Erzeugnisse oder Bestandteile von Erzeugnissen, die zu Abfällen geworden sind, so vorbereitet werden, dass sie ohne weitere Vorbehandlung wieder für denselben Zweck verwendet werden können, für den sie ursprünglich bestimmt waren.
3. **Recycling**: Jedes Verwertungsverfahren, durch das Abfälle zu Erzeugnissen, Materialien oder Stoffen entweder für den ursprünglichen Zweck oder für andere Zwecke aufbereitet werden; es schließt die Aufbereitung organischer Materialien ein, nicht aber die energetische Verwertung und die Aufbereitung zu Materialien, die für die Verwendung als Brennstoff oder zur Verfüllung (siehe § 3 Abs. 25a) bestimmt sind.
4. **Sonstige Verwertung**: Jedes Verfahren, als dessen Hauptergebnis die Abfälle innerhalb der Anlage oder in der weiteren Wirtschaft einem sinnvollen Zweck zugeführt werden, indem sie entweder andere Materialien ersetzen, die sonst zur Erfüllung einer bestimmten Funktion verwendet worden wären, oder indem die Abfälle so vorbereitet werden, dass sie diese Funktion erfüllen.
5. **Beseitigung**: Jedes Verfahren, das keine Verwertung ist, auch wenn das Verfahren zur Nebenfolge hat, dass Stoffe oder Energie zurückgewonnen werden.

Im Jahr 2020 wurde das Kreislaufwirtschaftsgesetz noch einmal verschärft. Die Novellierung dient hauptsächlich der Umsetzung der am 4. Juli 2018 in Kraft getretenen, novellierten EU-Abfallrahmenrichtlinie, deren Änderungen als Teil des EU-Kreislaufwirtschaftspakets bis zum 5. Juli 2020 in nationales Recht umzusetzen waren. Die

Novelle legt Grundlagen für eine verstärkte Förderung der Kreislaufwirtschaft, die Vermeidung und vor allem das Recycling von Abfällen.

Laut Statusbericht der deutschen Kreislaufwirtschaft 2020 gilt die fünfstufige Abfallhierarchie und dabei insbesondere der Vorrang des Recyclings vor der Beseitigung auch für gefährliche Abfälle. Oftmals enthalten sie – neben dem sehr geringen Schadstoffanteil – Rohstoffe, die zu wertvoll für eine reine Vernichtung sind. Hier lässt sich die Brücke schlagen zu den medizinischen Abfällen: Auch in ausgedienten Spritzen, Kathetern oder Zytostatika-Werkbänken sind wertvolle Rohstoffe enthalten. Diese Rohstoffe gilt es zu separieren und im Sinne der Kreislaufwirtschaft nachhaltig aufzubereiten.

LAGA-Richtlinie

Abfälle in medizinischen Einrichtungen – also Krankenhäusern und niedergelassenen Praxen – unterliegen der Richtlinie der Bund/Länder-Arbeitsgemeinschaft Abfall (LAGA). Diese regelt die ordnungsgemäße Entsorgung von Abfällen aus Einrichtungen des Gesundheitsdienstes. Das schließt alle Institutionen und Praxen ein, die eine humanmedizinische oder tierärztliche Versorgung anbieten.

Je nach medizinischen Schwerpunkten und Disziplinen der Einrichtung unterscheiden sich auch die Abfallarten. Ziel muss es in jedem Fall sein, umweltverträglich zu entsorgen und einen geschlossenen und sicheren Entsorgungsprozess – von der Abholung bis zum Recycling oder der Vernichtung der Abfälle – zu gewährleisten.

5.3 Bestellung eines Abfallbeauftragten

Die Einhaltung eines solchen sicheren Entsorgungsprozesses stellt im klinischen Alltag mühevolle Arbeit dar und erfordert eine detaillierte Planung. Krankenhäuser und Kliniken, in denen pro Jahr mehr als 2 Tonnen gefährliche Abfälle anfallen, müssen daher einen betriebsangehörigen Abfallbeauftragten bestellen und dies der zuständigen Behörde melden. Das wird in § 2 der Verordnung über Betriebsbeauftragte für Abfall (Abfallbeauftragtenverordnung – AbfBeauftrV) festgelegt. Wenn es sich nicht um eine interne Besetzung handelt, kann der Abfallbeauftragte auch von einem externen Abfallentsorger gestellt werden. Entscheidend ist in jedem Fall die für die Position erforderliche Qualifikation.

Die Aufgaben des Abfallbeauftragten werden in § 60 des Kreislaufwirtschaftsgesetzes festgehalten. Dazu zählt, das Krankenhaus und das Personal bei der Bewirtschaftung und Vermeidung von Abfall zu beraten. Gemeinsam mit der Klinikleitung werden die abfallwirtschaftlichen Maßnahmen geplant und realisiert und im besten Fall in einem Abfallentsorgungsplan zum besseren Überblick für alle Beteiligten festgehalten. Der Abfallbeauftragte überwacht den gesamten Entsorgungsweg, stellt die Einhaltung von Rechtsverordnungen und Auflagen sicher und führt regelmäßig Überprüfungen durch. Bei etwaigen Mängeln informiert der Abfallbeauftragte die Klinikleitung und macht Verbesserungsvorschläge. Die aktuelle Situation wird abschließend in einem Jahresbericht zusammengefasst.

Krankenhäuser und Kliniken tragen als Verursacher der Abfälle die volle Verantwortung für eine fachgerechte Entsorgung. Gerade in großen medizinischen Einrichtungen ist es notwendig, eine gute Abfalllogistik einzuführen, um die anfallenden Abfallmengen sicher bewältigen zu können. Daher bekleidet der Abfallbeauftragte eine wichtige Position, die es besonders zu schützen gilt. Der Beauftragte ist in seiner Tätigkeit weisungsfrei und sorgt dafür, dass sowohl die personellen als auch organisatorischen, logistischen Bedingungen für einen rechtskonformen und sicheren Entsorgungsprozess gegeben sind.

5.4 Vor der Entsorgung kommt die Abfallbestimmung

Die Frage, mit welcher sich der Abfallbeauftragte tagtäglich beschäftigt, lautet: Was wird überhaupt entsorgt? Grundlage eines jeden

Entsorgungsvorgangs – auch im Falle medizinischer Abfälle – ist die korrekte Klassifikation der unterschiedlichen Abfallarten. Diese erfolgt nach der Europäischen Abfallverzeichnisverordnung (AVV). Für medizinische Einrichtungen ist insbesondere das Kapitel 18 im Anhang der Abfallverzeichnisverordnung relevant. Darin werden alle Abfälle aus der humanmedizinischen oder tierärztlichen Versorgung und Forschung aufgelistet und über Abfallschlüsselnummern definiert.

Grob lassen sich die medizinischen Abfälle in zwei Kategorien einteilen: nicht gefährliche Abfälle, vergleichbar mit dem uns bekannten Hausmüll, sowie gefährliche Abfälle, die spezifische Risiken aufweisen und deswegen besonderen Vorschriften unterliegen. Gefährliche Abfallarten sind dabei mit einem Sternchen nach dem Abfallschlüssel gekennzeichnet. Es folgt eine beispielhafte Nennung typischer Abfälle in medizinischen Einrichtungen gemäß Kapitel 18:

Nicht gefährliche Abfälle:
- 18 01 01: Spitze und scharfe Gegenstände (außer 18 01 03*)
- 18 01 02: Körperteile und Organe, einschließlich Blutbeutel und Blutkonserven (außer 18 01 03*)
- 18 01 04: Abfälle, an deren Sammlung und Entsorgung aus infektionspräventiver Sicht keine Anforderungen gestellt werden
- 18 01 07: Chemikalien ohne gefährliche Inhaltsstoffe (andernfalls 18 01 06*)
- 18 01 09: Arzneimittel (außer 18 01 08*)
- 18 02 01: Spitze und scharfe Gegenstände, Veterinärmedizin (außer 18 01 02*)
- 18 02 03: Abfälle, an deren Sammlung und Entsorgung aus infektionspräventiver Sicht keine Anforderungen gestellt werden, Veterinärmedizin
- 18 02 06: Chemikalien ohne gefährlich Stoffe, Veterinärmedizin (andernfalls 18 02 05*)
- 18 02 08: Arzneimittel, Veterinärmedizin (außer 18 02 07*)

Gefährliche Abfälle:
- 18 01 03*: Abfälle, an deren Sammlung und Entsorgung aus infektionspräventiver Sicht besondere Anforderungen gestellt werden
- 18 01 06*: Chemikalien, die aus gefährlichen Stoffen bestehen oder solche enthalten
- 18 01 08*: Zytotoxische und zytostatische Arzneimittel
- 18 01 10*: Amalgamabfälle aus der Zahnmedizin
- 18 02 02*: Abfälle, an deren Sammlung und Entsorgung aus infektionspräventiver Sicht besondere Anforderungen gestellt werden. Veterinärmedizin
- 18 02 05*: Chemikalien, die aus gefährlichen Stoffen bestehen oder solche enthalten, Veterinärmedizin
- 18 02 07*: Zytotoxische und zytostatische Arzneimittel, Veterinärmedizin

Wie zuvor beschrieben, hat im Sinne der Kreislaufwirtschaft das Recycling Vorrang vor der Vernichtung. Für ein späteres Recycling ist die Kategorisierung in Kapitel 18 jedoch denkbar ungünstig. Die Abfälle werden nicht nach ihren spezifischen Stoffeigenschaften, sondern nach dem jeweiligen Gefahrenpotenzial sortiert. Dadurch werden viele potenzielle Recyclingmöglichkeiten verschenkt.

> **Die Abfälle werden nicht nach ihren spezifischen Stoffeigenschaften, sondern nach dem jeweiligen Gefahrenpotenzial sortiert. Dadurch werden viele potenzielle Recyclingmöglichkeiten verschenkt.**

Grundsätzlich muss bei der Entsorgung medizinischer Abfälle auf eine konsequente und saubere Getrennthaltung der Abfälle bereits am Entstehungsort geachtet werden. Ein nachträgliches Sortieren ist aus hygienischen Gründen kaum möglich. Auch das Verwenden geeigneter Sammelbehälter und eine klare Kennzeichnung der Behälter gehört zur fachgerechten Entsorgung dazu.

5.5 Entsorgung von nicht gefährlichen Krankenhausabfällen

In medizinischen Einrichtungen wie Krankenhäusern fallen am häufigsten Abfälle gemäß 18 01 04 an. Damit werden Abfälle bezeichnet, an deren Sammlung und Entsorgung aus infektionspräventiver Sicht keine besonderen Anforderungen gestellt werden. Das Bundesumweltamt beziffert diese hausmüllähnlichen Abfälle mit rund 60 Prozent des Gesamtaufkommens in den Krankenhäusern.

Bei den nicht gefährlichen Abfällen handelt es sich meist um mit Blut, Sekreten oder Exkrementen behaftete Abfälle wie Verbände, Windeln, Atemschutzmasken, Aufwischtücher oder Einwegwäsche. Diese eignen sich nicht zur stofflichen Verwertung und werden daher in den Hausmüllverbrennungsanlagen als Siedlungsabfälle entsorgt. Damit ist die thermische Abfallbehandlung der häufigste Entsorgungsweg. Auch geringe Mengen an spitzen Gegenstände wie Kanülen, Blutzuckerlanzetten und Skalpelle sowie Infusionssysteme fallen unter 18 01 04, müssen aber in eine geeignete Sammelaufbewahrung gegeben werden.

Trotz des geringeren Risikos sollten die nicht gefährlichen Abfälle vor dem Zugriff Dritter bestmöglich geschützt werden. Für eine ordnungsgemäße Entsorgung eignen sich daher sicher verschließbare Foliensäcke, die reißfest und undurchsichtig sind. Auch an die Tonnen werden besondere Anforderungen gestellt: Sie sollten abschließbar sein, in einem nicht frei zugänglichen Raum oder hinter einem abgeschlossenen Gitterverschlag stehen. Eine klare Kennzeichnung der Abfälle schon am Entstehungsort ist ebenfalls sinnvoll, damit eine korrekte Zuordnung jederzeit möglich ist.

Sicherheit spielt auch bei den nicht gefährlichen Abfällen eine Rolle, da sich ein Risiko nie vollständig ausschließen lässt.

Potenzial für eine zukünftige stoffliche Verwertung nicht gefährlicher medizinischer Abfälle bieten vor allem benutzte Windeln, sowohl aus privaten Haushalten wie aus medizinischen und geriatrischen Pflegeeinrichtungen. Im niederländischen Nijmegen betreibt REMONDIS gemeinsam mit den städtischen Abfallwirtschaftsbetrieben ARN im Rahmen einer öffentlich-privaten Partnerschaft eine spezielle Windelrecyclinganlage, die eigens für diesen Zweck in Zusammenarbeit mit der technischen Universität Brandenburg entwickelt wurde. Bei dem patentierten Verfahren, der sogenannten Thermischen Druckhydrolyse, werden die gebrauchten Windeln unter 40 bar Druck und einer Temperatur von 250 Grad zunächst vollständig hygienisiert. Als Produkte entstehen ein Kunststoffagglomerat sowie eine organische Fraktion, Slurry genannt. Das Kunststoffagglomerat wird durch Waschung und Trocknung weiter aufbereitet, die Slurry-Fraktion geht in die benachbarte Kläranlage. Hier wird diese zunächst im Faulturm zur Erzeugung von Biogas verwendet und anschließend mittels Zentrifuge entwässert. Nach der Entwässerung wird ein Teil für den Windelrecyclingprozess wiederverwendet, der Rest wird zu Kompost verarbeitet.

Durch den Windelrecyclingprozess bei der ARN in Weurt werden außerdem bis zu 480 Kilogramm CO_2 pro Tonne Windel- und Inkontinenzmaterialabfälle eingespart. Eine Schätzung des Ministeriums für Infrastruktur und Umwelt in den Niederlanden ergab, dass etwa 400.000 Tonnen Windelabfälle im gewöhnlichen Haushaltsabfall vorhanden sind sowie weitere 400.000 Tonnen Inkontinenzmaterialabfälle aus Krankenhäusern und Altenheimen anfallen. Aufgrund des demografischen Wandels und der damit immer älter werdenden Gesellschaft ist die Tendenz vor allem für die Mengen an Inkontinenzmaterialabfällen steigend. Voraussetzung für eine separate Verwertung von Windelmaterial ist jedoch ein entsprechendes Sammelsystem. Die niederländischen Kommunen und Landkreise bieten eine solche Getrenntsammlung optional an.

5.6 Entsorgung von infektiösen Krankenhausabfällen

Als im Jahr 2014 im westafrikanischen Guinea das Zaire-Ebolavirus ausbrach und sich dann zügig auf die Nachbarstaaten ausbreitete, war das Szenario einer Ansteckung in Europa und Deutschland gefühlt weit entfernt. Das Virus spielte kaum eine Rolle im Alltag. Doch nach dem großen Ausbruch folgten Erkrankungen und Verdachtsfälle in den USA, Großbritannien, Spanien und auch in Deutschland. Diese Ausnahmesituation hat dem Gesundheitswesen wieder einmal vor Augen geführt, dass Vorsicht das oberste Gebot ist. Die Verbreitung von gefährlichen Krankheiten muss mit entsprechenden Sicherheitsvorkehrungen unterbunden werden.

Dazu gehört die fachgerechte Entsorgung von infektiösen, gefährlichen Abfällen (s. Abb. 1). Im Oktober 2014 hat das Robert-Koch-Institut (RKI) deshalb eine spezielle Expertengruppe gebildet, um einen landesweit einheitlichen und sicheren Prozess für das Sammeln und Entsorgen hochansteckender Ebola-Abfälle zu entwickeln. Zum Teilnehmerkreis gehörten neben Fachleuten aus medizinischen Einrichtungen, Bundesbehörden und Verbänden auch Vertreter aus Industrie, Wirtschaft, Wissenschaft und Forschung.

Bei zahlreichen weiteren Krankheiten wie Hepatitis oder Tuberkulose können ebenfalls infektiöse Abfälle anfallen. All diese werden im AVV als 18 01 03* kategorisiert: Abfälle, an deren Sammlung und Entsorgung aus infektionspräventiver Sicht besondere Anforderungen gestellt werden.

Des Weiteren zählen zu 18 01 03* auch Abfälle, die nach § 17 Infektionsschutzgesetz (IfSG) besondere Beachtung erfordern. Das sind Gegenstände, die mit meldepflichtigen Krankheitserregern behaftet sind. Trifft ein solcher Fall zu, hat die zuständige Behörde die notwendigen Maßnahmen einzuleiten. Dadurch sollen drohende Gefahren abgewendet werden. Wenn diese Maßnahmen nicht ausreichen, müssen die infektiösen Gegenstände vernichtet werden.

Aufgrund des hohen Risikos sollten Ärzte und medizinisches Fachpersonal schnell und zuverlässig abschätzen, ob ein Abfall infektiös ist oder nicht, um dann die passenden Maßnahmen einzuleiten. Es sei an dieser Stelle gesagt, dass jede Krankheit für sich betrachtet werden muss und bei der Entsorgung nicht grundsätzlich alle anfallenden Abfälle als infektiös anzusehen sind. Wichtig ist es jedoch, ein Bewusstsein für mögliche Gefahren zu schaffen.

> Laut Robert-Koch-Institut (RKI) zählen Abfälle, die bei der Behandlung von COVID-19-Patienten anfallen, nicht zu den infektiösen Abfällen. Es sei denn, dass sie bei der mikrobiologischen und virologischen Diagnostik entstehen und sich nicht durch ein anerkanntes Verfahren desinfizieren lassen. Sie sind ebenso wie COVID-19-Schnelltests nach 18 01 04 zu entsorgen.

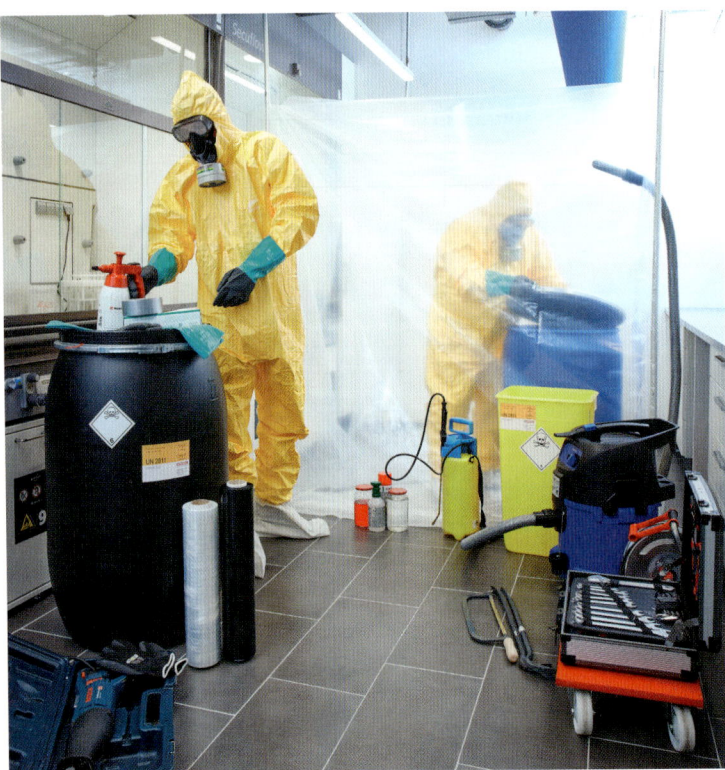

Abb. 1 Für den Umgang mit Ebola-Abfällen ist besonderes Spezialwissen gefragt

5 Vermeiden, Reduzieren, Wiederverwerten: Aktuelle und künftige Entsorgungskonzepte im klinischen Alltag

Verpackung infektiöser Krankenhausabfälle
Wenn infektiöse Abfälle anfallen, müssen diese unmittelbar vor Ort in baumustergeprüften Behältern – reißfest, feuchtigkeitsbeständig und dicht – gesammelt werden. Es ist nicht erlaubt, die Abfälle zu verdichten oder zu verkleinern. Ebenfalls verboten ist es, die Behälter nach der Befüllung noch einmal zu öffnen. Dicht verschlossen werden die Abfälle zur Verbrennung transportiert. Eine korrekte Kennzeichnung mittels Gefahrgutzettels enthält relevante Informationen zur Abfallbezeichnung, Abfallschlüsselnummer sowie Kontaktinformationen zu Abfallerzeuger und dem beauftragten Entsorgungsunternehmen.

Zudem muss Gefahrgut gemäß ADR (Übereinkommen über die internationale Beförderung gefährlicher Güter auf der Straße) klassifiziert werden. Dazu gehört mitunter die Kennzeichnung durch eine vierstellige UN-Nummer (auch Stoffnummer). So müssen etwa feste infektiöse Abfälle (Klasse 6) der Kategorie A mit der UN-Nummer 3549 versehen werden. Darüber hinaus sind je nach Abfallschlüssel Kennzeichnungen durch Gefahrzeichen wie „Biohazard" (18 01 03*) oder „Totenkopf" (18 01 08*) gut sichtbar an die Behälter anzubringen. Die korrekte Vorgehensweise bei Gefahrgut mit Eigenschaften mehrerer Gefahrgutklassen findet sich ebenfalls im ADR (Unterabschnitt 2.1.3.5.).

> *Das Kreislaufwirtschaftsgesetz sieht vor, dass die Entsorgung infektiöser Abfälle dokumentiert und nachgewiesen werden muss. Bei Mengen von bis zu 20 Tonnen pro Jahr wird dieser Nachweis vom Entsorger übernommen, bei größeren Mengen ist der Abfallerzeuger in der Pflicht. Darüber hinaus sind sowohl Erzeuger als auch Entsorger bei einer Gesamtsumme infektiöser Abfälle von 2.000 Kilogramm verpflichtet, ein Register zu führen, in dem Dokumente und Nachweise mindestens drei Jahre aufbewahrt werden müssen.*

Mit all diesen Maßnahmen wird sichergestellt, dass zu keiner Zeit gefährliche Erreger in die Umwelt gelangen können und die Entsorgung in all ihren Schritten nachvollzogen werden kann.

In Deutschland fielen 2014 ca. 11.900 Tonnen infektiöse Abfälle an (Erhebung über die Abfallerzeugung – Ergebnisbericht – 2014 [www.destatis.de]). Diese wurden überwiegend in Kunststoffabfallbehältern aus Neuware verpackt und anschließend verbrannt. Bei einem durchschnittlichen Füllgewicht von 8 Kilogramm je Behälter und 1,5 Kilogramm Eigengewicht des Behälters, entspricht dies einem Kunststoffverbrauch von ca. 2.230 Tonnen jährlich. Das derzeit gültige Gefahrgutrecht fordert hierzu den Einsatz von Kunststoffneuware, obwohl es in den letzten Jahren im Kunststoffrecycling erhebliche technische Weiterentwicklungen gegeben hat. So ist es mittlerweile möglich, vergleichbare Krankenhausabfallbehältnisse aus Recyclingmaterial herzustellen. Dies wäre ein entscheidender Beitrag zum Umweltschutz.

Eine weitere Möglichkeit zur Abkehr von mineralölbasierten Kunststoffen wäre der Einsatz von biobasierten Kunststoffen, die aus zucker- und stärkehaltigen Pflanzenresten hergestellt werden können, zum Beispiel Apfeltrester, Kartoffeln, Mais, Getreide, Zuckerrohr, Zuckerrübe, Außerdem eignen sich Molke, Alkohole und Algen zu deren Herstellung.

Vorteile biobasierter Kunststoffe
- regionaler Rohstoff/regionale Herstellung
- nachwachsende Rohstoffe als Basis
- CO_2-Ausstoß geringer, selbst bei der Verbrennung, da nur das CO_2 freigesetzt wird, das die Pflanze im Laufe ihres Lebens aufgenommen hat
- alle Verwertungsarten möglich
- auch für Mehrwegprodukte nutzbar
- unabhängig vom Entsorgungssystem

Entscheider in medizinischen Einrichtungen sollten gemeinsam mit ihren Abfallbeauftragten nachhaltige Konzepte zur Verpackung der Abfälle diskutieren und in Ausschreibungen fordern beziehungsweise fördern. Aktuelle

Projekte zur Nutzung von biobasierten Kunststoffen für Krankenhausbehälter laufen bereits, benötigen jedoch noch Zeit für einige Testphasen bis zur finalen Umsetzung. Wichtig ist es vor allem, Akzeptanz für biobasierte Kunststoffe zu schaffen und Preise, Qualität und Marktangebot attraktiv zu gestalten.

Im Bereich von ungefährlichen Abfällen könnte hingegen der Einsatz von Mehrwegbehältern eine sinnvolle Alternative darstellen.

Es ist wichtig, Akzeptanz für biobasierte Kunststoffe zu schaffen und Preise, Qualität und Marktangebot attraktiv zu gestalten.

Verwertung infektiöser Krankenhausabfälle

Aufgrund ihres Gefahrenpotenzials werden infektiöse Abfälle heute überwiegend in Sondermüllverbrennungsanlagen verbrannt. Die enthaltenen Rohstoffe sind damit für immer verloren. Es gibt jedoch Alternativen: Die Desinfektion mit Dampf lässt beispielsweise ein späteres Wiederverwerten der einzelnen im Abfall enthaltenen Wertstoffe zu.

Am Standort Lünen hat die REMONDIS Medison GmbH ein neues Verfahren installiert. Unter dem Namen REKOMED werden kontaminierte Reststoffe, die bis dato zwingend in die Sonderabfallverbrennung gehörten, zum klimaschonenden Energielieferanten. Hierfür wird das infektiöse/hochinfektiöse Material zunächst durch ein vom Robert-Koch-Institut anerkanntes, selbst gegen Ebola-, Corona- und HI-Viren wirksames Vakuum-Dampf-Vakuum-Verfahren so desinfiziert, dass es nicht zur Rubrik der gefährlichen Abfälle zählt.

Anschließend wird das nunmehr unschädliche Material direkt vor Ort in der Verwertungsanlage des Lippewerks zur Strom- und Dampferzeugung eingesetzt. Aus infektiösen Abfällen wird klimaschonend erzeugte Energie. Das ist ein Beispiel für nachhaltige Kreislaufwirtschaft. Abbildung 2 zeigt den Ablauf der Vakuum-Dampfdesinfektion.

Wie sinnvoll und zielführend nachhaltig die Desinfektion von Krankenhausabfällen ist, zeigt sich beim Thema Energiegewinnung. Denn das im Zuge des REKOMED-Verfahrens durch die Desinfektion zum Ersatzbrennstoff aufgewertete Material weist einen beachtlichen Brennwert auf.

Die Desinfektionsanlage tötet sämtliche Keime, Sporen, Viren und Bakterien zuverlässig ab. Sie dient damit nicht nur der klassischen Krankenhausentsorgung, sondern auch dem Erhalt eines funktionierenden Gesundheitssystems. Wie wichtig das ist, hat das Pandemiejahr 2020 mit der Bedrohung durch COVID-19 erneut unter Beweis gestellt. Die in der Anlage praktizierte Vakuum-Dampfdesinfektion ist zu 100 Prozent wirksam gegen das Coronavirus.

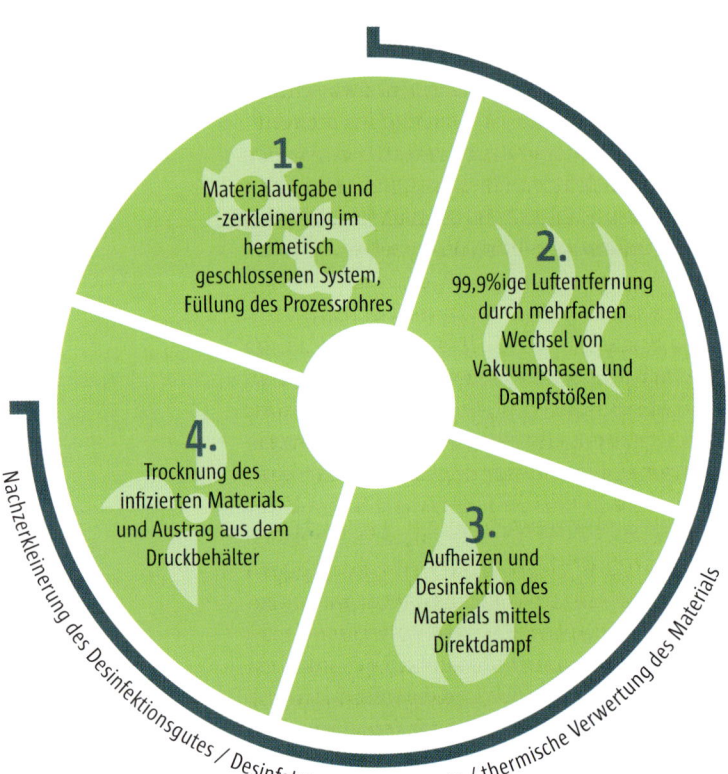

Abb. 2 Vakuum-Dampfdesinfektion

Aber nicht nur bei der Wirkung, sondern auch bei der Anwendung kann die Anlage in puncto Sicherheit überzeugen. Von der Zuführung des Materials in geschlossenen Behältern bis zur finalen Materialausgabe funktioniert der Desinfektionsprozess vollautomatisch. Ein Kontakt von Mensch und Material ist durchgängig ausgeschlossen. Sämtliche Komponenten der Anlage können im Bedarfsfall – bei Reparatur oder Wartung – einer vollautomatisierten Eigendesinfektion unterzogen werden. Die Funktionsfähigkeit der Anlage und die Wirksamkeit des Desinfektionsprozesses werden regelmäßig mittels mikrobiologischer und physikalischer Methoden durch einen Sachverständigen überprüft.

Einer sinnvollen Verwertung stehen zum Teil aber auch veraltete gesetzlichen Regelungen und Richtlinien entgegen. So beschreibt zum Beispiel die LAGA-Richtlinie, die häufig als Genehmigungsgrundlage durch Behörden verwandt wird, dass aus „infektiösen Abfällen (18 01 03*)" nach der Desinfektion (mit Dampf) „nicht infektiöse Abfälle (18 01 04)" entstehen, die nicht nachsortiert werden dürfen (LAGA-Richtlinie, Seite 10 erster Absatz). Gerade das Nachsortieren ist aber erforderlich, wenn Rohstoffe erhalten und wieder in den Stoffkreislauf zurückgeführt werden sollen.

5.7 Entsorgung von Herzkathetern

In vielen Kliniken landen ausgemusterte, gebrauchte EP-Herzkatheter (Elektrophysiologie-Katheter) im normalen Krankenhausabfall. Begründet wird das häufig in Zeitmangel oder auch beengten Verhältnissen in den Entsorgungsräumen. Auch eine Verletzungsgefahr durch das Abtrennen der Spitzen wird oftmals angeführt. Dabei wäre es wesentlich sinnvoller, die ausgemusterten Katheter getrennt zu sammeln und zu entsorgen. Das Material, aus welchem die Hightech-Medizinprodukte bestehen, enthält wertvolle Rohstoffe.

> Katheterspitzen bestehen in den meisten Fällen aus wertvollem Edelmetall – meist Platin –, das von spezialisierten Entsorgungsfachbetrieben mittels Spezialverfahren zurückgewonnen werden kann. Neben Gold oder Platin werden auch Begleitmaterialien wie kunststoffummantelte Drähte oder Iridium, Kupfer, Eisen, Nickel und Zinn gewonnen.

Bei desinfizierten bzw. sterilisierten Elektrodenspitzen handelt es sich nach EG-Verordnung Anhang II um Abfall der grünen Liste. Sie sind demnach nicht als gefährlicher Abfall eingestuft, sondern als Teil eines elektronischen Gerätes. Gesammelt werden können sie in 3l-PE-Gebinden mit Verschlussklappe und Kennzeichnung. Die Zählung erfolgt bei Befüllung durch den Kunden.

In der Edelmetall-Recyclinganlage werden die eingehenden Behälter aus der Klinik zunächst gewogen. Jede einzelne Charge erhält eine Ordnungsnummer, sodass von der Anlieferung bis zur Rückgewinnung beziehungsweise Vergütung jeder Prozessschritt nachvollzogen werden kann.

Das Recycling selbst geschieht in mehreren Stufen. Zuerst wird das Material in einem Glühofen bei 850 Grad thermisch vorbehandelt. Im zweiten Schritt kommt es zum Einschmelzen der anorganischen Rückstände. Anschließend wird das Schmelzgut der Edelmetallscheidung zugeführt. Am Ende des Gesamtprozesses liegen die Edelmetalle wieder in Reinform vor und das Klinikum erhält die für Gold und Platin vereinbarte Vergütung.

5.8 Entsorgung von Röntgenfilmen

Die Digitalisierung hat den Einsatz vieler Technologien in den letzten Jahren grundlegend verändert. So kommt das althergebrachte analoge Röntgenbild heute kaum noch zum Einsatz. Patienten dürfen ihre eigenen Röntgenbilder prinzipiell in der grauen Tonne entsorgen. Mit Blick auf das Recycling enthaltener Stoffe und den Datenschutz ist jedoch die Abgabe in der Praxis, welche die Aufnahmen erstellt hat, die bessere Lösung. Krankenhäuser und Arztpraxen sind als Erzeuger der Abfälle und gemäß Datenschutzgrundverordnung (DSGVO) zur fachgerechten Entsorgung verpflichtet.

Ohnehin finden sich in den Archiven medizinischer Einrichtungen noch zahlreiche Röntgenfilme als Teil von Patientenakten. Die geltenden Aufbewahrungsfristen gemäß Röntgenverordnung (RöV) §28 besagen, dass die Aufnahmen mindestens zehn Jahre verwahrt werden müssen. So kann gegebenenfalls darauf zurückgegriffen werden, um Krankenverläufe nachvollziehen zu können. An jedem Jahresende laufen also die Aufbewahrungsfristen für die jeweiligen Jahrgänge ab und die archivierten Röntgenfilme können entsorgt werden. Dann übernimmt sie ein Röntgenfilmentsorger zur sicheren Verwertung.

Zum einen enthalten Röntgenfilme wertvolle Stoffe wie Silber und Kunststoff, die in einem aufwendigen Verfahren zurückgewonnen werden. Spezielle Schredder zerkleinern die Filme. In Enzymbädern werden die bildgebende Schicht gelöst und die enthaltenen Bestandteile voneinander getrennt. Silberschlamm und recyclingfähige Kunststoffe können aufbereitet und wiederverwendet werden.

Zum anderen gewährleistet das Verfahren eine vollständige Vernichtung aller enthaltener Daten. Die sensiblen Patientendaten müssen vollständig vernichtet werden, um Fremdzugriffe zu unterbinden. Dazu gehört auch die sichere Lagerung und der Transport der Röntgenfilme in sogenannten Datensicherheitsbehältern (DSB). Die Aufbewahrungssysteme sind in unterschiedlichen Größen und Materialien verfügbar. Sowohl die Datensicherheitsbehälter als auch die Transportfahrzeuge müssen vor unbefugten Zugriffen geschützt sein. Darüber hinaus bieten einige Entsorger für kleinere Mengen auch einen gesicherten Postversand für Röntgenfilme an. Die Anlagen, in denen die Röntgenfilme verwertet und vernichtet werden, entsprechen den gesetzlichen Anforderungen, sind nach dem Bundesdatenschutzgesetz (BDSG) genehmigt und werden regelmäßig geprüft.

5.9 Entsorgung von Zytostatika-Werkbänken

Immer mehr medizinische Einrichtungen erneuern aktuell ihre Sicherheitswerkbänke, an denen Zytostatika und sonstige CMR-Arzneimittel zubereitet werden. Dafür gibt es verschiedenste Gründe: In vielen Fällen ist die durchschnittliche Nutzungsdauer von zirka 15 Jahren erreicht. Andere Einrichtungen wollen in technisch verbesserte Modelle investieren, mit denen sich Energiekosten einsparen lassen. Zudem steigen die Sicherheitsanforderungen der für Zytostatika-Werkbänke maßgeblichen DIN 12980:2017-05.

Zytostatika zählen zu den CMR-Arzneimitteln, die erbgutverändernde, krebserzeugende, fruchtbarkeitsgefährdende oder fruchtschädigende Wirkungen hervorrufen können. Unmittelbar sind reizende, ätzende und sensibilisierende Wirkungen bekannt. Daher dürfen alle Tätigkeiten mit diesen Stoffen nur unter Einhaltung gesetzlich vorgeschriebener Schutzmaßnahmen durchgeführt werden.

Nach der Technischen Regel für Gefahrstoffe 525 sind Zytostatika grundsätzlich nur an geeigneten Sicherheitswerkbänken gemäß DIN 12980 oder Einrichtungen, die eine gleichwertige Sicherheit bieten (zum Beispiel Isolatoren), in abgetrennten Arbeitsräumen zuzubereiten. Wichtigster Bestandteil sind die Luftfilter. Sie schützen, indem sie die bei Zubereitungen entstehenden Zytostatika-Partikel und -Aerosole filtern. Seit 2015 müssen die verunreinigten Filter gemäß LAGA-Mitteilung 18 als gefährlicher Abfall entsorgt werden.

Unabhängig von den Gründen für eine Investitionsentscheidung stellt sich die Frage nach der richtigen Entsorgung der ausgedienten Werkbank. Umfassende Sicherheitsvorkehrungen sind hier erforderlich. Ausgediente Großgeräte können nach Dekontamination durch ein Fachunternehmen zerlegt und anschließend stofflich verwertet werden. Bei der Zerlegung sind diverse Kenngrößen entscheidend: die Größe beziehungsweise der Umfang der Werkbank, ihre Sicherheitsstufe sowie die Gegebenheiten vor Ort wie die Größe des Raumes.

Bei der Zerlegung und Entsorgung von Zytostatika-Werkbänken fallen gefährliche Abfallarten an. Diese müssen in den dafür vorgeschriebenen Behältern für Krankenhausabfälle gesammelt und fachgerecht entsorgt werden. Die Luftfilter werden nach 18 01 08* (UN2811) beseitigt. Dekontaminierte Teile der Werkbank werden als Metall- beziehungsweise Elektroschrott entsorgt.

5.10 Entsorgung von spitzen und scharfen Gegenständen

Wenn Spritzen, Nadeln, Kanülen oder Lanzetten nicht unmittelbar nach dem Gebrauch entsorgt werden, kein geeigneter Abfallbehälter vorhanden oder dieser überfüllt ist, kann es schnell zu Verletzungen kommen. Etwa die Hälfte aller gemeldeten Versicherungsfälle im Gesundheitsdienst sind auf Nadelstichverletzungen zurückzuführen. In Deutschland kommt es jedes Jahr schätzungsweise zu 500.000 Nadelstichverletzungen, welche Kosten von etwa 50 Millionen Euro verursachen. Besonders kritisch wird es dann, wenn die Instrumente mit Blut oder anderen Körperflüssigkeiten kontaminiert sind, da so gefährliche Viren übertragen werden können. Bedeutsam sind vor allem die Hepatitisviren B (HBV) und C (HCV) sowie das Humane Immundefizienz-Virus (HIV).

> Zur abfallrechtlichen Kategorie der spitzen und scharfen Instrumente – sogenannte Sharps – zählen:
> - Kanülen von Spritzen und Infusionssystemen
> - Skalpelle
> - Gegenstände mit ähnlichem Risiko für Schnitt- und Stichverletzungen, zum Beispiel Akupunkturnadeln, Lanzetten, chirurgische Drähte

Medizinische Einrichtungen sind verpflichtet, bestmöglichen Schutz vor Schnitt- und Stichverletzungen sicherzustellen. Um eine gefahrlose Nachsortierung medizinischer Abfälle zu gewährleisten, wäre eine Abtrennung von Spritzen und Kanülen sinnvoll. So kann das Gefahrenpotenzial für medizinische Kräfte und auch in den nachfolgenden Recyclingschritten deutlich reduziert werden. Die genauen Schutzmaßnahmen werden anhand der Gefährdungsbeurteilung festgelegt, in die auch psychische Belastungen wie Zeitdruck und Übermüdung der Beschäftigten wegen des dann erhöhten Unfallrisikos einfließen müssen. Dazu ist neben der Biostoffverordnung (BioStoffV) die Technische Regel für biologische Arbeitsstoffe (TRBA) 250 heranzuziehen. Die Einstufung und Entsorgung gebrauchter spitzer und scharfer Gegenstände beschreibt die Bund/Länder-Arbeitsgemeinschaft Abfall (LAGA) in ihrer Mitteilung 18.

Gebrauchte Kanülen dürfen nicht in die Schutzkappe zurück

Beim Umgang mit spitzen und scharfen Instrumenten kann es zum Kontakt mit potenziell infektiösem Material wie Körperflüssigkeiten, -ausscheidungen oder -gewebe kommen. Gemäß TRBA 250 sind neben den Mindestschutzmaßnahmen die Schutzmaßnahmen bei Tätigkeiten der Schutzstufe 2 anzuwenden. Nach Punkt 4.2.5 Prävention von Nadelstichverletzungen gilt für gebrauchte Kanülen, dass diese nicht in die Abdeckung zurückgesteckt werden dürfen. Sie dürfen nicht verbogen oder geknickt werden, es sei denn dies dient der Aktivierung einer integrierten Schutzvorrichtung. Bei Tätigkeiten, die eine Mehrfachverwendung des Instruments erfordern und bei der die Kanüle in die Schutzkappe zurückgesteckt werden muss, ist dies zulässig, sofern ein Verfahren angewendet wird, das ein sicheres Zurückstecken der Kanüle in die Kanülenabdeckung mit einer Hand erlaubt, zum Beispiel die Verwendung eines Schutzkappenhalters.

Stich- und bruchfeste Behälter

Gebrauchte spitze und scharfe medizinische Instrumente, an deren Sammlung und Entsorgung aus infektionspräventiver Sicht keine besonderen Anforderungen gestellt werden, sind gemäß 18 01 01 zu sammeln, bereitzustellen und zu entsorgen. Laut TRBA 250 müssen die Instrumente einschließlich solcher mit Sicherheitsmechanismus in stich- und bruchfesten Behältern gesammelt werden. Diese Behältnisse müssen so nah wie möglich am Verwendungsort der Instrumente aufgestellt werden und den Abfall sicher umschließen. Sie dürfen nicht umgefüllt werden und müssen bei Erreichen der Füllgrenzen sicher entsorgt werden. Die stich- und bruchfesten Abwurfbehälter sind in verschiedenen Größen verfügbar. Ersatzbehälter sollten in jeder Praxis und Klinik vorrätig sein. Nachschub kann bei Entsorgungsunternehmen oder im Internet bestellt werden. Bei der Bestellung im Internet ist auf die rechtskonforme Beschaffenheit zu achten.

Spritzenbehälter in den Restabfall zu werfen, mag zwar erlaubt sein, ist dennoch problematisch. Wer so vorgeht, sollte genauestens prüfen, wer Zugang zu den genutzten Abfalltonnen hat. Viele medizinische Einrichtungen wie Praxen oder Apotheken sind in Mehrfamilienhäusern ansässig und teilen sich die Abfalltonnen mit den anderen Hausbewohnern. So landen die Behältnisse zwangsläufig in frei zugänglichen Abfalltonnen.

Die Systemlösung RESHARP („sharp" = engl. für „scharf"), entwickelt von REMONDIS Medison, ermöglicht ein sicheres und einfaches Entsorgen von Spritzen und anderen spitzen Gegenständen gemäß 18 01 01. Die Besonderheit von RESHARP liegt in der Kombination aus Produkt und Serviceleistung: Zum Lieferumfang gehören wahlweise ein oder zwei Spritzenboxen, ein Kunststoffbeutel als Zusatzverpackung für die Rücksendung, ein UPS-Rücksendeetikett sowie eine Schritt-für-Schritt-Anleitung. Die vollen, verschlossenen Spritzenbehälter werden vom Postdienst abgeholt und unter strengsten Sicherheitsauflagen an REMONDIS Medison geliefert. Ohne Umwege folgt dann die umweltschonende Entsorgung.

Infektiöse spitze und scharfe Gegenstände

Sind hingegen spitze und scharfe Gegenstände zu entsorgen, die mit meldepflichtigen Krankheitserregern behaftet sind, muss der Abfallschlüssel 18 01 03* für infektiöse Abfälle angewendet werden:

- Sammlung in stich- und bruchfesten Einwegbehältnissen
- kein Umfüllen oder Sortieren
- Kennzeichnung der Behälter (Biogefährdung/Biohazard)
- keine Kontamination der Außenseite
- unbefugten Zugriff bei Lagerung, Transport und Entsorgung verhindern
- Entsorgung als gefährlicher Abfall in zugelassenen Entsorgungsanlagen
- ggf. Desinfektion (nach vom Robert-Koch-Institut zugelassenem Verfahren), danach Entsorgung wie Abfallschlüssel 18 01 04
- bei bestimmten Erregern gibt es Sonderregelungen (Transmissible spongiforme Enzephalopathie)

5.11 Fazit

Die Bandbreite an Abfällen in Krankenhäusern ist enorm. Eine große Palette unterschiedlichster Stoffe und Materialien verlangt nach verschiedenen Entsorgungswegen – dabei ist Spezialwissen gefragt. Dieser Fachartikel ist nur auf einige ausgewählte Abfallarten eingegangen. Grundsätzlich gilt: Ein gut organisierter Entsorgungsprozess, angeleitet durch einen entsprechenden Abfallbeauftragten, ist unumgänglich. Dabei hat es oberste Priorität, gefährliche und nicht gefährliche Abfälle separat voneinander zu erfassen. Nicht gefährliche Stoffe werden – vergleichbar mit Haushaltsabfällen – selbst im Fall einer fehlerhaften Kennzeichnung noch umweltgerecht entsorgt. Bei Gefahrgut kann hingegen eine falsche Kennzeichnung und die daraus resultierende Fehllagerung und -entsorgung eine große Gefahr für Mensch und Umwelt bedeuten. Daher sollten sich auch die Transportbehälter für Gefahrgut stets farblich von denen für die nicht gefährlichen Abfälle unterscheiden.

Neben dem Aspekt der Sicherheit spielt auch die Nachhaltigkeit der Abfallentsorgung eine bedeutende Rolle: Im Jahr 2020 wurde das Kreislaufwirtschaftsgesetz (KrWG) noch einmal überarbeitet. Die Novelle legt Grundlagen für weniger Abfall und mehr Recycling. Hinsichtlich der hohen Abfallmengen pro Patient müssen sich Abfallvermeidung und Abfallverwertung in den Grundsätzen jedes Krankenhauses beziehungsweise jeder Pflegeeinrichtung wiederfinden – wie beispielsweise die Nutzung von waschbaren oder Mehrwegprodukten. Dies ist der Weg, den Krankenhäuser künftig gehen müssen: Weg von einer reinen Entsorgung der medizinischen Abfälle hin zu umweltverträglichen Konzepten, die möglichst viel Recycling enthalten und somit ganz im Sinne der Kreislaufwirtschaft sind. Umweltbewusstes Wirtschaften erhält durch die Novellierung demnach eine höhere Bedeutung.

Gemeinsam mit der Expertise eines Entsorgungsunternehmens können Krankenhäuser ihre Entsorgungskonzepte den aktuellen und künftigen Anforderungen anpassen und so für mehr Sicherheit und Gesundheit auf der einen sowie Nachhaltigkeit und Kreislaufwirtschaft auf der anderen Seite sorgen.

Literatur

Abfallmanager-Medizin. URL: https://www.abfallmanager-medizin.de/ (abgerufen am 20.01.2022)

Berufsgenossenschaft für Gesundheitsdienst und Wohlfahrtspflege, BGW (2019) Abfallentsorgung. Informationen zur sicheren Entsorgung von Abfällen im Gesundheitsdienst. URL: https://www.bgw-online.de/resource/blob/18264/9979e6e02cf5040c8ccabb8e956e65ad/bgw09-19-000-abfallentsorgung-data.pdf (abgerufen am 16.02.2022)

Kapsa K (2020) Entsorgung medizinischer Abfälle – beachten Sie diese Besonderheiten. URL: https://www.wirtschaftswissen.de/arbeitssicherheit/energie-und-umwelt/umweltschutz-im-unternehmen/entsorgung-medizinischer-abfaelle-beachten-sie-diese-besonderheiten/ (abgerufen am 20.01.2022)

Lenzen-Schulte M (2019) Medizinische Abfallentsorgung: Wenn Abfall nicht einfach Müll ist. URL: https://www.aerzteblatt.de/archiv/204540/Medizinische-Abfallentsorgung-Wenn-Abfall-nicht-einfach-Muell-ist (abgerufen am 20.01.2022)

REMONDIS Medison. URL: https://www.remondis-medison.de/ (abgerufen am 20.01.2022)

Wicker S, Gottschalk R, Rabenau HF (2017) Gefährdungen durch Nadelstichverletzungen. Betrachtung aus arbeitsmedizinischer und virologischer Sicht. URL: https://www.aerzteblatt.de/archiv/57493/Gefaehrdungen-durch-Nadelstichverletzungen (abgerufen am 20.01.2022)

Ulrich Hankeln, Dipl.-Ing.

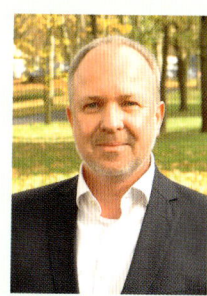

Ulrich Hankeln studierte Maschinenbau und technische Betriebswirtschaftslehre an der Rheinischen Fachhochschule Köln. Seit 2006 ist er Geschäftsführer der REMONDIS Medison GmbH, die sich mit der Entsorgung in medizinischen Einrichtungen beschäftigt. Sein Schwerpunkt liegt hier insbesondere in der Entwicklung von technischen Lösungen für die Kreislaufwirtschaft.

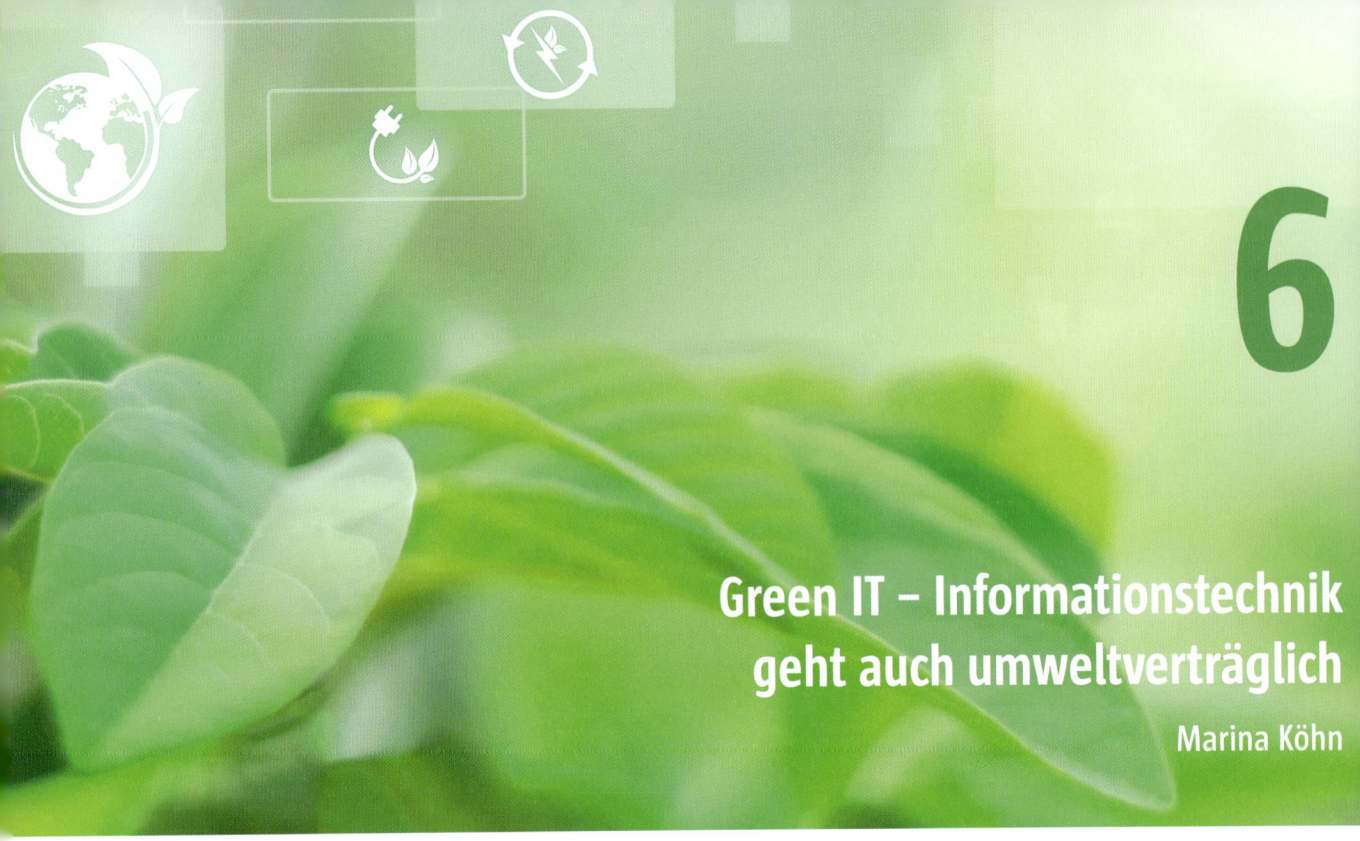

Green IT – Informationstechnik geht auch umweltverträglich

Marina Köhn

Welche Auswirkung hat die Digitalisierung auf die Klimaerwärmung und auf die Umwelt? Werden die Umweltvorteile überwiegen, die durch die Digitalisierung von Prozessen und Produkten entstehen? Oder werden die Nachteile für Umwelt und Klimaschutz überwiegen, die mit der Bereitstellung der digitalen Infrastrukturen und Endgeräte verbunden sind? Für die Beantwortung dieser Fragen bräuchte es ein Weltmodell, das nicht nur alle direkten Umweltauswirkungen umfasst, die bei der Produktion, beim Betrieb und bei der Entsorgung der Produkte der Informations- und Kommunikationstechnologie (IKT) entstehen, sondern auch alle indirekten Effekte, welche sich aus der Anwendung der digitalen Dienste ergeben. Zeit- und Kostenersparnis führt beispielsweise fast immer zu Mehrkonsum. Dieser Effekt wird auch als Rebound bezeichnet und ist umso schwieriger zu erfassen.

In diesem Artikel geht nicht in erster Linie darum, was die Politik und Hersteller unternehmen müssten, sondern es werden Wege aufgezeigt, wie Verantwortliche in der Informationstechnik (IT) ihres Unternehmens, Beschaffer oder Konsument dazu beitragen können, dass die Digitalisierung dem Klima und der Umwelt weniger Schaden zufügen.

6.1 Die drei „Todsünden" der Informatik

Ungeachtet der Umweltprobleme, die durch die IKT verursacht werden, muss auch auf ihre Vorzüge und die Möglichkeiten Umwelt und Gesundheit zu schützen hingewiesen werden. Wir haben es mit einer Technologie zu tun, die Fluch und Segen zugleich ist. Diese Ambivalenz müssen wir aushalten oder besser: Die negativen Einflüsse so verringern, dass die positiven Wirkungen besser zur Geltung kommen.

Zugegeben, die Zwischenüberschrift klingt sehr dramatisch und wird dem Thema nur bedingt gerecht, denn der Patient ist in erster

Linie nicht der Mensch, sondern die Natur in ihrer Vielfalt. Indirekt ist die IKT aber auch für die Gesundheit von Menschen verantwortlich, die in den Abbaugebieten die Rohstoffe zur Verfügung stellen und die unsere Technik oft unter menschenunwürdigen Verhältnissen in den Fabrikhallen herstellen.

Der Informationstechnik (IT) kann man unmöglich den Vorwurf machen, dass sie Energie verbraucht, denn das ist in ihrer DNA verankert. Auch kann man ihr nicht vorwerfen, dass sie Elektronikkomponenten benötigt, denn auch ohne sie würde es keine IT geben. Man kann den Herstellern, Softwareentwicklern, Rechenzentrumsbetreibern, Diensteanbietern und auch uns Verbrauchern vorwerfen, verschwenderisch mit wertvollen Rohstoffen und Energie umzugehen und damit die Umwelt zu belasten, zur Klimaerwärmung beizutragen und die Gesundheit von Menschen zu gefährden.

Zu den drei Todsünden der IKT gehören:
- dass funktionstüchtige Hardware unbrauchbar und zu Abfall wird,
- dass der Energieverbrauch in den Rechenzentren und Endgeräten durch Ineffizienzen in der Nutzung unnötig hoch ist und
- dass der Mehrkonsum von digitalen Diensten gefördert wird.

6.2 Kurze Innovationszyklen führen zur vorzeitigen Alterung funktionstüchtiger Hardware

Bisher ist die Entwicklung der Informatik immer nach dem gleichen Muster abgelaufen: Neue schnellere Technik wird entwickelt und fast sofort nutzt Software die schnelleren Prozessoren, das größere Speicher- und Datenübertragungsvolumen aus. Damit beginnt eine Spirale. Ein technisch funktionales Gerät wird obsolet, weil es die durch die Software gestiegenen Leistungsanforderungen nicht mehr erfüllen kann. Beispielsweise muss ein Notebook erneuert werden, weil die Software nach dem Update anspruchsvoller geworden ist und die Ausführung der Programme verlangsamt oder weil für das Betriebssystem kein Sicherheitsupdate mehr zur Verfügung steht. Die Umweltwissenschaft hat dafür den Begriff der Softwareobsoleszenz geprägt. Dieses Phänomen beschränkt sich schon lange nicht mehr nur auf die klassischen Produkte der IT, denn viele Produkte sind immer stärker von Software abhängig, auch in der Unterhaltungs- und Haushaltselektronik, in der Gebäudetechnik und in Fahrzeugen.

! Immer häufiger entscheidet auch die Qualität der Software über die Nutzungsdauer, Funktionalität und Zuverlässigkeit von Geräten.

Die Gründe für den frühzeitigen Techniktod sind jedoch sehr verschieden. So wird beispielsweise das zwei Jahre alte Smartphone ersetzt, weil mit der Verlängerung des Mobilfunkvertrags ein kostengünstiges neues angeboten wird oder eine Verwaltungsvorschrift oder steuerliche Regelung den Austausch von IT für einen bestimmten Zeitpunkt nahelegt.

Viel zu oft wird so funktionstüchtige Hardware in die Entsorgung gegeben und durch neuere Hardware ersetzt. Oft ist damit die Hoffnung verbunden, dass ein energieeffizienteres neues Gerät einen Beitrag zum Klimaschutz leistet und dass die Rohstoffe ohnehin recycelt werden. Hierzu muss man wissen, dass bei Geräten der IKT für die Herstellung der Technik wesentlich mehr Energie nötig ist als für die Nutzung. So muss ein zehn Prozent energieeffizienteres Notebook über 80 Jahre genutzt werden, damit sich seine Herstellung für das Klima amortisiert (Prakash et al. 2012). Natürlich sind das theoretische Werte und niemand wird ernsthaft erwarten, dass ein Notebook so lange genutzt wird. Die Ergebnisse der Forschung machen jedoch deutlich, dass es aus Sicht des Klimaschutzes nicht sinnvoll ist, ein noch funktionierendes Notebook durch ein energieeffizienteres Notebook zu ersetzen.

Auch die Annahme, dass die wertvollen Rohstoffe ohnehin recycelt werden, triff nur bedingt zu. Recycling ist sinnvoll, aber löst nicht das Problem. **Erstens** fehlen für viele wichtige Sondermetalle, die in der IT eingesetzt werden, wie Tantal, Indium, Gallium usw., etablierte Recyclingverfahren. **Zweitens** ist es aus physikalischen Gründen unmöglich, alle im Notebook enthaltenen Metalle vollständig wiederzugewinnen. Aber auch wenn es möglich wäre: Nicht nur für die Rohstoffe werden klimaschädliche Treibhausgase emittiert, auch die Herstellung belastet das Klima, wie zum Beispiel für Reinraumtechnik, die Herstellung von Chemikalien und so weiter.

> Die Devise muss lauten, die Geräte möglichst lange zu nutzen, denn das ist der größte Beitrag für den Klima- und Umweltschutz!

6.3 Handlungsempfehlungen für längere Nutzung der Hardware

Das Umweltbundesamt hat in einem Forschungsvorhaben nachgerechnet, wie groß der ökonomische und ökologische Vorteil ist, wenn in einer Verwaltung die IT länger genutzt wird, als es eine Verwaltungsvorschrift (in diesem Fall die des Bundes) nahelegt (Prakash et al. 2016a). Dabei wurde für verschiedene Ausstattungsvarianten – Notebook, Desktop-PC und Mini-PC – berechnet, wie hoch die Treibhausgasemissionen über einen Zeitraum von zehn Jahren sind und wie die Varianten sich ökonomisch unterscheiden. Die einzelnen Geräte sind dabei unterschiedlich lange im Einsatz – Monitor, Desktop-PC oder Mini-PC beispielsweise fünf Jahre, sodass während des Betrachtungszeitraumes zwei Beschaffungen nötig werden. Notebooks werden aber oft nur drei Jahre genutzt. Die Ergebnisse der Bilanzierung in Abbildung 1 zeigen deutlich, dass der Mini-PC sowohl ökologisch als auch ökonomisch klare Vorteile hat. Der Grund ist, dass ein Mini-PC die Vorteile des Desktop-PC (geringerer Herstellungsaufwand) und des Notebooks (energieeffiziente Komponenten) vereint. Wenn keine mobile Nutzung der Technik vorgesehen ist, sollten sich Unternehmen und Behörden bei der Arbeitsplatzausstattung für Mini-PCs entscheiden.

Es hat Vorteile, wenn Notebooks länger genutzt werden. Ein Arbeitsplatz, bei dem das Notebook sechs statt nur drei Jahre genutzt wird, spart über zehn Jahre ca. 390 kg Kohlendioxid (CO_2eq). Auch die Kosten sinken um 526 Euro pro Arbeitsplatz in zehn Jahren, denn es müssen seltener neue Notebooks angeschafft werden. In dieser Kostenberechnung sind jedoch die Verwaltungsaufwände beispielsweise für den Einkauf und die Bereitstellung der Notebooks nicht enthalten. Bezogen auf eine mittel große Behörde, die 500 Notebooks im Einsatz hat, würden sich die Verwaltungsaufwände bei längerer Nutzungsdauer der Notebooks um mehr als 235 Personentage und Kosten um fast 35.000 Euro verringern.

Die Ergebnisse des Forschungsvorhabens hat das Umweltbundesamt in einem Ratgeber für Verwaltungen zusammengefasst und Empfehlungen ausgesprochen, die eine nachhaltige Gestaltung der Computerarbeitsplätze in der Verwaltung möglich machen (Prakash et al. 2016b). Zur Unterstützung der Berechnung stellen wir außerdem den Öko-Vergleichsrechner für Arbeitsplatzcomputer zur Verfügung, mit dem schnell und einfach die Treibhausgasemissionen und Kosten verschiedener Ausstattungsvarianten und längerer oder kürzerer Nutzungsdauern verglichen werden können (UBA 2018).

> Der wichtigste Faktor, um die Umweltauswirkungen für Computerarbeitsplätze zu verbessern und die Kosten zu senken, ist, die Nutzungsdauer zu verlängern.

Weil die Hersteller keine Aussagen über die zu erwartende Lebensdauer machen, müssen Pro-

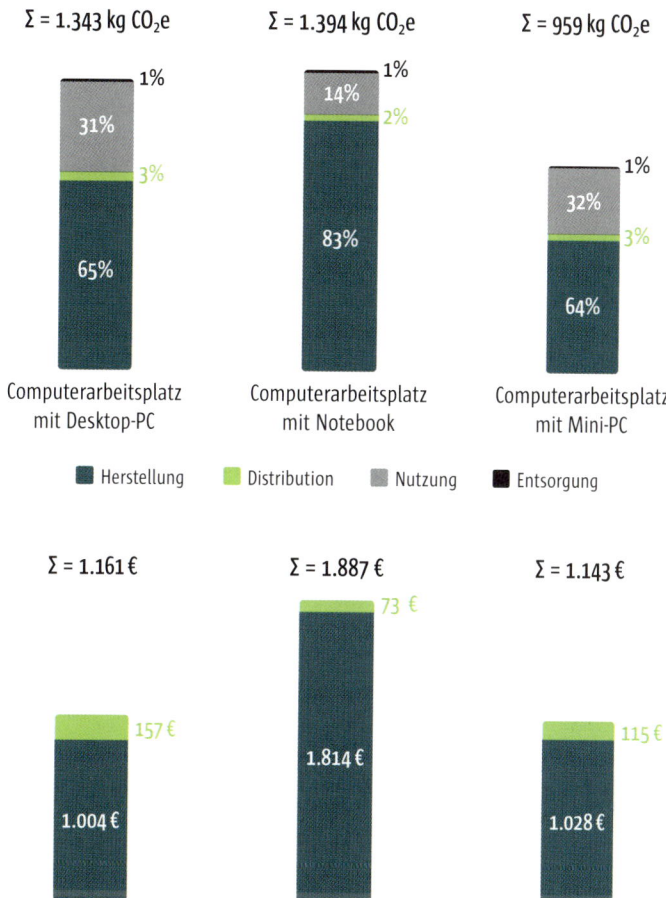

Abb. 1 Ökologischer und ökonomischer Vergleich von Computer, Notebook und Mini-Computer

dukteigenschaften darüber Auskunft geben. Das Umweltzeichen *Blauer Engel* gibt Einkäufern eine gute Orientierung, um langlebige und umweltverträgliche Produkte mit hoher Qualität zu beschaffen (www.blauer-engel.de).

Das UBA stellt darüber hinaus eine ganze Reihe von Hilfsmitteln zur Verfügung, wie Tools zur Berechnung von Lebenszykluskosten (UBA 2017) und klärt in Rechtsgutachten auf, wie Umweltaspekte bei der Vergabe öffentlicher Aufträge berücksichtigt werden können (UBA 2019).

6.4 Unnötig hoher Energieverbrauch bei der Nutzung der Technik

Zwei wichtige Bereiche sollen hier beleuchtet werden, die ein erhebliches Energieeinsparpotenzial haben. Das sind die Rechenzentren, die den Maschinenraum der Digitalisierung verkörpern und die Software, die die Intelligenz für die Technik liefert. Für beide Bereiche gilt: Es existieren bisher keine Regulierungen und politischen Forderungen für mehr Effizienz.

6.4.1 Rechenzentren

Die Digitalisierung hat Geschäftsmodelle stark verändert. Aufgaben und somit auch die Umweltlasten werden von der „Werkbank" und den Freizeitaktivitäten in die digitale Infrastruktur verlagert. Die dafür notwendige IT-Leistung in den Rechenzentren führt zu höheren Energieverbräuchen. Entscheidend dabei ist, wie effizient die Energie und somit wie Server und Speichertechnik in Rechenzentren eingesetzt werden.

Diese Frage konnte bisher nicht mit den etablierten Methoden und Kennzahlen beantwortet werden. Aus diesem Grund hat das Umweltbundesamt im Rahmen seiner Forschungsarbeit zusammen mit Forschungspartnern eine Methode und ein Kennzahlensystem entwickelt, Key Performance Indicators for Data Center Efficiency (KPI4DCE), mit dem die Umweltinanspruchnahme durch Rechenzentren und Cloud-Dienstleistungen besser bewertet werden kann (Schödwell et al. 2018).

Die Methode KPI4DCE unterscheidet sich von anderen bisherigen Methoden darin, dass sie die IT-Leistung des Rechenzentrums ins Zentrum der Berechnung stellt und die Herstellungsaufwände der Technik einbezieht. Mit den Ergebnissen der KPI4DCE-Berechnung liegen Kenntnisse über den Umweltaufwand für das Rechnen, Speichern und Übertragen von Daten im Rechenzentrum vor. Die Umweltbelastungen werden durch die vier Wirkungskategorien Rohstoffaufwand (ADP), Treibhausgasemissionen (GWP), Kumulierter Energieaufwand (KEA) und Wasserverbrauch adressiert.

Um die jeweiligen Ergebnisse zusammenzuführen, wurde das Berechnungswerkzeug KPI4DCE-Tool entwickelt, das die Kennzahlen aus standardisierten Eingaben der Rechenzentrums-Betreiber automatisch berechnet. Mit der aufbereiteten Ergebnisdarstellung des Berechnungstools KPI4DCE liegt dem Betreiber des Rechenzentrums eine transparente und umfassende Übersicht über die Ist-Situation seines Rechenzentrums vor.

Auf Basis dieser umfassenden Auswertungsmöglichkeiten können Potenziale entdeckt und richtungssichere Maßnahmen getroffen und simuliert werden, die das Gesamtsystem Rechenzentrum effizienter machen. Dabei lassen sich beispielsweise die Erhöhung der Serverauslastung simulieren und die Folgen auf den Energie- und Rohstoffverbrauch darstellen. Ohne eine ganzheitliche Sicht auf die Wirkmechanismen im Rechenzentrum würde man bei dem genannten Beispiel lediglich einen höheren Energieverbrauch der Server beobachten. Dass sich die Rechenleistung der Server erhöht hat, wäre nicht erkennbar. Weniger Server zu betreiben für die gleiche IT-Leistung spart Energie für den Betrieb der Server und außerdem für die Infrastrukturtechnik, wie Klimatisierung und Anlagen der Energiebereitstellung. An diesen kleinen Beispielen wird deutlich, wie kompliziert die Wirkmechanismen in einem Rechenzentrum sind. Kennzahlen, die nur einen Teilbereich eines Rechenzentrums adressieren, führen zu falschen Schlussfolgerungen.

Zu einer fatalen Fehleinschätzung der Energieeffizienz der in Abbildung 2 aufgelisteten Rechenzentren käme man, wenn man sich an der weitverbreiteten und häufig genutzten Kennzahl Power Usage Effectiveness (PUE) orientierte. PUE wird gebildet aus dem Quotienten des Gesamtenergiebedarfs des Rechenzentrums und dem Energiebedarf der IT. Die PUE ist dann besonders gut, nämlich niedrig, wenn der Energiebedarf der Infrastrukturtechnik (der Klimatechnik, der USV usw.) gering ist. Die PUE bewegt sich in den zwölf untersuchten Rechenzentren im Jahresdurchschnitt zwischen 1,19 (sehr gut) und 1,75 (weniger gut). Die mittleren CPU-Auslastungen aller Server in den jeweiligen Rechenzentren liegen im Jahresdurchschnitt zwischen sehr schlechten vier Prozent und ungewöhnlich hohen 80 Prozent. Eine Korrelation zwischen niedrigem PUE-Wert und hoher CPU-Auslastung ist nicht erkennbar – wie auch, es besteht kein direkter Zusammenhang.

6 Green IT – Informationstechnik geht auch umweltverträglich

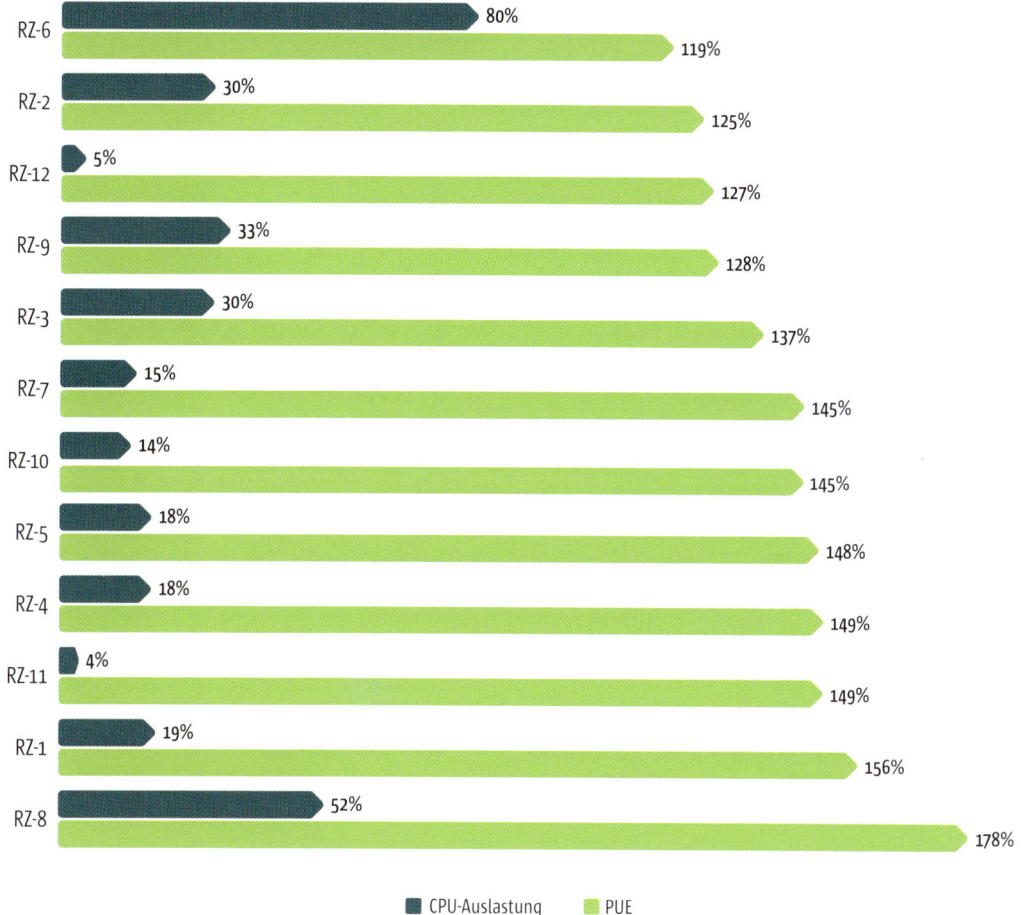

Abb. 2 Gegenüberstellung der CPU Auslastung der Server und des Indikators PUE in zwölf untersuchten Rechenzentren (eigene Berechnung)

Die Infrastrukturleistung im RZ-12 ist mit einer PUE von 1,27 sehr gut bzw. sehr energieeffizient. Würde die PUE als Maß für die Energieeffizienz des Rechenzentrums genutzt – wie häufig geschehen – gilt dieses Rechenzentrum als besonders energieeffizient. Dem gegenüber steht jedoch eine sehr schlechte Auslastung der installierten Server. Im Jahresdurchschnitt liegt die mittlere Auslastung der CPU nur bei fünf Prozent. Die Rechenleistung im RZ-12 muss also im Vergleich zum Aufwand als sehr schlecht beurteilt werden.

Dieses Beispiel macht deutlich, dass die PUE nicht als alleiniger Indikator für die Beurteilung der Energieeffizienz des Rechenzentrums geeignet ist. Nicht die Kennzahl PUE ist das Problem, sondern sie als Maß zur Beurteilung der Energieeffizienz eines Rechenzentrums zu verwenden.

Handlungsempfehlungen für energieeffizienten und ressourcenschonenden Rechenzentrumsbetrieb

Das größte Potenzial, Energie einzusparen und wertvolle Rohstoffe zu schonen, liegt in der Art und Weise, wie Server und Storage im Rechenzentrum betrieben werden. In den untersuchten Rechenzentren werden etwa drei Viertel des Gesamtenergieverbrauchs durch die Informationstechnik im Rechenzentrum verursacht.

Die Auslastung der Server muss dringend verbessert werden.

Sowohl unsere Untersuchungen als auch zahlreiche internationale Studien kommen zum gleichen Ergebnis: Die Auslastung der Server muss dringend verbessert werden.

Server, die keine Leistung verrichten, müssen heruntergefahren werden. Die Kapazitätsplanung muss besser an realen Bedarfen ausgerichtet werden, denn Überkapazitäten machen einen effizienten Betrieb so gut wie unmöglich.

Mit den richtigen Kennzahlen aus KPI4DCE kann die Energie- und Ressourceneffizienz des Rechenzentrums verlässlich ermittelt werden. Der nächste Schritt ist die Umsetzung der richtigen Maßnahmen. Bei deren Auswahl können die Kriterien des Umweltzeichens *Blauer Engel* helfen. Die Anforderungen des Blauen Engels wurden mit Experten aus der IT-Wirtschaft, den Verbänden und Wissenschaft diskutiert und einvernehmlich festgelegt.

Der „*Blaue Engel für den Energieeffizienten Rechenzentrumbetrieb*" (https://www.blauer-engel.de/de/produktwelt/rechenzentren) zeichnet bereits seit 2012 besonders energieeffiziente Rechenzentren mit dem Umweltzeichen *Blauer Engel* aus. Mit dem Blauen Engel für Rechenzentren wird ein interdisziplinärer Ansatz verfolgt, der alle Bereiche eines Rechenzentrums und seiner Infrastruktur umfasst.

Das Hauptziel des Umweltzeichens ist sehr einfach zusammengefasst: Rechenzentren sollen mit möglichst wenig Hardware – also möglichst wenig Servern und Speichertechnik – eine hohe Rechen- und Speicherleistung bei energieeffizienter Infrastruktur bereitstellen.

Darüber hinaus erwartet der Blaue Engel eine Energieversorgung auf Basis erneuerbarer Energieträger und eine klimafreundliche Klimatisierung mit natürlichen Kältemitteln.

6.4.2 Software

Es ist eines der Ärgernisse, an die sich Verbraucher hoffentlich nie gewöhnen werden und die sie auch nicht akzeptieren sollten: Ein Gerät, das viel Geld gekostet hat, lässt sich nicht mehr nutzen, weil das notwendige Sicherheits-Update nicht zur Verfügung steht, die neue Anwendungssoftware leistungsstärkere Komponenten braucht oder die Schnittstelle zu peripheren Geräten nicht kompatibel ist. In all diesen Fällen haben Verbraucher und die IT-Verantwortlichen in Unternehmen und Behörden keine andere Möglichkeit, als die funktionstüchtigen Geräte durch neue zu ersetzen. Spätestens jetzt dürfte jedem klar sein, welchen Einfluss die Software auf die Nutzungsdauer der Technik hat und somit auf die Energie- und Rohstoffverschwendung.

Ohne Frage, es gibt schlank programmierte Software, bei der eine lange Nutzungsdauer der Produkte im Konzept verankert ist. Das trifft aber bei Weitem nicht auf alle Softwareprodukte zu. Zu den negativen Beispielen zählt Software, für die die Energieverwaltung des Computers deaktiviert werden muss, damit keine Daten verloren gehen. Software, die nach Updates so aufgebläht wird, dass sie nur noch sehr langsam auf Befehle reagiert oder häufig abstürzt. Software, die mehr Energie verbraucht als eigentlich notwendig wäre. Die Liste von schlechten Eigenschaften ist sehr lang.

Das Design der Softwarearchitektur bestimmt, wie viel an Hardware und elektrischer Energie notwendig ist. Software kann sparsam oder verschwenderisch mit den Hardwareressourcen umgehen. Je nachdem, wie intelligent sie programmiert wird, benötigt sie beispielsweise weniger oder mehr Prozessorleistung und Speicherplatz.

Das Umweltbundesamt hat mit Partnern einen Kriterienkatalog entwickelt, mit dem Software anhand von messbaren Kriterien und offensichtlichen Eigenschaften beurteilt werden kann (Gröger et al. 2018). Eine Vielzahl von Einzelkriterien konnte den drei großen Themenblöcken Energie- und Ressourceneffizienz, Einfluss auf die Hardwarenutzungsdauer und Nutzungsautonomie zugeordnet werden.

Ein weiteres Forschungsziel bestand darin, den Energieaufwand und die Inanspruchnahme der Hardwareressourcen durch die Nutzung der Software sichtbar zu machen. Um Softwareprodukte miteinander vergleichbar zu machen, wurden sogenannte Standardnutzungsszenarien, eine Messmethode und unterstützende Werkzeuge entwickelt.

Die Vergleichsmessung der Softwareprodukte mit gleicher Funktionalität macht deutlich, dass es zwischen den Produkten teils erhebliche Unterschiede im Energiebedarf und der Hardwarenutzung gibt. Die ermittelten Werte erlauben einen direkten Rückschluss auf die Effizienz der Produkte. Im Vergleichsbeispiel benötigt eine der untersuchten Software für Textverarbeitung das Vierfache an elektrischer Energie als die Vergleichssoftware bei Ausführung der gleichen Nutzung.

Handlungsempfehlungen für energieeffiziente und ressourcenschonenden Softwareprodukte

Für Beschaffer gab es bisher keine Orientierung, welche Softwareeigenschaften zu einer höheren Umweltbelastung führen und welche nicht. Mit dem Umweltzeichen *Blauer Engel „Ressourcen- und energieeffiziente Softwareprodukte"* (https://www.blauer-engel.de/de/produktwelt/ressourcen-und-energieeffiziente-softwareprodukte) liegen erstmalig Anforderungen vor, die eine Software aus Sicht des Umweltschutzes erfüllen soll. Das übergreifende Ziel des Blauen Engels für Software ist es, dass für die Nutzung der Software weniger elektrische Energie verbraucht wird und Software die Nutzungsdauer der IT nicht reduziert.

Mit der ersten Version des Umweltzeichens liegen Anforderungen für lokale Anwendungssoftware vor, also für Software, deren Rechen- und Speicherleistung auf dem lokalen Computer stattfindet. Derzeit entwickeln wir den Blauen Engel weiter, um auch Client-Server-Anwendungen und Applikationen für Smartphones und Tablets künftig mit dem Blauen Engel auszeichnen zu können.

Bei der Beschaffung von Software sollten die durch die Kriterien beschriebenen Software-Eigenschaften bei den Anbietern abgefragt und bei der Beauftragung von Programmierleistungen durch die Vertragsbedingungen eingefordert werden.

Viele der Eigenschaften, die im Blauen Engel aufgeführt sind, helfen auch Verbrauchern beim Kauf von Software. Jedoch können weder das Umweltzeichen Blauen Engel noch Werkzeuge und Methode die Frage der „Nützlichkeit" beantworten, also das Verhältnis von Nutzen zu Aufwand der Software. Diese Frage können nur die künftigen Nutzer der Software beantworten. Sie wissen, welche Funktionen die Software haben muss.

Faustregel: Je höher der Funktionsumfang eines Softwareprodukts, desto höher der Energieverbrauch und der Hardwarebedarf. Nicht alle Möglichkeiten, die ein Softwareprodukt bietet, werden in der Regel gebraucht. Zurück zur funktionellen Sparsamkeit der Software wäre ein Weg, um den ökologischen Fußabdruck zu reduzieren.

6.5 Rebound-Effekt durch erhöhten Konsum von digitalen Diensten

Morgens eine Videokonferenz, dann die Dokumente in der Cloud gespeichert und zum Feierabend einen Film aus der Mediathek sehen oder mit Freunden zum Online-Spielen verabreden. Immer mehr Menschen nutzen Cloud-Dienste. Die Bundesnetzagentur hat im Tätigkeitsbericht Telekommunikation 2020/2021 auf das weiterhin rasant steigende Datenvolumen hingewiesen (https://www.bundesnetzagentur.de/SharedDocs/Mediathek/Berichte/2021/TTB2020.pdf?__blob=publicationFile&v=1). Im Jahr 2020 wurden in Deutschland insgesamt rund 81 Mrd. Gigabyte (GB) Daten über das Festnetz und knapp vier Mrd. GB Daten über die Mobilfunknetze übertragen. Für das Jahr 2021 wird pandemiebedingt mit der Zunahme des Datenvolumens von ca. 20 Prozent beim Festnetz und ca. 30 Prozent im Bereich Mobilfunk gerechnet.

„Die absolute Steigerung um 21 Mrd. GB im ersten Jahr der COVID-19-Pandemie war die bisher höchste überhaupt." (Bundesnetzagentur 2021).

Das durchschnittliche Datenvolumen sei pro Festnetz-Anschluss von 142 GB auf 225 GB im Monat gestiegen. Geht man von einer Festplattengröße von 500 GB aus, so transportiert jeder Haushalt in jedem Monat ca. die Hälfte seines Festplattenvolumens.

Die Anwendungen, die derzeit das Wachstum des Internetverkehrs antreiben, sind Videostreaming und soziale Netzwerke. Insbesondere das Videostreaming hält nach Schätzungen nicht nur den Löwenanteil des Internetverkehrs mit ca. 60 Prozent, sondern weist auch den höchsten prozentualen Anstieg auf.

Dass Streaming und andere Internetdienste einen CO_2-Fußabdruck haben, hat sich inzwischen herumgesprochen. Aber wie hoch ist die Umweltbelastung des sogenannten Cloud-Computing? Ist es für den Klimaschutz besser, klassisch an einer Konferenz vor Ort oder per Videokonferenz teilzunehmen? Muss ich ein schlechtes Gewissen haben, wenn ich mehrmals am Tag Videos im Internet streame?

Um diese Frage zu beantworten, gibt es methodisch unterschiedliche Wege. Bisherige Studien basieren i.d.R. auf Literatur- und Internetrecherchen und nicht auf direkten Messungen. Das erklärt, warum es unterschiedliche Forschungsergebnisse über die Umweltbilanz von Streaming-Diensten gibt und diese Ergebnisse zum Teil weit auseinanderliegen. Das UBA hat sich entschieden, diese Fragen im Forschungsvorhaben Green-Cloud Computing zu beantworten und außerdem die Umweltbelastung von Cloud-Computing-Anwendungen bei Cloud-Dienstleistern in der Praxis zu messen (Gröger et al. 2021). Mit der KPI4DCE-Methode liegen die methodischen Voraussetzungen vor, um die direkten Umweltbelastungen im Rechenzentrum zu messen.

Die Werte können sich je nach Dienstanbieter und -leistung unterscheiden, denn es kommt darauf an, wie effizient die Dienstleistung erbracht wird und welchen Anteil erneuerbare Energien an der Stromversorgung haben. Ein Beispiel, das diese These bestätigt, ist die Berechnung des CO_2-Fußabdrucks von Online-Speicherplatz in vier Rechenzentren. Die Bandbreite reicht bei den vier Rechenzentren von 166 Kilogramm (RZ02) bis zu 280 Kilogramm CO_2-Äquivalente pro Terabyte (RZ01) gespeicherte Daten pro Jahr.

Wäre es für Cloud-Dienstleister verpflichtend, den CO_2-Fußabdruck für die Cloud-Dienstleistung auszuweisen, wäre es für Verbraucher möglich, sehr schnell festzustellen, welcher Anbieter die Dienstleistung mit einer geringeren Klimabelastung erbringt.

Kaum ein Cloud-Dienst hat in den letzten Jahren eine ähnlich große Nachfrage erfahren wie das Streamen von Videos aus dem Internet. Videostreaming ist mit Abstand die häufigste nachgefragte Dienstleistung. Für die Ermittlung des CO_2-Fußabdrucks konnten wir einen großen Streaming-Dienstleister als Praxispartner gewinnen, der uns alle notwendigen Daten zur Verfügung gestellt hat. Für die Bereitstellung der Cloud-Dienstleistung Videostreaming wurde im Rechenzentrum ein CO_2-Fußabdruck von 1,46 Gramm Kohlendioxid-Äquivalenten pro Stunde Videostream in HD-Qualität (zwei Gigabyte Datenvolumen) ermittelt. Das Rechenzentrum liefert im Jahr 619 Millionen Stunden Videostreams in HD Qualität aus und emittiert dabei 899 Tonnen Kohlendioxid-Äquivalente.

Der CO_2-Fußabdruck für eine Stunde Videostreaming im Rechenzentrum erscheint sehr ge-

6 Green IT – Informationstechnik geht auch umweltverträglich

ring. Hierbei muss bedacht werden, dass der Umweltaufwand für die Datenübertragung und die Technik im Heimnetz in der Berechnung nicht enthalten sind.

In Abbildung 3 ist der elektrische Energiebedarf bei der Übertragung von einem GB Datenvolumen über unterschiedliche Übertragungstechniken dargestellt. Redundante Netztechnik und Standby-Verbräuche wurden in der Berechnung der Datenübertragung nicht berücksichtigt. Trotzdem lassen die Werte den Schluss zu, dass die Datenübertragung über die Mobilfunknetze einen wesentlich höheren Energiebedarf als kabelgebundene Anschlüsse hat.

Den Anteil der Technik im Heimnetzwerk am CO_2-Fußabdruck möchte ich im letzten Fallbeispiel Videokonferenz darstellen. Videokonferenzen sind mittlerweile für viele Arbeitnehmer, Schüler und Studenten zum festen Bestandteil des Büro-, Schul- oder Studienalltags geworden. Ob Unternehmen und Behörden auch nach der Pandemie für Meetings auf Videokonferenzen setzen, wird sich zeigen. Anhand unserer Berechnungen können wir bestätigen, dass die Teilnahme an einer Videokonferenz zur Reduzierung der Treibhausgasemissionen in Unternehmen beiträgt.

Mit der Teilnahme an einer einstündigen Videokonferenz sind Treibhausgasemissionen zwischen 55 und 295 Gramm CO_2-Äquivalenten verbunden, je nachdem mit welcher IT an der Videokonferenz teilgenommen wird (inklusive Herstellung der Hardware). In Abbildung 4 ist gut erkennbar, dass für den Löwenanteil der Treibhausgasemissionen die Technik im Heimnetz verantwortlich ist. Die klimafreundlichste Videokonferenz-Teilnahme ist mit einem Laptop möglich. Bei Treibhausgasemissionen von 55 Gramm CO_2-Äquivalenten pro Stunde ist sie die klimaschonendste Variante. Das entspricht einer Autofahrt von

> *Die Teilnahme an einer Videokonferenz trägt zur Reduzierung der Treibhausgasemissionen in Unternehmen bei.*

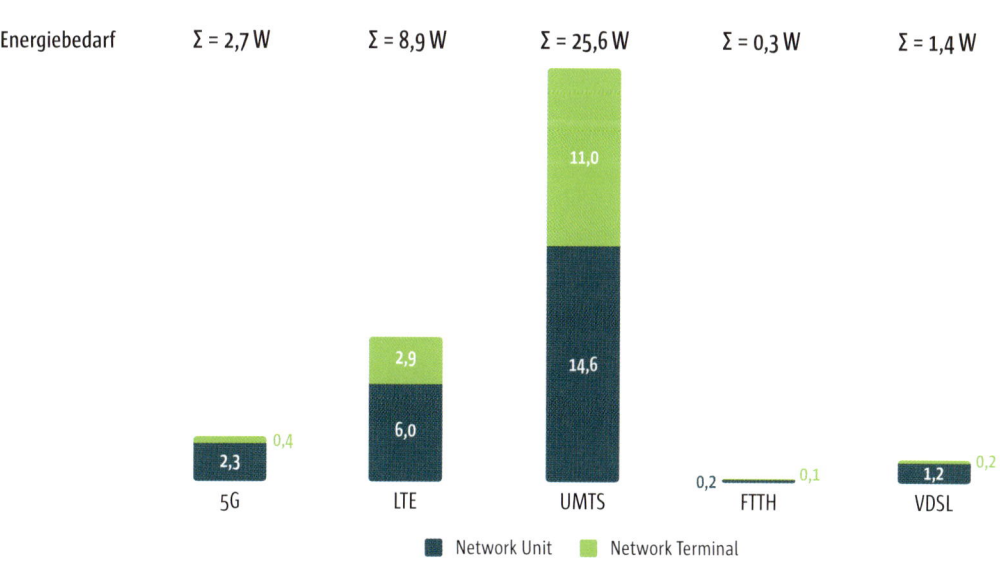

Abb. 3 Theoretische Leistungsaufnahme im Telekommunikationsnetzwerk bei 1 GB/h innerhalb Deutschlands, Zahlen gerundet (2020)

Weitere Komponenten der Datenübertragung sind bei allen Übertragungstechnologien identisch (Σ = 0,191) und deshalb nicht grafisch dargestellt:
Broadband Network Gateway (0,033 W), Aggregation Switch (0,02 W), Core Router (0,023 W), Inline Amplifier (0,011 W),
Datacenter Braodband Network Gateway (0,004 W), Datacenter-Aggregation Switch (0,013 W), Datacenter-Top of Rack Switch (0,087)

II Handlungsfelder für nachhaltiges Agieren im Krankenhauswesen

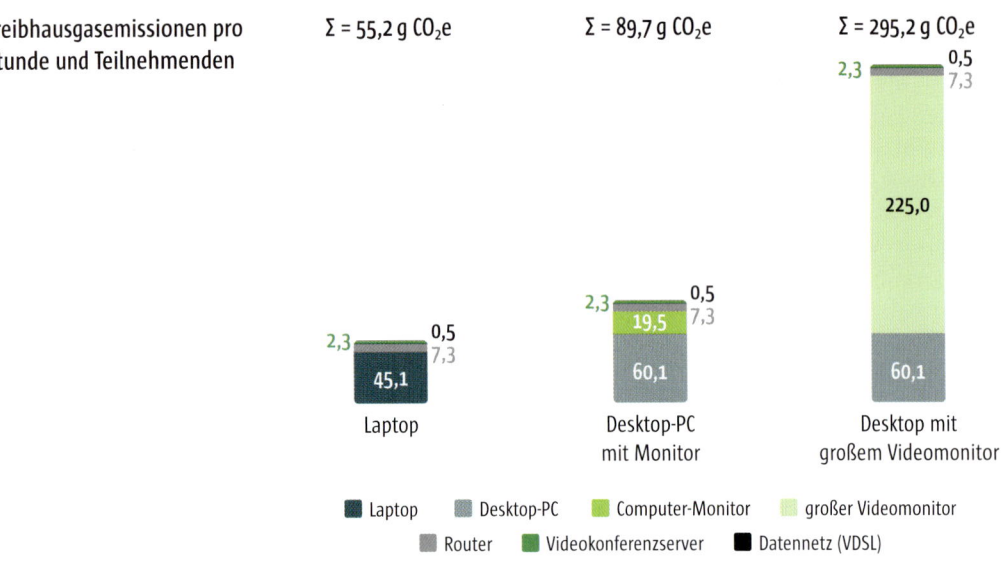

Abb. 4 Treibhausgasemissionen Videokonferenz-Teilnahme bei verschiedenen Endgeräten (inkl. Herstellungs- und Nutzungsphase, Zahlen gerundet)

260 Metern. Mit einem Desktop-PC mit Monitor sind es 90 Gramm und mit einem großen Videomonitor sind es 295 Gramm CO_2-Äquivalente pro Stunde Teilnahme.

6.5.1 Handlungsempfehlungen für energieeffiziente und ressourcenschonende Nutzung von Cloud-Dienstleistungen

Die vergleichsweise geringen Treibhausgasemissionen für die Nutzung der Cloud-Dienste und die Verdopplung des Datenvolumens alle zwei Jahre sind die zwei Seiten einer Medaille. Nicht das einzelne Video, sondern die große Anzahl an Filmen, die täglich konsumiert werden und Videoclips, die mit Freunden und Verwandten geteilt werden, sind das Hauptproblem. Nur so lässt sich erklären, welchen großen Anteil Videostreaming am Gesamtdatenvolumen einnimmt.

Um die digitalen Infrastrukturen nicht zu überlasten, müssen Anreize zur Einsparung von Daten geschaffen werden. Jeder hat es in der Hand, sich gegen Fehlanreize zu entscheiden, die zu Mehrkonsum führen, wie beispielsweise kostenlose Flatrates für Musik- und Videostreaming.

Folgende Faustregeln helfen, den CO_2-Fußabdruck bei der Nutzung von Cloud-Diensten zu senken: Alle Daten, dazu gehören auch Video-Streams, sollten möglichst über WLAN oder LAN übertragen werden, nicht über Mobilfunk. Videos sollten möglichst komprimiert werden. Je kleiner der Monitor, desto geringer ist der CO_2-Fußabdruck beim Video-Streaming aus der Mediathek oder von der Streaming-Plattform. Das Datenvolumen hängt unmittelbar mit der Auflösung zusammen.

! Je höher die Auflösung, desto größer die Datei, die übertragen werden muss.

Häufig ist der Qualitätsunterschied beispielsweise zwischen Full-HD- und 4K-UHD-Auflösung kaum erkennbar – insbesondere bei kleinen Monitoren und bei der Entfernung zum Bildschirm.

Eine weitere Möglichkeit, den persönlichen digitalen CO_2-Fußabdruck zu reduzieren, ist es, Daten die nicht mehr gebraucht werden, wie Bilder oder Videos, regelmäßig aus der Cloud zu löschen. Denn die Daten in der Cloud verbrauchen viel Energie, weil sie 24 Stunden am Tag im Jahr zur Verfügung gestellt werden.

Wie bereits erwähnt ist das Endgerät bei der Teilnahme an einer Videokonferenz entscheidend für den CO_2-Fußabdruck. Man kann diesen weiter reduzieren, indem man das Videobild immer nur dann aktiviert, wenn es notwendig ist.

In der Pandemie war es für viele von uns ein Trost, dass wir mit Freunden, Eltern und Großeltern über Videotelefonie kommunizieren konnten. Lassen Sie es nicht zur Gewohnheit werden und reduzieren Sie die Video-Telefonie auf ein notweniges Maß, auch dann, wenn es scheinbar kostengünstig ist.

6.6 Fazit

Die beschriebenen Herausforderungen sind zu bewältigen, auch mit den bereits grob skizzierten Lösungsansätzen. Die Voraussetzung dafür ist ein klares Bekenntnis zum Klima- und Umweltschutz und somit die Bereitschaft zum Wandel. Das heißt aber auch, dass Gewohnheiten abgelegt, umweltschonende Lösungen konsequent umgesetzt und die persönliche Verantwortung übernommen werden müssen. Das gilt für Politiker, Hersteller, Verantwortliche in der Informationstechnik (IT) bspw. in den Krankenhäusern und auch für Konsumenten. Wir alle haben es in der Hand, die Digitalisierung umweltverträglicher zu machen.

Literatur

Bundesnetzagentur (2021) Tätigkeitsbericht Telekommunikation 2020/2021.URL: https://www.bundesnetzagentur.de/SharedDocs/Mediathek/Berichte/2021/TTB2020.pdf?__blob=publicationFile&v=1 (abgerufen am 11.03.2022)

Gröger J, Köhler A, Naumann St, Filler A, Guldner A, Kern E, Hilty L, Maksimov Y (2018) Entwicklung und Anwendung von Bewertungsgrundlage für ressourceneffiziente Software unter Berücksichtigung bestehender Methodik. Texte 105, 1–156. Herausgegeben vom Umweltbundesamt. URL: https://www.umweltbundesamt.de/publikationen/entwicklung-anwendung-von-bewertungsgrundlagen-fuer (abgerufen am 11.03.2022)

Gröger J, Li R, Stobbe L, Druschke J, Richter N (2021) Green Cloud Computing. Lebenszyklusbasierte Datenerhebung zu Umweltwirkungen des Cloud Computing. Texte 94, 1–202. Herausgegeben vom Umweltbundesamt. URL: https://www.umweltbundesamt.de/publikationen/green-cloud-computing (abgerufen am 11.03.2022)

Hilty L, Lohmann W, Behrendt S, Evers-Wölk M, Fichter K, Hintemann R (2015) Grüne Software. Ermittlung und Erschließung von Umweltschutzpotenzialen der Informations- und Kommunikationstechnik. Texte 22, 1–67. Herausgegeben vom Umweltbundesamt. URL: https://www.umweltbundesamt.de/publikationen/gruene-software (abgerufen am 11.03.2022)

Naumann S, Kern E, Guldner A, Gröger J (2021) Umweltzeichen Blauer Engel für ressourcen- und energieeffiziente Softwareprodukte. Hintergrundbericht zur Entwicklung der Vergabekriterien DE-UZ 215. Texte 119, 1–36. Herausgegeben vom Umweltbundesamt. URL: https://www.umweltbundesamt.de/publikationen/umweltzeichen-blauer-engel-fuer-ressourcen (abgerufen am 11.03.2022)

Prakash S, Liu R, Schischke K, Stobbe L (2012) Zeitlich optimierter Ersatz eines Notebooks unter ökologischen Gesichtspunkten. Texte 44, 1–71. Herausgegeben vom Umweltbundesamt. URL: https://www.umweltbundesamt.de/sites/default/files/medien/461/publikationen/4316.pdf (abgerufen am 11.03.2022)

Prakash S, Antony F, Köhler A, Liu R, Schlösser A, Proske M (2016a) Ökologische und ökonomische Aspekte beim Vergleich von Arbeitsplatzcomputern für den Einsatz in Behörden unter Einbeziehung des Nutzerverhaltens (Öko-APC). Texte 66, 1–254. Herausgegeben vom Umweltbundesamt. URL: www.umweltbundesamt.de/publikationen/oekologische-oekonomische-aspekte-beim-vergleich (abgerufen am 11.03.2022)

Prakash S, Köhler A, Antony f (2016b) Computer am Arbeitsplatz: Wirtschaftlichkeit und Umweltschutz – Ratgeber für Verwaltungen. Herausgegeben vom Umweltbundesamt. URL: https://www.umweltbundesamt.de/sites/default/files/medien/377/publikationen/fachbroschure_computer_am_arbeitsplatz.pdf (abgerufen am 11.03.2022)

Schödwell B, Zarnekow R, Liu R, Gröger J, Wilkens M (2018) Kennzahlen und Indikatoren für die Beurteilung der Ressourceneffizienz von Rechenzentren und Prüfung der praktischen Anwendbarkeit. Texte 19, 1–261. Herausgegeben vom Umweltbundesamt. URL: https://www.umweltbundesamt.de/publikationen/kennzahlen-indikatoren-fuer-die-beurteilung-der (abgerufen am 11.03.2022)

UBA (2017) Berechnung der Lebenszykluskosten. URL: https://www.umweltbundesamt.de/themen/wirtschaft-konsum/umweltfreundliche-beschaffung/berechnung-der-lebenszykluskosten (abgerufen am 11.03.2022)

UBA (2018) Öko-Vergleichsrechner für Arbeitsplatzcomputer. URL: https://www.umweltbundesamt.de/dokument/oeko-vergleichsrechner-fuer-arbeitsplatzcomputer (abgerufen am 11.03.2022)

UBA (2019) Umweltaspekte im Vergabeverfahren. URL: https://www.umweltbundesamt.de/themen/wirtschaft-konsum/umweltfreundliche-beschaffung/umweltaspekte-im-vergabeverfahren (abgerufen am 11.03.2022)

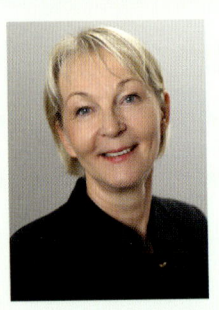

Marina Köhn

Marina Köhn ist Informatikerin und seit 1992 im Umweltbundesamt wissenschaftlich tätig. Ihre Arbeitsschwerpunkte bilden umweltbezogene Systemvergleiche, insbesondere im Aktionsfeld Informations- und Kommunikationstechnik (IKT). Sie beschäftigt sich seit über 20 Jahren mit Fragen rund um das Thema Green IT. Im Rahmen dieser Tätigkeit entstanden die Blauen Engel für die Produktgruppen Rechenzentren, Server, Speicher und Software sowie neue Berechnungsmethoden für die Energie- und Ressourceneffizienz von Rechenzentren, Cloud-Diensten und Software.

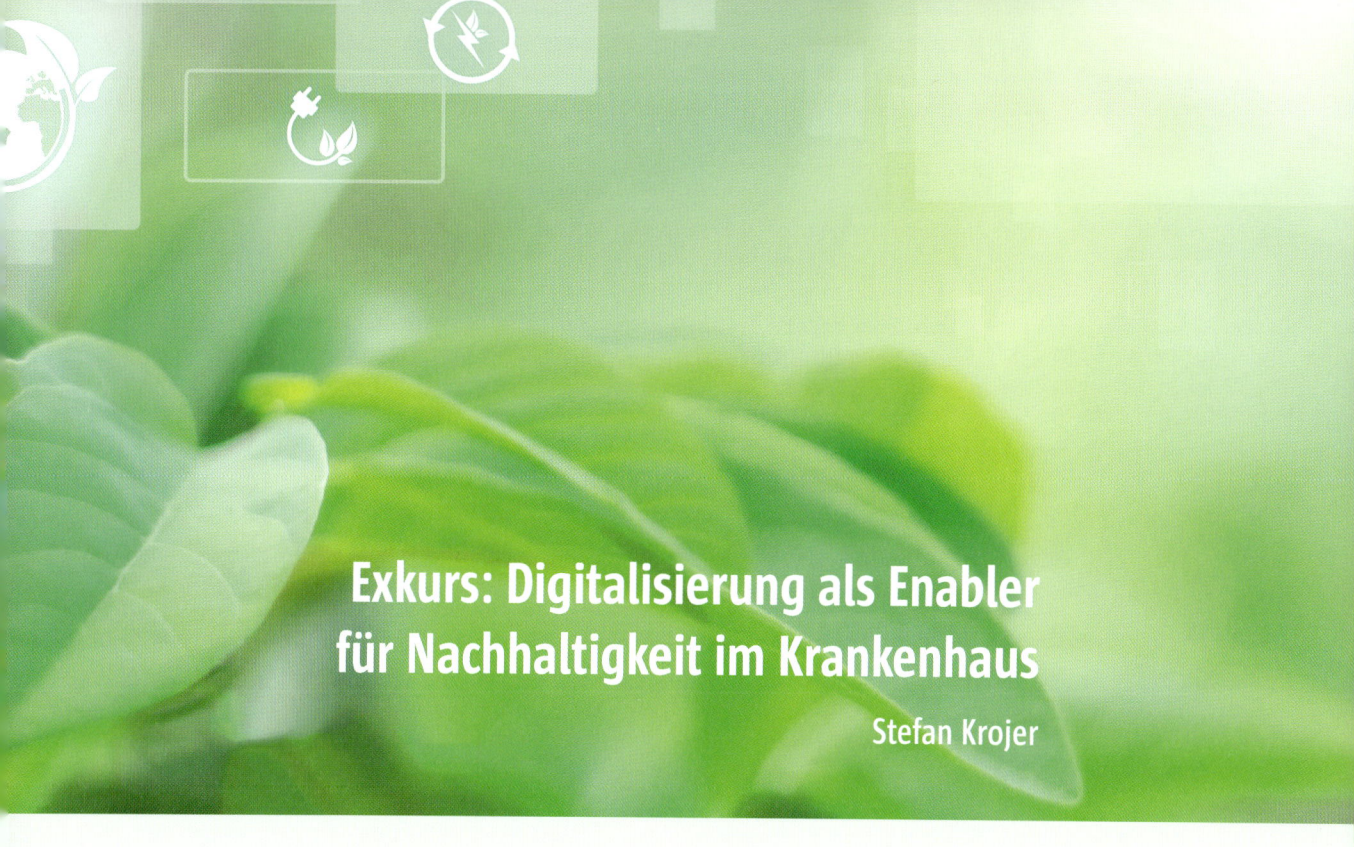

Exkurs: Digitalisierung als Enabler für Nachhaltigkeit im Krankenhaus

Stefan Krojer

Daten und digitale Plattformen sind das neue Gold. Das ist mittlerweile eine allgemein gültige Erkenntnis. Aber welche Rolle spielen Daten und Digitalisierung im Bereich der Nachhaltigkeit im Krankenhaus? Welche Anwendungsfelder gibt es bereits? Welche Potenziale sind noch zu heben? Wie schaffen wir den Wandel zur Dekarbonisierung und Kreislaufwirtschaft unter zur Hilfenahme der Digitalisierung? Der vorliegende Buchbeitrag zeigt 14 verschiedene Anwendungsfelder auf, bei denen Digitalisierung ein sinnvolles Werkzeug zur Steigerung der Nachhaltigkeit im Krankenhaus sein kann. Steigerung der Nachhaltigkeit beziehungsweise der Nutzen der digitalen Tools bezieht sich dabei vor allem auf folgende drei Hauptdimensionen: CO_2-frei (Zero Emissions), Abfall-frei (Zero Waste) und frei von Ungleichheiten (Zero Inequalities). Im vorliegenden Beitrag wird die besondere Rolle der Datenverfügbarkeit im eigenen Krankenhaus beleuchtet. Die Verfügbarkeit und Strukturiertheit von Daten (Datenmenge und Datenqualität) ist neben politischen Anreizen ein Haupthindernis auf dem Weg zur Umsetzung der Vision *Green Hospital*.

Anwendungsfall 1: Digitalisierung des nachhaltigen Kreislaufs von medizinischem Material

Eine digitale Plattform, die Kliniken und Hilfsorganisationen zusammenbringt, um nicht mehr benötigtes Material im Kreislauf zu behalten, statt zu verbrennen. Kliniken melden ihr nicht mehr zu verwendendes Material auf der Plattform an. Zum Beispiel aufgrund eines Chefarztwechsels (der neue Chefarzt möchte ein anderes chirurgisches Instrument oder andere Wundversorgungsmittel etc.). Hilfsorganisationen und andere Einrichtungen können die Angebote einsehen und bei Bedarf bestellen. Daraufhin wird ein passender Logistiker über die Plattform identifiziert, der die Wegstrecke zwischen Anbieter und Abnehmer optimal abdecken kann. Grüne Logistiker werden hierbei bevorzugt. Alternativ kann der CO_2 Ausstoß über ein Klimaprojekt kompensiert werden.

Nutzen:
- Medizinisches Material und Geräte werden im Kreislauf gehalten
- Durch Verlängerung des Lebenszyklus verbessert sich die CO_2 Bilanz des Gerätes
- Abfallreduktion
- Kostenreduktion durch Weiterverwendung
- Ressourcenschonung

Anwendungsfall 2: Datenbank von realisierten Nachhaltigkeitsmaßnahmen der Kliniken

Die Datenbank bietet Kliniken kostenlos und online frei zugänglich Anregungen und Ideen für Maßnahmen aus den Bereichen Energieeffizienz, ökologisches Bauen, Küche, Mobilität, und Beschaffung. Die in Kliniken umgesetzten Maßnahmen sind kategorisiert und über eine Suchfunktion abrufbar. Das Besondere bei einer Suchanfrage: es besteht die Möglichkeit, Einsparprojekte nach Größe und Art der Einrichtung sowie nach Investitionsvolumen zu filtern und somit optimale Beispiele für die eigene Umsetzung zu finden. Darüber hinaus stellt die Datenbank die Kontaktadressen der Ansprechpartner in den Häusern zur Verfügung. Über dieses Informationsmedium können Kliniken und umsetzende Firmen ihre erfolgreichen Projektbeispiele demonstrieren und anderen Häusern als Vorbild dienen. Umgesetzte Maßnahmen und Referenzen können eigenhändig nach einer Registrierung eingegeben werden. Das Einstellen und die Präsentation sind kostenlos (https://www.klik-krankenhaus.de/klik-datenbank/informationen-zur-klik-datenbank).

Nutzen:
- CO_2-Reduktion
- Abfallreduktion
- Kosteneinsparung (Energie, Abfall)
- Wissensaustausch

Anwendungsfall 3: Recycling von 3D-gedruckten anatomischen Polymermodellen

Das 3D Print Lab des Universitätsspitals Basel wurde im Herbst 2021 mit dem „KVP Award 2021" ausgezeichnet. Im medizinischen 3D-Drucklabor werden 3D-gedruckte anatomische Polymermodelle recycelt und zu 3D-Druckrohstoffen und neuen 3D-Modellen weiterverarbeitet, um die Behandlung der Patienten zu optimieren (https://dbe.unibas.ch/en/research/regenerative-surgery/swiss-mam-medical-additive-manufacturing-research-group/3d-print-labusb/).

Nutzen:
- Abfallreduktion
- Kosteneinsparung
- Ressourcenschonung

Anwendungsfall 4: Go-to-Plattform zur aktiven Gestaltung nachhaltiger Lieferketten

Durch die digitale Plattform wird Nachhaltigkeit in die alltäglichen Geschäftsentscheidungen integriert. Die Plattform stellt 360°-Nachhaltigkeitsdaten von mehr als 5 Millionen Unternehmen mit einem Klick bereit. Nachhaltigkeitsberichte über die Nachhaltigkeitsleistung der eigenen Lieferanten, Kunden und Partner können in Echtzeit-Übersicht abgerufen werden. Die verantwortungsvolle Beschaffungsstrategie wird unterstützt, indem die Nachhaltigkeitsdaten in Ausschreibungsentscheidungen genutzt werden (https://de.ecotrek.tech).

Nutzen:

- Befähigung der Kliniken auf Basis von Nachhaltigkeitsinformationen ihre Entscheidungen zu treffen
- CO_2-Reduktion
- Einhaltung des Lieferkettensorgfaltspflichtengesetzes
- Absicherung des Risikos bei Imageschädigung

Anwendungsfall 5: Fallbezogene Materialerfassung im OP

Es handelt sich um ein Scanner gestütztes Software-System zur effizienten Erfassung, Dokumentation sowie dem Management relevanter Daten rund um die Versorgung von Patienten. Daten werden mithilfe mobiler Technologien dort erfasst, wo sie entstehen (Point of care). Eine umfangreiche Medizinprodukte-Datenbank erkennt die Barcodes auf den Produktverpackungen. Das Reporting unterstützt die Management Entscheidungen. Rechnungsstellung und Beschaffungsprozesse werden digitalisiert und halbautomatisiert (https://www.prospitalia-htrak.com/de/loesungen/h-trak/).

Nutzen:

- Erfassung der Material- und Personalkosten pro Eingriff im OP
- Kostentransparenz im OP
- Abfallreduktion durch Identifizierung und Eliminierung von unnötigem Material
- Identifikation von kreislaufwirtschaftsfähigen Medizinprodukten durch Prozessanalysen
- Ressourcenschonung

Anwendungsfall 6: Künstliche Intelligenz zur Vermeidung von Engpässen medizinischer Schutzausrüstung für Kliniken

Ein digitales Frühwarnsystem, das auf Basis von Künstlicher Intelligenz Engpässe bei der Beschaffung von medizinischer Schutzausrüstung verhindern soll. Ziel ist die Sicherstellung der Versorgungssicherheit medizinischer Einrichtungen und das Gesundheitssystem krisenfester zu machen. Bedarfsträger und Hersteller werden frühzeitig über drohende Engpasssituationen informiert. Das Frühwarn- und Vorhersagesystem erkennt auf Basis von Künstlicher Intelligenz Engpässe in der Liefer- und Wertschöpfungskette von Artikeln im medizinischen Bereich frühzeitig und leitet entsprechende Gegenmaßnahmen ein (https://www.kex-ag.com/de/newspool/foerderbescheid_corona_kex_net_fruehwarnsystem/).

Nutzen:

- Nachhaltige Sicherstellung der Versorgung mit Schutzartikeln
- Transparenz über die Bestände und Bedarfe der Hersteller und Kliniken
- Abfallreduktion durch weniger Verfall von Schutzmaterial
- Kostenreduzierung durch weniger Bestand

Anwendungsfall 7: Recycling von OP-Instrumenten

In deutschen Kliniken werden jedes Jahr über 8.000 Tonnen Einweginstrumente weggeworfen. Mit einer digitalen Lösung in Verbindung mit einer Recycling-Software soll diese Menge jetzt deutlich sinken. Ein digitales Rücknahmesystem soll dabei helfen, die jährliche Abfallmenge in Kliniken deutlich zu reduzieren. Kliniken sind der fünftgrößte Abfallproduzent Deutschlands, jährlich entstehen laut Fraunhofer-Einrichtung für Wertstoffkreisläufe und Ressourcenstrategie (IWKS) allein 8.000 Tonnen Abfall aus Einweginstrumenten aus dem OP. Diese enthalten vor allem wertvolle Metalle und seltene Erden, die recycelt werden können. In einem Pilotprojekt werden recyclingfähige Endocutter und Circular Stapler – spezialisierte OP-Werkzeuge, die aus hygienischen Gründen nur einmal verwendet werden

Abb. 1　Kreislaufwirtschaft Symbol

dürfen – nach dem Gebrauch in der Klinik separat sortiert und von dem Entsorger abgeholt. Die Einweginstrumente bestehen zu 61 Prozent aus Metall. Derzeit werden diese Produkte in den meisten Kliniken nach Gebrauch verbrannt. Ziel ist es, diese Abfälle zu mehr als 80 Prozent zu recyceln und in den Wertekreislauf zurückzuführen (s. Abb. 1). Von der Bestellung der Behälter, über in Echtzeit abrufbare Recyclingdaten und CO_2-Einsparungen bis hin zu Auswertungen begleitet die Software die Umsetzung digital und stellt die Erfolge des Rücknahmesystems transparent dar (https://www.recyclingmagazin.de/2020/11/26/mehr-recycling-im-krankenhaus/).

Nutzen:
- CO_2-Reduktion
- Abfallreduktion
- Ressourcenschonung

Anwendungsfall 8: Echtzeit-Tracking von Medizinprodukten

Eine digitale Hard- und Software Lösung für den Aufbereitungsprozess von Betten und anderen Medizinprodukten sowie von Krankenzimmern in Echtzeit. Dabei werden Prozesse und der Einsatz der Personalressourcen optimiert. Zusätzlich zeigt die Software mit Livedaten den exakten Standort sowie den hygienischen und technischen Status für Medizinprodukte an.

Der schnelle Zugriff auf ein dringend benötigtes Medizinprodukt kann lebensentscheidend sein (https://www.clinaris.com).

Nutzen:
- Kosteneinsparung durch Reduzierung des Medizintechnik-Geräteparks
- Abfallreduktion
- CO_2-Reduktion durch den Einsatz weniger Geräte
- Steigerung der Arbeitssicherheit

Anwendungsfall 9: Reduktion von Treibhausgasemissionen durch vernetzte Anästhesietechnik

Beim Einsatz von Niedrigflussnarkosen werden die Narkosegase mit niedrigen Frischgasflows über die Narkosegeräte angewendet. Dies ist sinnvoll, da zum einen die Patienten aufgrund des im Vergleich zur High-Flow-Narkose wärmeren und feuchteren Gases profitieren, da das Atemwegsepithel nicht geschädigt wird und die Körperkerntemperatur besser erhalten bleibt. Zum anderen reduziert sich der Verbrauch an volatilen Anästhetika. Dies führt sowohl zu deutlichen finanziellen Einsparungen als auch zu einer erheblichen Reduktion der CO_2e-Emissionen dieser stark umweltschädigenden Treibhausgase. Volatile Anästhetika stellen bis zu 50% der Treibhausgasemissionen eines OP-Saals dar. Um die Vorteile klinikweit zu heben, gilt es zunächst, Transparenz zu schaffen. Durch an die Cloud angebundene Anästhesiegeräte können Data-Analytics-Anwendungen tagesaktuelle Auswertungen der Anästhesiegasverbräuche, Frischgasfloweinstellungen sowie die Effizienz des Narkosegaseinsatzes für alle vernetzten Anästhesiegeräte darstellen (https://www.draeger.com).

Nutzen:
- CO_2-Reduktion
- Kostenreduktion durch weniger Verbrauch
- Qualität der Patientenbehandlung

Anwendungsfall 10: Nachhaltiges Verwertungssystem für Medizintechnik

Im deutschen Gesundheitswesen gehen Betreibern medizintechnischer Anlagen bei der Verwertung ihrer Altsysteme jährlich Millionen von Euro verloren. Mithilfe einer digitalen Lösung zur Verwertung von Medizintechnik erreichen die Kliniken eine Personalentlastung, Kostensenkung, Steigerung der Erlöse, Transparenz und Steigerung des Images. Mit dem nachhaltigen und digitalen Verwertungskonzept übernimmt die Plattform das komplette Verwertungsmanagement der medizintechnischen Altgeräte (https://www.medigogreen.com).

Nutzen:
- Transparenz über den gesamten Verwertungsverlauf
- Wertschöpfungsbeitrag des Geräts erhöht sich
- Abfall- und Kostenreduktion

Anwendungsfall 11: Interaktives Portal zum Management von OP-Sets

Es handelt sich um ein interaktives Portal zur Steuerung des optimalen OP-Sets hinsichtlich Inhalt und Logistik. Die Klinik kann mit dem Portal einfach und schnell OP-Sets zusammenstellen, analysieren, ändern und den zukünftigen Bedarf abschätzen, was durch detaillierte Statistiken und Berichte unterstützt wird. Ein Grundelement ist Transparenz, damit verschiedene Mitarbeiter alle Komponenten in jedem OP-Set genau einsehen können. So wird die Budgetverwaltung erleichtert und sichergestellt, dass das OP-Personal bei jedem mit einem eingriffsspezifischen Set durchgeführten Eingriff über die richtigen Produkte verfügt. Das Portal generiert aussagekräftige Daten und Berichte sowie Einblicke in alle Aktivitäten und die gesamte Historie. Das Personal kann somit kontinuierliche Verbesserungen intern vorantreiben und durch die Verwendung individueller OP-Sets die zeitliche und betriebswirtschaftliche Effizienz maximal ausschöpfen (https://www.molnlycke.de/unsere-expertise/online-tray-portal/).

Nutzen:
- Versorgungssicherheit
- Kostentransparenz
- Kostensenkung durch Verbrauchssteuerung
- Weniger Abfall durch flexible Anpassung der OP-Sets

Anwendungsfall 12: Nachhaltig Büroartikel einkaufen

Hier wird eine digitale Beschaffungsplattform mit mehr als 150 Millionen Angeboten zu über 25 Millionen Produkten beschrieben. Per Klick kann verglichen werden und über nur einen Kreditor bestellt werden. Angebote von europaweit über 1.200 Herstellern und Anbietern sind verfügbar. Nutzer findet dort auf der Suchergebnisseite Anleitungen, auf welche Auswahlkriterien sie achten sollten, um nachhaltig einzukaufen. Dabei steht jeweils pro Warengruppe ein Nachhaltigkeitsfilter zur Verfügung, über den mit einem Klick alle Produkte aufgerufen werden können, die die empfohlenen Auswahlkriterien erfüllen. So sind z.B. alle nachhaltigen Monitore TCO-zertifiziert, haben mindestens Energie-Effizienzklasse C und verfügen über eine Herstellergarantie von mindestens drei Jahren. Alle nachhaltigen Kopierpapiere sind mit einem Typ 1 Umweltlabel (z.B. Blauer Engel, EU Ecolabel, Nordic Swan, Österreichisches Umweltzeichen) zertifiziert und bestehen zu 100 Prozent aus Recyclingpapier (www.unite.de).

Nutzen:
- Zugriff auf nachhaltige C-Artikel (Büroartikel, Werkzeuge etc.)
- Prozesskostensenkung
- Ressourcenschonung

Anwendungsfall 13: Tool zur Berechnung der Treibhausgasemissionen im Krankenhaus

Kliniken verfügen aktuell bereits über viele Berichtsdaten wie zum Beispiel Qualitätsberichte, Abfallbericht, Risikobericht oder Medizingerätebuch, die spannende Informationen auch für die Nachhaltigkeit bereithalten. Reichert man diese Informationen mit weiteren Daten aus externen Quellen an, wie zum Beispiel Nachhaltigkeitsberichten von Lieferanten oder Kreditoren-Rechnungen können die Kliniken über ein Portal halbautomatisiert die CO_2-Emissionen erfassen, beobachten, vergleichen und reduzieren. Das digitale Treibhausgas-Bilanzierungstool vergleicht die Daten verschiedener Kliniken und schlägt Maßnahmen zur Verbesserung für die Bereiche CO_2-Reduzierung, Abfallreduzierung und Abbau von sozialen Ungleichheiten vor. Durch das in 2023 kommende Lieferkettensorgfaltspflichtengesetz (LkSG) müssen die Kliniken diese Anforderungen erfüllen.

Nutzen:
- Einhaltung des Lieferkettensorgfaltspflichtengesetzes (LkSG)
- Reduzierung von CO_2-Emissionen
- Ansatzpunkte zur Optimierung der Kreislaufwirtschaft der Klinik
- Abfallreduzierung

Anwendungsfall 14: Digitale Community zum Wissensaustausch unter Kliniken

Eine digitale Plattform, die Kliniken und deren Lieferanten wertvolle Informationen und Neuigkeiten zum Thema Null-Emissionen, Null-Abfall und Null-Ungleichheiten zur Verfügung stellt. In einem Think-Tank-Format treffen sich die Mitglieder zudem einmal im Monat online. Sie präsentieren ihre Best Practices und finden neue Ideen und Ansätze. Sie arbeiten über eine digitale Chatgruppe, per Zoom und mit einem jährlichen Kongress zusammen. Ziel ist es, Praktiker und Lieferanten zu aktivieren, zu motivieren, zu coachen und zusammenbringen. Die Community glaubt an die Umsetzung einer fairen, kreislauforientierten und CO_2-freien Gesundheitswirtschaft für eine gesunde und lebenswerte Zukunft (s. Abb. 2). Die Community ist das größte Netzwerk für die nachhaltige Beschaffung für Kliniken im DACH-Raum (www.zuke-green.de).

Nutzen:
- Wissensaustausch
- Feedback zu eigenen Ideen
- Gemeinsame Entwicklung von neuen Lösungsansätzen im Bereich Kreislaufwirtschaft

Schlussbetrachtung

Der vorliegende Buchbeitrag hat gezeigt, dass es bereits eine Vielzahl an sinnvollen Anwendungsfeldern der Digitalisierung gibt, um die Nachhaltigkeitsinitiativen und Ziele der Kliniken zu unterstützen. Die Kliniken, welche bereits einen hohen Digitalisierungsgrad besitzen, haben dabei einen Vorteil gegenüber anderen Kliniken. Denn um die Nachhaltig-

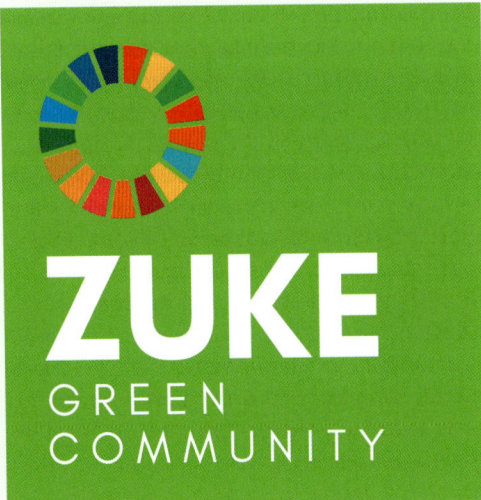

Abb. 2 ZUKE Green Community Logo

keitsperformance zu verbessern muss die Klinik diese erst einmal messen. Und dazu werden interne digitale Daten, aber auch externe Daten genutzt, um diese dann sinnvoll in die bereits etablierten ERP- und Subsysteme zu integrieren. Die Vision ist ein Nachhaltigkeitsdashboard, bei dem die Geschäftsführung ihre Nachhaltigkeitsziele und laufenden Maßnahmen stets im Blick hat und ein reibungsloses Reporting sowie Kommunikation mit seinen internen und externen Interessensgruppen gewährleisten kann. Mitarbeiter und Patienten können sich ein Bild über die Nachhaltigkeitsperformance der eigenen Klinik machen und diese in ihre Entscheidung zur Wahl eines Klinikums mit einbeziehen. Nur so können wir unser Gesundheitssystem Stück für Stück in Richtung Kreislaufwirtschaft und Dekarbonisierung führen.

Stefan Krojer

Stefan Krojer ist Gründer von ZUKE Green, dem größten Netzwerk für die nachhaltige Beschaffung für Kliniken im DACH-Raum. Seine Mission ist es, Partner in der Lieferkette im Gesundheitswesen bei ihrer Transformation hin zu einer nachhaltigen und zirkulären Wirtschaft zu unterstützen. Das Netzwerk hat über 300 Mitglieder und tauscht sich zu Best Practices aus. Stefan Krojer hält Vorträge, kreiert Kongresse mit hoch engagierten Innovatoren und Praktikern aus dem Gesundheitswesen. Er ist MBA Health Care Management und ehemaliger Einkaufsleiter der Johanniter Gruppe. Mit ZUKE Green glaubt er gemeinsam mit seiner Community an die Umsetzung einer fairen, kreislauforientierten und CO_2-freien Gesundheitswirtschaft für eine gesunde und lebenswerte Zukunft.

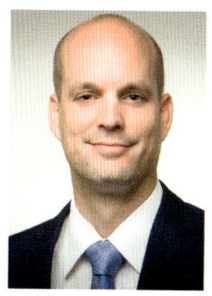

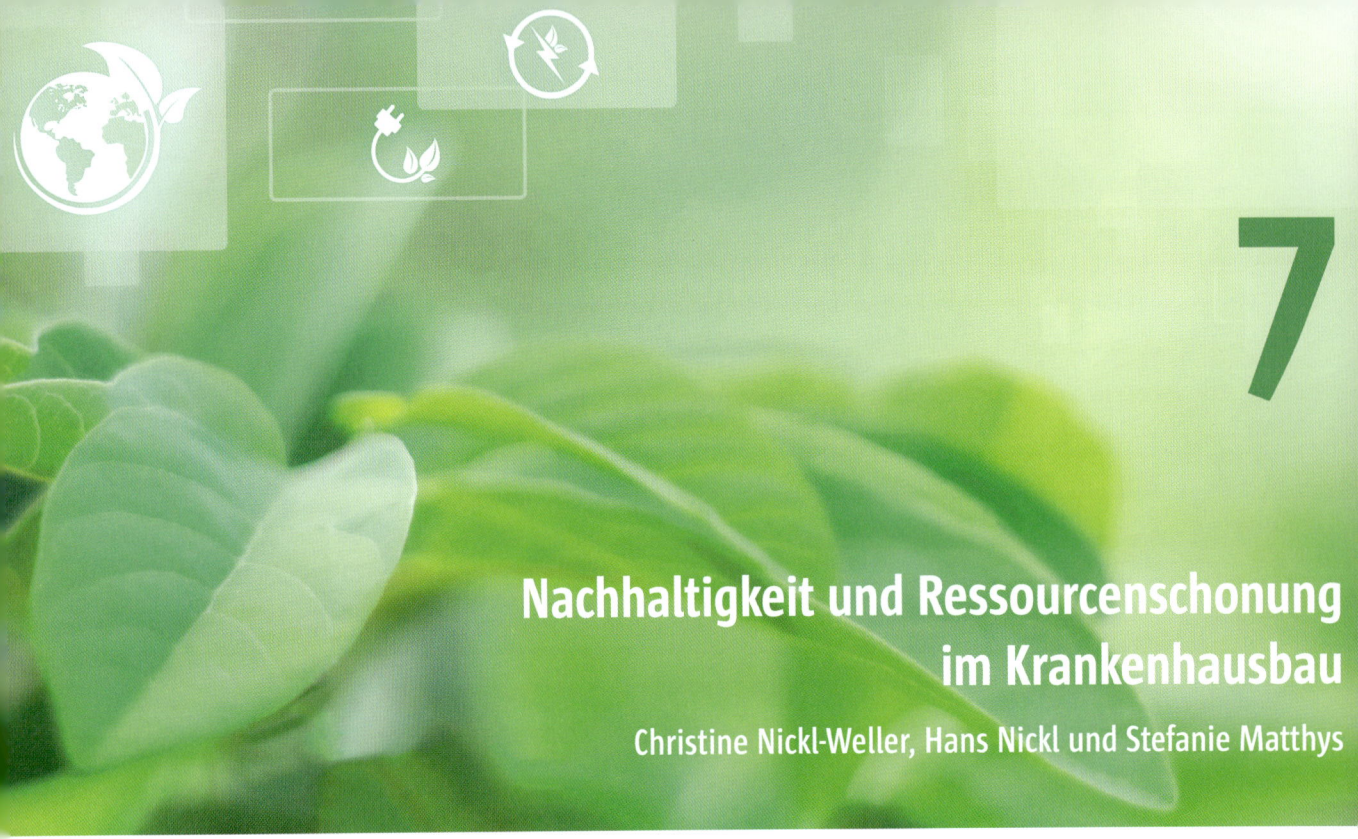

7 Nachhaltigkeit und Ressourcenschonung im Krankenhausbau

Christine Nickl-Weller, Hans Nickl und Stefanie Matthys

7.1 Wie baue ich ein nachhaltiges und klimaresilientes Krankenhaus?

Sommerliche Hitzewellen und Starkregen – in den vergangenen Jahren machten diese Extremwetterlagen immer öfter deutlich, dass die Folgen des Klimawandels uns alle betreffen. Dramatisch wird die Lage mitunter in den Großstädten, wo die Regenmassen nicht abfließen können und wo versiegelte Flächen und mangelnde Durchlüftung zum sogenannten „Heat-Island"-Effekt führen – städtischen Hitzeinseln, in denen sich die Umgebung nicht mehr abkühlt. Besonders vulnerable Gruppen, wie Pflegebedürftige, Anwohner von Senioren- und Pflegeheimen, Patienten in Krankenhäusern und Säuglinge leiden unter den Hitzewellen.

Neben der Hitze bedrohen aber auch andere Folgen des Klimawandels unsere Krankenhäuser: Überflutung, Starkregen, Sturm oder Hagel können Klinikstandorte betriebsunfähig machen, zu einer Unterbrechung von Lieferketten oder der Energieversorgung führen und damit zu einem Kollaps der Gesundheitsversorgung.

Wie können Einrichtungen des Gesundheitswesens sich für die drängenden Herausforderungen des Klimawandels fit machen? Die Herausforderungen für Gesundheitsbauten sind einfach zusammengefasst:

1. Krankenhausimmobilien müssen in Bau und Betrieb klimaneutral werden und bis 2050 die Treibhausemissionen auf null bringen, will man die Pariser Klimaziele erreichen (The Lancet Countdown 2021).
2. Krankenhausimmobilien müssen gegenüber den bereits heute eingetretenen oder zu antizipierenden Auswirkungen des Klimawandels resilient gemacht werden. Hier reden wir von Anpassungsmaßnahmen an die Auswirkungen des Klimawandels.

Es geht also zum einen um nachhaltiges Bauen – oder, um in der Sprache der Medizin zu bleiben, um präventives Bauen – und zum anderen um Anpassungsmaßnahmen an bereits veränderte Klimaverhältnisse.

Kein Bauherr kann es sich mehr leisten, auf das Thema „Klimafreundliches Bauen" zu verzichten.

7 Nachhaltigkeit und Ressourcenschonung im Krankenhausbau

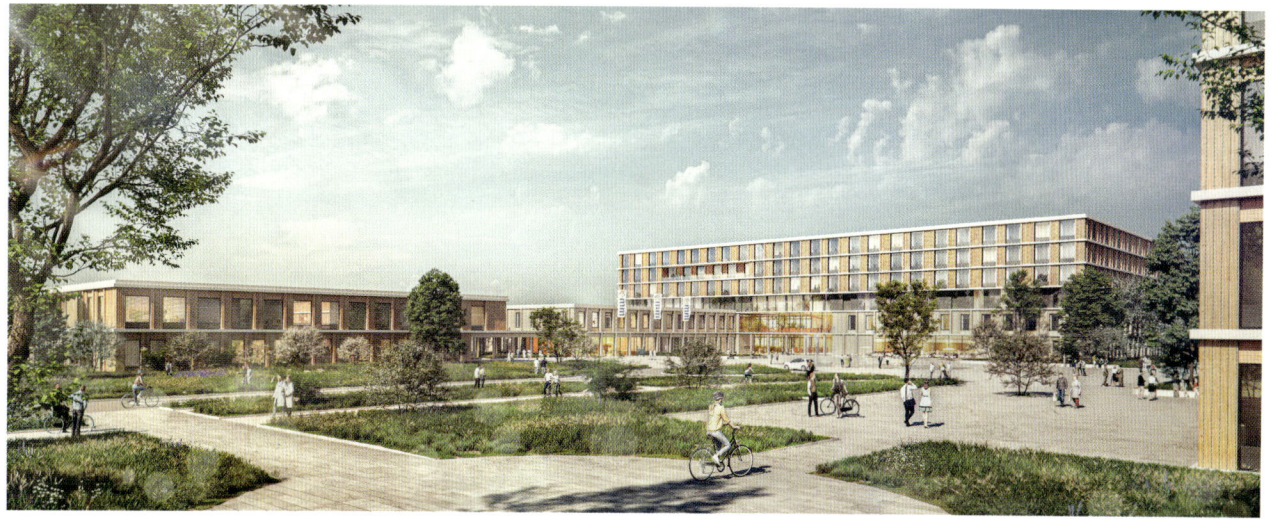

Abb. 1   Für den Neubau des Klinikums Memmingen soll ein grüner Campus entstehen

Seitens des Bundes wird die Thematik vorangetrieben, wie zum Beispiel das Programm „Maßnahmen zur Anpassung an den Klimawandel des Bundesumweltministerium zeigt" (https://www.z-u-g.org/aufgaben/foerderung-von-massnahmen-zur-anpassung-an-den-klimawandel/). Soziale Einrichtungen – allen voran Pflege- und Seniorenheime und Krankenhäuser – können ihren Umbau zu einem klimaresilienten Betrieb über diese Förderung und andere länderspezifische Programme finanzieren lassen.

Eine Förderung und die damit verbundenen Anreize sind auch dringend notwendig, um das Bewusstsein für die Thematik weiter zu schärfen, denn allzu oft wird die Notwendigkeit, Gesundheitseinrichtungen in Richtung Klimaneutralität und Schutz von Hitze zu bewegen, hierzulande noch nicht so ernst genommen, wie es geboten wäre und wie es die Wetterprognosen und der Blick auf die Statistiken der letzten Jahre nahelegen. Dabei rechnet man in Deutschland laut dem Lancet Countdown (2018) mit bis zu 30 Hitzewelle pro Jahr bis Ende 2100 und in Europa mit bis zu 30.000 hitzebedingten Todesfälle bis 2030 (The Lancet Countdown 2018).

Besonders betroffen sind, neben Senioren und Säuglingen, Patienten mit COPD und Herz-Kreislauf-Erkrankungen. Kein Bauherr kann es sich mehr leisten, auf das Thema „Klimafreundliches Bauen" zu verzichten.

In der EU ist der Gebäudesektor mit 40% am Gesamtenergieverbrauch und mit 36% an den CO_2-Emissionen beteiligt. Dabei liegt das Problem vor allem bei Bestandsbauten. Während bei Neu- und Umbauten bereits hohe Anforderungen an energieeffizientes und nachhaltiges Bauen gestellt werden (s. Abb. 1), sind 75% aller Gebäude der EU-Mitgliedsstaaten nicht energieeffizient. Hier wäre also dringend Nachrüstung angebracht, um enorme Einsparpotenziale zu erreichen. Die Realität sieht allerdings zurzeit anders aus: pro Jahr werden lediglich 0,4% bis 1,2% des Bestandes energetisch saniert.

7.2   Status quo: Was wird bereits heute umgesetzt?

Die Vorgaben und Richtlinien, welche dem nachhaltigen und klimaresilienten Bauen zugrunde liegen, sind teilweise verwirrend und einen bundesweit gültigen Handlungsleitfaden gibt es nicht. Als allgemeine Bestimmungen für Neu- und Umbauten gelten die Vorschriften der Bauordnungen bzw. Landesbauordnungen. Auf Bundesebene sind für Bauherren verbindliche Vorgaben durch das Erneuerbare-Energien-Wärme Gesetzes (Gesetz zur Förderung erneuerbarer Energien im Wärmebereich) gemacht, welches im August 2020 die alte EnEv (Energie-Einspar-Verordnung) abgelöst hat. Dazu legt das Gebäudeenergiegesetz – GEG (Gesetz zur Einsparung von Energie und zur Nutzung erneuerbarer Energien zur Wärme- und Kälteerzeugung in Gebäuden) Standards zur Berechnung des Jahres-Primärenergiebedarfs und die Verwendung erneuerbarer Energien für den Wärme- und Kältebedarf fest, um die Energieeffizienz eines Gebäudes bewerten zu können (GEG 2020).

Zusätzlich wird aber eine Neuausrichtung von Normen und Regelwerken benötigt, welche Anpassungsmaßnahmen an Auswirkungen des Klimawandels mit einbeziehen. Zum Beispiel gibt es in Deutschland bislang keine gesetzlichen Regelungen bis zu welchen Höchsttemperaturen die Nutzung von Krankenhäusern für Patienten oder auch Mitarbeiter als sicher angesehen wird. Als Orientierung können verschiedene Kriterien aus der Arbeitssicherheit herangezogen werden: Dort gilt eine Maximaltemperatur von 27/28°C für gesunde, arbeitende Menschen mit allenfalls kurzen Überschreitungen als vertretbar (Lomas u. Giridharan 2012). Technische Vorgaben zu den Raumluftparametern in Krankenhäusern können der aktuellen DIN-Norm 1946-4 entnommen werden. Diese Norm bezieht sich jedoch nur auf raumlufttechnisch behandelte Räume und gibt somit nur für OP-Räume, Funktionsräume und Intensivstationen die Maximaltemperatur von 26°C an (DIN-Norm 2018). Es werden keine Vorgaben für Normalstationen formuliert, die in der Regel nicht raumlufttechnisch behandelt werden. Es kann jedoch der Vergleichswert von Isolierstationen hinzugezogen werden, wofür eine Temperaturspanne zwischen 22°C und 26°C empfohlen wird. In britischen Hitzeschutzplänen wird für hospitalisierte Patienten 26°C als maximale Innenraumtemperatur genannt (Public Health England 2012), wohingegen die WHO maximal 24°C für vertretbar hält (Ormandy u. Ezratty 2012).

Zwar ist in den vergangenen Jahren eine Vielzahl an Informations- und Bildungsangeboten entstanden, jedoch bestehen weiterhin keine verbindlich festgeschriebenen Richtlinien auf Bundes- oder Landesebene Das „Rahmenwerk für klimaneutrale Gebäude und Standorte" der Deutschen Gesellschaft für Nachhaltiges Bauen (DGNB) beschreibt zum Beispiel praktisch anwendbare Regeln zur Bilanzierung der CO_2-Emissionen von Gebäuden und Standorten. Immerhin besteht ein Bewusstsein für den Bedarf, Normen und Richtlinien auf die Anforderungen klimaangepassten Bauens zurechtzuschneiden. So hat das Bundesamt für Bau- Stadt- und Raumforschung nun ein Forschungsprojekt auf den Weg gebracht, welches Normen und technische Regelwerke identifiziert, die von extremen Wetterverhältnissen und Klimaveränderungen betroffen sein könnten. Neben den DIN-Normen wären das auch VDI-Richtlinien und das DWA-Regelwerk (https://www.bbsr.bund.de/BBSR/DE/forschung/programme/zb/Auftragsforschung/5EnergieKlimaBauen/2019/klimaanpassung/01-start.html). Und auch das Umweltbundesamt hat dieses Jahr eine „Analyse bestehender Normen auf Anpassungsbedarfe bezüglich Folgen des Klimawandels" veröffentlicht (Kind et al. 2021).

Neben den fehlenden verbindlichen Vorgaben zum Hitzeschutz in den Baurichtlinien fehlen auch bundesweite oder überregionale Hitzeschutzpläne, welche Krankenhäuser mit einbeziehen würden (The Lancet Countdown 2021).

Wie kann ein Bauherr also ein neues Bauvorhaben oder den Umbau eines Bestandsgebäudes bewerten? Diese Frage zu klären, war Ziel der 2015 erschienenen Studie „Green Hospital", welche wir in Kooperation mit der TU Berlin und der Iproplan Planungsgesellschaft mbH durchgeführt haben. Die Green Hospital Studie wurde von der German Health Alliance (GHA) (früher German Healthcare Partnership [GHP]) und der Kreditanstalt für Wiederaufbau (KfW Group) beauftragt und aus Mitteln des BMZ finanziert. Mit der Studie wurde angestrebt, alle wesentlichen Kriterien und Technologien zur Einschätzung der Qualität der Nachhaltigkeit und Energieeffizienz von Krankenhausbauten in Deutschland zu beschreiben. Es entstand ein Leitfaden, der als Entscheidungshilfe für Neubauten und für Instandsetzungen in die Jahre gekommener Krankenhäuser dienen kann und die Kriterien aus etablierten Zertifizierungssystemen wie LEED und DGNB einbezieht. Der zweite Teil konzentriert sich darauf, die gewonnenen Erkenntnisse auf Krankenhäuser in Entwicklungs- und Schwellenländern zu übertragen und eine Bewertungs- und Entscheidungsmatrix zu entwickeln, die den Vergleich von Krankenhäusern untereinander im Hinblick auf Nachhaltigkeitskriterien ermöglicht.

Das Team identifizierte eine Anzahl von Maßnahmen sehr unterschiedlicher Natur, welche dazu beitragen können, ein Krankenhaus in ein „grünes Krankenhaus" zu verwandeln, angefangen bei der Wahl des Standortes, bis hin zum kleinsten Detail des Sonnenschutzes. Einbezogen wurden auch Fragen der Bauprozesse, des Facility Managements und soziokulturelle Aspekte.

Die Studie illustriert, dass Energieeffizienz und Nachhaltigkeit nicht nur von kostenintensiven High-Tech-Lösungen abhängen, obwohl die Erneuerung technischer Anlagen natürlich eine wichtige Grundvoraussetzung des energieeffizienten Krankenhauses darstellt.

> Die Nachrüstung des mechanischen Belüftungssystems mit einer Anlage zur Wärmerückgewinnung kann zu einer Energieeinsparung von 11% führen, eine Investition, die sich bereits nach wenigen Jahren amortisiert hat.

Doch auch sehr einfache Entwurfsentscheidungen und Low-Tech-Maßnahmen, wie zum Beispiel die sorgfältige Planung der Gebäudeproportionen und eine gute Tageslichtausnutzung durch Optimierung der Fenstergrößen, können bereits zu überzeugenden Resultaten führen. Insbesondere Bestandsgebäude bergen ein hohes Potenzial, Energieverbrauch und Komfort zu verbessern. Die Fassadenkonstruktion kann optimiert werden und neue Grünflächen können dazu beitragen das Gebäudeumfeld attraktiver zu gestalten und das Mikroklima – und somit letztlich das Wohlbefinden von Patienten und Personal – zu verbessern. Ein weiteres Ergebnis ist, dass jedes Haus nur so gut sein kann, wie seine Nutzer. Daher ist eine der Empfehlungen der Studie das Durchführen regelmäßiger Fortbildungen für Mitarbeiter. Eine Maßnahme, die großen Effekt für wenig Geld bringt (s. Abb. 2).

7.3 Stellschrauben für nachhaltigen und klimaangepassten Krankenhausbau

Wie kann also die Architektur zur Umsetzung der oben beschriebenen Ziele beitragen? Zum Bau möglichst klima- und umweltfreundlicher Krankenhausimmobilien, und zur Planung von Gebäuden, die resilient gegenüber bereits eingetretenen Auswirkungen des Klimawandels sind?

Im Folgenden sollen mögliche Stellschrauben für das Krankenhaus mit seinen architektonischen und städtebaulichen Merkmalen dargestellt werden. Dabei bleiben wir bei unserer Kernkompetenz Architektur und Städtebau und überlassen die Bereiche Gebäudetechnik und medizintechnische Ausstattung den Fachplanern.

Das Gebäude in seinem Umfeld

Bereits die Verortung des Gebäudes in seinem stadträumlichen oder ländlichen Kontext stellt die Weichen für die Nachhaltigkeit eines Projektes. Ziel muss es sein, den Eingriff in die natürliche Umwelt zu minimieren und mögliche negative Umwelteinflüsse auf das Gebäude zu vermeiden. Im Kontext Klimawandel sind vor allem die Themen Regenwasserbewirtschaf-

II Handlungsfelder für nachhaltiges Agieren im Krankenhauswesen

Abb. 2 Parameter der Green Hospital Studie zur Nachhaltigkeitsbewertung eines Krankenhauses

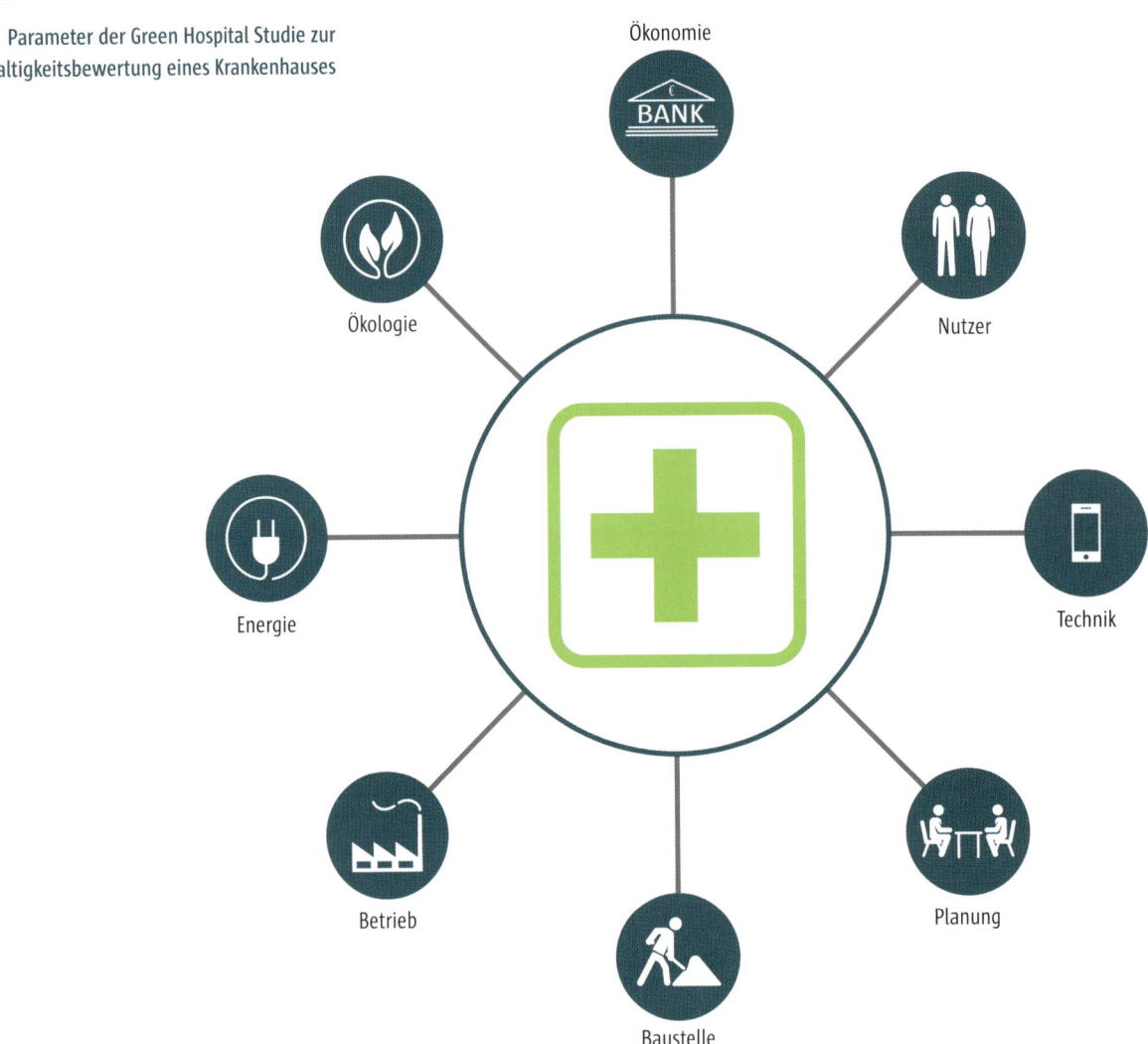

tung, Hochwasserschutz und Hitzeresilienz von Bedeutung. Hinsichtlich der Nachhaltigkeit des Gebäudes die Themen Energieoptimierung und Umweltverträglichkeit.

In die ersten Planungsüberlegungen zu Kubatur und Standort eines Krankenhauses müssen die Merkmale des Baufeldes mit einbezogen werden. Wie kompakt kann der Baukörper gehalten werden, um einen möglichst geringen Versiegelungsgrad zu erreichen? Kompakte Baukörper mit einem günstigen A/V-Verhältnis (Verhältnis der Oberfläche zum Inhalt) tragen zudem zur Reduzierung des Energiebedarfs bei. Wo können für die versiegelten Flächen Ersatzflächen geschaffen werden? Dient das Baufeld der Frischluftzufuhr eines Ortes? In dem Fall sollten bestehende Frischluftschneisen nicht verbaut werden.

Der städtebauliche Kontext hat einen massiven Beitrag zum Schutz vor den Auswirkun-

> *Der städtebauliche Kontext hat einen massiven Beitrag zum Schutz vor den Auswirkungen durch Extremwetterereignisse.*

gen durch Extremwetterereignisse. Einfach gesprochen gilt: so wenig versiegelt wie möglich, so grün wie möglich, so viel Regenwasserrückhaltung wie möglich. Denn begrünte und nicht versiegelt Flächen tragen erheblich zur Milderung von Hitze und Starkregenereignissen bei. Sie haben eine „Schwammwirkung" und helfen einerseits bei der Versickerung von Regenwasser und andererseits durch Verdunstungskühle bei der Regulierung des Mikroklimas. Krankenhausstandorte, vor allem solche mit den Ausmaßen eines Universitätscampus, haben durchaus die Möglichkeit, auf den sogenannten kleinen Wasserkreislauf – die örtliche Verdunstung in einem Stadtgebiet – Einfluss zu haben und positiv zum Stadtklima beizutragen. Studien haben erwiesen, dass sich durch die Begrünung von Außenflächen, Dachflächen und Fassaden die Temperaturen rund um ein Gebäude signifikant senken lassen (Fahrion et al. 2020). Zudem sollten beschattete Flächen zum Aufenthalt im Freien eingerichtet sein: unter Bäumen, Arkaden oder Schattendächern.

Hinsichtlich der Einschätzung der Gefahrenlage eines Standortes – zum Beispiel in Bezug auf Gefährdung durch Hochwasser, dienen die Auskünfte des Portals KliVo (www.klivoportal.de), welches im Rahmen der Deutschen Anpassungsstrategie (DAS) eingerichtet wurde.

Eine Strategie der Wasserbewirtschaftung lässt sich auf die Formel herunterbrechen, dass Regenwasser möglichst lange auf dem Grundstück gehalten werden und langsam versickern sollte. Dies erreicht man durch intensive Begrünung von Dach-, Grundstücks- und Versickerungsflächen, wie Rigolen, Mulden, Tiefbeete und durchlässige Pflastersteine. Wenn Wasser in Retentionsbecken auf dem Grundstück zurückgehalten wird, können diese zudem gewinnbringend in ein freiraumplanerisches Konzept integriert und zur Bewässerung der Grünflächen genutzt werden.

Dem Wunschbild „einer grünen Oase" oder des „Krankenhauses im Park" stehen jedoch manchmal Zwänge gegenüber. Notwendige technische Erschließungsflächen für Zufahrten, Anlieferung und technische Aufbauten sowie Platzmangel für Krankenhäuser in urbanen Verdichtungsräumen stehen der Realisierung ausgedehnter Grün- und Verdunstungsflächen entgegen. Auch müssen Zielkonflikte im Auge behalten werden. Wasser- und Grünflächen können zum Beispiel zu einer Verbreitung von krankheitsübertragenden Vektoren (z.B. Mücken) oder Ansiedlung giftiger oder allergieauslösender Pflanzen führen (Straff u. Mücke 2020). Hier ist der Sachverstand entsprechender Fachplaner gefragt (s. Abb. 3).

Die Gebäudehülle

Die Anforderungen an die thermischen Leistungen der Fassaden von Neubauten sind in den deutschen Baunormen bereits sehr hoch angesetzt und regulieren Licht- und Wärmeeintrag sowie die Dämmleistung anhand des Wärmedurchgangskoeffizients einer Fassade. Planerisch wichtig ist die Ausstattung der Fassade mit einem effizienten Sonnenschutz, einem innenliegenden Blendschutz und einer Möglichkeit der individuellen Frischluftzufuhr, welche die Querlüftung während kühlerer Nachtstunden erlaubt. Diese Komponenten sind nicht nur aus Perspektive des Hitzeschutzes wichtig, sondern auch, um den Komfort der Nutzer zu stärken. Die Kontrolle über die Regulierung der eigenen direkten räumlichen Umgebung ist ein wichtiges Instrument, um das Wohlbefinden während eines Krankenhausaufenthaltes zu steigern. Jedoch sollte es einhergehen mit der Aufklärung der Patienten, wie des Klinikpersonals über „richtiges Lüften". Auch die Gestaltung der Fassade mit festinstallierten außenliegenden Sonnenblenden oder Loggien kann zur Reduktion des Hitzeeintrags beitragen.

> **!** Begrünte Fassaden sind aus Sicht der Nachhaltigkeit und des thermischen Komforts eine ideale Lösung.

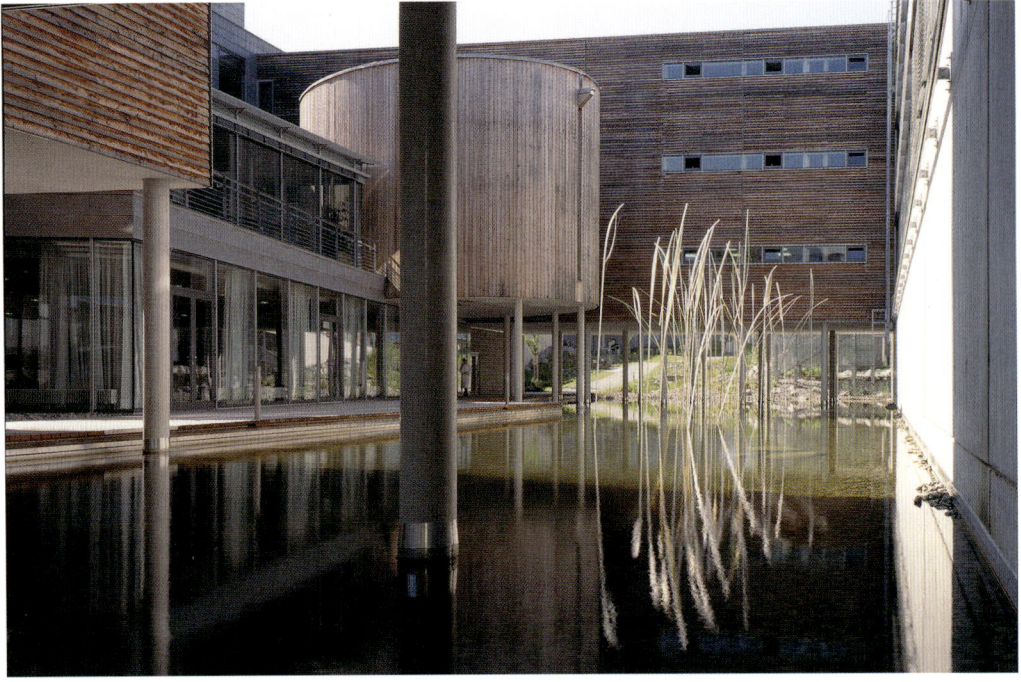

Abb. 3 Nah an der Natur, Kreiskrankenhaus Agatharied © Stefan Müller-Naumann

Schnell rankende Pflanzen lassen sich an einer sekundären Struktur hochziehen, die der eigentlichen Fassade vorgelagert ist. Im Sommer bieten die Pflanzen einen effektiven Sonnenschutz und erzeugen zudem Verdunstungskälte. Im Winter verlieren sie ihr Laub und lassen somit das Tageslicht einfallen. Studien an den begrünten Fassaden des Instituts für Physik in Berlin Adlershof haben zudem erwiesen, dass die Unterhaltskosten der begrünten Fassade gegenüber einer Fassade, die mit konventionell elektrisch betriebenem Sonnenschutz ausgestattet war, geringer waren (Senatsverwaltung für Stadtentwicklung o.J.).

Die Dachfläche, als fünfte Fassade, bietet sich ebenfalls hervorragend als Verdunstungs- und Regenretentionsfläche an, wenn sie entsprechend begrünt ist. Auch eine Kombination mit Photovoltaik-Paneelen ist möglich, um die Dachfläche zusätzlich als Generator erneuerbarer Energie zu nutzen. Dabei kann es bei entsprechender Pflanzenwahl sogar zu einem positiven Effekt kommen. Durch den kühlenden Effekt der Pflanzen, deren Fähigkeit zur Staubabsorption und die diffuse Reflexion des Sonnenlichts bei hellblättrigen Pflanzen, kann die Leistung der Photovoltaikanlange noch erhöht werden. Über einer konventionellen Dachfläche können sich hingegen Temperaturen von bis zu 50 Grad ergeben, welche einen weiteren Beitrag zum Heat-Island-Effekt leisten.

Materialität & Innenraum

Energieeinsparung und Ressourceneffizienz beginnt nicht erst bei der technischen Ausstattung, der Dämmung oder der Energieproduktion. Sie beginnt bereits bei der Auswahl und Verarbeitung von Materialien. Allein die Betrachtung des Für und Wider von Beton, Holz, Backstein, Lehm und Metall hinsichtlich ihrer „grünen" Eigenschaften würde ein Buch füllen, ist fachlich zudem nicht zu Ende diskutiert und würde den Rahmen dieses Textes sprengen. Daher sollen an dieser Stelle nur wesentliche Prinzipien angesprochen werden.

7 Nachhaltigkeit und Ressourcenschonung im Krankenhausbau

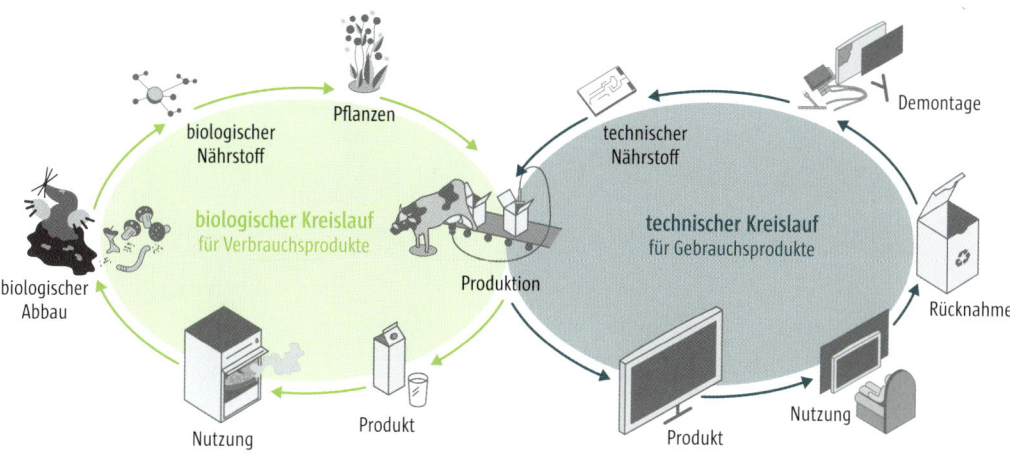

Abb. 4 Cradle-to-Cradle-Prinzip des Materialkreislaufs

Wesentlich ist die Betrachtung von Materialien hinsichtlich eines Cradle-to-Cradle-Prinzips (C2C). Das bedeutet, dass ein Bauwerk idealerweise Teil eines geschlossenen Rohstoffkreislaufes „von der Wiege zur Wiege" ist, in dem kein Abfallprodukt entsteht, sondern alle Rohstoffe nach ihrem Nutzungszeitraum weiterverwertet werden können. Die zur Produktion von C2C-Materialien aufgewendete Energie muss ebenfalls aus kreislauffähigen erneuerbaren Energien stammen und die CO_2-Emissionen so weit in den Stoffkreislauf zurückgeführt werden, dass die Bilanz Null ergibt. Für die Architektur bedeutet dies ein Planen in sortenreinen, demontierbaren und recyclebaren Bauteilen. Modulare und vorfabrizierte Konstruktionen kommen diesem Ansatz entgegen (s. Abb. 4).

In diesem Sinne sollte auch im Krankenhausbau der Einsatz von modularen Holzbau-Systemen geprüft werden. Holz besitzt als nachwachsender und CO_2-bindender Rohstoff großes Potenzial für das nachhaltige Bauen. Im Krankenhausbau ist es bisher so gut wie inexistent. Jedoch spricht einiges dafür, zumindest im Bereich der Bettenhäuser Holzmodule einzusetzen. Wo dies nicht gelingt, sollte zumindest der Einsatz von rezykliertem Beton für die Deckenplatten oder die Verwendung klimafreundlicher Zementalternativen geprüft werden.

Auch hinsichtlich des Hitzeschutzes bergen Materialwahl und Innenraumgestaltung ein großes Potenzial. Decken können, sofern sie nicht mit Abhangdecken verbaut wurden, zur Betonkernaktivierung (BKA) genutzt werden. Dünne wassergefüllte Schläuche, die in den Deckenaufbau integriert sind, regulieren dabei die Raumtemperatur und können im Sommer eine energieeffiziente, angenehme und kostengünstige Gebäudekühlung gewährleisten. Hinzu kommt die Tatsache, dass massive Bauteile eine größere thermische Trägheit besitzen. Sie heizen sich weniger schnell auf als Leichtbauteile, ein Effekt, der durch die BKA unterstützt wird.

Auch die Farbgebung hat einen Effekt auf Hitzeentwicklung und Wahrnehmung von Temperatur. Helle Farbe hat eine hohe Albedo. Das heißt, sie reflektiert einfallende solare Strahlung und die Wärmeabgabe fällt geringer aus. Ein Effekt, den man sich selbstverständlich auch für Fassaden zunutze machen kann. Helle Farben – vornehmlich weiß – werden zudem als „kühl" empfunden, die wahrgenommene Temperatur wird als geringer eingeschätzt.

Flexible Systeme

Letztlich muss vor dem Hintergrund zukünftiger Ressourcenknappheit auch über das Verhältnis von Neubauten zu Bestandsbauten

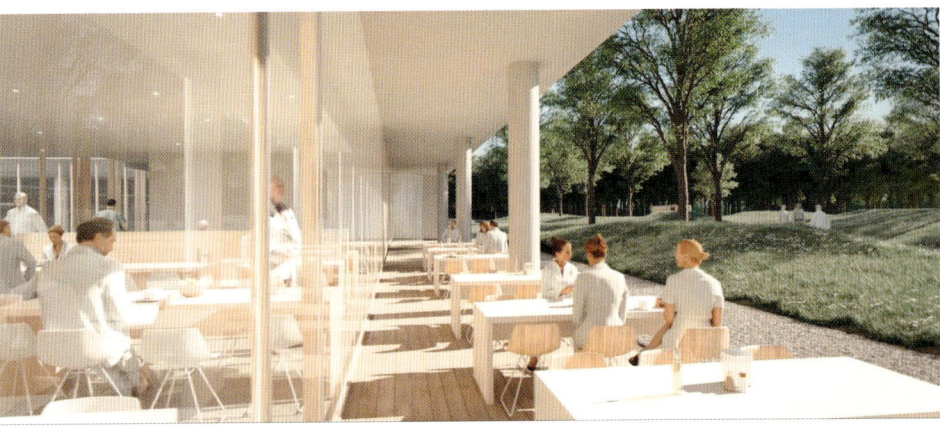

Abb. 5 Visualisierung der Personalbereiche des Kantonsspitals Baden

nachgedacht werden. Der Umnutzung von Bestandsgebäuden wird in Zukunft der Vorzug gegeben werden müssen. Das funktioniert nur, wenn die Gebäudestruktur flexibel genug ist, dem schnellen Innovationszyklus des Gesundheitswesens standzuhalten. Technologische Entwicklungen im Gesundheitswesen und deren Umsetzung in Versorgungsmodelle unterliegen einem Zyklus von etwa fünf bis zehn Jahren. Der Erneuerungszyklus im Krankenhausbau hingegen verläuft sehr viel langsamer. Wir können von einer Zeitspanne von etwa 30 Jahren ausgehen (Barlow 2019).

Flexibilität kann entstehen, wenn Bauten – genauso wie ihre Raumprogramme – modular aufgebaut werden, also als Multiplikation eines Flächeninhalts als kleinsten gemeinsamen Nenners. So entstehen Raumgruppen verschiedener, standardisierter Größenordnungen, die zusammenschaltbar oder voneinander trennbar sind. Konstruktiv muss eine klare Trennung stattfinden zwischen primären (tragenden) Bauteilen, welche eine langfristige Struktur festlegen, und sekundären Bauteilen, wie zum Beispiel Innenwänden, die flexibel verändert werden können. Tragende Bauteile und strukturierende Elemente, wie zum Beispiel vertikale Erschließungskerne, sollten dabei möglichst große zusammenhängende Flächen zulassen. Ebenso flexibel und anpassbar sollten die Flächen und Schächte für die Gebäudetechnik geplant sein.

7.4 Gemeinsames Handeln ist erforderlich

Nur durch ein konzertiertes Drehen aller Stellschrauben rund um ein „grünes" Krankenhausgebäude kann den Herausforderungen Nachhaltigkeit und Klimaanpassung im Gesundheitswesen begegnet werden. Neubauten müssen in einem fachlich betreuten Prozess durch die Klimabrille betrachtet werden. Seitens der Krankenhäuser bietet sich dazu die Position von geschulten Klimamanagern an, die auch die Aspekte Energie, Abfallwirtschaft, Verbrauchsmaterial und Personalschulung im Blick haben.

Ebenso notwendig sind Investitionen in die Resilienz von Bestandsbauten, denn die Alarmsignale hinsichtlich zukünftiger Extremwetterlagen sind eindeutig. Wer die Investitionen scheut, sollte sich zudem vor Augen führen, dass der finanzielle Schaden im Fall einer klimabedingten Disruption des Betriebs weitaus größer ausfallen würde. Das belegen Studien der WHO.

Letztlich ist aber das Handeln auf städtischer, regionaler und überregionaler Ebene ausschlaggebend, um das Krankenhaus in eine klimaresiliente Umgebung einbetten zu können. Hitzeschutzpläne und klimagerechter Stadtumbau muss mit den örtlichen Autoritäten gemeinsam abgestimmt werden. Zudem ist es dringend notwendig, gesundheitsbezogenen

Hitzeschutz in Bau- sowie in Arbeitsschutzgesetzen zu berücksichtigen (The Lancet Countdown 2021).

Den Krankenhäusern, als öffentliche und gemeinnützige Bauten, kommt hier eine Vorbildfunktion zu. Als *Green Hospitals* sollten sie zeigen, wie umweltbewusster Gesundheitsschutz auf allen Ebenen – zuallererst aber in ihren eigenen vier Wänden – umgesetzt wird (s. Abb. 5).

Literatur

Barlow J (2019) Searching for sustainable health systems. Innovation, technology and the built infrastructure. In: Nickl-Weller C, Matthys S, Eichenauer T (Hrsg.) Health Care der Zukunft 7. Healing Architecture 4.0. 41–45. Medizinisch Wissenschaftliche Verlagsgesellschaft Berlin

DIN-Norm (2018) DIN-Norm 1946-4 Raumlufttechnik – Teil 4: Raumlufttechnische Anlagen in Gebäuden und Räumen des Gesundheitswesens. URL: https://www.baunormenlexikon.de/norm/din-1946-4/04729c19-c88c-4716-80f1-c6b4436cbf19 (abgerufen am 22.03.2022)

Fahrion M-S, Drager S, Lakatos M, Schmidt T, Nickl C et al. (2020) KLIBAU – Weiterentwicklung und Konkretisierung des Klimaangebpassten Bauens. URL: https://www.bbsr.bund.de/BBSR/DE/forschung/programme/zb/Auftragsforschung/5EnergieKlimaBauen/2018/klibau/handlungsempfehlungen.pdf?__blob=publicationFile&v=4 (abgerufen am 23.02.2022)

Gebäudeenergiegesetz GEG (2020) URL: https://geg-info.de/geg/2020.08.13._bundesgesetzblatt_geg_2020_verkundung.pdf (abgerufen am 04.04.2022)

IPCC (2021) Climate Change 2021. The Physical Science Basis. URL: https://www.ipcc.ch/report/ar6/wg1/downloads/report/IPCC_AR6_WGI_Full_Report.pdf (abgerufen am 22.03.2022)

Kind C, Terenzi A, Hauer M (2021) Adaptation Standard: Analyse bestehender Normen auf Anpassungsbedarfe bezüglich Folgen des Klimawandels. URL: https://www.umweltbundesamt.de/sites/default/files/medien/5750/publikationen/2021-07-14_cc_56-2021_normen_anpassung_0.pdf (abgerufen am 22.03.2022)

Lomas KJ, Giridharan R (2012) Thermal comfort standards, measured internal temperatures and thermal resilience to climate change of free-running buildings: A case-study of hospital wards. Building and Environment 55, 57–72

Ormandy D, Ezratty V (2012) Health and thermal comfort: From WHO guidance to housing strategies. Energy Policy 49, 116–121

Public Health England (2012) National Heat Wave Plan for England. Protecting Health and reducing harm from severe heat and heatwaves. URL: https://assets.publishing.service.gov.uk/government/uploads/system/uploads/attachment_data/file/888668/Heatwave_plan_for_England_2020.pdf (abgerufen am 22.03.2022)

Senatsverwaltung für Stadtentwicklung (o.J.) Institut für Physik in Berlin-Adlershof. Stadtökologisches Modellvorhaben. URL: https://www.stadtentwicklung.berlin.de/bauen/oekologisches_bauen/download/modellvorhaben/faltblatt_institut_physik.pdf (abgerufen am 04.04.2022)

Stock B (2015) Klimaangepasstes Bauen bei Gebäuden. URL: https://www.bbsr.bund.de/BBSR/DE/veroeffentlichungen/analysen-kompakt/2015/DL_02_2015.pdf;jsessionid=A682EE152F53236590B25ABE9E0D6074.live21324?__blob=publicationFile&v=1 (abgerufen am 22.032022)

Straff W, Mücke HG (2020) Das Krankenhaus in Zeiten des Klimawandels In: Nickl-Weller C, Matthys S, Eichenauer T, Wagenaar C (Hrsg.) Health Care of the Future 8. Rethinking Hospitals. 89–94. Medizinisch Wissenschaftliche Verlagsgesellschaft Berlin

The Lancet (2018) Lancet Countdown 2018 Report: Briefing for EU Policymakers. URL: https://storage.googleapis.com/lancet-countdown-preprod/2019/10/2018-lancet-countdown-policy-brief-eu.pdf (abgerufen am 22.03.2022)

The Lancet Countdown on Health and Climate Change (2021) Policy Brief für Deutschland 2021. URL: https://www.bundesaerztekammer.de/fileadmin/user_upload/downloads/pdf-Ordner/Pressemitteilungen/Germany_2021_-_Lancet_Countdown_Policy_Document_v2.pdf (abgerufen am 22.03.2022)

VDI-Fachbereich Medizintechnik (2020) VDI 5800 Blatt 1. Nachhaltigkeit in Bau und Betrieb von Krankenhäusern – Grundlagen. URL: https://www.vdi.de/richtlinien/details/vdi-5800-blatt-1-nachhaltigkeit-in-bau-und-betrieb-von-krankenhaeusern-grundlagen (abgerufen am 22.03.2022)

WHO (2020) WHO guidance for climate-resilient and environmentally sustainable health care facilities. URL: https://www.who.int/publications/i/item/9789240012226 (abgerufen am 22.03.2022)

II Handlungsfelder für nachhaltiges Agieren im Krankenhauswesen

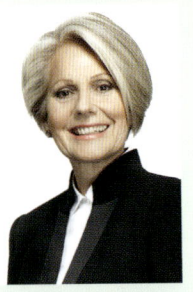

Prof. Christine Nickl-Weller

Christine Nickl-Weller studierte Architektur an der Technischen Universität München und trat 1989 in die Architektengemeinschaft Nickl & Partner in München ein. Sie konzipiert und realisiert Bauten der Gesundheit, der Forschung und der Lehre im In- und Ausland sowie Entwicklungs- und Masterpläne. 2008 übernahm sie den Vorstandsvorsitz der Aktiengesellschaft, 2019 wurde sie Aufsichtsratsvorsitzende. Von 2004 bis 2017 hatte sie die Professur für das Fachgebiet „Entwerfen von Krankenhäusern und Bauten des Gesundheitswesens" an der Technischen Universität Berlin inne.

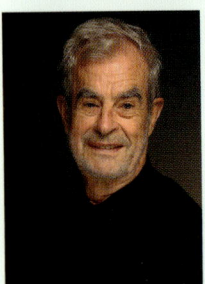

Prof. Hans Nickl

Hans Nickl studierte Architektur an der Technischen Universität München. 1979 gründete er ein eigenes Architekturbüro und 1989 zusammen mit seiner Frau, Prof. Christine Nickl-Weller, die Architektengemeinschaft Nickl & Partner. Hans Nickl wurde 1992 auf die Professur für das Lehrgebiet „Konstruktives Entwerfen" an die FH Erfurt berufen und lehrte von 2004 bis 2017 als Gast am Fachgebiet „Entwerfen von Krankenhäusern und Bauten des Gesundheitswesens" an der Technischen Universität Berlin.

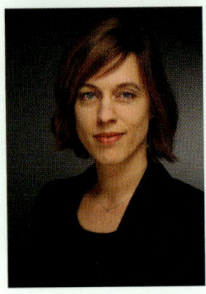

Stefanie Matthys, Dipl.-Ing. Arch.

Stefanie Matthys studierte Architektur an der RWTH Aachen. Sie arbeitete in Paris bei Odile Decq und Brunet Saunier Architecture, bevor sie 2009 wissenschaftliche Mitarbeiterin an der Technischen Universität Berlin im Fachgebiet „Entwerfen von Krankenhäusern und Bauten des Gesundheitswesens" wurde. 2014 trat sie in die Nickl & Partner Architekten AG ein und übernahm 2017 die Geschäftsführung des European Network Architecture for Health.

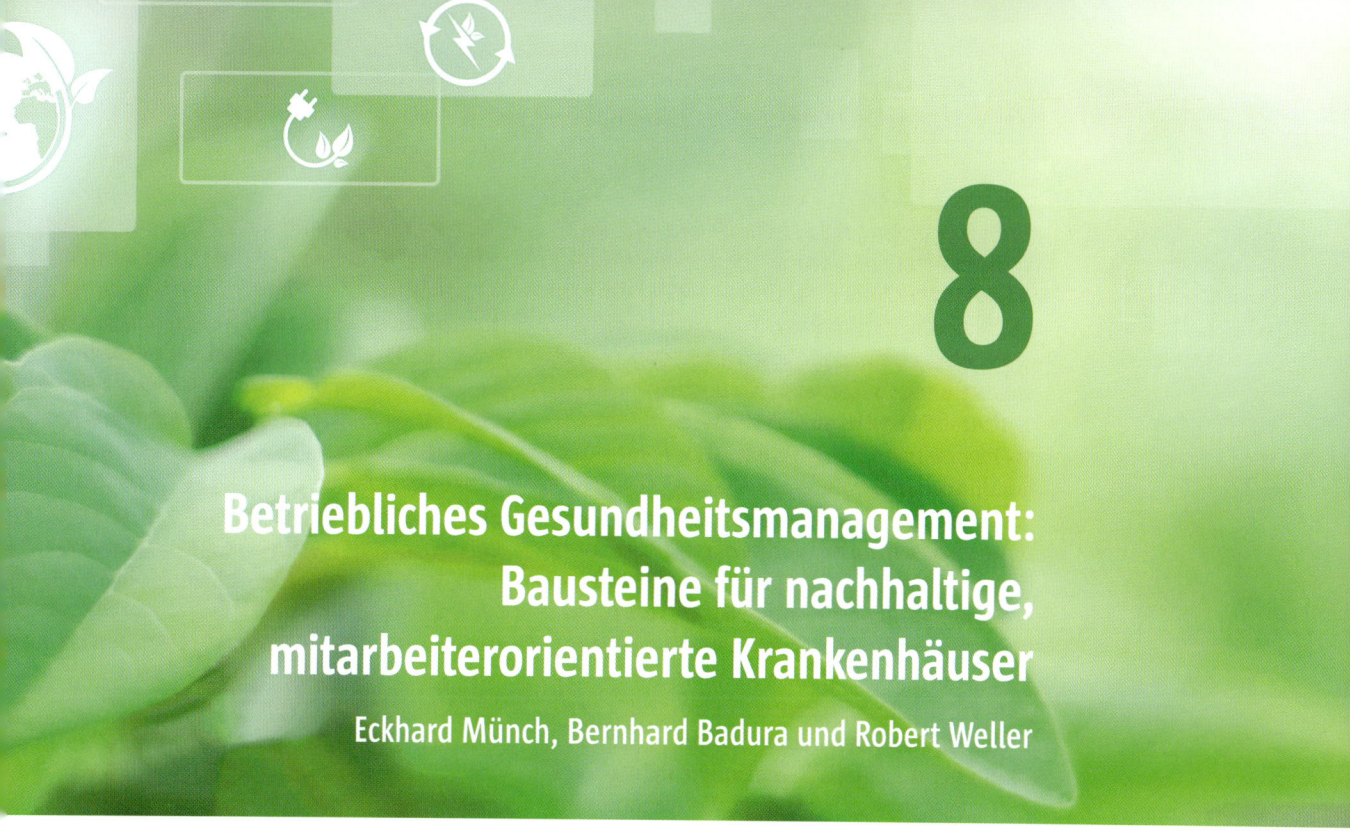

8 Betriebliches Gesundheitsmanagement: Bausteine für nachhaltige, mitarbeiterorientierte Krankenhäuser

Eckhard Münch, Bernhard Badura und Robert Weller

8.1 Einleitung

Nachhaltigkeit ist ein bislang nicht normiertes Konzept, das durch eine von der Europäischen Kommission angestoßenen Initiative in den vergangenen Jahren deutlich an Klarheit gewonnen hat – konkretisiert in den drei Buchstaben ESG. „E" steht dabei für Umwelt, „S" für Soziales und „G" für gute Unternehmensführung. So geschehen in der EU-Richtlinie 2014, seit 2017 überführt in ein „Gesetz zur Stärkung der nichtfinanziellen Berichterstattung der Unternehmen in ihrem Lage- und Konzernlageberichten (CSR-Richtlinien-Umsetzungsgesetz)". Politisches Gewicht erhielten die EU-Initiativen und ihre pflichtmäßige Umsetzung in deutsches Recht allerdings erst mit dem Aufkommen einer weltumspannenden Umweltbewegung, der es dank wissenschaftlicher Expertise, charismatischer Führung und zahlreicher teilweise spektakulärer Aktionen gelang, weite Teile der Öffentlichkeit zu begeistern. Was mit Greta Thunbergs Schulstreik in Stockholm seinen Anfang nahm, wurde zum zentralen Thema wirtschaftspolitischer Diskussion mit zunehmend erkennbaren Auswirkungen auf das Investitionsverhalten der Finanzindustrie: der Klimaschutz.

Ziel der EU-Initiative ist es, mehr Transparenz in Bezug auf nichtfinanzielle Qualitätsmerkmale wirtschaftlicher Akteure (Führung) und deren Auswirkungen auf Umwelt und Soziales herzustellen (s. Tab. 1).

Nachhaltigkeit im Sinne der Europäischen Kommission umfasst also mehr als Umweltschutz. Und damit befasst sich unser Beitrag: mit Arbeitssicherheit und Schutz und Förderung der Gesundheit sowie mit den diese beeinflussenden Arbeits- und Organisationsbedingungen in Krankenhäusern.

Die neuerdings erforderliche Berichtspflicht ist noch sehr weitmaschig formuliert und gilt bisher nur für Kapitalgesellschaften mit über 500 Beschäftigten. Mit einer genaueren Präzisierung der gestellten Anforderungen wird ebenso gerechnet werden müssen wie auch mit einer Ausweitung ihrer Gültigkeit auf weitere Bereiche wirtschaftlicher Aktivitäten. In jedem

Tab. 1 Die ESG-Kriterien im Überblick (angelehnt an AlleAktien.de)

Environmental	Social	Governance
Bewertung von Investments in Bezug auf Umwelt- und Klimaschutz	Bewertung von Investments anhand sozialer und gesellschaftlicher Aspekte	Bewertung von Investments nach Art der Unternehmensführung
Investitionen in erneuerbare Energien	Einhaltung zentraler Arbeitsrechte	transparente Maßnahmen zur Verhinderung von Korruption und Bestechung
effizienter Umgang mit Energie und Rohstoffen	hohe Standards bei Arbeitssicherheit und Gesundheitsschutz	Verankerung des Nachhaltigkeitsmanagements auf Vorstands- und Aufsichtsratebene
umweltverträgliche Produktion	faire Bedingungen am Arbeitsplatz, angemessene Entlohnung sowie Aus- und Weiterbildung	Verknüpfung der Vorstandsvergütung mit dem Erreichen von Nachhaltigkeitszielen
geringe Emissionen in Luft und Wasser	Versammlungs- und Gewerkschaftsfreiheit	Umgang mit Whistleblowing
	Durchsetzung von Nachhaltigkeitsstandards bei Zulieferern	

Falle ist damit ein Standard gesetzt, an dem zukünftig wirtschaftliche Akteure gemessen werden dürften, auch Krankenhäuser, egal ob in privater oder öffentlicher Hand, bis hin zum Staat selbst mit seinen zahlreichen Behörden und über vier Millionen Beschäftigten.

8.2 BGM-Ziele und Vorgehen

Nachhaltigkeit im Wirtschaftshandeln ist keine Erfindungen der EU, sondern hierzulande bereits seit der Bismarck'schen Sozialgesetze anerkanntes Ziel einer sozialen Marktwirtschaft. Der Arbeitsschutz hat noch eine länger zurückreichende Tradition. Das Betriebliche Gesundheitsmanagement (BGM) knüpft daran an, angelehnt an moderne Konzepte wie das Total Quality Management (TQM). Qualitäts- wie auch Gesundheitsmanagement verfolgen das Ziel einer stärkeren Mitarbeiterorientierung. Im Zentrum von Krankenhäusern stehen dabei Qualifizierung und Gesundheit der Ärzt:innen, Pflegekräfte, des technischen Personals und der Verwaltung, als Voraussetzungen hoher Qualität der Patientenversorgung. Das Ziel ist eine starke Bindung der Beschäftigten an ihre Häuser und eine vertrauensvolle berufsgruppenübergreifende Zusammenarbeit – keinesfalls nur das gesunde Verhalten Einzelner.

Die zentrale Grundannahme und das zentrale Versprechen des BGM lautet: Mitarbeitende, die sich wohl fühlen bei ihrer Arbeit, entwickeln eine emotionale Bindung und identifizieren sich mit den Aufgaben und Zielen ihrer Organisation, fehlen seltener, zeigen mehr Energieeinsatz und haben ein ausgeprägtes Qualitätsbewusstsein.

Mitarbeitende, die sich bei ihrer Arbeit nicht wohl fühlen, leisten Dienst nach Vorschrift oder sind innerlich gekündigt. Ihr Qualitätsbewusstsein ist gering, sie fehlen häufiger und tun nur das Nötigste.

Wesentliche Grundlagen von TQM und BGM bilden Pionierarbeiten von Deming und Shewhart (Deming 2000), insbesondere die von ihnen vorgeschlagene Methodik des PDCA-Zyklus:
1. ohne datengestützte Organisationsdiagnose keine bedarfsgerechte Ableitung wirksamer Maßnahmen;

2. ohne konkrete Zieldefinition bis hin zur Auswahl quantifizierbarer Zielparameter (Kennzahlen) keine zwingend gebotene Sicherung der Ergebnisse;
3. ohne Ergebnissicherung keine Lernprozesse im Gesundheitsmanagement;
4. ohne Lernprozesse keine kontinuierliche Verbesserung seiner Bedarfsgerechtigkeit, Wirksamkeit und Effizienz (Deming 2000; Imai 1992; Walter 2017; Badura u. Steinke 2019).

8.3 Wissenschaftliche Grundlagen

Die Erforschung der Licht- und Schattenseiten von Arbeit ist eine zentrale Aufgabe der Gesundheitswissenschaften. In den Blick geraten dabei die Arbeits- und Organisationsbedingungen ebenso wie relevante Merkmale der Beschäftigten. Herangezogen werden dabei sowohl natur- wie auch sozialwissenschaftliche Erkenntnisse. Arbeit und Organisation wirken auf Biologie und Verhalten der Beschäftigten durch Einfluss auf ihr Gefühlsleben. Positive erlebte Rückmeldungen durch Mitmenschen fördern Bindung, Wohlbefinden, Gesundheit und Lernprozesse. Belastend empfundene Rückmeldungen erzeugen Widerstände, erzeugen Stress und machen krank.

> "Social rewards are powerful because they address the need to belong and be validated. [...] Because messages of acceptance or rejection are so important, people are highly alert to signs of exclusion. Indeed, even apparently trivial forms of social ostracism can lead to increased sadness and hostility. [...] In sum, people are highly attuned to social signals of approval and disapproval, because such signals address core needs and motives. As a result, positive social interactions may be experienced as both pleasant and reinforcing." (Leotti u. Delgado 2011, S. 1 u. 12)

Ausschlaggebend für Bindung und Arbeitsverhalten, für psychische und körperliche Gesundheit ist der soziale Kontext eines Menschen (Murthy 2020), im Krankenhaus also das soziale System, bestehend aus der Führung, aus Kultur und dem Beziehungsklima. Sie bilden unsichtbare Qualitätsmerkmale mit sichtbaren Folgen für Behandlungsprozesse und Behandlungsergebnisse z.B. für ihre emotionale Bindung und für das Qualitätsbewusstsein der Beschäftigten und ihren Energieeinsatz. Ausführliche Beschreibung dieses – in Abbildung 1 dargestellten – Modells und Befunde zu seiner Prognosekraft finden sich u.a. in Badura et al. 2013, Badura et al. 2017 und Ehresmann 2017.

> **!** Gesund ist ein Krankenhaus, das nicht nur Arbeit verteilt, sondern seinen Mitgliedern auch die Sinnhaftigkeit der an sie gestellten Anforderungen vermittelt.

Gesund ist ein Krankenhaus, das nicht nur Arbeit verteilt, sondern seinen Mitgliedern auch die Sinnhaftigkeit der an sie gestellten Anforderungen vermittelt. Gesund ist ein Krankenhaus, das zudem eine Kultur vertrauensvoller Zusammenarbeit pflegt und seine Mitglieder für die erbrachten Leistungen wertschätzt. Gesund ist ein Krankenhaus, das den Gesundheitszustand seiner Mitglieder und darauf Einfluss nehmende Faktoren regelmäßig dokumentiert und kontinuierlich, durch Einrichtung eines Gesundheitsmanagements, fördert.

Mitarbeiterbindung („engagement", „bonding") zielt auf intrinsische Motivation der Beschäftigten. Intrinsisch motiviert ist Handeln aus Identifikation mit Aufgaben und Zielen eines Kollektivs – ohne dass die einzelnen Arbeitsschritte extern („von oben") vorgegeben, kontrolliert, bewertet oder bonifiziert werden müssen. Mitarbeiterbindung wird definiert als die Bereitschaft der Mitarbeitenden, sich aus eigenem Antrieb voll für die Ziele und Werte einer Organisation einzusetzen: kognitiv, emotional und physisch (Ehresmann 2017). Ärzt:innen und Pflegekräfte gelten als Berufsgruppen mit hoher intrinsischer Motivation, die gefördert und nicht durch beeinträchtigende Arbeits- und Or-

II Handlungsfelder für nachhaltiges Agieren im Krankenhauswesen

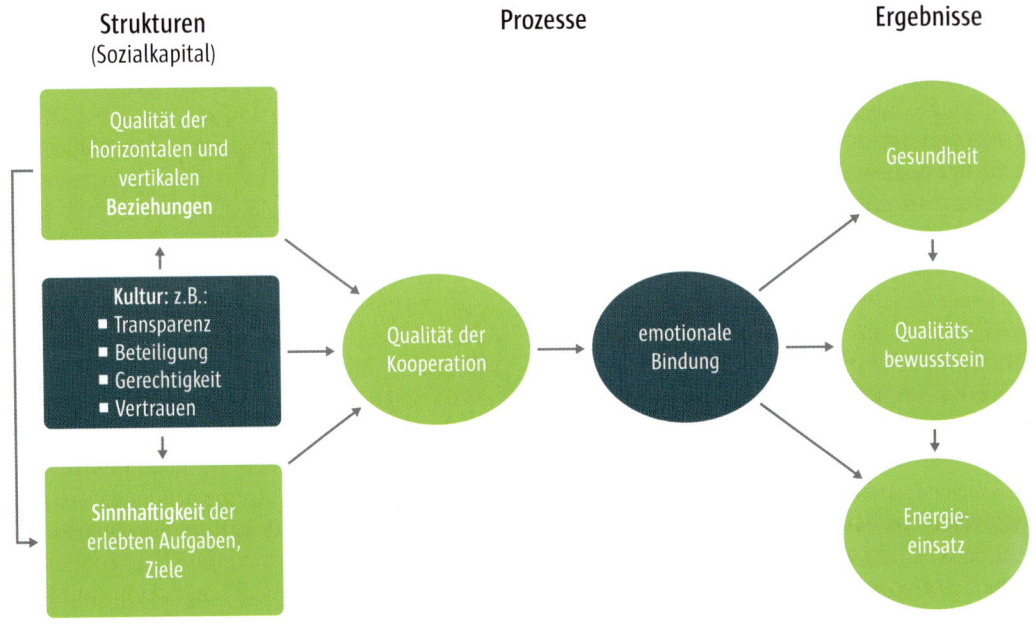

Abb. 1 Bielefelder Modell 2021

ganisationsbedingungen oder schlechte Bezahlung gefährdet werden sollte.

Unter der **Kultur** einer Organisation werden Gemeinsamkeiten im Denken, Fühlen und Handeln verstanden (Schein 2010; Badura u. Ehresmann 2016). Vertrauenskultur fördert, Misstrauenskultur beeinträchtigt die Arbeitsleistung (Edmondson 2020).

Sinnhaftigkeit der Arbeit bezeichnet die wahrgenommene Wichtigkeit einzelner Aufgaben für den Organisationserfolg und für persönliche Lern- und Entwicklungschancen (Ehresmann u. Badura 2018).

Arbeit im Krankenhaus beansprucht die psychische Energie, erfordert nicht nur hohe fachliche, sondern wegen ihrer Kooperationsintensität auch hohe soziale Kompetenzen: für die Zusammenarbeit im Team, für berufsgruppenübergreifende Zusammenarbeit und beim Umgang mit den Patient:innen. Die psychische Gesundheit wird dabei besonders gefordert aber eben auch gefährdet und bedarf deshalb besonderer Aufmerksamkeit (Ehresmann 2017).

Arbeit im Krankenhaus erfordert nicht nur hohe fachliche, sondern auch hohe soziale Kompetenz.

8.4 Ausgewählte Forschungsergebnisse

Die Qualität der Patientenversorgung im Krankenhaus ist in erster Linie eine medizinisch-pflegerische Herausforderung. Sie ist aber auch eine organisatorische Herausforderung: wegen ihrer Abhängigkeit vom psychischen Befinden der Ärzt:innen und Pflegekräfte, z.B. von Arbeitsbelastung und dem daraus resultierenden Grad der Erschöpfung. Aber auch wegen ihrer Abhängigkeit vom Beziehungsklima innerhalb und zwischen den beiden Berufsgruppen und den übrigen Beschäftigten und damit von Führung und Kultur eines Krankenhauses. Wachsende Ansprüche an das persönliche Arbeitsvermögen lassen sich besser und leichter bewältigen von Menschen, die eingebettet sind in ein Netzwerk vertrauensvoller Beziehungen und getragen werden von einem gemeinsamen Grundverständnis handlungsleitender Überzeugungen, Werte und Prinzipien. Müssen zunehmende Anforderungen dagegen in einem zudem von Ängsten, Misstrauen und Unsicherheiten geprägten Umfeld bewältigt werden, steigt das Risiko beeinträchtigter Gesundheit, sinkender Leistungskraft und Loyalität (z.B. auch Edmondson 2020). Im Folgenden sollen diese Thesen mit Befragungsergebnissen zum Qualitätsbewusstsein und zur Gesundheit der Beschäftigten belegt werden.

Die nachfolgend dargestellten Befunde stammen allesamt aus Beschäftigtenbefragungen in drei verschiedenen Kliniken in Westdeutschland. Alle drei Kliniken liegen in eher ländlich geprägten Regionen. Klinik 1 befindet sich in Trägerschaft eines Kreises und ist in einer großen Kreisstadt lokalisiert; Klinik 2 befindet sich in kommunaler Trägerschaft einer Großstadt; Klinik 3 hat als rechtsfähige Stiftung privaten Rechts einen konfessionellen Träger und ist in einer Kleinstadt lokalisiert (s. Tab. 2). Als Befragungsinstrumente kamen dabei entweder der ProSoB- oder BISI-Fragebogen zum Einsatz.

> Der **ProSoB-Fragebogen** (ProSoB = Produktivität und Sozialkapital im Betrieb) wurde im Rahmen eines von der EU geförderten Projekts unter der Leitung von Prof. Dr. Bernhard Badura an der Universität Bielefeld wissenschaftlich entwickelt und validiert (Badura et al. 2008). Der Fragebogen beruht auf dem Bielefelder Unternehmensmodell zu den Zusammenhängen zwischen Sozialkapital, psychischer und körperlicher Gesundheit sowie betrieblichen Outcomes. Seitdem ist das Instrument in über 100 Organisationen und Unternehmen im Rahmen der Diagnostik im Betrieblichen Gesundheitsmanagement (BGM) eingesetzt worden. In seiner Kurzform ist der Fragebogen unter dem Namen BISI (Bielefelder Sozialkapital-Index) im Einsatz. 2014 wurden Ergänzungen vorgenommen, sodass der BISI-Fragebogen den Anforderungen der Gefährdungsbeurteilung psychischer Belastung (GBU Psyche) (§ 5 ArbSchG) entspricht. Für Details zu den eingesetzten Konstrukten und Skalen sowie zu der Güte des Messinstrumentes siehe Badura et al. (2008).

Für die hier dargestellten Befunde wurde auf Items und Skalen zurückgegriffen, die in allen drei Befragungen verwendet wurden. Hinsichtlich der Anzahl der Beschäftigten sowie der Teilnahmequoten an den jeweiligen Befragungen stellt sich die Situation wie folgt dar: In Klinik 1 mit ca. 600 Planbetten und 1.036 Beschäftigten beteiligten sich 872 Personen (= 84,2%) an der Befragung; in Klinik 2 mit ca. 900 Planbetten und 1.800 Beschäftigten nahmen 712 Mitarbeitende (= 39,6%) teil und in Klinik 3 mit ca. 325 Planbetten und 1.228 Beschäftigten partizipierten 717 Personen (= 58,4%) an der Befragung.

Betrachtet man die befragte Population hinsichtlich ihres Alters so zeigt sich, dass in Klinik 3 lediglich knapp ein Viertel (24%) der Befragungsteilnehmenden den jüngeren Altersgruppen (bis 35 Jahre) zuzurechnen ist, während dies bei Klinik 1 mit 34,1% und Klinik 2 mit 34,0% jeweils etwa ein Drittel ausmacht; hingegen liegt der Anteil an Befragungsteilnehmenden, die mindestens 46 Jahre alt, sind in Klinik 3 mit 56,6% bei mehr als der Hälfte, während die entsprechenden Anteile bei Klinik 1 bei 41,2% und in Klinik 2 bei 39,7% liegen. Zu erwarten wäre, dass sich dieser Unterschied bei den gesundheitsbezogenen Ergebnissen für die drei Kliniken niederschlägt.

Bezogen auf die Verteilung nach Geschlechtern schwanken das Verhältnis zwischen 72,7% (Klinik 1) und 79,0% (Klinik 3) bei den Frauen bzw. 20,7% (Klinik 3) und 27,3% (Klinik 1) bei den Männern.

8.5 Qualität der horizontalen und vertikalen Beziehungen sowie der Organisationskultur

Das oben vorgestellte Bielefelder Modell, das den Beschäftigtenbefragungen zugrunde liegt, unterstellt einen – bislang vielfach empirisch belegten – Zusammenhang zwischen einerseits der Qualität der erlebten horizontalen und vertikalen Beziehungen sowie der Organisationskultur und andererseits der emotionalen Bindung der Beschäftigten an die Organisation sowie deren Gesundheit, Qualitätsbewusstsein und Energieeinsatz. Daher werden zunächst einmal die Befunde für die drei Kliniken zur Qualität der erlebten horizontalen und vertikalen Beziehungen sowie der Organisations-

Abb. 2 Sozialkapital-Dimensionen in drei Kliniken

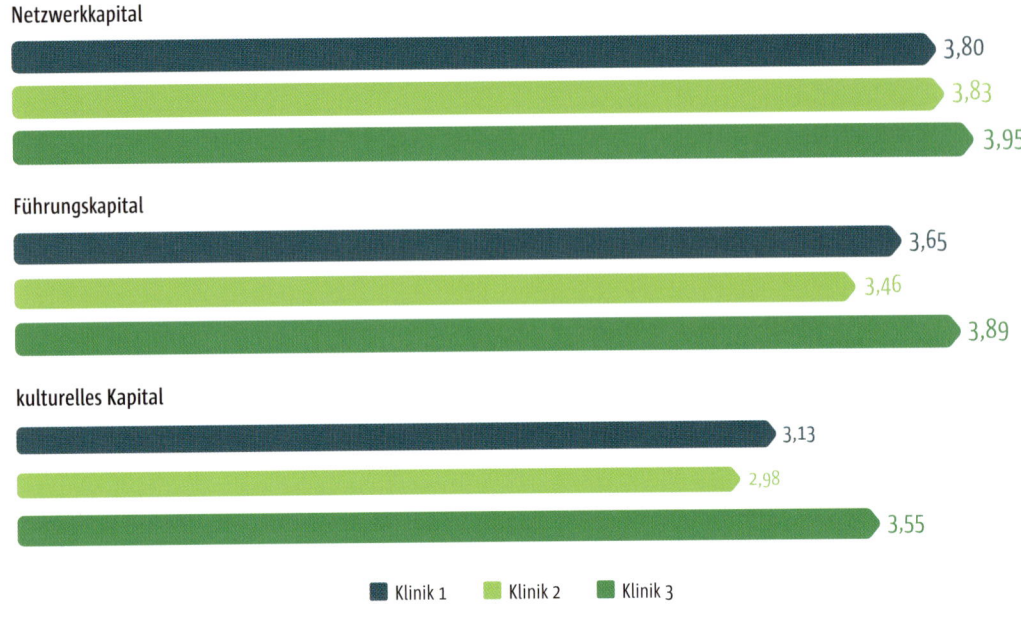

angegeben ist das arithmetische Mittel, Wertebereich: 1–5

kultur vorgestellt. Für die horizontalen Beziehungen verwenden wir im Weiteren den Terminus „Netzwerkkapital", für die vertikalen Beziehungen den Begriff „Führungskapital" und für die Organisationskultur das Label „Kulturelles Kapital".

Klinik 1 und 2 weisen bei der Qualität der horizontalen Beziehungen mit Mittelwerten von 3,80 bzw. 3,83 nahezu identische Werte auf (s. Abb. 2); in Klinik 3 scheinen die Beschäftigten die horizontalen Beziehungen untereinander mit einem arith. Mittel von 3,95 noch etwa positiver zu erleben[1]. Deutlicher werden die Unterschiede bei der Beurteilung der vertikalen Beziehungen; Klinik 2 weist mit 3,46 den niedrigsten Mittelwert (MW) auf, während das Führungskapital in Klinik 1 mit einem MW von 3,65 und in Klinik 3 mit einem MW von 3,89 bewertet werden[2]. Ähnlich verhält es sich mit dem Kulturellen Kapital: auch hier weist Klinik 2 mit 2,98 den geringsten Mittelwert auf, während die Beschäftigten in den Kliniken 1 (MW: 3,13) und 3 (MW: 3,55) die jeweilige Organisationskultur günstiger beurteilen[3].

Betrachtet man die Ausprägungen der Sozialkapitaldimensionen in den drei Kliniken differenziert nach dem Ausmaß der jeweiligen Ausprägung (gering – mittel – hoch) ergibt sich folgendes Bild (s. Tab. 2): Bei allen drei Kapitaldimensionen weist Klinik 3 den höchsten prozentualen Anteil bei der stärksten Ausprägungsform (= hoch) auf. Während dieser Unterschied beim Netzwerkkapital noch (vergleichsweise) moderat ausfällt, tritt er beim Führungskapital schon deutlicher zu Tage und wird schließ-

---

1 Die beobachten Unterschiede zwischen einerseits Klinik 1 und 2 sowie andererseits Klinik 3 sind auf dem Niveau von p = .001 bzw. p = .009 hochsignifikant.

2 Die beobachten Unterschiede sind im direkten Vergleich der drei Kliniken untereinander alle auf dem Niveau von p = .000 hochsignifikant.

3 Auch hier sind die beobachten Unterschiede im direkten Vergleich der drei Kliniken untereinander alle auf dem Niveau von p = .000 hochsignifikant.

Tab. 2 Sozialkapitaldimensionen – gruppiert (differenziert nach den drei Kliniken, Angaben in Prozent)

	Klinik 1	Klinik 2	Klinik 3
Netzwerkkapital			
gering	7,9	6,4	6,7
mittel	35,3	35,6	30,6
hoch	56,8	58,1	62,7
Führungskapital			
gering	14,0	16,9	10,1
mittel	32,6	38,1	24,9
hoch	53,3	45,0	64,9
Kulturelles Kapital			
gering	15,9	24,8	10,8
mittel	68,0	63,5	48,3
hoch	16,1	11,7	40,9

Tab. 3 Commitment (differenziert nach Höhe der Sozialkapitaldimensionen; angegeben ist das arith. Mittel, Wertebereich: 1–5)

Netzwerkkapital	gering	2,90
	mittel	3,35
	hoch	3,88
Führungskapital	gering	3,03
	mittel	3,41
	hoch	3,90
Kulturelles Kapital	gering	3,08
	mittel	3,59
	hoch	4,41

lich beim Kulturellen Kapital ganz markant; gegenüber Klinik 1 liegt der Anteil derer, die in Klinik 3 das Kulturelle Kapital als hoch bewerten ca. 2,5-mal höher – gegenüber Klinik 2 fällt der Vergleich noch drastischer aus: fast viermal mehr Beschäftigte in Klinik 3 bewerten das Kulturelle Kapital dort als hoch. Zudem liegt der prozentuale Anteil der Befragten, die das Führungskapital sowie das Kulturelle Kapital als gering bewertet haben, in Klinik 3 am niedrigsten; im Fall des Netzwerkkapital beträgt die Differenz zu Klinik 2 (mit dem geringsten Anteil) allerdings auch nur 0,3 Prozentpunkte.

8.6 Befunde zur Emotionalen Bindung

Das oben vorgestellte Bielefelder Modell (s. Abb. 1) postuliert einen – empirisch mehrfach belegten – Einfluss der sozialen Beziehungen und der Kultur einer Organisation auf die Emotionale Bindung der Beschäftigten – und vermittelt über die Bindung auf Gesundheit, Qualitätsbewusstsein und Energieeinsatz. Nachfolgend werden daher in einem ersten Schritt Zusammenhänge zwischen den drei Sozialkapitaldimensionen und der Bindung der untersuchten Populationen vorgestellt – in einem zweiten Schritt werden Zusammenhänge zwischen der Bindung und verschiedenen Gesundheitsfaktoren sowie dem Qualitätsbewusstsein untersucht.

Die Bindungs- bzw. Commitment-Werte zeigen z.T. erhebliche Unterschiede zwischen den Kliniken: während Klinik 1 einen Mittelwert von 3,58 aufweist, sinkt dieser in Klinik 2 auf 3,29 – demgegenüber steigt der Wert für Klinik 3 auf 4,02[4].

Bei der weiteren – nach Höhe der Sozialkapitaldimensionen differenzierten – Betrachtung zeigen sich mit einem Anstieg der Sozialkapital-Werte durchgängig (deutlich) höhere Befunde für das Commitment (s. Tab. 3)[5].

Die Berechnung der Korrelationsstärke (nach Pearson) erbrachte denn auch Werte von: ,424** für das Netzwerkkapital, ,433** für das Führungskapital sowie ,688** für das Kulturelle Kapital.

---

[4] Die beobachteten Unterschiede zwischen den ausgewiesenen Mittelwerten sind im direkten Vergleich der Kliniken untereinander alle auf dem Niveau von 0.000 statistisch signifikant.
[5] Die beobachteten Unterschiede in den Mittelwerten sind bei allen drei Sozialkapitaldimensionen auf dem Niveau von 0.000 statistisch signifikant.

Tab. 4 Gesundheitsbezogene Outcomes (differenziert nach Ausprägung des Commitments; angegeben ist das jeweilige arith. Mittel)

		Häufigkeit psychosomat. Beschwerden (1–5)	allg. körperlicher Gesundheitszustand (1–6)	Wohlbefinden (1–5)
Commitment	gering	2,89	3,71	3,28
	mittel	2,58	3,86	3,59
	hoch	2,31	3,98	3,97

8.7 Befunde zum Thema Gesundheit der Beschäftigten

Folgt man der dem Bielefelder Modell zugrundeliegenden These, so werden Gesundheitsparameter beeinflusst von der Bindung bzw. dem Commitment der Beschäftigten zu ihren jeweiligen Kliniken. Zur Prüfung dieser These wurden drei gesundheitsbezogene Outcomes ausgewählt: die Häufigkeit psychosomatischer Beschwerden, der allgemeine körperliche Gesundheitszustand sowie das Ausmaß des Wohlbefindens. (Der hier verwendete Wert für die Häufigkeit psychosomatischer Beschwerden wurde errechnet aus dem arith. Mittel der Angaben zu der Häufigkeit von vier verschiedenen Symptomen: Kopfschmerzen, Rückenschmerzen, schnelles Ermüden sowie Schlafstörungen. Die einzelnen Symptome wurden jeweils auf einer 5-stufigen Likert-Skala von 1 = praktisch nie –5 fast täglich bewertet. Der allgemeine körperliche Gesundheitszustand wurde mittels einer 6-stufigen Likert-Skala von 1 = sehr schlecht – 6 = ausgezeichnet erfasst. Der Skalen-Wert für das [psychosoziale] Wohlbefinden wurde gebildet aus dem arith. Mittel von 4 Items, die jeweils anhand einer 5-stufigen Likert-Skala [1 = nie –5 = fast immer] bewertet wurden.)

Bei der Häufigkeit psychosomatischer Beschwerden weisen Klinik 1 mit einem MW von 2,56 und Klinik 2 mit einem MW von 2,57 nahezu identische Mittelwerte auf; in Klinik 3 liegt das arith. Mittel mit 2,41 etwas niedriger[6].

---

6 Die beobachten Unterschiede zwischen einerseits Klinik 1 und 2 sowie andererseits Klinik 3 sind auf dem Niveau von p = .002 bzw. p = .001 hochsignifikant.

Auch beim allgemeinen körperlichen Gesundheitszustand zeigen die Kliniken 1 und 2 mit 3,98 bzw. 3,96 nahezu identische Mittelwerte auf. Hier fällt Klinik 3 allerdings ca. 0,2 Punkte auf einen Mittelwert von 3,74 zurück; dies ist – wie bereits oben vermutet – vor allem mit der Altersstruktur in Klinik 3 zu erklären. Interessant ist in diesem Zusammenhang die Beobachtung, dass die Beschäftigten in Klinik 3 zwar einen geringfügig ungünstigeren Wert beim allgemeinen körperlichen Gesundheitszustand aufweisen, zugleich jedoch eine geringe Häufigkeit psychosomatischer Beschwerden berichten. Betrachtet man das Ausmaß an Wohlbefinden, weist Klinik 3 wiederum die günstigeren Werte auf (Klinik 1: 3,67; Klinik 2: 3,66; Klinik 3: 3,81).

Im nächsten Schritt werden die gesundheitsbezogenen Outcomes in Abhängigkeit von den nach ihrer Stärke gruppierten Commitmentwerten vorgestellt. Für alle drei gesundheitsbezogenen Outcomes ist erkennbar, dass sich die Befunde umso günstiger darstellen, je stärker das Commitment bewertet wird. Mit anderen Worten: die Häufigkeit psychosomatischer Beschwerden reduziert sich deutlich, je stärker das Commitment; umgekehrt verbessern sich die Werte für den allgemeinen körperlichen Gesundheitszustand sowie das Wohlbefinden mit zunehmender Stärke des Commitments (s. Tab. 4). In allen Fällen erwiesen sich die beobachteten Unterschiede in den Mittelwerten als statistisch signifikant.

Betrachtet man die in Tabelle 4 dargestellten Veränderungen je nach Stärke des Commitments lässt sich vermuten, dass eine Korrelation zwischen dem allg. körperlichen Gesundheits-

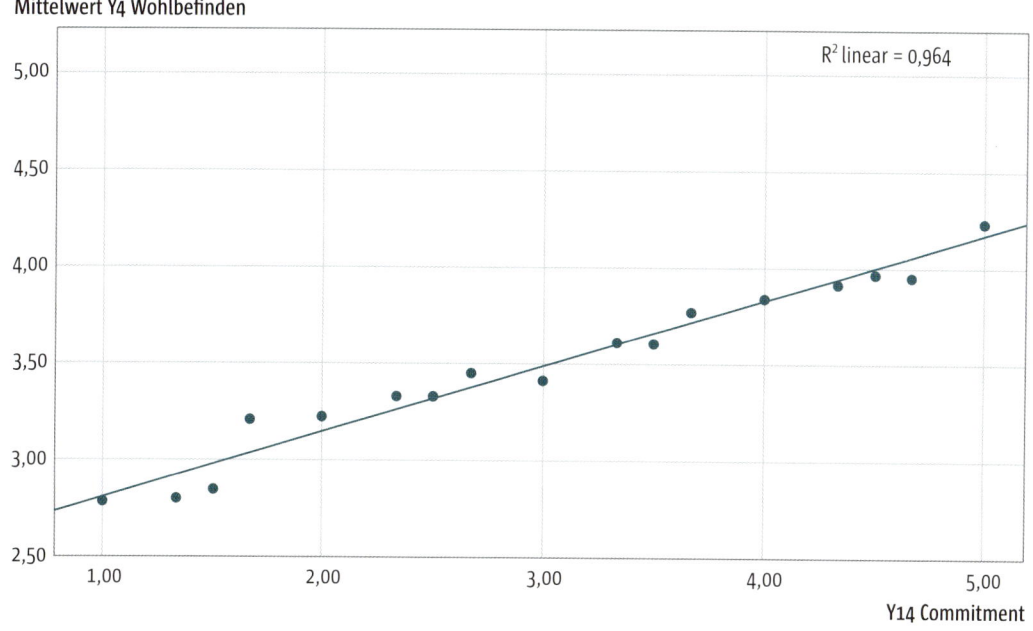

Abb. 3 Streudiagramm zur Korrelation zwischen Commitment und Wohlbefinden

zustand und dem Commitment eher schwächer ausfallen wird, während sie hinsichtlich des Wohlbefindens deutlicher (= stärker) ausfallen sollte. Die tatsächlichen Korrelationsstärken (nach Pearson) entsprechen dann auch dieser Erwartungen: für die Häufigkeit psychosomatischer Beschwerden = −,269**, für den allg. körperlichen Gesundheitszustand = ,161** sowie für das Wohlbefinden = ,409**. Exemplarisch zeigt Abbildung 3 die Korrelation zwischen Commitment und Wohlbefinden als mittelwertbezogenes Streudiagramm.

8.8 Befunde zum Qualitätsbewusstsein

Im folgenden Abschnitt werden die Befunde zur Einschätzung des Qualitätsbewusstseins vorgestellt.

Während die Votings für das Qualitätsbewusstsein in den Kliniken 1 (MW 3,68) und 2 (MW 3,69) nahezu identisch ausfallen, liegt der Wert für Klinik 3 um ca. 0,2 Punkte höher.

Qualitätsbewusstsein wird mit den Konstrukten Orientierung an den Bedürfnissen der Kunden, kontinuierliche Verbesserung der Arbeitsleistung, Beachtung von Standards und Leitlinien und der Ausrichtung auf die Ergebnisqualität gemessen (Badura et al. 2008). Entwickelt wurde diese Skala von Prof. Dr. H. Pfaff, Köln.

Der beobachtete Unterschied zwischen einerseits Klinik 1 und 2 sowie andererseits Klinik 3 erwies sich beim Vergleich der Mittelwerte als statistisch signifikant (P = 0,0000).

Ausgehend von der oben skizzierten These, dass die soziale Vernetzung und Qualität der Netzwerke eines Menschen einen entscheidenden Einfluss u.a. auf dessen Leistungs- und Problemlösungsfähigkeit (Badura et al. 2017; Ehresmann 2017; Pfaff et al. 2005; Rixgens 2009) haben, wird im nächsten Schritt der Frage nachgegangen, inwieweit statistisch belastbare Zusammenhänge zwischen den horizontalen und vertikalen Beziehungen sowie der Organisationskultur und dem Qualitätsbewusstsein der Beschäftigten der untersuchten Kliniken bestehen.

Wie in Tabelle 5 dargestellt, weisen die beobachteten Befunde für alle drei Kapitaldimensionen starke und zugleich hochsignifikante Kor-

Tab. 5 Korrelationen zwischen Qualität der horizontalen und vertikalen Beziehungen sowie der Organisationskultur und dem Qualitätsbewusstsein

Netzwerkkapital	Korrelation nach Pearson	,618**
	Signifikanz (2-seitig)	0,000
	N	2.238
Führungskapital	Korrelation nach Pearson	,555**
	Signifikanz (2-seitig)	0,000
	N	2.222
Kulturelles Kapital	Korrelation nach Pearson	,614**
	Signifikanz (2-seitig)	0,000
	N	2.229

relationen zum Qualitätsbewusstsein der Beschäftigten auf. Somit kann vermutet werden, dass die horizontalen und vertikalen Beziehungen in den drei Kliniken sowie deren Organisationskultur einen deutlichen Einfluss nehmen auf das Qualitätsbewusstsein der Beschäftigten. Ergänzend wird nachfolgend exemplarisch das aus den zuvor beschriebenen Korrelationen abgeleitete mittelwertbasierte Streudiagramm für die Korrelation zwischen einerseits dem Netzwerkkapital und andererseits dem Qualitätsbewusstsein dargestellt (s. Abb. 4).

Anknüpfend an das Bielefelder Modell, das ja nicht nur einen Einfluss der Bindung auf Gesundheit und Wohlbefinden postuliert, sondern ebenso auf das Qualitätsbewusstsein, erfolgt abschließend ein Blick auf die Befunde für das Qualitätsbewusstsein in Abhängigkeit vom Commitment der Befragten. Wie aus Tabelle 6 ersichtlich, äußern die Beschäftigten aller drei Kliniken ein deutlich höheres Maß an Qualitätsbewusstsein, je stärker ihr Commitment gegenüber der jeweiligen Klinik ist.

Tab. 6 Qualitätsbewusstsein (differenziert nach Stärke den Commitments in den drei Kliniken; angegeben ist das arith. Mittel, Wertebereich: 1–5)

		Klinik 1	Klinik 2	Klinik 3
Commitment	gering	3,06	3,18	2,88
	mittel	3,61	3,74	3,61
	hoch	3,98	4,10	4,11

Abb. 4 Streudiagramm für die Korrelation zwischen Netzwerkkapital und Qualitätsbewusstsein

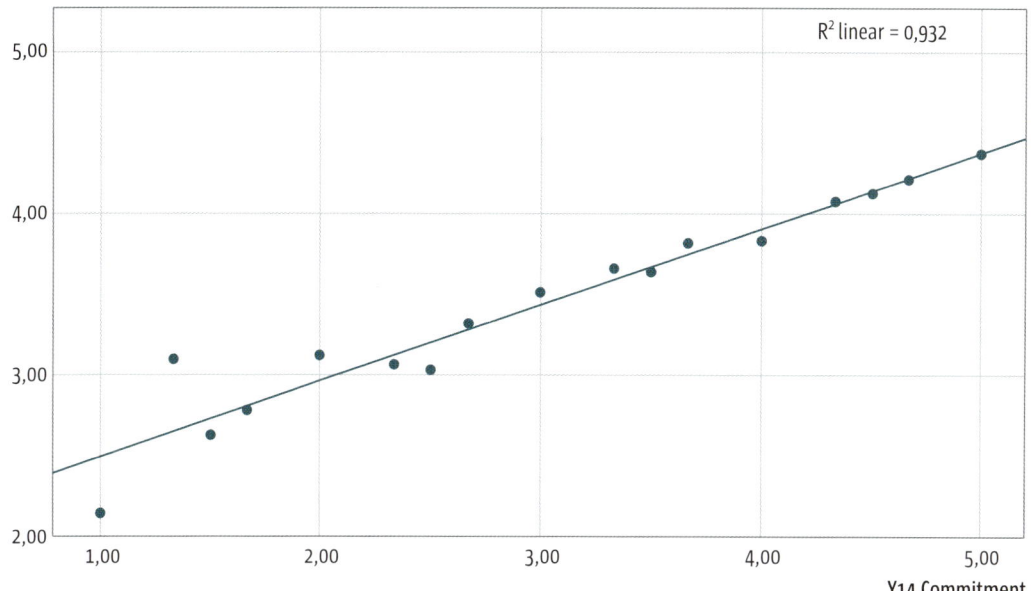

Abb. 5 Streudiagramm für die Korrelation zwischen Commitment und Qualitätsbewusstsein

Der augenscheinliche (statistische) Zusammenhang zeigt sich entsprechend in der gemessenen Stärke der Korrelation (nach Pearson) von ‚485 bei einer zweiseitigen Signifikanz von 0,000. Siehe dazu abschließend das dazugehörige mittelwertbezogenen Punktdiagramm (s. Abb. 5).

8.9 Diskussion und Fazit

Die in diesem Beitrag dargelegten Zusammenhänge beruhen auf einem Querschnittsdesign. Deshalb sollten die vermuteten Kausalitäten in weiteren Längsschnittstudien überprüft werden. Bestätigt wurden die hier bei drei Krankenhäusern gefundenen Ergebnisse bereits durch Organisationsdiagnosen, die wir in zahlreichen Unternehmen, Verwaltungen und Dienstleistungsorganisationen durchführen konnten. Das soziale System von Organisationen hat offenbar einen bisher weithin unterschätzten Einfluss auf das Arbeitsverhalten, seine Ergebnisse und auf die Gesundheit der Beschäftigten.

Sichtbar und damit objektivierbar wird dieser Einfluss erst durch Einsatz einer sozialwissenschaftlichen Diagnostik mithilfe standardisierter, vielfach erprobter Befragungsinstrumente und durch ein auf Organisationsvergleiche ausgelegtes, theoriegestütztes Vorgehen. Krankenhäuser sind Orte lebenswichtiger Dienste an und mit Mitbürger:innen. Das unterscheidet sie von anderen Bereichen des Wirtschaftslebens. Wieweit sie dabei mit Blick auf ihre Patient:innen Erfolg haben, hängt auch – wie die vorgestellten Daten nahelegen – davon ab, wie mitarbeiterorientiert sie dabei vorgehen. Führung, Kultur und Teambeziehungen sind, das zeigen unsere vergleichenden Analysen immer wieder aufs Neue, von hoher Bedeutung.

Die Qualität der Versorgung im Krankenhaus ist nicht nur eine Herausforderung für jeden einzelnen Arzt/jede einzelne Ärztin oder jede einzelne Pflegekraft. Sie ist auch eine Herausforderung für die Gesamtorganisation und die Qualität der Zusammenarbeit innerhalb und zwischen einzelnen Abteilungen und Berufsgruppen. Die Qualität des sozialen Systems, vereinfacht gesagt: wie Beschäftigte miteinander umgehen und wie sie geführt werden, hat Einfluss auf ihre Attraktivität für den Nachwuchs. Bei weiterer Zunahme des Wettbewerbs um Fachkräfte wird Mitarbeiterorientierung immer bedeutsamer für die Attraktivität einzelner Häuser.

Die Qualität des sozialen Systems Krankenhaus ist keinesfalls nur beachtenswert mit Blick auf die medizinisch-pflegerische Qualität und ihre Mitarbeiterorientierung. Sie ist auch beachtenswert – das zeigen die Daten von Weller (Weller 2013) – für ihre Wirtschaftlichkeit: durch ihren Einfluss auf die Fehlzeiten (siehe dazu Badura u. Ehresmann 2020).

Eine Kultur vertrauensvoller Kooperation erlaubt das offene Aussprechen von Verbesserungsvorschlägen. Sie bildet die Grundlage für einen angstfreien Umgang mit Problemen und Fehlerquellen (Edmondson 2020). Mehr Geld und Personal allein – so nötig sie sein mögen – werden die in diesem Beitrag ausgesprochenen organisatorischen Probleme nicht beseitigen (siehe dazu: Badura u. Steinke 2019).

Literatur

Badura B (Hrsg.) (2017) Arbeit und Gesundheit im 21. Jahrhundert. Springer Gabler Berlin

Badura B, Ducki A, Schröder H, Klose J, Meyer M (Hrsg.) (2013) Fehlzeiten-Report 2013. Verdammt zum Erfolg – Die süchtige Arbeitsgesellschaft? Springer Gabler Berlin

Badura B, Ducki A, Schröder H, Klose J, Meyer M (Hrsg.) (2017) Fehlzeiten-Report 2017. Krise und Gesundheit – Ursachen, Prävention, Bewältigung. Springer Gabler Berlin

Badura B, Ducki A, Schröder H, Klose J, Meyer M (Hrsg.) (2020) Fehlzeiten-Report 2020. Gerechtigkeit und Gesundheit. Springer Gabler Berlin

Badura B, Greiner W, Rixgens P, Ueberle M, Behr M (2008) Betriebliches Sozialkapital. Grundlagen von Gesundheit und Unternehmenserfolg. Springer Gabler Berlin

Badura B, Greiner W, Rixgens P, Ueberle M, Behr M (2013) Sozialkapital – Grundlagen von Gesundheit und Unternehmenserfolg. 2. Aufl. Springer Gabler Berlin

Badura B, Ehresmann C (2016) Unternehmenskultur, Mitarbeiterbindung und Gesundheit. In: Badura B, Ducki A, Schröder H, Klose J, Meyer M (Hrsg.) Fehlzeiten-Report 2016. 19–35. Springer Gabler Berlin

Badura B, Ehresmann C (2020) Die Aussagekraft der Kennzahl „Fehlzeiten" – Deutungsversuch aus Sicht der Gesundheitswissenschaften. In: Badura B et al. (Hrsg.) Fehlzeiten-Report 2020. Gerechtigkeit und Gesundheit. 313–329. Springer Gabler Berlin

Badura B, Steinke M (2019) Mindeststandards im Behördlichen Gesundheitsmanagement (BGM) der Landesverwaltung Nordrhein-Westfalen. Abschlussbericht zum Vergabeverfahren „Entwicklung und Festlegung von Standards für BGM in der Landesverwaltung" (Auftragsnummer ZVSt-2018-192/BGM)

Badura B, Walter U, Hehlmann T (2010) Betriebliche Gesundheitspolitik. Der Weg zur gesunden Organisation. Springer Heidelberg/Dordrecht/London/New York

Deming WE (2000) Out of the Crisis. The MIT Press Cambridge, MA

Edmondson AC (2020) Die angstfreie Organisation. Vahlen München

Ehresmann C (2017) Burn-out und das Sozialkapital von Organisationen – auf die Bindung kommt es an. Eine quantitative Analyse zu Sozialkapital, emotionaler Bindung und psychischer Erschöpfung am Beispiel von Mitarbeitern in medizinischen Rehabilitationskliniken. Dissertation an der Universität Bielefeld. URL: https://pub.uni-bielefeld.de/publication/2911987 (abgerufen am 20.01.2022)

Ehresmann C, Badura B (2018) Sinnquellen in der Arbeitswelt und ihre Bedeutung für die Gesundheit. In: Badura B et al. (Hrsg.) Fehlzeiten-Report 2018. Sinn erleben – Arbeit und Gesundheit. 47–59. Springer Gabler Berlin

Eichhorn S (1993) Patientenorientierte Krankenhausorganisation. In: Badura B, Feuerstein G (Hrsg.) System Krankenhaus. 241–253. Juventa Weinheim/München

Environmental, Social and Governance (ESG) Faktoren (Kriterien) (2021) URL: https://www.alleaktien.de/aktienlexikon-und-boersenlexikon-und-definitionen/environmental-social-and-governance-esg-bewertung-und-kriterien/ (abgerufen am 20.01.2022)

Grossmann R, Scala K (2002) Krankenhäuser als Organisationen steuern und entwickeln. In: Grossmann R, Scala K (Hrsg.) Intelligentes Krankenhaus. Innovative Beispiele der Organisationsentwicklung in Krankenhäusern und Pflegeeinrichtungen. 12–31. Springer Wien/New York

Imai M (1992) Kaizen. Der Schlüssel zum Erfolg der Japaner im Wettbewerb. Ullstein Berlin/Frankfurt

Leotti LA, Delgado MR (2011) Processing Social and Nonsocial Rewards in the Human Brain. The Oxford Handbook of Social Neuroscience

Murthy VH (2020) The Healing Power of Human Connection in a Sometimes Lonely World. Harper Wave New York

Peus C, Mattausch ET, Kerschreiter R, Frey D, Brandstätter V (2004) Ökonomische Auswirkungen professioneller Führung. In: Dürndorfer M, Friedrichs P (Hrsg.) Human Capital Leadership. Wettbewerbsvorteile für den Erfolg von morgen. 193–209. Murmann Hamburg

Pfaff H, Badura B, Pühlhofer F, Siewerts D (2005) Das Sozialkapital der Krankenhäuser – wie es gemessen und gestärkt werden kann. In: Badura B, Schellschmidt H, Vetter C (Hrsg.) Fehlzeiten-Report 2004. Gesundheitsmanagement in Krankenhäusern und Pflegeeinrichtungen. 81–108. Springer Berlin/Heidelberg/New York

Rixgens P (2009) Betriebliches Sozialkapital, Arbeitsqualität und Gesundheit der Beschäftigten – Variiert das Bielefelder Sozialkapital-Modell nach beruflicher Position, Alter und Geschlecht? In: Badura B, Schröder H, Vetter C (Hrsg.) Fehlzeiten-Report 2008. Betriebliches Gesundheitsmanagement: Kosten und Nutzen. 33–41. Springer Heidelberg

Schein EH (2010) Organizational Culture and Leadership. Jossey-Bass

Walter U (2017) Qualitätsstandards im BGM. In: Badura B (Hrsg.) Arbeit und Gesundheit im 21. Jahrhundert. 109–125. Springer Gabler Berlin/Heidelberg

Weller R (2013) Sozialkapital und Qualität im Krankenhaus In: Badura B, Greiner W, Rixgens P, Ueberle M, Behr M Sozialkapital – Grundlagen von Gesundheit und Unternehmenserfolg. 2. Aufl. 263–276. Springer Gabler Berlin

Eckhard Münch

Eckhard Münch ist Industriekaufmann und Diplom- Sozialwissenschaftler. Von 1992 bis 1998 war er wissenschaftlicher Mitarbeiter in der Arbeitsgruppe von Prof. Dr. Bernhard Badura der an der Universität Bielefeld, Fakultät für Gesundheitswissenschaften. Seit 1996 ist Eckhard Münch tätig als Trainer, Berater und Coach im Bereich Organisations- und Personalentwicklung sowie Mitgesellschafter der Salubris UG (haftungsbeschränkt) & Co KG, einem Beratungsunternehmen zum Betrieblichen Gesundheitsmanagement.

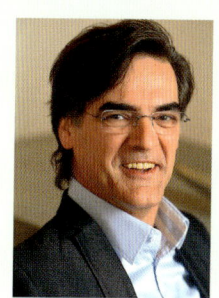

Prof. Dr. em. Bernhard Badura

Bernhard Badura ist emeritierter Professor der von ihm mitbegründeten Fakultät für Gesundheitswissenschaften der Universität Bielefeld. Er hat an zahlreichen Universitäten geforscht und gelehrt, u.a. an der Universität Konstanz, der Harvard University, den Universitäten Graz und Zürich. Bevor er zur Universität Bielefeld wechselte, war er Direktor des Instituts für Soziologie der Technischen Universität Berlin. Seine Hauptforschungsgebiete sind Unternehmensdiagnostik und Grundlagen der Kooperation. Er ist Mitgesellschafter der Salubris UG (haftungsbeschränkt) & Co KG, einem Beratungsunternehmen zum Betrieblichen Gesundheitsmanagement.

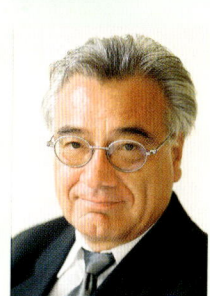

Robert Weller, M.A.

Robert Weller ist Qualitätsmanager (zert. DGQ) sowie Klinischer Risikomanager und Lehrer für Pflegeberufe. Derzeit leitet er das Qualitäts- und Risikomanagement im Kreisklinikum Siegen GmbH.

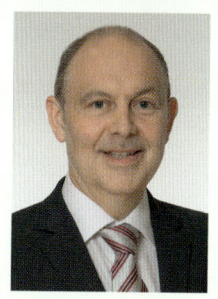

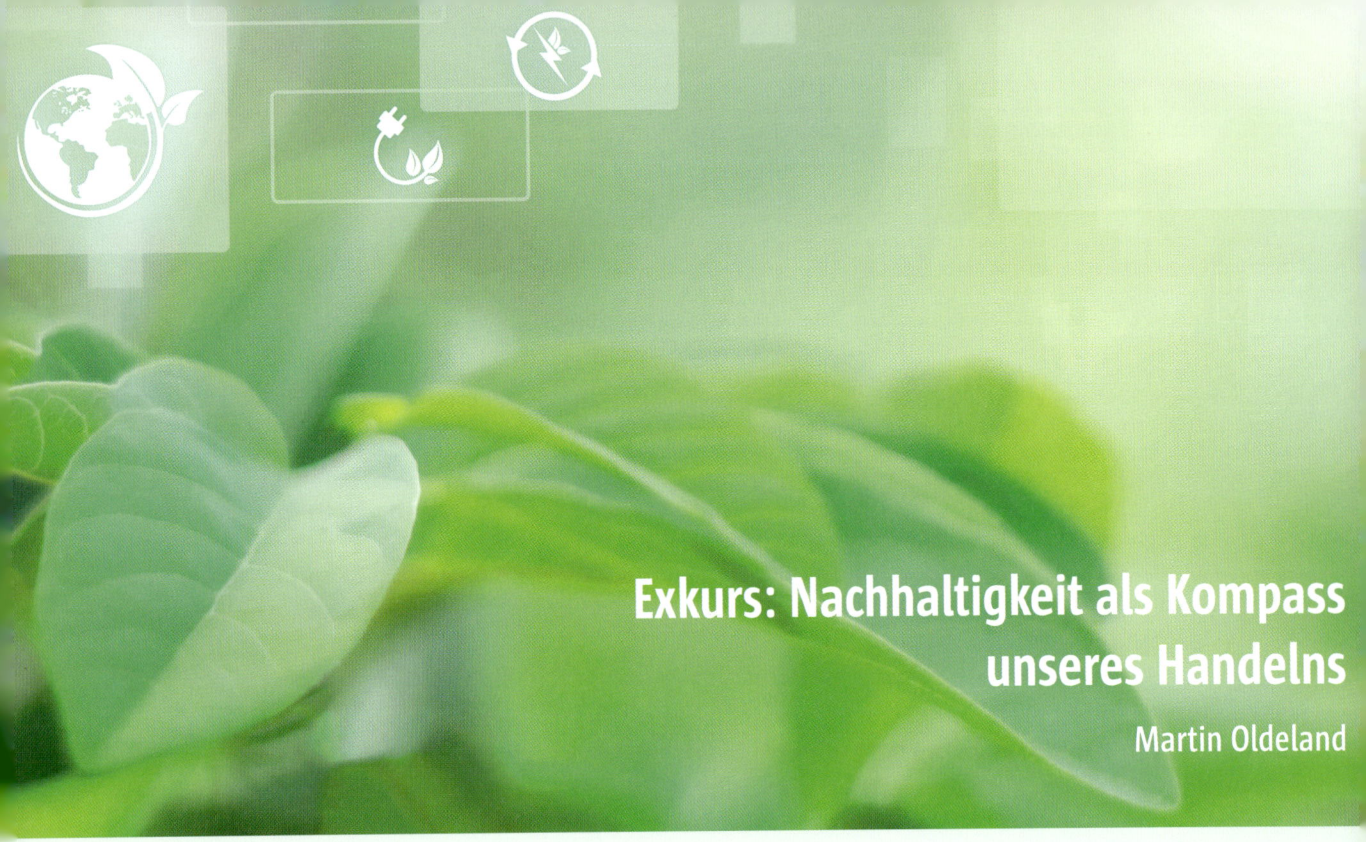

Exkurs: Nachhaltigkeit als Kompass unseres Handelns

Martin Oldeland

Nachhaltigkeit wird zum Leitbild für unser Handeln

Unser Planet befindet sich insbesondere durch das Handeln des Menschen und seinen Umgang mit Natur und Umwelt in einer uns alle bedrohenden Krise. Das Gesamtsystem aus Natur und menschlicher Gesellschaft wird brüchiger, ist immer mehr Fluktuationen und Spannungen ausgesetzt. Es gerät sichtbar zunehmend an seine Belastungsgrenzen. Der Klimawandel und die daraus resultierenden Folgen wie Extremwetterereignisse, Artenschwund, Krankheiten, Ausbreitung von Wüsten, politische Umbrüche und manches mehr sind global Realität. Wirtschaftliche Schäden, z.B. durch Extremwetterereignisse oder eine Pandemie, wie etwa COVID-19, nehmen zu und werden zukünftig noch an Dynamik gewinnen, auch in Deutschland. Funktionierende und regenerierbare Ökosysteme sind für unser Überleben und Wohlbefinden unverzichtbar. Ein gesundes Leben gibt es letztlich nur auf einem gesunden Planeten. Nur wir handeln nicht so, wie es nötig wäre, um diese so wichtigen Ökosysteme in ihrer Funktionsfähigkeit zu erhalten. Ökosysteme wie Meere und Regenwälder werden übernutzt oder durch schädliche Einträge teilweise bereits irreversibel geschädigt. Internationale Wissenschaftler um den schwedischen Professor Johan Rockström machten erstmals 2009 das Konzept der Planetaren Grenzen bekannt, das Aussagen über die Erdgesundheit und die Lebensgrundlagen der Menschheit treffen kann.

Status quo: Der Mensch greift in die eng vernetzten Prozesse ein und vier der neun Grenzen sind bereits bedrohlich ausgereizt. Die Staatengemeinschaft versucht, dem entgegenzusteuern.

Die Generalversammlung der Vereinten Nationen (UN) hat jetzt das Zeitfenster 2021 bis 2030 zur UN-Dekade für die Wiederherstellung von Ökosystemen erklärt. Bereits im Januar 2020 begann die „Dekade des Handelns" im Rahmen

Exkurs: Nachhaltigkeit als Kompass unseres Handelns

der Umsetzung der UN 2030 Agenda für nachhaltige Entwicklung (UN SDGs). Die am 1. Januar 2016 mit einer Laufzeit von 15 Jahren in Kraft getretenen und für alle Staaten geltenden UN Sustainable Development Goals (SDGs) sind ein globaler Plan zur Förderung nachhaltigen Friedens und Wohlstands und zum Schutz unseres Planeten. Der sogenannte Pariser Weltklimavertrag von 2015 ist geltendes Recht und sieht die Begrenzung der menschengemachten globalen Erwärmung auf deutlich unter 2 °C gegenüber vorindustriellen Werten vor. Wir reden jetzt über das 1,5-Grad-Ziel und sehen bereits dessen Erreichung als problematisch an. Auch das Bundesverfassungsgericht hat 2021 in Bezug auf die deutsche Politik ein zukunftsweisendes Urteil gesprochen und im Kern festgestellt: Die Politik muss deutlich mehr tun, damit die Klimaziele erreicht werden. Und sie darf drastische Schritte, um die Treibhausgasemissionen zu senken, nicht zu Lasten der jungen Generation in die Zukunft verschieben. Die Prinzipien der Nachhaltigkeit in Verbindung mit dem zur Umsetzung notwendigen kulturellen Wandel sind also zentrale Elemente einer zukunftsfähigen Entwicklung, die auch für Einrichtungen des Gesundheitswesens gelten. Noch nie zuvor in der Geschichte hatten wir so viel Wissen, Technik und Geld wie jetzt zur Verfügung. Und trotzdem werden die Probleme und Herausforderungen nicht nur gefühlt tagtäglich eher größer statt kleiner. Fehlt uns die Orientierung vor lauter Informationen und Wissen? Wie muss die notwendige Transformation aussehen? Können wir noch richtig navigieren im täglichen Geschäft?

Wir müssen unseren Kompass neu justieren

Unser politisches, wirtschaftliches und individuelles Handeln braucht eine Anpassung an die aktuellen Gegebenheiten und Herausforderungen. Alte Muster und Wege helfen oft nicht mehr weiter. Wir benötigen neue Wege und Lösungen und einen neu justierten Kompass, der uns leiten kann. Die Planetaren Grenzen, die global gültigen SDGs und die Ziele des Pariser Weltklimavertrages zeigen uns die Richtung an und stellen auch Leitplanken dar, innerhalb derer unsere Entwicklung weitergehen sollte. In SDG 3 – Gesundheit und Wohlergehen heißt es: ein gesundes Leben für alle Menschen jeden Alters gewährleisten und ihr Wohlergehen fördern. Gesundheit ist Ziel, Voraussetzung und Ergebnis von nachhaltiger Entwicklung.

Gesundheit ist Ziel, Voraussetzung und Ergebnis von nachhaltiger Entwicklung.

Biodiversität und Gesundheit

Wir wissen heute noch nicht, welche Krankheiten uns in ein paar Jahren oder Jahrzehnten bedrohen werden, für deren Bekämpfung ein möglichst großer natürlicher Genpool wichtig wäre, aus dem wir dann hoffentlich eine Lösung finden können. Durch unser aktuelles Verhalten, den derzeitigen Umgang mit der Natur und den Ökosystemen verringern wir den uns zukünftig noch zur Verfügung stehenden Genpool massiv. Die Biodiversität nimmt teilweise schon rapide ab, wie z.B. das großflächige Insektensterben, Korallenbleichen oder leergefischte Meeresgebiete zeigen.

Das Global Footprint Network (GFN) berechnet und veröffentlicht jedes Jahr den Tag, an dem rechnerisch die Jahresressourcen der Welt aufgebraucht sind. Dies ist der sogenannte Earth Overshoot Day oder auch „Erdüberlastungstag" genannt. Im Jahr 2021 ist dies global der 29. Juli. Für Deutschland lag dieser Tag bereits am 5. Mai. Unendliches Wachstum auf einem begrenzten Planeten ist faktisch unmöglich. Wir glauben aber, es ginge irgendwie und blenden dabei die bereits erfolgten Zerstörungen in den Ökosystemen vielfach aus und hoffen es wird schon noch Technologien geben, die es regeln werden. Eine trügerische Hoffnung. Die Einhaltung der SDGs bis zum Jahr 2030, Klimaneutralität bis 2045 oder 2050 etc. ist quasi schon morgen, da viele Investitionen eine Laufzeit von oft vielen Jahrzehnten haben. Dies gilt auch für den Bereich des Gesundheitswesens. Politisch gesehen heißt es z.B. für Deutschland, dass die nächste Legislaturperiode ab 2021 mit ihren politischen Entscheidungen und Handlungen darüber entscheidet, ob wir diese Ziele überhaupt noch erreichen werden. Wir müssen es auch mit den bereits heute vorhandenen Technologien in Angriff nehmen und nicht auf noch nicht erfundene oder noch nicht erprobte Technologien der Zukunft setzen, abwarten und damit wertvolle Zeit vergeuden. Jeder Tag, jeder Monat, jedes Jahr zählt. Wir sind in der Dekade des Handels. Jetzt dort umsteuern, wo es möglich ist, muss für uns Leitschnur des Handels sein.

B.A.U.M. e.V. – das Netzwerk für nachhaltiges Wirtschaften

B.A.U.M. e.V. kann auf eine lange und erfolgreiche Historie zurückblicken: 1984 u.a. von Dr. Georg Winter und Dr. Maximilian Gege als erste Umweltinitiative der Wirtschaft in Europa gegründet, hat sich B.A.U.M. e.V. mittlerweile mit über 700 Mitgliedern der verschiedensten Branchen und Größen zu einem der größten Informations- und Kontaktnetzwerke für Umweltmanagement und nachhaltige Entwicklung in Europa entwickelt. B.A.U.M. e.V. hat sich das Ziel gesetzt, Unternehmen, Kommunen, Politik und Organisationen für nachhaltiges Wirtschaften zu sensibilisieren und durch erfolgreiche Beispiele aus der gelebten Praxis zu überzeugen. Ein zentrales Anliegen von B.A.U.M. ist es, den Akteuren durch Informationen, Events, Kontakte etc. bei der Einführung und Weiterentwicklung von Nachhaltigkeitsstrategien zu unterstützen. Als Informations- und Kontaktnetzwerk bietet B.A.U.M. vielfältige Aktivitäten zum praxisorientierten Informations- und Erfahrungsaustausch sowie zum Aufbau und zur Pflege vielfältiger nationaler und internationaler Kontakte in Wirtschaft, Wissenschaft, Verbänden, Politik und Medien. Aufgrund des erfolgreichen Einsatzes für nachhaltiges Wirtschaften und der jahrzehntelang erworbenen Kompetenz wirkt B.A.U.M. in zahlreichen Gremien beratend mit und ist in vielen Jurys von Umwelt- und Nachhaltigkeitspreisen kompetent vertreten.

Das Thema Gesundheit ist eines der elementaren Themen unserer Gesellschaft und ist eng verbunden mit dem Thema Nachhaltigkeit. Auch die Gründer von B.A.U.M. haben dies frühzeitig erkannt und es als eines der wichtigen Themen bereits in den 80er-Jahren in der Satzung festgeschrieben. Schon zu Beginn der 90er-Jahre hat sich B.A.U.M. intensiv mit dem Thema Umweltschutz im Krankenhaus beschäftigt und u.a. im Jahr 1992 dazu einen Kongress in Kiel veranstaltet. Im Jahr 1993 wurden erstmalig von B.A.U.M. Persönlichkeiten mit einem Umweltpreis ausgezeichnet. In der von Prof. Dr. Franz Daschner gegründeten Stiftung Viamedica hat B.A.U.M. über vielen Jahre im Kuratorium mitgewirkt. Es gibt auch Mitgliedsunternehmen im Verband aus dem Bereich Gesundheit. Insofern spielte das Thema schon immer eine Rolle in unserem Netzwerk.

Krankenhäuser und Nachhaltigkeit

Krankenhäuser sind ebenso wie z.B. Altenpflegeeinrichtungen zentrale Bereiche unseres Gemeinwesens. Wir erwarten nicht nur, dass sie ihren Aufgaben und Pflichten in Bezug auf Gesundheit und Pflege gerecht werden, sondern zunehmend auch ihrer Verantwortung in Bezug auf eine nachhaltige Entwicklung und Klimaschutz. Es sind öffentliche oder private Unternehmen, die für den Betrieb ebenso wie Unternehmen anderer Branchen auf die Nutzung von Ressourcen angewiesen sind. Es werden Ressourcen unterschiedlichster Art genutzt oder verbraucht, darunter u.a.: Energie, Wasser, Luft, Baustoffe, Lebensmittel, Flächen etc. Vielfältige Aktivitäten sind mit dem Betrieb verbunden, bei denen u.a. Abfälle und Treibhausgasemissionen anfallen. Es ist ein komplexes System mit entsprechenden Auswirkungen im Gesamtsystem, aber auch den Möglichkeiten, durch Veränderungen in Prozessen diese Auswirkungen zu vermindern und den Umgang mit Ressourcen zu optimieren. Kurz gesagt, unter den Aspekten der Notwendigkeit nachhaltigen Handels trifft dies auch für Krankenhäuser zu. Dementsprechend stehen auch Einrichtungen des Gesundheitsbereiches nicht nur unter wirtschaftlichen Druck. Es wächst auch auf sie der gesellschaftliche Druck, sich nachhaltiger zu entwickeln. Es geht dabei aber um mehr als ein Green Hospital und die Berücksichtigung nur der reinen Umweltaspekte. Es geht um einen durchgängigen und ganzheitlichen Ansatz von Nachhaltigkeit, der sich auch an den UN-SDGs orientiert. Die zunehmenden gesetzlichen Regelungen zum Thema Nachhaltigkeit (EU-Taxonomie, Nachhaltigkeitsberichtpflicht, Klimaschutz/Klimaneutralität, Baurecht etc.) bzw. die steigenden Anforderungen von unterschiedlichsten Anspruchsgruppen in Richtung einer glaubwürdigen und transparenten Nachhaltigkeitsstrategie des Unternehmens gelten auch für Krankenhäuser. Krankenhausträger sind deswegen gut beraten, sofern sie es noch nicht sind, sich auf den Weg in Richtung einer umfassenden Nachhaltigkeitsstrategie zu machen. Hierfür sind die Voraussetzungen und Strukturen z.B. über ein Stufenmodell zu schaffen. Ein zentraler Teil der Nachhaltigkeit wird aber dabei häufig außer Acht gelassen, bzw. seine Bedeutung für eine erfolgreiche Nachhaltigkeitspolitik nicht beachtet. Es ist die vierte Dimension der Nachhaltigkeit, die kulturelle Dimension. Das bekannte Nachhaltigkeitsdreieck oder die drei Säulen der Nachhaltigkeit (Ökonomie, Ökologie, Soziales) müssen um die Sichtweise der kulturellen Dimension ergänzt werden. So befindet sich innerhalb des Dreiecks die betriebliche Kultur und das Nachhaltigkeitsdreieck selbst ist umgeben von der gesellschaftlichen Kultur (Werte, Normen, Sprache, etc.). Dieser kulturelle Faktor ist aber meist ziemlich träge und langsam. Wir kennen dies auch aus anderen Themenfeldern, wo es um Veränderungen geht. Aus diesem Grund lässt sich das Thema Nachhaltigkeit im Unternehmen auch nicht auf Knopfdruck erfolgreich einfach von oben anordnen. Oft sind Manager enttäuscht oder verwundert, warum es denn nicht schneller vorangeht, obwohl es doch so offensichtlich sinnvoll und erforderlich ist und das Thema Nachhaltigkeit doch allen wichtig erscheint. Es zählen aber nicht nur Fakten und Ansagen. Wie bei anderen Themen auch müssen wir die Menschen in der Organisation überzeugen, mitnehmen und es vorleben. Auch Emotionen und Stories sind sehr wichtig für den Erfolg und die Visualisierung dessen, wo es hingehen soll. Ein Bild sagt dabei oft mehr als tausend Worte und das vor allem auch über Sprachgrenzen hinweg, wenn es um Mehrsprachigkeit geht.

Vorgehen und Ansatzpunkte auf dem Weg zur Nachhaltigkeit

Wie kann ein sinnvolles Vorgehen zur Entwicklung einer Nachhaltigkeitsstrategie aussehen? Es gilt erste Personen für das Thema zu interessieren und zu motivieren, sich dem Thema anzunehmen. Diese brauchen dann auch den Freiraum, das Thema zu entwickeln und sich zu organisieren. Dann steht eine erste Orientierung an. Hierzu kann auf verschiedene Tools, Checklisten und Leitfäden wie dem zum Deutschen Nachhaltigkeitskodex oder einen Check-N des B.A.U.M.-Netzwerkes zurückgegriffen werden. Durch eine Stakeholderanalyse sowie eine Wesentlichkeitsanalyse können erste Ansatzpunkte herausgearbeitet werden. Es gibt für diese ersten Schritte auch erfahrene Experten, die einen begleiten und Prozesse moderieren können. Sinnvoll ist es auch, den Erfahrungsaustausch mit anderen Einrichtungen/Unternehmen zu suchen. Das Rad muss nicht immer wieder neu erfunden werden. Es ist hilfreich, Hindernisse und Erfolgsfaktoren von anderen Unternehmen kennenzulernen. Wichtig ist es auch, über die Aktivitäten zu berichten, insbesondere auch intern. Eine plausible, glaubwürdige und transparente Kommunikation über den aktuellen Stand, Fortschritte, erreichte Ziele etc. ist sehr hilfreich. Eine Orientierung kann auch das Ziel sein, einen Bericht für den Deutschen Nachhaltigkeitskodex erstellen zu wollen. Dann kann in den dafür notwendigen Strukturen und an den vorgegebenen Teilaspekten gearbeitet werden.

Ansatzpunkte für mehr Nachhaltigkeit im Tagesgeschäft:
- *Baumaßnahmen (Flächennutzungskonzepte, Auswahl von Baustoffe und Materialien für Inneneinrichtung)*
- *Energieversorgung (Bezug Ökostrom, eigene erneuerbare Energieanlagen auf dem Gelände)*
- *Energieeffizienz (moderne energiesparende Anlagen für Wärme, Kälte, Klima, Beleuchtung)*
- *Wassermanagement*
- *Mobilität (Mitarbeiter, Besucher, Krankenwagen, innerbetriebliche Transporte)*
- *Biodiversität & Klimaschutz (Begrünung unter Berücksichtigung der Artenvielfalt von Gelände, Parkflächen, Dächern und Fassaden)*
- *Nachhaltigkeitskriterien bei der Beschaffung von Materialien*

Beim Thema Energie und Klimaschutz kann z.B. der KLIK-Leitfaden des Projektes KLIK green, ein Gemeinschaftsprojekt des BUND für Umwelt und Naturschutz Berlin e.V. (BUND Berlin e.V.), der Krankenhausgesellschaft Nordrhein-Westfalen e.V. (KGNW) und des Universitätsklinikums Jena (UKJ), genutzt werden (s. Kap. II.9). Mit dem Netzwerk Zukunft Krankenhaus-Einkauf (ZUKE) gibt es für den Bereich des digitalen und nachhaltigen Einkaufs von Materialien ein Praxisnetzwerk (s. Kap. II.4). Ein Netzwerk wie B.A.U.M. bietet zudem über Branchengrenzen hinweg praxisorientierten Informations- und Erfahrungsaustausch. Es gibt also viel Potenzial und Ansatzpunkte für mehr Nachhaltigkeit und damit einen Beitrag zur Zukunftsfähigkeit. Vielfach ist dies auch mit Kostensenkungen verbunden und deswegen auch betriebswirtschaftlich sinnvoll. Nachhaltigkeit ist ein Gemeinschaftswerk für eine gute und gesunde Zukunft für Gesellschaft und Natur.

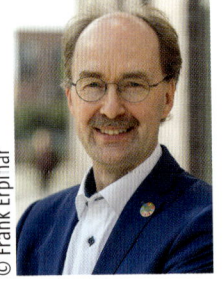

Martin Oldeland, Dipl.-Kfm.

Nach seiner Ausbildung und Tätigkeit in der Grundstücks- und Wohnungswirtschaft sowie einem anschließenden BWL-Studium und freiberuflicher Tätigkeit ist Martin Oldeland seit 1992 beim B.A.U.M. e.V. – dem Netzwerk für nachhaltiges Wirtschaften mit über 700 Mitgliedern der verschiedensten Branchen und Größen mit Sitz in Hamburg – tätig. Er ist stellvertretender Vorsitzender und gehört seit 2004 dem geschäftsführenden Vorstand an.

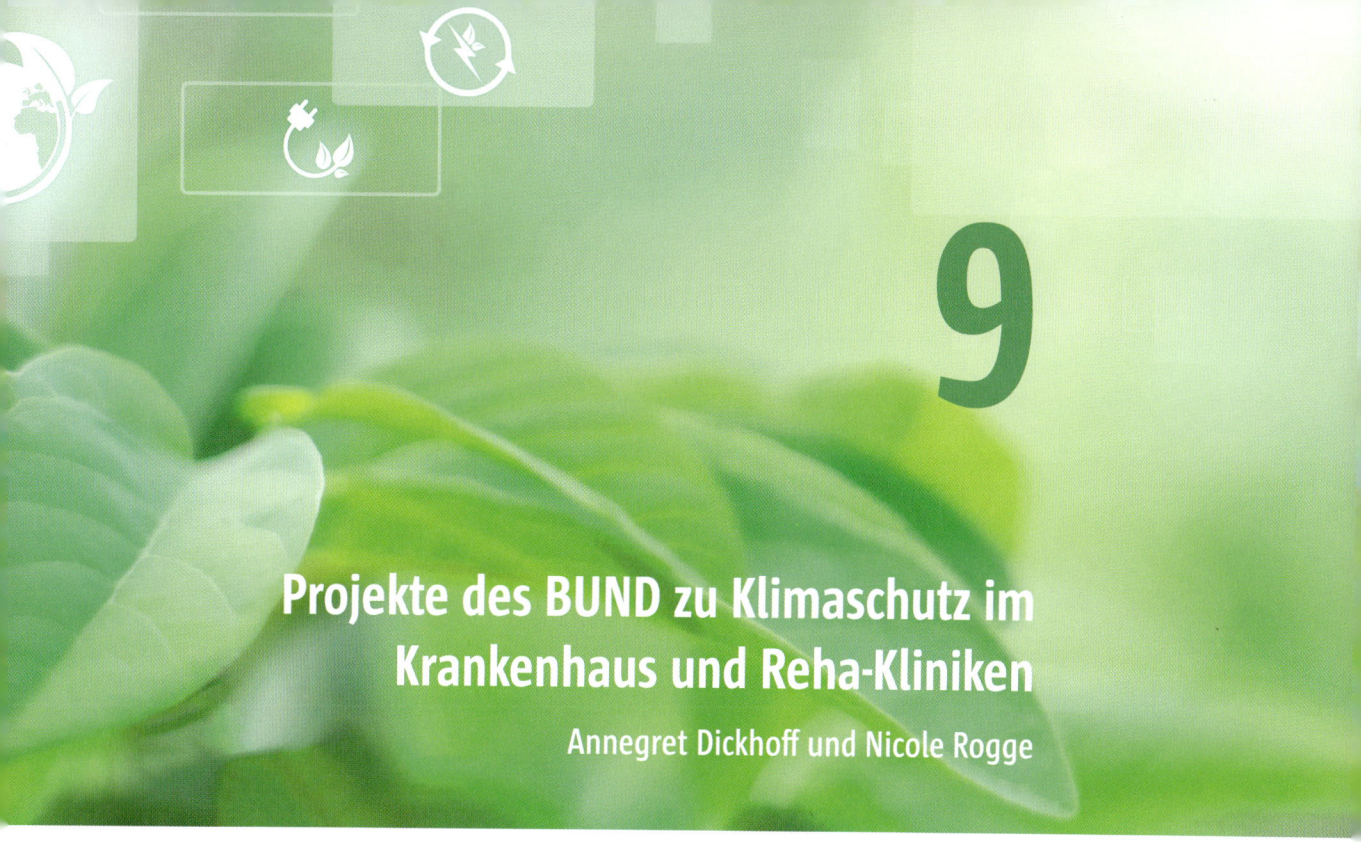

9 Projekte des BUND zu Klimaschutz im Krankenhaus und Reha-Kliniken

Annegret Dickhoff und Nicole Rogge

Im Jahr 2001 begann der BUND in Berlin das Gütesiegel „Energie sparendes Krankenhaus" im Gesundheitswesen zu vergeben. Nach kurzer Zeit bewarb sich bereits eine Vielzahl an Einrichtungen um die Auszeichnung. Bisher erfüllten 47 Krankenhäuser und Rehabilitationskliniken in Deutschland die anspruchsvollen BUND-Kriterien. Sie gelten als Leuchttürme für besonderes Engagement beim Klimaschutz.

Zusätzlich startete der BUND Berlin 2014 das vom Bundesumweltministerium geförderte Projekt KLIK – Klimamanager für Kliniken als Pilotvorhaben mit 51 Krankenhäusern und Reha-Kliniken. 2019 folgte das dreijährige Projekt KLIK green, bei dem sich 250 Einrichtungen in Deutschland beteiligen konnten, um einzelne Beschäftigte in den Einrichtungen zum Thema Klimaschutz qualifizieren zu lassen.

Alle BUND-Projekte sollen darauf hinwirken, bei der medizinischen Versorgung von Patient:innen Aspekte des Klimaschutzes und der Nachhaltigkeit zu berücksichtigen. Sie beinhalten außerdem, das eigene Handeln zu analysieren und das Unternehmen schrittweise durch die praxisnahe Umsetzung von Maßnahmen zu transformieren, um klimaschädliche Treibhausgase deutlich zu reduzieren. Die Einrichtungen profitieren von der externen Betreuung und Unterstützung und können Gesundheitsschutz und Klimaschutz verbinden. Bisher konnten die engagierten Kliniken ihre Betriebskosten durchschnittlich um einen mittleren fünfstelligen Betrag senken, trotz zum Teil geringen finanziellen Investitionen bei den Maßnahmen. Es zeichnet sich zudem eine besondere Bindung und Zufriedenheit der Beschäftigten in den beteiligten Einrichtungen ab.

9.1 Einführung

Bei den Projekten zum Thema Klimaschutz in Krankenhäusern und Reha-Kliniken versteht sich der BUND als Netzwerker und Motivator für Klimaschutzengagement von Gesundheitseinrichtungen. Es ist bekannt, dass Kliniken als Dienstleistungsunternehmen in der Sparte Handel, Dienstleistung und Gewerbe zu den sechs größten Verbrauchern in Deutschland gehören. Eine Studie von Health Care Without Harm hat ergeben, dass das Gesundheitswesen für 5% der treibhausgasschädlichen Emissionen in Deutschland verantwortlich ist (Health Care Without Harm 2019). Bereits 2003 hat der BUND berechnet, dass bundesweit allein durch Krankenhäuser sechs Millionen Tonnen CO_2-Emissionen pro Jahr vermieden werden könnten, wenn diese ihre technischen Anlagen zur Wärme- und Stromerzeugung modernisierten. Dazu müssten allerdings die jeweiligen Bundesländer die Einrichtungen mit den ihnen zustehenden finanziellen Mitteln ausstatten.

Kliniken sind geeignete Anschauungsobjekte für Klimaschutz, da sie einerseits einer breiten Öffentlichkeit zugänglich sind und andererseits vergleichsweise viel Energie und andere Ressourcen aufgrund ihres Dauerbetriebs benötigen. Zudem ähneln sie gebäudetechnisch anderen Branchen wie Verwaltung, Hotellerie oder Banken, sodass vorbildliche Kliniken zahlreiche Akteure inspirieren können.

9.2 Projekte

BUND-Gütesiegel

Das Siegel „Energie sparendes Krankenhaus" ist eine Auszeichnung für besonderes Engagement im Klimaschutz. Die Projektidee besteht darin, Krankenhäuser und Reha-Kliniken als gute Praxisbeispiele einer breiten Öffentlichkeit vorzustellen, wenn die Einrichtungen im großen Umfang Energie einsparen und damit ihren CO_2-Ausstoß verringern. Dabei stehen die Aktivitäten der Personen und Erfolge in den Betrieben im Vordergrund. Die Klinikleitung sieht das BUND-Gütesiegel zunehmend als Qualitätsauszeichnung, da die Einsparergebnisse durch externe Gutachter bestätigt werden.

Die Häuser profilieren sich mit der Auszeichnung als zukunftsorientierte und gesellschaftlich verantwortungsvolle Einrichtungen und orientieren sie zunehmend in Richtung des Deutschen Nachhaltigkeitskodex.

Das BUND-Label wurde in Zusammenarbeit mit dem bundesweiten BUND-Arbeitskreis Energie entwickelt und seitdem vom Bundesumweltministerium mit einer Schirmherrschaft repräsentativ unterstützt. Umfangreiche Presse- und Öffentlichkeitsarbeit begleitet die Siegelübergabe an die auszuzeichnende Einrichtung (http://www.energiesparendes-krankenhaus.de).

Kliniken können die begehrte Auszeichnung beantragen, wenn sie in den vergangenen Jahren Anstrengungen unternommen haben, um ihren Energiebedarf zu senken. Nach Prüfung und Bestätigung dieser Einsparleistung durch den BUND und einen weiteren Fachexperten wird das Gütesiegel vergeben. Die Prüfung wird anhand verschiedener Kriterien vorgenommen. Als Baseline werden der Energieverbrauch bzw. die CO_2-Emissionen der Einrichtung aus den vorangegangenen fünf Jahren verwendet. Krankenhäuser, die das Gütesiegel verliehen bekommen, entrichten eine gestaffelte jährliche Lizenzgebühr, die sich nach der Bettenzahl sowie der Erstauszeichnung bzw. Verlängerung richtet.

KLIK – Klimamanager für Kliniken

Seit 2014 begleitet der BUND bundesweit Krankenhäuser und Reha-Kliniken bei der Planung und Umsetzung von Klimaschutzmaßnahmen. Die bisher initiierten Projekte KLIK sowie KLIK green erhielten eine Förderung im Rahmen der Nationalen Klimaschutzinitiative (www.klik-krankenhaus.de).

Als bundesweiter Pilot zur Qualifizierung von Fachkräften in Kliniken war zunächst das Projekt KLIK – Klimamanager für Kliniken über eine Laufzeit von drei Jahren angelegt. Die Durchführung erfolgte durch den BUND Berlin und die Freiburger Stiftung viamedica. Das Projektziel sah vor, die CO_2-Emissionen in den beteiligten Einrichtungen um 30.000 Tonnen zu reduzieren. Im Fokus stand Klimaschutz und Energieeffizienz als Managementaufgabe in den Kliniken zu verankern und dafür konkrete Maßnahmen anzustoßen.

Das Projekt KLIK hat positive Beispiele für die Reduzierung klimaschädlicher Treibhausgasemissionen in den Technikzentralen und Gebäuden der Einrichtungen hervorgebracht. Sehr aktive und engagierte Klimamanager:innen initiierten verschiedenste Maßnahmen. Mitgewirkt haben insgesamt 51 Einrichtungen, darunter zehn Universitätsklinika.

Mit der Rolle der Klimamanager:innen sind innerhalb einer Einrichtung Verantwortlichkeiten geregelt und erste Ansprechpersonen für Klimaschutz festgelegt. Die Position soll analog zu den Beauftragten für Abfall nach AbfBeauftrV oder den Fachkräften für Arbeitssicherheit nach ArbSichG eine Zuständigkeit innehaben, allerdings ist sie bisher in keinem deutschen Rechtsrahmen verankert. Verschiedene Aufgaben sind damit verbunden, wie:

- Einsparpotenziale in Kliniken zu identifizieren,
- Informationen über Energie- und Ressourceneinsparung und Klimaschutz weiter zu geben,
- die Berücksichtigung klimarelevanter Aspekte bei Entscheidungen einzufordern,
- die Planung von Maßnahmen kritisch unter klimarelevanten Gesichtspunkten zu überprüfen und
- sich bei der Umsetzung von Maßnahmen für einen möglichst hohen Wirkungsgrad im Hinblick auf Klimaschutz einzusetzen.

> **CO_2e**
>
> CO_2e auch Kohlendioxid-Äquivalente genannt, ist eine Einheit für klimaschädliche Emissionen. Damit sind nicht nur klassisch Kohlendioxidemissionen (CO_2) gemeint, sondern auch andere Treibhausgase wie N_2O = Lachgas, CH_4 = Methan und F-Gase = Fluorierte Treibhausgase wie Narkosegase, die in ihrer Wirksamkeit auf CO_2-Emissionen umgerechnet werden.

Seit Mai 2019 wird das Projekt KLIK – Klimamanager für Kliniken unter dem Namen KLIK green weitergeführt. Über einen ebenfalls dreijährigen Zeitraum werden weitere beschäftigte Fachkräfte zu Klimamanager:innen qualifiziert. Im Projekt KLIK green kooperiert der BUND in einem Verbund mit der Krankenhausgesellschaft Nordrhein-Westfalen (KGNW) und dem Universitätsklinikum Jena (UKJ). Das Projektziel ist, gemeinsam mit 250 teilnehmenden Krankenhäusern und Reha-Kliniken 100.000 Tonnen CO_2e zu vermeiden. Insgesamt beteiligen sich aktuell 251 Einrichtungen am Projekt KLIK green (Stand November 2021), darunter rund 200 Krankenhäuser und Fachkliniken sowie 50 Reha-Kliniken.

Dass das Thema Klimaschutz eine dringende, aber langfristige und komplexe Aufgabe ist, zeigt sich insbesondere darin, dass sich sieben Einrichtungen mit BUND-Gütesiegel sowie sechs Einrichtungen aus dem Vorgängerprojekt KLIK im Rahmen von KLIK green um weiteren Klimaschutz bemühen.

Von den beteiligten Kliniken gehören rund 30% zu freigemeinnützigen und 24% zu privaten Klinikträgern. 45% sind in öffentlicher bzw. kommunaler Hand, wobei 13 Universitätsklinika im Projekt starteten. Die Verteilung spricht dafür, dass mittlerweile unabhängig von der Trägerschaft das Thema Klimaschutz als relevant eingeschätzt wird und die Akteure Projektförderungen nutzen.

Insgesamt sind bis auf Mecklenburg-Vorpommern Einrichtungen aus allen Bundesländern bei KLIK green vertreten. In bis zu drei Präsenz-Workshops, einer Schulung sowie verschiedenen Online-Workshops kommen Klimamanager:innen somit bundesweit zusammen. Bei den gemeinsamen Qualifizierungsveranstaltungen erlangen die Teilnehmenden das nötige Know-how, um konkrete Klimaschutzziele für die Einrichtungen festzulegen, Maßnahmen zu planen und diese letztendlich auch umzusetzen.

Neben dem Wissenstransfer über Klimaschutzmaßnahmen in den Bereichen Energie, Beschaffung, Ressourcenverbrauch, Abfall, Mobilität, Speisenversorgung, Informationstechnik und Nutzerverhalten zeichnet sich das Projekt KLIK green durch seinen Netzwerkcharakter und den intensiven Austausch untereinander aus. Besonders förderlich ist dabei, dass die Klimamanager:innen sehr unterschiedliche berufliche Hintergründe aufweisen. Auch wenn im Projekt KLIK green etwas mehr als die Hälfte der Fachkräfte im Bereich Technik/Bau/Energie tätig sind, so arbeiten fast ein Drittel in der Verwaltung, im Qualitätsmanagement, dem Abfall- oder Umweltmanagement. Zwölf Prozent kommen aus der Hygiene, Ärzteschaft und dem Pflegebereich. Mit Personal aus der Speisenversorgung, dem Einkauf und der Öffentlichkeitsarbeit sind letztendlich nahezu alle relevanten Berufsgruppen bei KLIK green vertreten. Diese fachliche Vielfalt der Gruppe sowie die Heterogenität der beteiligten Kliniken ermöglicht es, eine Bandbreite an verschiedenen Ansätzen für Klimaschutz zu finden sowie inter- und transdisziplinär umzusetzen.

9.3 Praxisbeispiele

Da die Verbreitung von umgesetzten Maßnahmen zur Senkung des CO_2-Fußabdrucks in deutschen Kliniken ein Ziel der Arbeit des BUND ist, finden sich verschiedene Praxisbeispiele auf der Website des jeweiligen Projekts. Die KLIK-Datenbank enthält – bisher einmalig in Deutschland – Referenzen aus Kliniken und ihre Maßnahmen aus verschiedenen Kategorien wie Energie, Mobilität, Abfall, Speisenversorgung.

Hier werden nun zwei Kliniken exemplarisch beschrieben, die sowohl das BUND-Gütesiegel tragen als auch im Projekt KLIK green mitarbeiten. Beide Einrichtungen reduzierten ihre CO_2-Emissionen für den Bereich Energie um mehr als 40 Prozent und halten damit die Ziele der Bundesregierung für den Zeitraum 1990 bis 2020 ein.

Luisenklinik in Bad Dürrheim

Die Luisenklinik befindet sich in Baden-Württemberg und wird von einem privaten Träger betrieben. Sie ist ein Zentrum für Verhaltenstherapie mit 236 stationären Betten und sowie 22 Plätzen in der Tagesklinik. Seit 2007 trägt sie das BUND-Siegel „Energie sparendes Krankenhaus" und beteiligt sich seit 2019 bei KLIK green.

Zur Einrichtung gehören Gebäude verschiedenen Alters wie das denkmalgeschützte Stammhaus mit der zugehörigen Tagesklinik von 1912 und der Anbau mit Schwimmbad und Physiotherapie, das Haupthaus von 1969, eine im Jahr 2000 erbaute Kinder- und Jugendpsychiatrie, ein 2010 errichtetes Gebäude mit Kindertagesstätte sowie der 2018 eingeweihte Neubau (s. Abb. 1). Seit Beginn der 1990er-Jahre investiert die Luisenklinik in die Gebäudesubstanz und die technischen Anlagen, um einen möglichst nachhaltig optimierten Betrieb zu gewährleisten.

Allein durch die Maßnahmen der letzten Jahre gelang es der Luisenklinik, ihren Energiebedarf pro Patientenbett im Jahr 2016 um 8% bei Wärme und 14% bei Strom gegenüber 2011 zu senken. Insgesamt setzt die Einrichtung seit drei Jahrzehnten zahlreiche energetische Maßnahmen bei der Gebäudesubstanz und Energietechnik um.

Beispielsweise erfolgte im Bereich Dach- und Fassadensanierung ein sukzessiver Austausch der Fenster aller Gebäude, die Sanierung und Wärmedämmung des Haupthauses, des Stammhauses und des Schwimmbads sowie die Verwendung von regionalem Holz für die Grundkonstruktion im Neubau.

Die Stromversorgung wird zu über 90% aus den verschiedenen Photovoltaikanlagen bezogen, die auf den Dächern installiert sind. Zukünftig sollen auch Fassaden mit PV versehen werden. Strom- und wassersparende Geräte wie

9 Projekte des BUND zu Klimaschutz im Krankenhaus und Reha-Kliniken

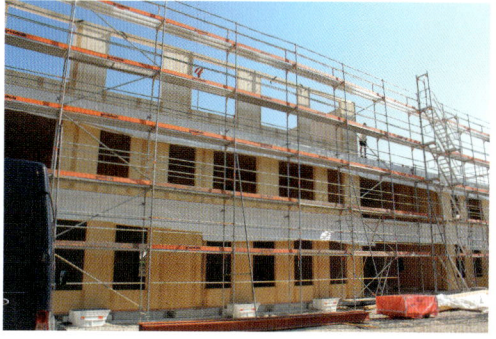
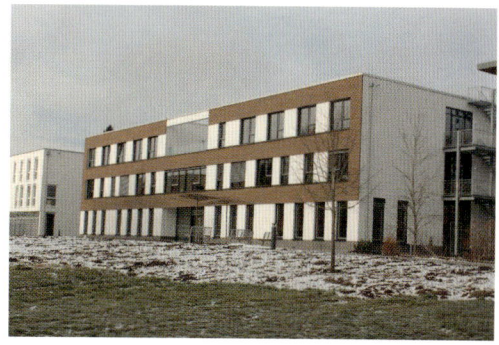

Abb. 1 Neubau des 2018 erbauten Rolf-Wahl-Haus im Rohbau und nach Fertigstellung ©Luisenklinik

zum Beispiel die Spülmaschine in der Zentralküche, die umfangreiche Umstellung der Beleuchtung auf LED im Innen- und Außenbereich der Klinik sowie in der neuen Tiefgarage kombiniert mit Präsenzmeldern in den Verkehrswegen senkten den Bedarf deutlich.

Die Wärmeversorgung wird über eine Holzpelletanlage geregelt, die bis Anfang der 2010er-Jahre 70 % des Bedarfs deckte und nun mit dem Blockheizkraftwerk kombiniert arbeitet. Das Schwimmbad wurde verkleinert, die Lüftungstechnik saniert und das Heizungssystem – inklusive Schwimmbadpumpe mit circa 20.000 kWh weniger Wärmebedarf und circa 120.000 kWh niedrigerem Strombedarf – saniert. Zuletzt wurden alte Heizungspumpen durch 56 drehzahlgesteuerte Hocheffizienzpumpen ersetzt. Unlängst ging eine Wärmerückgewinnung für die Kühlaggregate der Kühlhäuser in der Küche in Betrieb. Schließlich wird durch das regelmäßige Energieaudit und den Aufbau einer Gebäudeleittechnik das Haus energetisch optimal gesteuert. Seit 2020 stößt ein als Klimamanager qualifizierter Mitarbeiter aus der technischen Abteilung weitere Maßnahmen an, wie die Umstellung des klinikeigenen Fuhrparks auf Elektrofahrzeuge.

Klinikum Lüdenscheid

Das Klinikum Lüdenscheid liegt im Sauerland, einer Region in Nordrhein-Westfalen. Das kommunale Krankenhaus der Spitzenversorgung wird von der Märkische Kliniken GmbH betrieben. Mit seinen rund 900 Planbetten ist es die größte Klinik im südwestfälischen Raum (s. Abb. 2). Es bietet ein breites Behandlungsspektrum in 28 Kliniken und Instituten an, in denen rund 1.800 Beschäftigte – darunter ca. 310 Ärzt:innen und 860 Krankenpflegekräfte – tätig sind.

Zu Beginn der 2000er-Jahre startete das Klinikum mit einer strukturierten Sanierung der technischen Anlagen und verbesserte kontinuierlich den energetischen Betrieb. Wirkung zeigte die Modernisierung der Kühltürme im

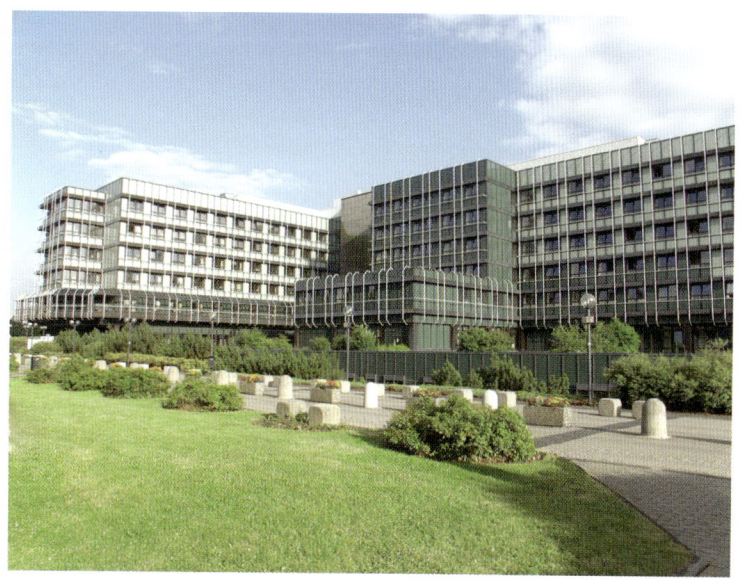

Abb. 2 Außenansicht des Klinikum Lüdenscheid ©Klinikum Lüdenscheid

Bereich der Großkälte. 2010 ging zudem ein gasbetriebenes Blockheizkraftwerk ans Netz, nachdem eine energetische Untersuchung vorgeschaltet worden war. Die Anlage bringt über 1.180 Kilowatt (kW) elektrische Leistung und 830 kW thermischer Leistung für die Heizungswasserversorgung sowie 330 kW thermischer Leistung für die Hochdruckdampferzeugung, um unter anderem die Klinik, Wäscherei und Sterilisation zu versorgen. Im Rahmen von KLIK green erfolgte 2020 eine weitere Optimierung des Dampfbedarfs und somit Energieverbrauchs, indem beispielsweise die Raumlufttechnische (RLT) Anlage überprüft und die Nutzung von Dampf in der Klinik deutlich gesenkt bzw. bei den RLT abgestellt wurde.

Bei fünf Gebäuden erfolgte eine Dachflächensanierung inklusive Erneuerung der Dachfenster. Damit sank in den Häusern der Wärmebedarf im Winter und es zeigte sich ein Hitzeschutz im Sommer. Die sanierte Dachfläche umfasst über 7.700 m^2, wobei die Zwischensparrendämmung auf ca. 4.100 m^2 erfolgte.

Da RLT-Anlagen einen hohen Strombedarf aufweisen, investierte das Klinikum bereits in den frühen 2000er-Jahren 500.000 Euro für die Modernisierung seiner zentralen Lüftungstechnik. So sank der Strombedarf nach Einbau hocheffizienter Radialventilatoren mit Flachriemenantrieb, kombiniert mit modernen Antriebsmotoren und vorgeschalteten Frequenzumformern um 3.600 kW pro Jahr deutlich.

Neben diesen diversen Maßnahmen in der Anlagentechnik und an den Gebäuden entwickelt das Klinikum Lüdenscheid weitere Ideen im Rahmen von KLIK green. Eine Arbeitsgruppe zum Thema Klimaschutz, der bei Bedarf mehr als zehn Personen aus den unterschiedlichen Fachrichtungen und Bereichen angehören, berät hier über Klimaschutzmaßnahmen für das gesamte Unternehmen. So plant die Klinik seit Mitte 2021 Aktivitäten zur Mitarbeitermobilität, um das Personal zu motivieren, häufiger mit dem Fahrrad zur Arbeit zu kommen oder Fahrgemeinschaften zu nutzen. In dem Zusammenhang sorgte das Klinikum Lüdenscheid bereits für

- überdachte Fahrradständer,
- abschließbare Fahrrad-Abstellboxen,
- bessere Sicherheitstechnik sowie
- Angebote von Fahrradleasing.

Bei der Speiseversorgung wird die Klinik aktiv, um auf gesunde, fleischarme Ernährung in der Zentralküche umzustellen. Im Bereich Digitalisierung setzte die Einrichtung bereits vor Jahren an, reduzierte ihren Serverpark und nutzt in der IT virtuelle Lösungen. Nun sollen alle Drucker auf Duplex umgestellt und der Anteil an Recyclingpapier deutlich erhöht werden, um den wertvollen Rohstoff Papier zu schonen (Stand November 2021).

9.4 Ergebnisse

Einsparungen in Kliniken mit BUND-Gütesiegel
Um als Krankenhaus oder Reha-Klinik das BUND-Gütesiegel „Energie sparendes Krankenhaus" zu erhalten, müssen die Einrichtungen meist besondere Anstrengungen unternehmen. Nach fünf Jahren haben zahlreiche Kliniken ihre Auszeichnung aufgrund weiterer Einsparungen verlängern können, sodass insgesamt 88 Siegel im Zeitraum zwischen 2001 und 2020 vergeben wurden.

> Durch zahlreiche Energieeinsparmaßnahmen reduzierten die Kliniken CO_2-Emissionen um über 79.000 Tonnen pro Jahr gegenüber dem Zeitpunkt vor den Maßnahmen. Das entspricht in Summe den Emissionen, die circa 15.500 Personen durchschnittlich für Heizung und Strom in ihren Wohnungen verursachen.

Die in den Kliniken gesparte Wärmemenge liegt bei mehr als 162 Millionen Kilowattstunden pro Jahr. Dies entspricht dem Wärmebedarf einer Wohnfläche von mehr als 23.000 Personen. Ähnlich sehen die Zahlen für die Einsparung der Strommenge aus. So senkten die Kliniken ihren Strombedarf um mehr als 20 Millionen Kilowattstunden pro Jahr, einem Verbrauch von mehr als 5.000 Vierpersonenhaushalten.

9 Projekte des BUND zu Klimaschutz im Krankenhaus und Reha-Kliniken

Neben der Entlastung des Klimas sparen die Einrichtungen nicht nur Energie, sondern senken ihre Betriebskosten sehr deutlich. So reichen die Einsparungen von jährlich mindestens 100.000 Euro bis zu 2,1 Million Euro am Vivantes Klinikum Neukölln bei der Erstauszeichnung 2009.

Einsparungen durch das Projekt KLIK – Klimamanager für Kliniken

Durch die Energiesparmaßnahmen konnten zwischen 2014 und 2016 über 34.000 Tonnen klimaschädliche CO_2-Emissionen vermieden werden. Gleichzeitig senkten die Einrichtungen ihre Betriebskosten um insgesamt rund neun Millionen Euro.

Nicht jede Einrichtung erreichte die Zielmarke, 600 Tonnen CO_2 innerhalb des KLIK Projekts zu vermeiden. Dies glichen jedoch andere Kliniken entsprechend aus. Die geringste jährliche Einsparung betrug 8,6 Tonnen CO_2 in einer Klinik der Kategorie < 250 Betten. Die größte Einsparung erreichte eine Universitätsklinik (> 1.000 Betten) mit rund 943 Tonnen CO_2 jährlich.

Die CO_2-Reduzierungen sind in die Handlungsfelder Lüftung, Kühlung, Heizung, Beleuchtung, Nutzerverhalten sowie sonstige Maßnahmen unterteilt (s. Abb. 3). Die Einsparungen zwischen 2014 und 2016 betrugen in Tonnen pro Jahr jeweils:

- Lüftung: 3.055 t/a
- Kühlung: 1.388 t/a
- Heizung: 2.290 t/a
- Beleuchtung: 2.659 t/a
- Nutzerverhalten: 416 t/a
- Sonstiges: 1.697 t/a

Um auf das Nutzerverhalten einzuwirken, boten Kliniken unter anderem Schulungen über Energiesparmöglichkeiten und Führungen durch Technikzentralen an, motivierten mit Aufklebern oder Plakataktionen und führten Befragungen unter Beschäftigten durch. Unter die Kategorie Sonstiges summierten sich Maßnahmen, wie Einsparungen bei der Dampfversorgung für eine Zentralsterilisation, Verbesserungen bei der Dachdämmung oder Umstellungen auf E-Fahrzeuge im Fuhrpark.

Einsparungen durch das Projekt KLIK green

Von den im Projekt KLIK green beteiligten Kliniken werden aktuell über 1.300 Klimaschutzmaßnahmen geplant und umgesetzt (Stand

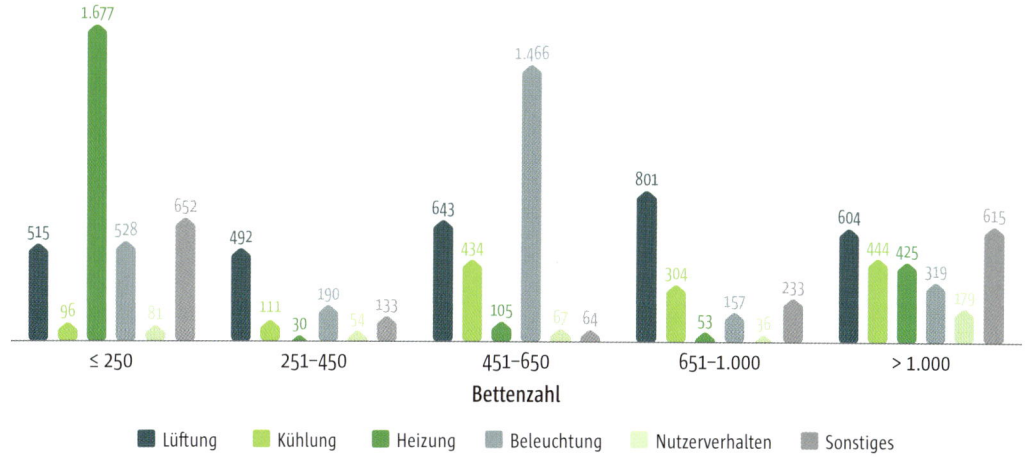

Abb. 3 CO_2-Reduzierung in verschiedenen Handlungsfeldern nach Klinikgröße im Projekt KLIK

November 2021). Für rund 500 Klimaschutzmaßnahmen aus 123 Krankenhäusern und Rehakliniken liegen schon Ergebnisse zur Treibhausgasreduktion vor. Die durch die bisher bilanzierbaren Maßnahmen zu erwartende Emissionsreduzierung beläuft sich dabei auf rund 12.300 Tonnen CO_2e jährlich. Bezogen auf die Wirkdauer der Maßnahmen kann mit einer CO_2e-Reduktion von über 100.000 Tonnen gerechnet werden.

Im Durchschnitt wird aktuell eine jährliche Treibhausgasreduzierung von 100 Tonnen CO_2e pro Einrichtung und 0,27 Tonnen CO_2e pro Krankenhausbett erzielt. Je nach Größe und Struktur des Krankenhauses sind jedoch ebenfalls jährliche Einsparungen von über 500 bis 1.000 Tonnen CO_2e bzw. von über einer Tonne CO_2e pro Krankenhausbett erzielt worden.

Mit Bezug auf die Investitionsart zeigt sich, dass von den bisher 1.300 geplanten oder umgesetzten Klimaschutzmaßnahmen 26% nicht-investiv sind und zu 21% der bisher ermittelten jährlichen CO_2e-Reduktion von 12.300 Tonnen CO_2e beitragen. 39% der geplanten oder umgesetzten Klimaschutzmaßnahmen sind gering-investiv und tragen zu 18% der bisher ermittelten jährlichen CO_2e-Absenkung bei. 35% der Klimaschutzmaßnahmen sind hingegen investiv und tragen zu 61% der bisher ermittelten jährlichen CO_2e-Reduzierung bei (Stand November 2021).

Der Großteil der Klimaschutzmaßnahmen wird im Energiebereich umgesetzt. Dies liegt zum einen daran, dass sich vor allem das Personal aus der Technik im Rahmen des Projekts zu Klimamanager:innen qualifizieren lässt. Weiterhin sind in diesem Bereich Maßnahmen häufig leichter und schneller umzusetzen und darüber hinaus oft mit Kosteneinsparungen verbunden. Abbildung 4 zeigt die Anzahl der im Projekt KLIK green geplanten Klimaschutzmaßnahmen und die erzielte CO_2e-Reduktion nach Bereichen. Es ist zu beachten, dass die Abbildung die bisher bilanzierbarem CO_2e-Einsparungen darstellt und nicht das Einsparpotenzial der Häuser.

Im Bereich Energie finden Einsparmaßnahmen vor allem in den Kategorien Beleuchtung, Wärmeversorgung, Lüftung und Erneuerbare Energien statt. Je nach Umfang der Maßnahme fällt die erzielte CO_2e-Reduzierung sehr unterschiedlich aus. Mit einer weitangelegten Beleuchtungssanierung konnte beispielsweise ein 500-Betten Haus Einsparungen von rund 270 Tonnen CO_2e pro Jahr erreichen, was zu einer Stromeinsparung von rund 10%

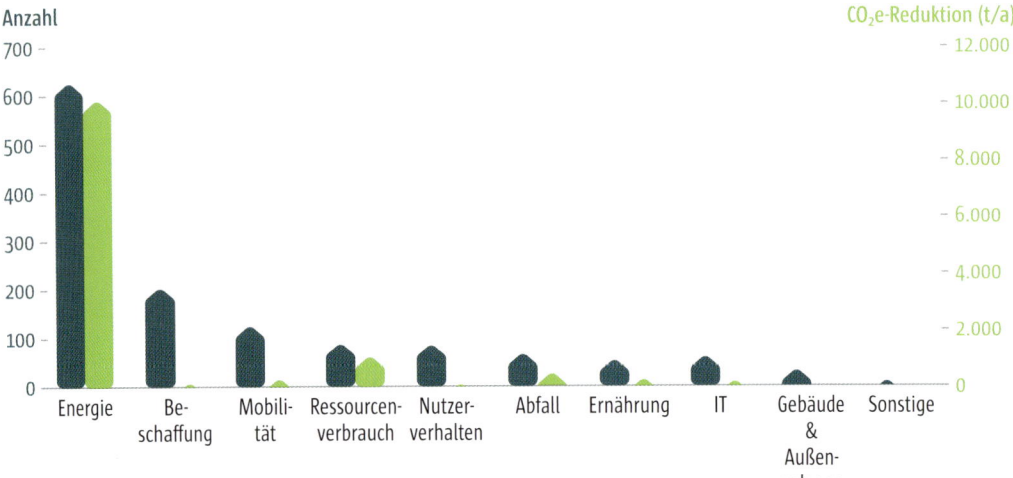

Abb. 4 Anzahl Klimaschutzmaßnahmen und erzielte CO_2e-Reduzierung im Projekt KLIK green (Stand November 2021)

9 Projekte des BUND zu Klimaschutz im Krankenhaus und Reha-Kliniken

Titel der Maßnahme	Bereich	Einrichtung	CO_2e-Reduktion in t/a (pro Bett)
Abschaffung von Desfluran (Narkosegas)	Ressourcenverbrauch	Universitätsklinikum Augsburg	697 (0,4)
Energetische Optimierung Rohrpostanlage	Energie	Charité Berlin	389 (0,13)
Neue Bandspülmaschine	Energie	Marienhospital Ankum-Bersenbrück (Niels-Stensen-Kliniken)	111 (1,05)
Reduzierung Lebensmittelabfall	Speiseversorgung	Klinik Fallingbostel	63 (0,21)
Einführung Job-Ticket	Mobilität	Klinikum Altenburger Land, Altenburg	53 (0,11)
Nutzung von Mehrweg-OP-Mänteln	Beschaffung	St. Vinzenz-Hospital, Köln	35 (0,09)
Mitarbeiterschulung „Richtiges Lüften"	Nutzerverhalten	Asklepios Klinik Bad Salzungen	20 (0,06)
Reduzierung der Bürodrucker und Umrüstung auf Duplexdruck	Informationstechnik	Klinikum Mittelmosel, Zell	13 (0,08)

Tab. 1 Ausgewählte Klimaschutzmaßnahmen und ermittelte CO_2e-Reduzierung in Tonnen pro Jahr (t/a) im Rahmen des Projekts KLIK green

und einer jährlichen Kostensenkung von über 118.000 Euro führte. In Tabelle 1 lassen sich weitere relevante Klimaschutzmaßnahmen aller Bereichen entnehmen.

9.5 Ausblick

Um das in den letzten Jahren wachsende Interesse an nachhaltigen Gesundheitseinrichtungen in Deutschland durch die Umsetzung von Maßnahmen weiter zu stärken, wird der BUND sein Angebot zur Unterstützung der Kliniken aufrechterhalten, sein Netzwerk pflegen und die Zusammenarbeit mit Partnern ausbauen. Klar ist, dass die Einrichtungen noch engagierter die ungenutzten Potenziale für Klimaschutz in den Fokus stellen müssen und werden. Dazu gehört, den CO_2-Fußabdruck des Klinikbetriebs und seine direkten Emissionen (Scope 1) zu erfassen und zu reduzieren, die durch stationäre Anlagen, den Fuhrpark und beispielsweise die Art und Menge der verabreichten Narkosegase verursacht werden. Eine gewisse Anzahl von Kliniken nimmt bereits Änderungen beim Energiebezug vor (Scope 2) und nutzt in Teilen Energieträger aus Erneuerbaren Energien. Auch dieser Schritt muss bei den meisten Einrichtungen größer werden, was häufig eine bessere Finanzierung der Kliniken voraussetzt, die derzeit allerdings kaum gegeben ist.

Weitere indirekte Emissionen (Scope 3), die sich auf die Mitarbeitermobilität wie Pendeln oder Dienstreisen sowie Investment/Divestment beziehen, könnten von den Kliniken deutlich besser beeinflusst und gesteuert werden. Die weiteren indirekten Emissionen, die sich durch Lieferketten oder bei der Entsorgung von Produkten ergeben, setzen Veränderungen bei den gesetzlichen Rahmenbedingungen voraus. Das ab 2023 auch für Kliniken geltende Lieferkettengesetz und die Ausweitung der nicht-finanziellen Berichterstattung, dem Corporate Sustainability Reporting Directive (CSRD), werden diesbezüglich einige Veränderungen mit sich bringen.

Die BUND-Projekte zeigen, dass Kliniken erfolgreicher bei der Transformation sind, wenn sie Verantwortlichkeiten für das Thema Klimaschutz festlegen und strategische Ziele verfolgen. Die Einrichtungen sind wichtige Akteure auf dem Weg zu einem nachhaltigen Gesundheitswesen. Sie zeichnen sich durch das besondere Engagement der Beschäftigten aus und leisten einen großen Beitrag für die planetare Gesundheit.

Literatur

Health Care Without Harm (2019) Health Care's Climate Footprint. How the Health Sector Contributes to the Global Climate Crisis and Opportunities for Action. Health Care Without Harm Climate-smart health care series Green Paper Number One. URL: https://noharm-global.org/sites/default/files/documents-files/5961/HealthCaresClimateFootprint_092319.pdf (abgerufen am 05.04.2022)

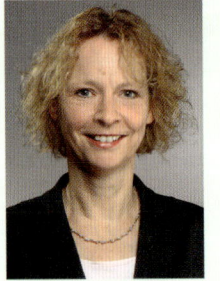

Annegret Dickhoff, Dipl.-Ing.

Annegret Dickhoff ist seit 2007 Projektleiterin beim BUND Berlin e.V. für die Projekte Gütesiegel „Energie sparendes Krankenhaus", „KLIK – Klimamanager für Kliniken" und „KLIK green – Krankenhaus trifft Klimaschutz". Bis 2006 war sie als wissenschaftliche Mitarbeiterin an der Technischen Universität Berlin tätig und beschäftigte sich im Fachgebiet Arbeitswissenschaften und Produktergonomie schwerpunktmäßig mit Klinischen Arbeitssystemen und Umweltschutz im Gesundheitswesen. Annegret Dickhoff ist Mitglied im VDI-Fachausschuss „Nachhaltigkeit im Bau und Betrieb von Krankenhäusern" (5800), Mitglied der Fachvereinigung Krankenhaustechnik e.V. (FKT) sowie Mitglied der Deutschen Allianz für Klimawandel und Gesundheit e.V. (KLUG).

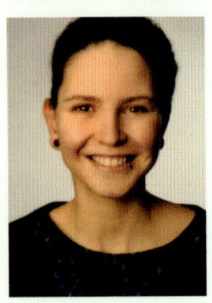

Dr. Nicole Rogge

Nicole Rogge studierte Oecotrophologie an der Hochschule Anhalt und nachhaltige Ernährungswirtschaft an der Fachhochschule in Münster. Von 2015 bis 2020 promovierte sie am Institut für Agrar-, Umwelt-, und Ernährungspolitik an der Martin-Luther-Universität Halle-Wittenberg, wo sie sich der Nachhaltigkeits-, Transformations- und Gemeingüterforschung widmete. Seit 2019 ist Nicole Rogge Projektmitarbeiterin beim BUND Berlin e.V. Im Projekt KLIK green – Krankenhaus trifft Klimaschutz – ist sie vorrangig für die Datenanalyse und Datenauswertung von insgesamt 250 Krankenhäusern und Reha-Kliniken verantwortlich. Dabei übernimmt sie u.a. die Auswertung der Energieverbrauchswerte und die Treibhausgasbilanzierung der Klimaschutzmaßnahmen, welche die Einrichtungen im Rahmen des Projekts realisieren.

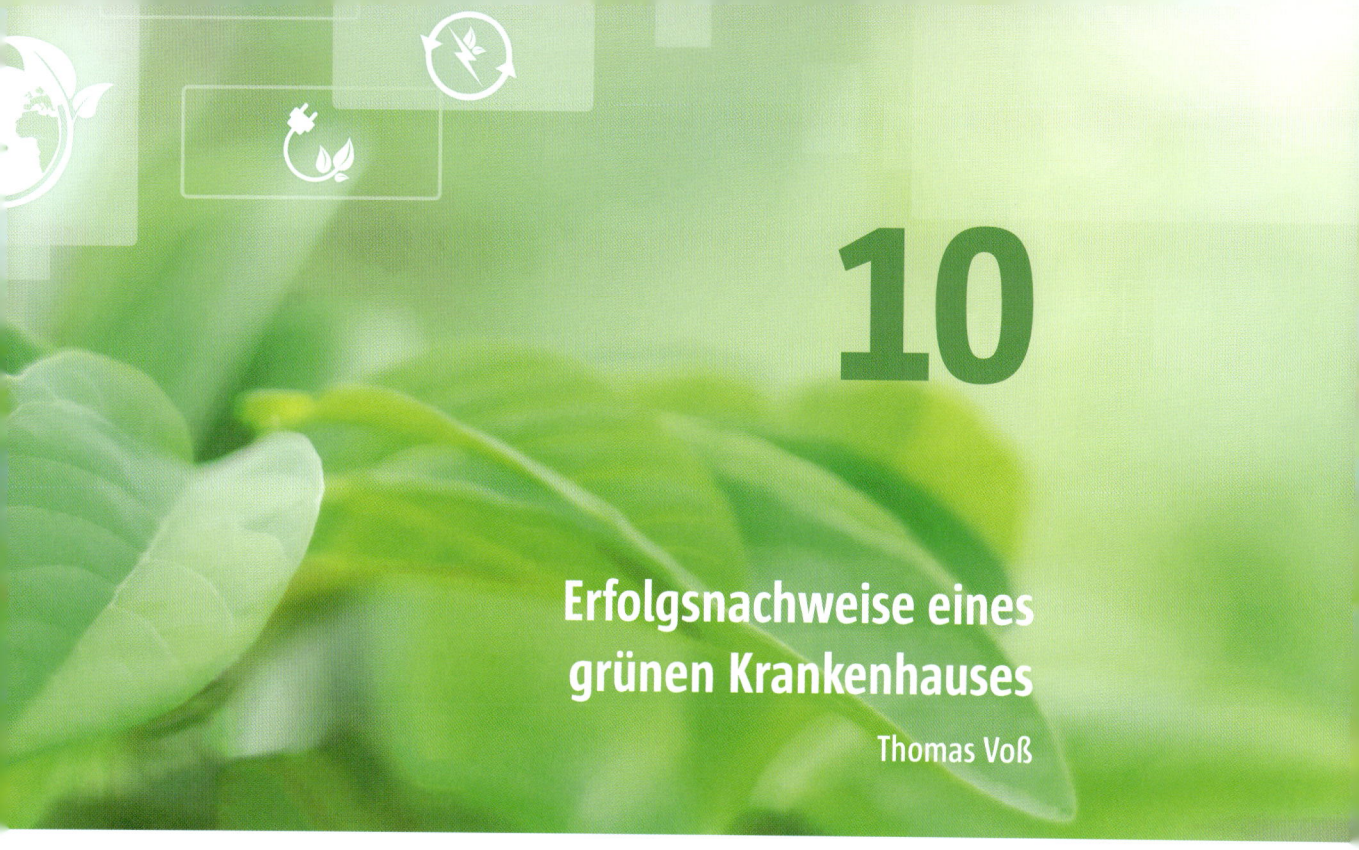

10

Erfolgsnachweise eines grünen Krankenhauses

Thomas Voß

Zertifizierungen und Siegel können wichtige Leitplanken auf dem Weg zu einem Grünen Krankenhaus sein. Dieser Beitrag beleuchtet diesen Aspekt am Beispiel der LWL-Kliniken Münster und Lengerich. Er zeigt auf, was bei den vorherrschenden finanziellen Restriktionen möglich ist, wenn Management und Mitarbeiterschaft gemeinsam handeln.

10.1 Die LWL-Kliniken Münster und Lengerich

Die LWL-Kliniken Münster und Lengerich sind psychiatrische Fachkrankenhäuser mit stationären, tagesklinischen und ambulanten Angeboten. Mit ihren angeschlossenen Rehabilitationseinrichtungen, Pflegezentren und Wohneinrichtungen sind sie Komplexanbieter für die Behandlung und Betreuung von Bürgern mit psychischen Erkrankungen im Erwachsenenalter. Sie sind Teil des LWL-PsychiarieVerbundes Westfalen-Lippe. Träger ist der Landschaftsverband Westfalen-Lippe (LWL), ein Kommunalverband, den es in dieser Form nur in Nordrhein-Westfalen gibt.

Direkt in der Innenstadt gelegen, ist die LWL-Klinik Münster schon seit 1878 fester Bestandteil der städtischen Infrastruktur. Die 36 Gebäude der Einrichtung befinden sich in einem schönen, fast 260.000 m² großen Parkgelände, das gern von den Einwohnern Münsters als Oase der Entspannung genutzt wird. 2019 wurde ein moderner Neubau mit fünf Stationen bezogen (s. Abb. 1). Bei der Planung und Ausführung sind Nachhaltigkeitsaspekte in besonderer Form berücksichtigt worden.

Die LWL-Klinik Lengerich, am Südhang des Teutoburger Waldes gelegen, wurde 1864 gegründet und bietet das gleiche Behandlungs- und Betreuungsangebot an. In den kommenden Jahren wird die Gebäudesubstanz nach umfangreichen Um- und Anbaumaßnahmen im denkmalgeschützten Altbaubereich, der als Denkmal von nationaler Bedeutung anerkannt ist, zusammengeführt (s. Abb. 2).

II Handlungsfelder für nachhaltiges Agieren im Krankenhauswesen

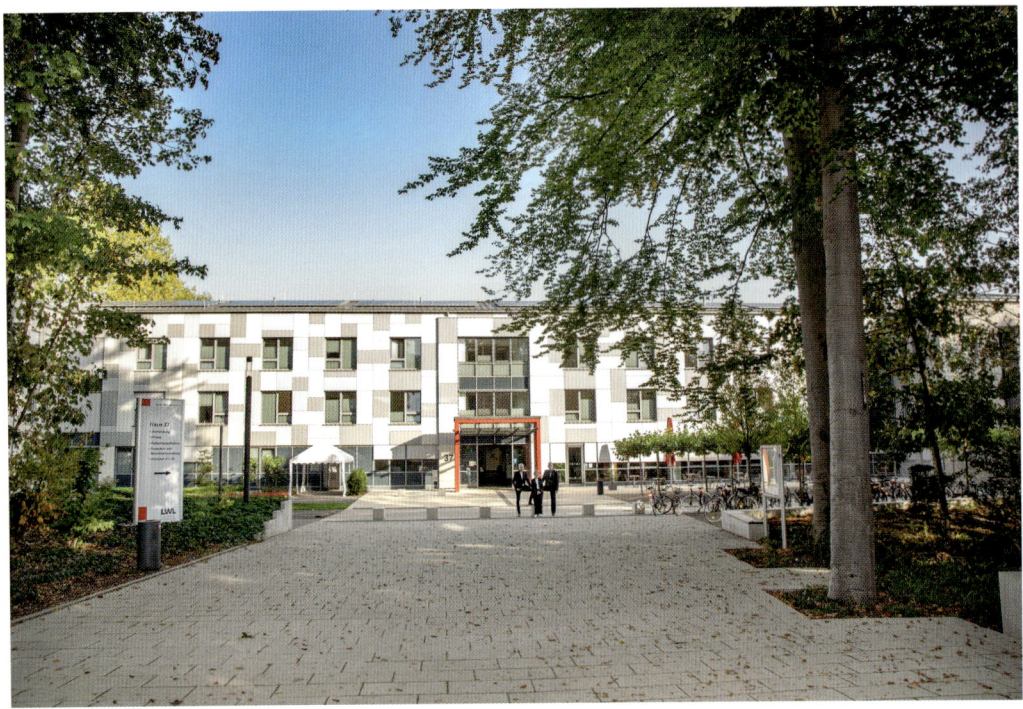

Abb. 1 LWL-Klinik Münster

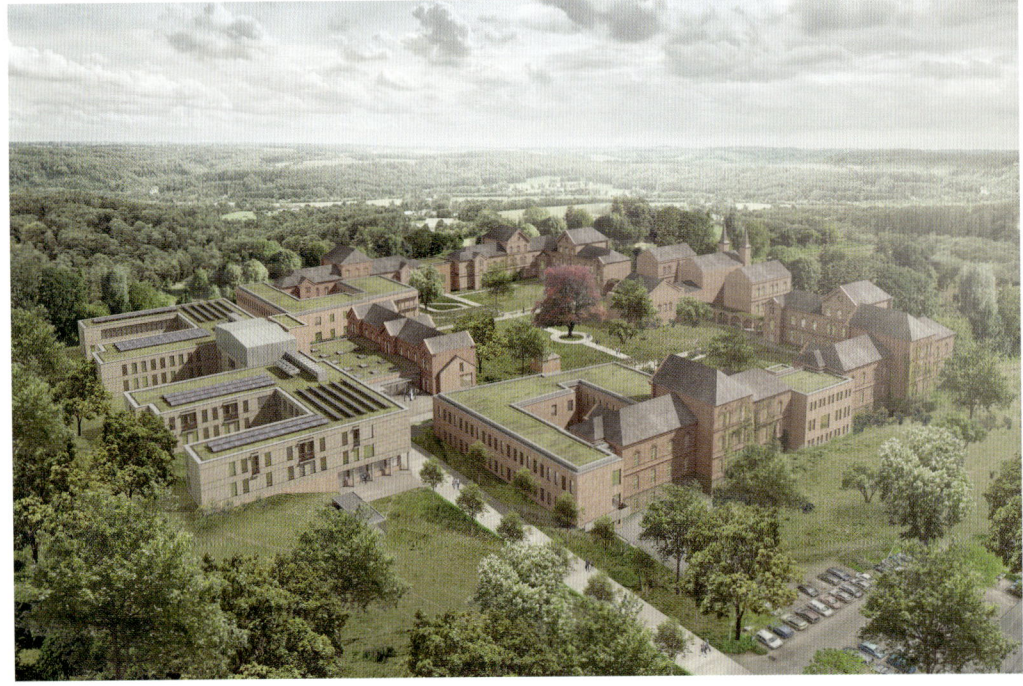

Abb. 2 LWL-Klinik Lengerich Neu- und Umbauplanung bis 2032 © agn Niederberghaus & Partner GmbH

Die beiden Kliniken haben jeweils über 1.000 Beschäftigte und weisen eine Jahresbilanz von jeweils fast 90 Millionen Euro auf.

Die LWL-Kliniken und Corporate Social Responsibility (CSR)

Was die LWL-Kliniken im Vergleich zu vielen anderen Einrichtungen im Gesundheitsbereich auszeichnet, ist die Tatsache, dass man sich hier schon seit vielen Jahren sehr intensiv mit dem Thema Nachhaltigkeit beschäftigt. Und das, obwohl sich die ökonomischen Rahmenbedingungen nicht von denen anderer vergleichbarer Einrichtungen unterscheiden. So erwartet der LWL beispielsweise ein ausgeglichenes Betriebsergebnis ohne Trägerzuschüsse.

Die LWL-Klinik Münster wurde als erstes psychiatrisches Fachkrankenhaus bundesweit bereits 1999 nach EMAS (Eco Management and Audit Scheme) validiert, dem europäischen Umweltmanagement-System, dessen Anforderungen sogar über die DIN ISO 14001 hinausgehen. EMAS steht für das weltweit anspruchsvollste Umweltmanagementsystem.

Die LWL-Klinik Lengerich ist in den Jahren 2004 und 2008 nach ÖKOPROFIT® zertifiziert und wird seit 2011 ebenfalls nach EMAS validiert.

In beiden Einrichtungen wurden seit 1999 über 200 Umweltziele umgesetzt. Im sozialen Bereich gehören neben tarifgerechter Entlohnung das Betriebliche Eingliederungsmanagement (BEM) ebenso wie das Betriebliche Gesundheitsmanagement (BGM) selbstverständlich dazu. Beide Einrichtungen sind seit 2008 nach dem Audit „berufundfamilie" zertifiziert und bieten ihren Beschäftigten neben familiengerechten Arbeitszeiten zum Beispiel Kinderbetreuungsangebote, auf Wunsch der Beschäftigten in Münster eine U3-Betreuung und in Lengerich eine Kinder-Ferienbetreuung an.

Führungskräftequalifikation, jährliche Mitarbeitergespräche, Hospitationsangebote und vieles mehr haben Einzug in den beruflichen Alltag gefunden und sind zur Selbstverständlichkeit geworden.

Das gilt auch für den LWL insgesamt. Aktuelle LWL-Projekte sind das „Betriebliche Mobilitätsmanagement" und die „Entwicklung eines Integrierten Klimaschutzkonzeptes", mit dessen Umsetzung der LWL dem politischen Auftrag folgend bis 2030 klimaneutral sein will.

10.2 Umweltmanagementsysteme

ÖKOPROFIT®

ÖKOPROFIT® (**ÖKO**logisches **PRO**jekt **F**ür Integrierte **U**mwelt**T**echnik) wurde 1991 von der Stadt Graz (Grazer Umweltamt) in Zusammenarbeit mit der Technischen Universität Graz entwickelt und ist mittlerweile auch in Deutschland sehr verbreitet. Es ist ein Kooperationsprojekt zwischen der regionalen Wirtschaft, den Kommunen und externen Experten. Ziel von ÖKOPROFIT® ist es, betriebliche Emissionen zu reduzieren, natürliche Ressourcen zu schonen, gleichzeitig die betrieblichen Kosten zu senken und damit Profit für Umwelt und Wirtschaft zu erzielen. ÖKOPROFIT® ist damit ein Ansatz zur nachhaltigen Wirtschaftsentwicklung einer Region und wird in der Regel von der Wirtschaftsförderung der Kommunen aktiv angestoßen. ÖKOPROFIT hat sich zum Ziel gesetzt, natürliche Ressourcen zu schonen, Abfälle und Emissionen zu verringern und Unternehmen wirtschaftlich zu stärken.

Vorteile für Unternehmen:
- *Steigerung der Rohstoff- und Energieeffizienz*
- *Kostensenkung durch geringeren Rohstoff- und Energieeinsatz sowie durch weniger Abfälle und Emissionen*
- *Erhöhung der Rechtssicherheit durch Partnerschaft mit Verwaltung und Behörden*
- *Ausbildung von Mitarbeitern in den Bereichen Nachhaltigkeit, Ökoeffizienz, (Umwelt-)Recht*
- *Synergien mit anderen Unternehmen durch das gemeinsame Trainingsprogramm*

- *Imagegewinn durch die Betriebsauszeichnung „Grazer ÖKOPROFIT-Betrieb" und Einbindung in die ÖKOPROFIT PR-Aktivitäten*
- *Vorbereitung bzw. Ergänzung zu EMAS und ISO 14001 (Stadt Graz 2022)*

Da bei ÖKOPROFIT® der kontinuierliche Verbesserungsprozess (KVP) fehlt, handelt es sich im engeren Sinne nicht um ein Umweltmanagementsystem. Gleichwohl hat die LWL-Klinik Lengerich 2004 und 2008 ÖKOPROFIT® durchlaufen, um die Beschäftigten auf EMAS einzustimmen und eine Bestandsaufnahme mit externer Unterstützung für die Vorbereitung einer EMAS-Validierung 2011 zu ermöglichen.

ISO 14001

Diese internationale Norm legt Anforderungen an ein Umweltmanagementsystem fest, mit dem eine Organisation ihre Umweltleistung verbessern, rechtliche und sonstige Verpflichtungen erfüllen und Umweltziele erreichen kann. Die zentralen Elemente der ISO 14001 sind:

- **Planung:** Festlegung von Umweltzielen und entsprechenden Maßnahmen, Zuständigkeiten und Verfahrensweisen
- **Durchführung:** Umsetzung der festgelegten Maßnahmen und Verfahrensweisen
- **Kontrolle:** Überprüfung der Zuständigkeiten und Verfahrensweisen sowie der Maßnahmen im Hinblick auf die Umweltziele und die Umweltleitlinien (sog. „Umweltpolitik") der Organisation
- **Verbesserung:** Anpassung der Zuständigkeiten, Verfahren und Maßnahmen sowie ggf. auch der Umweltziele und Umweltleitlinien

Die ISO 14001 ist auf Organisationen jeder Art und Größe sowie auf unterschiedliche geografische, kulturelle, soziale oder ökologische Bedingungen anwendbar (Umweltbundesamt 2022b).

Das Gütesiegel der Europäischen Union: EMAS

EMAS ist die Kurzbezeichnung für das „Gemeinschaftssystem für Umweltmanagement und Umweltbetriebsprüfung" (Eco-Management and Audit Scheme). Bestandteil eines Umweltmanagementsystems nach EMAS sind die Anforderungen der Umweltmanagementnorm ISO 14001. Daher wird mit der EMAS-Registrierungsurkunde auch die Erfüllung der ISO 14001 bestätigt.

EMAS geht aber über die ISO 14001 hinaus und bewertet messbare Verbesserungen zum Beispiel durch realisierte Umweltziele, Transparenz nach innen und außen sowie Rechtssicherheit in Bezug auf umweltrelevante Rechtsnormen. Unabhängige, für die Branche zugelassene Umweltgutachtern überprüfen jährlich, ob das Umweltmanagementsystem der Organisation den Anforderungen der EMAS-Verordnung entspricht. Dazu gehört auch die rechtliche Compliance in Bezug auf alle einschlägigen Rechtsnormen des Umweltrechts. Das Zusammenwirken von internen Verfahren und Audits und den externen Validierungen durch unabhängige Umweltgutachtern stellt sicher, dass die EMAS-Anforderungen eingehalten werden (s. Abb. 3).

Ein zentrales Element bei EMAS ist die Umwelterklärung, die jährlich zu veröffentlichen ist. Die „Umwelterklärung" ist das Berichterstattungsinstrument von EMAS. Sie vermittelt ein authentisches Bild der Umweltleistung der Unternehmen und sonstigen EMAS-Organisationen. Im Mittelpunkt der Umwelterklärungen stehen Kennzahlen, die die Entwicklung der Umweltleistung im zeitlichen Verlauf deutlich machen. Aus der Umwelterklärung ergibt sich, in welchem Umfang die Organisation ihrer Verpflichtung zur angemessenen Verbesserung des Umweltschutzes nachgekommen ist und was sie sich für die nächsten Jahre vorgenommen hat. Dies betrifft nicht nur die direkten, am Standort der Organisation auftretenden Umweltaspekte, sondern auch die indirekten, zum Beispiel die Umweltauswirkungen der hergestellten Produkte und Dienstleistungen, der Beschaffung oder der Arbeitswege der Beschäf-

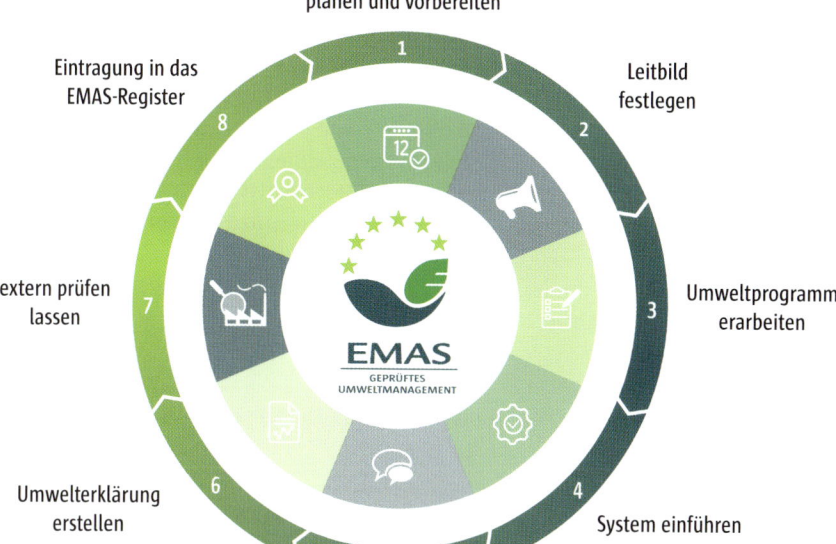

Abb. 3   Die Schritte zu EMAS (www.emas.de)

tigten. Die EMAS-Umwelterklärung eignet sich daher gut als Grundlage für eine weitergehende „Nachhaltigkeitsberichterstattung" (Umweltbundesamt 2022a). Die Umwelterklärung wird von unabhängigen Umweltgutachtern überprüft und anschließend veröffentlicht.

10.3 Praxisbeispiele: Umweltziele der LWL-Kliniken Münster und Lengerich

10.3.1 Bau und Technik

Strom

Bereits 2002 wurde die erste Solarstromanlage auf dem Dach des Personalwohnheims der LWL-Klinik Münster installiert. Die Anlage ist nach wie vor in Betrieb und hat bisher jährlich durchschnittlich 10.300 kWh Strom produziert. Auf dem Dach des Neubaus der LWL-Klinik Münster wurde 2020 eine weitere Solarstromanlage mit einer Leistung von 84,7 kWp in Betrieb genommen, die unter anderem die Ladestationen für die Dienstfahrzeuge mit Strom versorgt. Diese Anlage erzeugt durchschnittlich 80.000 kWh im Jahr, was rechnerisch dem durchschnittlichen Stromverbrauch von 23 Einfamilienhäusern entspricht. Der über den aus regenerativen Energien selbst erzeugten Strom hinausgehende Strombedarf wird zu 100% aus zertifiziertem Öko-Strom gedeckt. Daneben wird der Stromverbrauch durch verschiedene Maßnahmen konsequent reduziert, z.B. den Austausch von Umwälzpumpen (2019), das Abschalten nicht benötigter Großverbraucher wie der Küche außerhalb der Produktionszeiten über die Gebäudeleittechnik (2010), den Einsatz von LED-Beleuchtung, das Umrüsten auf Bewegungsmelder und den Einkauf stromsparender Geräte.

Insektenfreundliche Außenbeleuchtung

Zum Schutz nachtaktiver Insekten wurde am Neubau der LWL-Klinik Münster eine insektenfreundliche Außenbeleuchtung installiert. Nachtaktive Insekten orientieren sich normalerweise am natürlichen Mond- und Sternenlicht, um sich für ihre Nahrungssuche und Fortpflanzung fortzubewegen. Künstliche Beleuchtung in der Nacht lockt Insekten aus ihrer natürlichen Umgebung heraus. Dieser sogenannte Staubsaugereffekt sorgt für einen stetigen Rückgang der nachtaktiven Insektenfauna, da die angelockten Insekten vor Erschöpfung sterben. Die ausgewählten Leuchten am Klinik-Neubau sind in ihrem Abstrahlwinkel beschränkt, sodass das Licht nur nach unten scheint, dorthin, wo es gebraucht wird. Außerdem wurden ausschließlich warmweiße LED-Leuchten eingesetzt, von deren Farbspektrum Insekten kaum angelockt werden.

Dacheindeckungen
Mehrere Dächer wurden bei Dachsanierungen mit ClimaLife-Dachsteinen eingedeckt. Diese Beton-Dachsteine sind mit einer Titandioxidbeschichtung versehen. Diese Beschichtung wirkt als Katalysator und wandelt gesundheitsschädliche Stickoxide in Nitrate um. Die 2011 als Pilot ausgerüsteten Dachflächen von rd. 2.600 m² wandeln jährlich etwa den NO_x-Ausstoß von 13 benzinbetriebenen PKW um. Zudem haben die ClimaLife-Dachsteine gegenüber herkömmlichen Tonziegeln einen energetischen Vorteil, da sie nicht gebrannt werden müssen.

Vogelschutzverglasung
Da in dem Parkgelände viele Vögel beheimatet sind, hat die Betriebsleitung der LWL-Klinik Münster bei der Errichtung des Neubaus entschieden, bei großen Fensterfassaden, die ein Risiko für Vogelschlag darstellen, ein spezielles Vogelschutzglas einbauen zu lassen. Das Fensterglas hat eine für das menschliche Auge kaum sichtbare Beschichtung, die UV-Licht reflektiert. Vögel können UV-Licht wahrnehmen, sodass das Fensterglas für sie sichtbar und das Kollisionsrisiko minimiert wird. Insgesamt sind 305 m² Vogelschutzglas eingebaut. Seit Eröffnung des Neubaus im Frühjahr 2019 musste kein Vogelschlag mehr verzeichnet werden.

Blauer Engel bei Bodenbelägen
Ebenfalls im Neubau Münster wurden 6.700 m² Bodenbelag verlegt, der zu 90% aus nachwachsenden Roh- und Füllstoffen wie Rapsöl, Rizinusöl und Kreide besteht und mit dem Blauen Engel ausgezeichnet ist. Der Bodenbelag enthält keine Weichmacher, Lösungsmittel oder Chlor und ist daher auch aus gesundheitlicher Perspektive unbedenklich.

Außenanlagen
Zur Verbesserung der Biodiversität werden an beiden Standorten Flächen renaturiert. So hat z.B. die LWL-Klinik Münster im Sommer 2018 ein Kooperationsprojekt mit dem Naturschutzbund Münster abgeschlossen. Auf einer 3.300 m² großen Fläche wurde zur Förderung der Artenvielfalt eine Wiesensaatmischung ausgesät. Die Mischung enthält regionaltypische Kräuter und Gräser wie z.B. Wiesenglockenblume, Weißes Labkraut und Spitzwegerich. Eine Hügelkuppe auf der Fläche wurde mit Sand aufgeschüttet, um einen Lebensraum für spezielle heimische Insektenarten zu schaffen.

> Das Niederschlagswasser von Dach- und Wegeflächen wird nach Möglichkeit auf dem eigenen Gelände verrieselt. So wird es dem Grundwasser zugeführt und spart zudem Entwässerungsgebühren. Das Niederschlagswasser der Gewächshäuser der arbeitstherapeutisch ausgerichteten Gärtnerei der LWL-Klinik Münster wird aufgefangen und für die Bewässerung in den Gewächshäusern genutzt.

10.3.3 Mobilität

Fahrradförderung
In beiden Kliniken wird aktiv Fahrradförderung betrieben. Es gibt verschließbare Abstellmöglichkeiten, die auch für hochpreisige E-Bikes geeignet sind. Für den Hol- und Bringedienst, die Werkstätten und die Gärtnerei der LWL-Klinik Münster wurden zwei Lasten-E-Bikes ange-

schafft, mit denen Fahrten mit dem PKW oder Versorgungs-LKW vermieden werden können. Dienstfahrräder, darunter auch E-Bikes, stehen den Beschäftigten für Dienstfahrten am Ort zur Verfügung. In Münster bietet die Arbeitstherapie Wartungs- und kleine Reparaturarbeiten an. Beide Kliniken beteiligen sich jährlich an Aktionen wie „Mit dem Rad zur Arbeit" der AOK und des ADFC oder auch an der Initiative „Lengerich on bike" bzw. „Münster on bike" für alle Fahrten zur Arbeit. Die teilnehmenden Unternehmen stehen in einem freundschaftlichen Wettstreit, die teilnehmenden Beschäftigten können attraktive Preise gewinnen. Alle Teilnehmenden der LWL-Kliniken Münster und Lengerich erhalten als Motivation zum Mitmachen zudem ein kleines Präsent.

Fuhrpark

Bereits 2010 wurden vereinzelt Dienstfahrzeuge auf Gasbetrieb umgerüstet. Mittlerweile wird sukzessive die gesamte PKW-Flotte auf Elektroantrieb umgestellt. In den Kliniken sind aktuell bereits vier PKW und zwei Lieferfahrzeuge auf reinen Elektroantrieb umgestellt worden. Bis 2025 werden alle Dienst-PKW auf Elektroantrieb umgestellt.

Die LWL-Klinik Münster nutzt außerdem bereits seit 2003 das CarSharing-Angebot des örtlichen Anbieters Stadtteilauto, um Nutzungsspitzen abzudecken und damit die Beschaffung zusätzlicher Dienstwagen zu vermeiden.

Förderung des öffentlichen Personen-Nahverkehrs ÖPNV

Die LWL-Kliniken Münster und Lengerich bieten ihren Beschäftigten ein vergünstigtes Job-Ticket an. Bei Dienstreisen werden Fahrten mit öffentlichen Verkehrsmitteln bevorzugt. In Lengerich ist es gelungen, in Zusammenarbeit mit der Stadt Lengerich und den regionalen Verkehrsbetrieben zwei Haltestellen im Klinikgelände für einen Taxibus einzurichten. Damit wird die Erreichbarkeit der LWL-Klinik Lengerich insbesondere bei Anreise mit dem Zug deutlich erleichtert.

Praxispartner im LWL-Projekt „Betriebliches Mobilitätsmanagement"

Die LWL-Kliniken Münster und Lengerich haben als Praxispartner an dem Projekt Betriebliches Mobilitätsmanagement des LWL teilgenommen. Die Erkenntnisse aus dem Projekt werden in die Mobilitätsplanung der Kliniken einfließen. Dazu gehören zum Beispiel die Nutzung einer Online-Mitfahrbörse, Umstellung des Fuhrparks auf Elektromobilität, Förderung der Fahrradnutzung und des öffentlichen Personennahverkehrs.

10.3.5 Mitarbeiter, Patienten und Bewohner

Die Einbeziehung der Mitarbeiter, Patienten und Bewohner in das CSR-Engagement und das Umweltmanagement ist für die Betriebsleitung von herausragender Bedeutung. Deutlich wird das bereits am Slogan „Umweltschutz geht uns alle an!" (LWL-Klinik Münster) beziehungsweise „Gemeinsam Umweltschutz gestalten!" (LWL-Klinik Lengerich).

> Die Beschäftigten werden regelmäßig über den Klinik-Newsletter, Umwelttipps und persönliche Ansprache informiert. Darüber hinaus werden die Beschäftigten aktiv in unser Umweltmanagement einbezogen, z.B. durch das Angebot zur Mitarbeit im Arbeitskreis Umweltschutz oder durch Umweltwettbewerbe. Patienten und Bewohner werden z.B. durch Flyer und Broschüren („Unser Verständnis von gutem Essen", „Alles Bio oder was"), aber auch durch die Beteiligung an Umweltprojekten (Upcycling, Tomatenanbau in der arbeitstherapeutischen Gärtnerei) aktiv einbezogen.

Die Energiebeauftragten

In den Arbeitsbereichen, z.B. Stationen, Wohngruppen, Verwaltung, Küche, sind Energiebeauftragte bestellt. Sie werden jährlich geschult und haben den Auftrag, Energieverschwendung zu reduzieren. Sie sprechen ihre Teams an, wenn sie zum Beispiel beobachten, dass bei laufender Heizung mit gekippten Fenstern gelüftet wird. Die Energiebeauftragten tragen so entscheidend

II Handlungsfelder für nachhaltiges Agieren im Krankenhauswesen

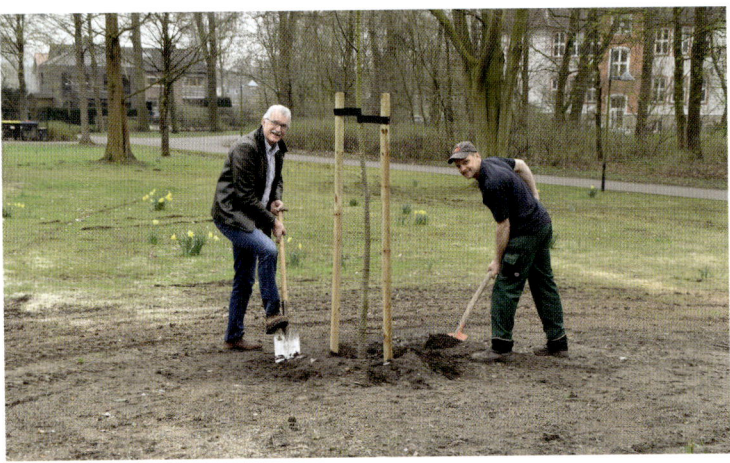

Abb. 4 Pflanzen eines Jubiläumsbaumes (LWL)

dazu bei, Verbrauchsverhalten hin zu einem ressourcenschonenden Einsatz zu verändern.

KLIK Green Klimamanager im Krankenhaus

Die LWL-Kliniken Münster und Lengerich beteiligen sich am dreijährigen KLIK Green-Projekt, das durch den Bund für Naturschutz und Umwelt und die Krankenhausgesellschaft NRW initiiert worden ist (s. Kap. II.9). Der Abteilungsleiter für Wirtschaft, Versorgung und Technik wird im Rahmen dieses Projekts zum Klima-Manager geschult. Zusammen mit allen teilnehmenden Kliniken nimmt der Klima-Manager an Workshops teil und entwickelt neue klimaschonendende Maßnahmen für die LWL-Kliniken Münster und Lengerich.

Jubiläumsbäume

Für Mitarbeiter, die ihr 25- oder 40-jähriges Dienstjubiläum feiern, wird ein heimischer Baum im Klinikgelände gepflanzt (s. Abb. 4). Das dient auf der einen Seite dem Erhalt der schönen Parkanlagen, auf der anderen Seite ist diese Aktion ein Ausdruck der besonderen Wertschätzung gegenüber den langjährig Beschäftigten der Unternehmen.

> *Die Küchen sollen mit attraktiven Gerichten aus frischen Lebensmitteln begeistern.*

Upcycling

Aus einer Idee von Beschäftigten ist das Upcycling-Projekt entstanden. Der LWL-Wohnverbund Münster sorgt mit Wertschätzung und Freude dafür, dass individuelle und persönliche Ziele der Nutzer erreicht werden. Das Team des LWL-Wohnverbundes verbindet diese Aufgabe mit dem Thema Nachhaltigkeit und Upcycling. Materialien, die für die Entsorgung bestimmt waren, werden zu neuen Produkten aufgewertet:

- Möbel aus Palettenholz,
- Schmuck aus altem Silberbesteck oder
- Taschen aus alten Stoffresten und Kleidungsstücken.

Auch für den schmalen Geldbeutel werden großartige Dinge geschaffen – und das hat sich längst herumgesprochen. Mitarbeiter der gesamten LWL-Klinik Münster, Patienten, aber auch Münsteraner Bürger haben bereits zahlreiche Materialspenden zur Verfügung gestellt. Oft sind die Spender gespannt, welche neuen Upcycling-Ideen entstehen und umgesetzt werden. Für wenig Geld können die Produkte in einem Verkaufsladen auf dem Klinikgelände erworben werden.

10.3.6 Ernährung

Das CSR-Engagement und damit verbunden das Umweltmanagement wird besonders auch in den Küchen gelebt. Da die sozialen Aspekte und die Umweltauswirkungen der Ernährung im Krankenhaus eine besondere Rolle spielen, liegt hier ein Schwerpunkt für das Nachhaltigkeitsengagement. Die Küchen sollen mit attraktiven Gerichten aus frischen Lebensmitteln begeistern.

Die beiden Kliniken in Münster und Lengerich verfügen jeweils über eine eigene Küche. Insgesamt produziert die Küche in Münster täglich ca. 850 bis 900 Mittagessen, in Lengerich sind es etwa 750. Mittags gibt es drei Menüs zur Auswahl, darunter immer eine vegetarische Menülinie.

Beide Küchen kaufen gemeinsam ein und verfügen über einen fast identischen, gemeinsam abgestimmten Speiseplan. Dieser wird saisonal den eigenen Bedürfnissen der jeweiligen Küche angepasst, um schnell und flexibel auf etwaige saisonale Angebote reagieren zu können. Neben dem Einsatz von Produkten aus ökologischem Landbau wird besonders auf einen regionalen und saisonalen Einkauf und auf die Frische der eingesetzten Produkte geachtet. Beide Kliniken haben begonnen, Lebensmittel aus fairem Handel einzusetzen.

Die Gäste werden konsequent in diese Entwicklung einbezogen, z.B. über die Beteiligung am Ernährungszirkel und ein niederschwelliges Rückmeldesystem zur Qualität des Essens.

Die Beschäftigten der Küchen profitieren von allen Angeboten des Unternehmens. Darüber hinaus werden aber auch küchenspezifische Maßnahmen ergriffen. So wurde in den Jahren 2014–2017 in Zusammenarbeit mit einer gesetzlichen Krankenkasse ein umfassendes Projekt ins Leben gerufen, das Angebote für rückengerechtes Arbeiten in der Großküche, Kommunikation und Teambildung sowie gesundes Führen für Vorgesetzte und das Küchenteam umfasste.

Beide Küchen bilden im Berufsbild Koch/Köchin aus, ein wichtiger Beitrag gegen den Personalmangel gerade im Küchenbereich.

Produkte aus ökologischem Landbau

Seit 2004 setzen beide Küchen auf den Einsatz von Produkten aus ökologischem Landbau. Für eine Klinik stellt dies – damals wie auch heute – meistens noch einen sehr ungewöhnlichen Schritt dar. Der Anteil dieser Produkte beträgt mittlerweile durchschnittlich 20 Prozent in der LWL-Klinik Lengerich und fast 30 Prozent in der LWL-Klinik Münster. Die Verantwortlichen sind überzeugt, dass frische Lebensmittel aus dem ökologischen Landbau der „Goldstandard" sind, insbesondere wenn sie aus der Region kommen.

Beide Kliniken arbeiten im Bio-Bereich sowohl direkt mit Erzeugern als auch mit dem Bio-Großhandel und dem konventionellen Großhandel zusammen. So sind die Küchenleitungen in der Lage, viele regional erzeugte Bio-Lebensmittel zu verarbeiten.

Schweinefleisch wurde komplett auf Bio umgestellt und wird von einer regionalen Erzeugergemeinschaft geliefert. Das hat zum einen mit den Haltungsbedingungen in der konventionellen Schweinemast zu tun, zum anderen damit, dass beide Kliniken Mitglied im EurSafety-Health-Net (MRSA-Net) sind, das die Verringerung von multiresistenten Erregern zum Ziel hat. Nach Untersuchungen der Landwirtschaftskammer Münster sind diese Erreger besonders häufig in konventionellen Schweinemastbetrieben zu finden.

Alle eingesetzten Gewürze sind ebenfalls 100 Prozent Bio – ohne Mehrkosten. Die Ergiebigkeit von Bio-Gewürzen ist nach den Erfahrungen sehr viel höher als die von konventioneller Ware. Die Bio-Gewürze sind tatsächlich deutlich geschmacksintensiver, sodass durch deren Einsatz keine zusätzlichen Kosten entstehen.

Auch unkonventionelle Ideen werden umgesetzt. In Lengerich produziert man Bio-Apfelsaft von eigenen Streuobstwiesen. Eigenen Honig gab es erstmals 2017, nachdem dort zwei Bienenvölker zugeflogen waren.

Zur LWL-Klinik in Münster gehört eine Gärtnerei mit zwei Gewächshäusern. Dort werden im Rahmen einer Arbeitstherapie seit einigen Jahren in der Saison Tomaten, Hokkaido-Kürbis und Kräuter angebaut (s. Abb. 5). Bei der Aufzucht kommen nur natürliche Schädlingsbekämpfer wie Marienkäfer und Schlupfwespen zum Einsatz. Aus der Ernte bereitet die Küche leckere Gerichte zu (s. Abb. 6), die bei allen Gästen immer wieder hervorragend ankommen, wie z.B. „Gegrillte gefüllte Tomaten mit eigenem Basilikumpesto", „Bärlauch-Knödel auf Kürbisragout" oder „Linguine mit Linsen-Tomaten-Bolognese".

Reduzieren von Lebensmittelverschwendung

Die LWL-Kliniken Münster und Lengerich haben 2013–2015 an einem Projekt der Fachhoch-

II Handlungsfelder für nachhaltiges Agieren im Krankenhauswesen

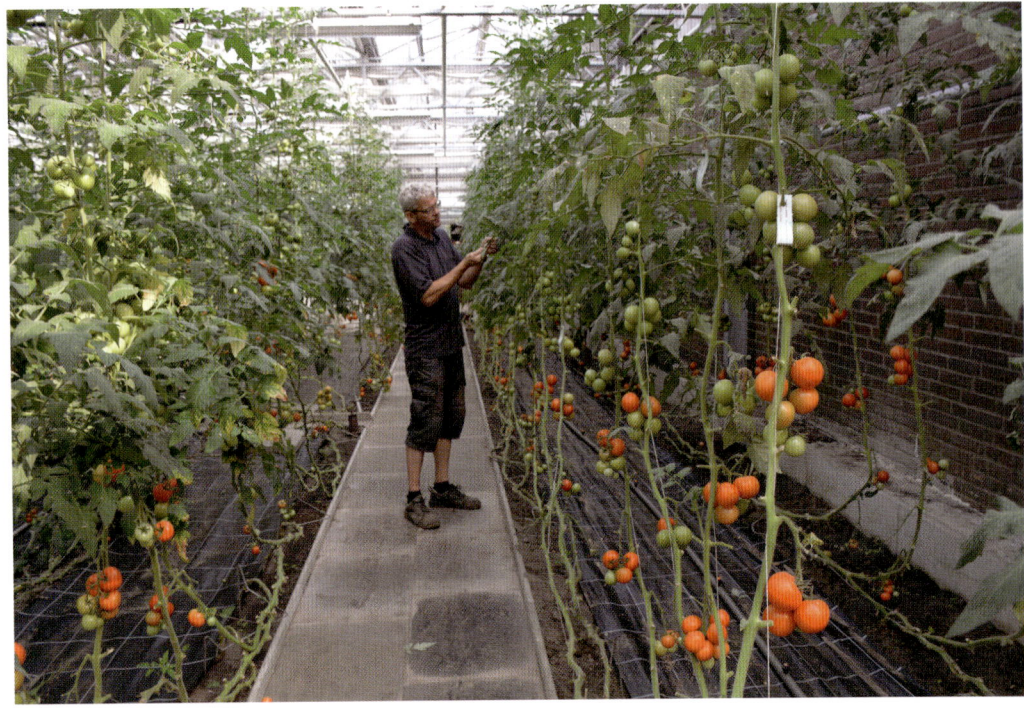

Abb. 5   Tomatenanbau in der Arbeitstherapie (LWL)

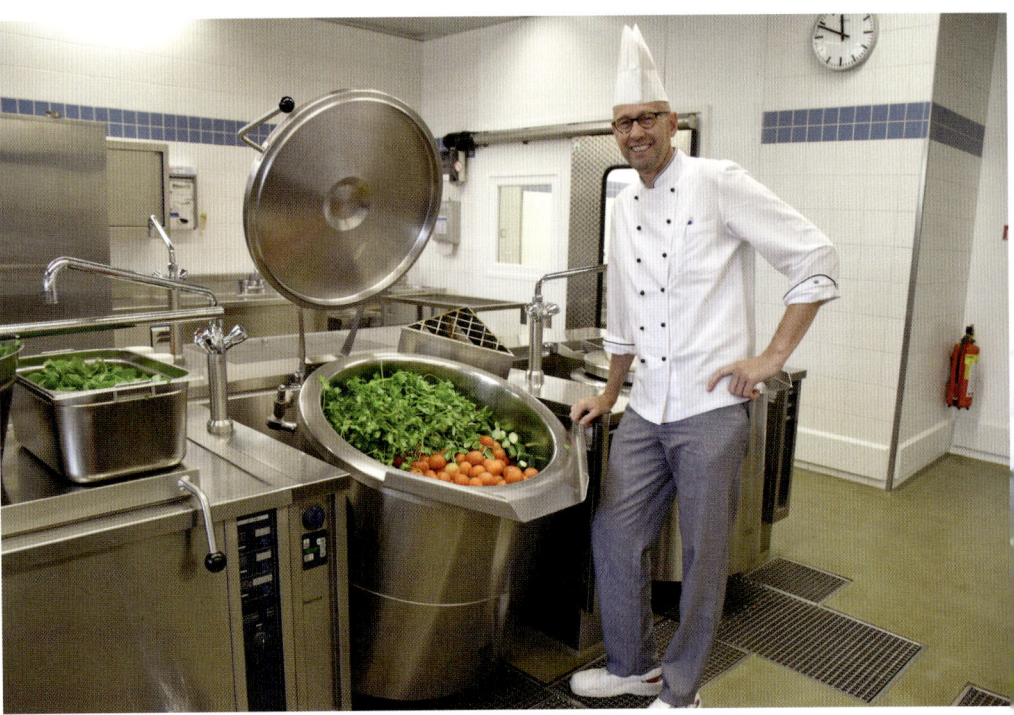

Abb. 6   Verarbeitung in der Küche (LWL)

10 Erfolgsnachweise eines grünen Krankenhauses

schule Münster zur Reduzierung von Lebensmittelverschwendung in der Außer-Haus-Verpflegung teilgenommen. Auch über die Projektphase hinaus ist das Thema dauerhaft als „Kontinuierlicher Verbesserungsprozess" etabliert. Die Abfallmenge konnte von über 72 t/Jahr auf knapp 50 t/Jahr reduziert werden. Neben dem ethischen Aspekt ergibt sich auch ein monetärer Vorteil, der den Küchenleitungen für den Einkauf hochwertiger Lebensmittel verbleibt. Das erfolgreiche Engagement wurde 2017 mit der Nominierung für den Bundespreis „Zu gut für die Tonne!" gewürdigt.

Vegetarisches und veganes Angebot

Die Gäste können bereits seit dem Jahr 2000 täglich ein vegetarisches Gericht wählen. 2010 haben die Betriebsleitungen entschieden, an beiden Standorten einen Veggieday einzuführen. Das bedeutet, dass alle Gäste nur zwischen vegetarischen bzw. veganen Gerichten auswählen können. Mittlerweile ist der Veggieday eine Erfolgsgeschichte, wie die regelmäßigen Gästebefragungen durch das Qualitätsmanagement beweisen. Die Küchen haben aufgrund der positiven Erfahrungen und der kontinuierlich steigenden Nachfrage das vegetarische und vegane Angebot deutlich erweitert und qualitativ kontinuierlich weiterentwickelt.

Projekt „Außer-Haus-Verpflegung nachhaltig und gerecht gestalten – GeNAH"

Die LWL-Kliniken Münster und Lengerich sind Praxispartner des Projektes des Instituts für nachhaltige Ernährung iSuN an der Fachhochschule Münster. Das Projekt wird durch die Bundesstiftung Umwelt gefördert. Im Zuge des Projektes haben die Kliniken ihr gesamtes Kaffeeangebot im Herbst 2021 auf Fairtrade-Bio-Kaffee umgestellt. Neben dem ökologischen Aspekt wird damit auch der sozialen Verantwortung der Kliniken gegenüber den Produzenten Rechnung getragen. Ab Sommer 2022 wird auf den Speiseplänen das klimafreundlichste

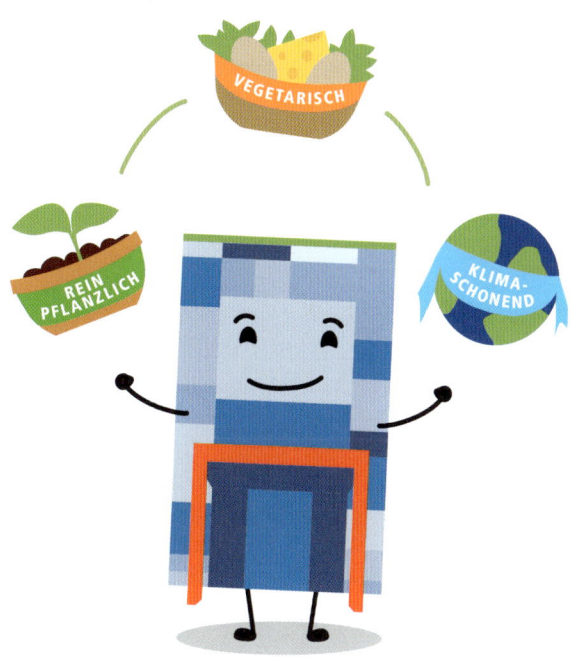

Gericht des Tages mit einem Icon beworben (s. Abb. 7), um den Gästen bessere Orientierung zu geben.

Abb. 7 Icon LWL-Klinik Münster Speiseplan (LWL)

10.4 Öffentliche Wahrnehmung

Durch ihr langjähriges CSR-Engagement haben sich die LWL-Kliniken Münster und Lengerich bundesweite Aufmerksamkeit erworben. Sei es über Vorträge, Beiträge auf den Webseiten der Kliniken, durch ein umfangreiches Flyer- und Broschürenangebot (in der LWL-Klinik Münster gibt es z.B. zwei Flyer über das Angebot der Küche und über die Zusammenarbeit mit Erzeugern), zahlreiche Beiträge in Fachzeitschriften und regelmäßige Artikel in der Lokalpresse, durch öffentlichkeitswirksame Auszeichnungen wie den INTERNORGA-Zukunftspreis (2015) oder auch die Ehrungen als „Bio-Leuchtturm

NRW" (2019) und „CSR-Unternehmen Münster/Münsterland" (2020).

Die beiden Kliniken haben sich mit ihrer CSR-Strategie ein positives Image in der öffentlichen Wahrnehmung erarbeitet, welches sich auch beim Personalrecruiting von vor allem jüngeren Bewerbern positiv bemerkbar macht.

10.5 Fazit

Das Management der LWL-Kliniken Münster und Lengerich ist angesichts der langjährigen positiven Erfahrungen davon überzeugt, dass EMAS ein sinnvolles und gerade auch für Krankenhäuser zielführendes Instrument für aktiven Klimaschutz und nachhaltiges Handeln ist.

Krankenhäuser haben eine besondere gesellschaftliche Verantwortung, die sich deutlich von anderen Unternehmen abhebt. Leider ist in den vergangenen Jahrzehnten die Berücksichtigung ökologischer und sozialer Aspekte in Kliniken gegenüber dem Diktat der Ökonomie in den Hintergrund getreten. Mittlerweile ist aber diesbezüglich ein unübersehbarer gesellschaftlicher Wandel eingetreten.

> **!** Klimawandel und der dramatische Verlust an Biodiversität sind nicht mehr zu leugnen, sondern haben in unser aller Lebensrealität Einzug gehalten.

Das macht auch vor den Krankenhäusern nicht halt. Initiativen wie Fridays for Future, K.L.U.G., Planetary Health Academy oder auch Health for Future zeigen, dass die Themen gesamtgesellschaftlich in das Bewusstsein getreten sind und jetzt Lösungen erfordern. Auch das Management der Krankenhäuser ist gut beraten, sich mit den Nachhaltigkeitsfeldern Ökologie und Soziales intensiv und glaubwürdig auseinandersetzen. Das Beispiel der LWL-Kliniken Münster und Lengerich, aber auch der anderen Einrichtungen des LWL-PsychiarieVerbundes, die noch nicht nach EMAS validiert sind, beweist, dass selbst unter schwierigen ökonomischen Rahmenbedingungen vieles möglich ist.

Literatur

Stadt Graz (2022) Ziele und Vorteile. URL: https://www.umwelt.graz.at/cms/ziel/4850042/DE/ (abgerufen am 18.03.2022)

Umweltbundesamt (2022a) EMAS – Umweltmanagement-Gütesiegel der Europäischen Union. URL: https://www.umweltbundesamt.de/themen/wirtschaft-konsum/wirtschaft-umwelt/umwelt-energiemanagement/emas-umweltmanagement-guetesiegel-der-europaeischen#die-emas-umwelterklarung (abgerufen am 18.03.2022)

Umweltbundesamt (2022b) Inhalte der ISO 14001. URL: https://www.umweltbundesamt.de/themen/wirtschaft-konsum/wirtschaft-umwelt/umwelt-energiemanagement/iso-14001-umweltmanagementsystemnorm#inhalte-der-iso-14001 (abgerufen am 18.03.2022)

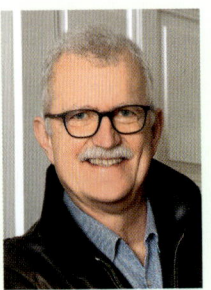

Thomas Voß

Thomas Voß ist seit 1988 in leitender Funktion im Gesundheitswesen tätig und seit 2019 Kaufmännischer Direktor der LWL-Kliniken Münster und Lengerich. Ehrenamtlich engagiert er sich im Umweltgutachterausschuss, einem Multi-Stakeholder-Beratungsforum am Bundesumweltministerium, als Vorstandsmitglied des Ernährungsrates Münster e.V., als Mitglied des BioMentoren-Netzwerkes und als CSR-Botschafter Münster-Münsterland.

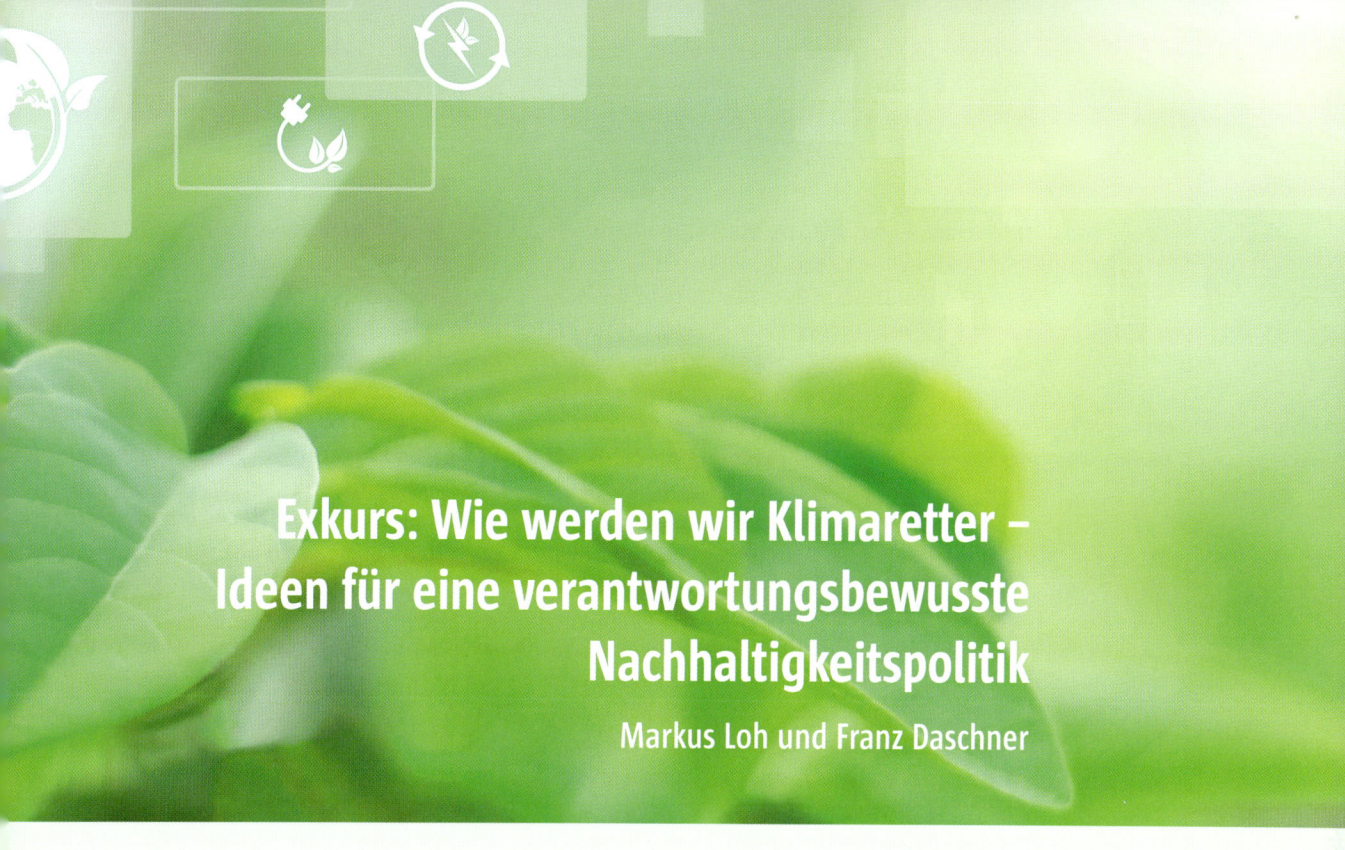

Exkurs: Wie werden wir Klimaretter – Ideen für eine verantwortungsbewusste Nachhaltigkeitspolitik

Markus Loh und Franz Daschner

Das Thema Umweltschutz hat in der Medizin und vor allem in den Kliniken bislang nur einen geringen Stellenwert. Umweltschutz und Nachhaltigkeit sind im Krankenhaus noch nicht systemrelevant, im Fokus stehen die Patienten und deren Genesung. Das ist selbstverständlich und auch richtig, dennoch sollte die Medizin auch aktiv Umweltschutz betreiben. Denn nur in einer intakten Umwelt lebt der Mensch gesund.

Was nur Wenige wissen ist, dass die Medizin und die Kliniken zu den größten Umweltverschmutzern gehören. Das Gesundheitswesen ist global für ca. 4,4% der Treibhausgasemissionen verantwortlich (Health Care Without Harm 2019). So produzieren die rund 1.900 deutschen Kliniken im Jahr ca. 4,8 Mio. Tonnen Abfall, pro Klinik sieben bis acht Tonnen am Tag (Abfallmanager Medizin 2017a). Dabei geht der größte Teil als Krankenhausabfall unsortiert in die Müllverbrennung. Allein 2014 wurden in deutschen Krankenhäusern ca. 8.000 Tonnen Einmalinstrumente nach einmaliger Verwendung weggeworfen (Abfallmanager Medizin 2020). Diese Tendenz zu Einwegprodukten ist stark steigend (Loh 2019). Hier gehen bislang hochwertige Rohstoffe verloren oder sind, wenn es ein Recycling gibt, nur noch minderwertig zu verwenden (Downcycling). Ein weiterer Punkt ist der Wasserverbrauch, pro Bundesbürger liegt dieser bei ca. 130 Litern pro Tag, im Krankenhaus können es schon bis zu 500 Liter pro Bett und Tag werden (Abfallmanager Medizin 2017b). Auch die Energieverbräuche sind gewaltig, verbraucht doch ein Krankenhausbett im Durchschnitt so viel Energie wie ca. vier neuere Einfamilienhäuser (Hertlein et al. 2016).

Klimawandel und Umweltpolitik

Woran scheitert der Umweltschutz in den Kliniken im Wesentlichen? Die einfache Antwort lautet, dass für den Umweltschutz keine Zeit vorhanden ist, kein Geld zur Verfügung steht und das Thema keine Priorität hat.

Für Umweltschutz gibt es in den meisten Kliniken weder Zeit noch Geld.

Mit dem sich immer deutlicher abzeichnenden Klimawandel und den damit entstehenden Umweltproblemen hat die Politik jetzt damit begonnen, stärker regulatorisch einzugreifen. Ganz wesentlich ist das Ende Juni 2021 beschlossene Klimaschutzgesetz, mit dem Deutschland das Ziel vorgibt, bis zum Jahr 2045 klimaneutral zu werden. Da mit dem Gesetz ein schrittweiser Prozess einhergeht (2030 – 65% weniger, 2040 – 88% weniger CO_2), sollten Planungs- und Beschaffungs-Abteilungen in den Kliniken den Impuls jetzt aufnehmen. Parallel nimmt der im Januar 2021 neu in Kraft getretene nationale Zertifikatehandel für die CO_2-Bepreisung Fahrt auf. Die Bundesregierung geht davon aus, dass sich der Preis für eine Tonne CO_2 von aktuell 25 Euro bis 2025 schrittweise auf 55 Euro pro Tonne CO_2 erhöhen wird (Bundesamt für Umwelt, Naturschutz, nukleare Sicherheit und Verbraucherschutz 2020). Das zweite im Juni 2021 erlassene Gesetz, das Sorgfaltspflichtengesetz oder umgangssprachlich auch Lieferkettengesetz genannt, regelt die unternehmerischen Sorgfaltspflichten zur Vermeidung von Menschenrechtsverletzungen in Lieferketten (Bundesamt für Arbeit und Soziales 2020). Dieses Gesetz wird eventuell Auswirkungen auf einige der im fernen Ausland fragwürdig günstig produzierten medizinischen Einwegprodukte haben und hoffentlich eine Veränderung auslösen. Gerade dieser Bereich zeigt, wie sensibel und konkret eine verantwortungsbewusste Nachhaltigkeitspolitik im Krankenhaus ansetzen muss. Das Thema lässt erahnen, welche Hemmnisse und Hürden sich der Umsetzung von Nachhaltigkeitszielen im Gesundheitswesen in den Weg stellen.

Eine weitere wichtige Entwicklung steht auch bei der Überarbeitung der Nachhaltigkeits-Richtlinie an, zu der im April 2021 Änderungsvorschläge eingegangen sind. Werden die Änderungen von der EU angenommen, wird Deutschland bis 2023 die Anforderungen der Richtlinie in nationales Gesetz überführen und das CSR-Richtlinie-Umsetzungsgesetz (CSR-RUG) anpassen. Als Teil der Geschäftsberichterstattung wird der Nachhaltigkeitsbericht prüfpflichtig. Es ist absehbar, dass mit dieser Änderung auch viele Unternehmen außerhalb des Kapitalmarkts zukünftig eine Nachhaltigkeitsberichterstattung durchführen müssen.

Nachhaltigkeit als Chance für Kliniken

Warum sehen Kliniken den Umweltschutz und die Umsetzung von Nachhaltigkeit nicht als Chance, um Ressourcen zu sparen und damit nicht nur die Umwelt zu schützen, sondern auch ihre Betriebskosten zu senken? Warum wird die Chance, mit Nachhaltigkeit mehr Zufriedenheit und damit mehr Engagement bei den Beschäftigten zu generieren, nicht genutzt? Das Thema ist nämlich den Menschen wichtig und ein Arbeitgeber, der aktiv für Klima- und Umweltschutz agiert, wird auch von der Belegschaft positiv wahrgenommen. Das Engagement für Nachhaltigkeit ist auch ein Pluspunkt im Wettbewerb, die aktiven Einrichtungen werden als Leuchttürme wahrgenommen und können ihr Engagement positiv in den Medien präsentieren. Ein weiterer wichtiger Grund für Einrichtungen, proaktiv Maßnahmen für Umweltschutz und Nachhaltigkeit umzusetzen, ist Zukunftssicherheit. Wer jetzt plant, muss nicht im letzten Moment, vor dem Erlass von Gesetzen und Verordnungen, eilig und unter Zeitdruck Strukturen aufbauen. Damit spart ein vorausschauendes Management auch im Bereich Nachhaltigkeit Kosten.

Um erfolgreich Nachhaltigkeitsmaßnahmen einzuführen, müssen Strukturen geschaffen, Know-how aufgebaut und Akteure zusam-

Exkurs: Wie werden wir Klimaretter – Ideen für eine verantwortungsbewusste Nachhaltigkeitspolitik

mengebracht werden. Das kostet Zeit und Geld. Nicht alle Aktionen zeigen einen unmittelbaren finanziellen Vorteil, der sich zum Beispiel in einer Wirtschaftlichkeitsanalyse positiv hervorhebt, für manche Maßnahmen macht erst die Betrachtung des CO_2-Fußabdrucks den Wert sichtbar.

> Wenn ein Klinikum zum Beispiel fahrradfreundlich werden will, Fahrradwege baut, die Nutzung der öffentlichen Verkehrsmittel fördert und Kfz-Parkplätze bewirtschaftet, kostet das im ersten Schritt Geld. Ein solches Maßnahmenpaket aber hat viele verschiedene positive Effekte, auch auf die Umwelt. Wenn ein signifikanter Anteil der Beschäftigten mit dem Fahrrad kommt, verbessert sich die Verkehrssituation um das Klinikum, es müssen weniger kostspielige Pkw-Parkplätze gebaut werden, es wird ruhiger, weniger CO_2 wird ausgestoßen und die Mitarbeitenden bewegen sich an der frischen Luft.

Nachhaltigkeit ist eine Gemeinschaftsaufgabe, es ist ein Prozess, in den alle Bereiche und alle Beschäftigten in der Klinik eingebunden werden müssen, zum Beispiel in einem *GreenTeam*, das im Idealfall über die notwendige Entscheidungsbefugnis und möglichst über ein finanzielles Budget verfügt. Die ideale Konstellation ist die Besetzung einer Stabsstelle Nachhaltigkeit, die nur der Geschäftsführung berichtet, mit einem zweckdienlichen Budget ausgestattet ist und in Entscheidungsprozesse eingebunden wird. Eine solche Stelle wurde beispielsweise im Universitätsklinikum Hamburg-Eppendorf geschaffen. Neben den internen Bemühungen einer Klinik, sollte bei speziellen Aufgaben auch externe Unterstützung beauftragt werden, um Potenziale zu identifizieren und zu quantifizieren. Somit können Daten für Entscheidungsprozesse erarbeitet werden, mit denen beispielsweise eine Vorstandsvorlage ausgearbeitet wird, um die Geschäftsführung für eine Entscheidung zu gewinnen.

Hat eine Klinik Strukturen für ein Nachhaltigkeitsmanagement aufgebaut, müssen Ziele und Maßnahmen identifiziert werden.

Dabei muss berücksichtigt werden, dass Kliniken in Bezug auf Größe, fachliche Ausrichtung und bauliche Struktur meistens sehr inhomogen sind. Es gilt somit im *GreenTeam*, in der Nachhaltigkeits-Gruppe und vielleicht sogar mit Beteiligung der Belegschaft oder auch mit externen Beratern individuell Maßnahmen zu identifizieren, die sinnvoll und praktikabel umgesetzt werden können. Wichtig ist an dieser Stelle der Hinweis, nicht alle Handlungsfelder auf einmal anzugehen, sondern Schritt für Schritt Projekte und Maßnahmen umzusetzen. Um zu zeigen, dass Ökologie und Nachhaltigkeit einfach und schon mit geringen Investitionen erreicht werden können, ist es sinnvoll, die „Low Hanging Fruits", also Projekte, bei denen mit minimalem Aufwand ein maximaler Erfolg erzielt werden kann, zuerst anzugehen. Mit den ersten erfolgreich umgesetzten Maßnahmen schafft man auf allen Ebenen Akzeptanz für weitere Projekte.

Dabei bieten alle Bereiche einer Klinik ausreichend Potenziale:
- Medizinischer Bereich,
- Abfallwirtschaft,
- Küche,
- Wäsche,
- Wasser/Abwasser,
- Energie,
- Verkehr,
- Bau,
- Naturraum,
- Kommunikation.

Zum Beispiel zur Optimierung der Heiztechnik kann schon das richtige Einregeln des Heizungsrücklaufes große Einsparungen bringen. In der Küche kann, mit der Optimierung der Ausgabe, versucht werden Lebensmittelabfälle zu vermeiden. Ein Blick auf die Konditionen beim Einkauf von Strom und Gas kann große Einsparpotenziale aufzeigen. Stellt man parallel zum Beispiel auf viamedica ÖKOSTROM und viamedica BIOGAS (www.viamedica-ug.de/oekos-

Wichtig ist, dass gelebte Nachhaltigkeit auch Freude bereitet.

trom-biogas) um, kann man einfach mit dem Wechsel den eigenen CO_2-Fußabdruck deutlich minimieren.

Wichtig ist, dass die Umsetzung Erfolge zeigt, dass gelebte Nachhaltigkeit auch Freude bereitet und die Klinik hartnäckig an dem Thema Nachhaltigkeit arbeitet. Auf diesem Weg werden Kliniken und deren Beschäftigte Schritt für Schritt und mit einer gemeinsam geplanten und umgesetzten, verantwortungsbewussten Nachhaltigkeitspolitik zu Klimarettern.

Das Projekt KLIMARETTER – LEBENSRETTER

Das Projekt KLIMARETTER – LEBENSRETTER der Stiftung viamedica hat ausschließlich die Unternehmen und Einrichtungen des Gesundheitswesens und ihre Beschäftigten im Fokus (www.klimaretter-lebensretter.de). Bislang sind über 5.400 Beschäftigte aus über 100 Unternehmen und Einrichtungen in dem Projekt aktiv. Das Projekt sensibilisiert die Beschäftigten, mit dem innovativen, online verfügbaren Klimaretter-Tool über einen sportlich-spielerischen Ansatz für einen nachhaltigen Umgang mit Ressourcen und für das Vermeiden von CO_2. Durch die Teilnahme werden die Unternehmen Teil eines Projektes, das im Rahmen der Nationalen Klimaschutzinitiative des Bundesumweltministeriums umgesetzt wird. Unternehmen erhalten ein umfänglich ausgearbeitetes CSR/Klimaschutzprojekt, das sie intern individuell anpassen können. Es steht ein Leitfaden zur Verfügung, der schrittweise und nach Unternehmensgröße aufgeteilt, eine erfolgreiche Umsetzung beschreibt und viele praktische Vorschläge gibt. Das Projekt ist sehr positiv öffentlichkeitswirksam und erfüllt so den Zweck intern und extern zu zeigen, dass ein Unternehmen aktiv für den Klimaschutz tätig ist. Es ist unerlässlich, das Engagement für Umweltschutz und Nachhaltigkeit intern und extern zu kommunizieren.

Weiter kann das Projekt als konkreter Baustein (Mitarbeiterschulung) in die Zertifizierung ISO 50.001, Energiemanagementsystem und ISO 14.001, Umweltmanagementsystemnorm eingebracht werden. Ebenfalls kann die Teilnahme am Projekt KLIMARETTER – LEBENSRETTER in den Nachhaltigkeitsbericht einfließen. Das wirklich spannende an dem Projekt ist, dass es direkt umgesetzt werden kann. Es bedarf keinerlei Investitionen oder Baumaßnahmen. Darüber hinaus bedarf die Umsetzung weder bei den Projektverantwortlichen noch bei den teilnehmenden Beschäftigten mehr als nur wenige Minuten. Das Projekt funktioniert über ein online basiertes und über jedes internetfähige Gerät zugängliche Klimaretter-Tool (www.klimaretter-lebensretter.de), ohne Installation von Software und Downloads. Die Beschäftigten werden eigenständig aktiv, erstellen sich im Klimaretter-Tool – vollkommen konform mit der Datenschutz-Grundverordnung (DSGVO) – ein eigenes Profil und sind direkt Teil der Challenge ums CO_2-Vermeiden. Sie wählen individuell aus 26 vorgegebenen Klimaschutzaktionen die für sie Umsetzbaren aus, die alle niedrigschwellig und einfach im Arbeitsumfeld durchführbar sind, wie z.B. Leitungswasser statt Flaschenwasser, den digitalen Fußabdruck reduzieren oder Verpackungsmüll vermeiden. Damit werden die Beschäftigten und mit ihnen die Unternehmen Teil des sportlich spielerischen Rankings, als Einzelperson, für ihre Firma und im firmeninternen Ranking. Mit dem Klimaretter-Tool entsteht im Unternehmen eine Dynamik, es bilden sich Teams, die gemeinsam aktiv werden und die den Zusammenhalt im Unternehmen fördern. Das Engagement der Beschäftigten kann über Urkunden und Incentives intern wertgeschätzt werden.

> Im Projekt KLIMARETTER – LEBENSRETTER werden einmal im Jahr bundesweit die besten Klimaretter und Klimaretterinnen, die stärksten Teams und die erfolgreichsten Unternehmen öffentlichkeitswirksam mit dem Klimaretter-Award ausgezeichnet.

Die Teilnahme an einem solchen Projekt erzielt mit vergleichbar geringem Aufwand eine große

Wirkung. Durch die immer wieder neuen Bestrebungen entstehen fortlaufend Optimierungen, das Ziel muss das EMAS-Zertifikat (Gemeinschaftssystem für Umweltmanagement und Umweltbetriebsprüfung) sein. Durch stetige Zertifizierung wird den Einrichtungen des Gesundheitswesens ein solides Fundament an die Hand gegeben, um kontinuierlich den Prozess der Nachhaltigkeit zu optimieren. Dass dieses Zertifikat für Einrichtungen des Gesundheitswesens erreichbar ist, zeigt zum Beispiel die LWL-Klinik Münster, die dieses Zertifikat und diesen Prozess bereits seit über 20 Jahren lebt und umsetzt. Dass auch Maximalversorger das EMAS-Zertifikat als Krone des Nachhaltigkeitsmanagements erreichen können, zeigt sehr erfolgreich das Städtische Klinikum Karlsruhe.

Fazit

Da die Medizin und vor allem die Krankenhäuser zu den größten Umweltverschmutzern gehören, müssen alle in diesem System in Zukunft eine verantwortungsvolle Nachhaltigkeitspolitik betreiben. Diese beginnt man am besten mit einem Projekt, das wenig Zeit erfordert, am Arbeitsplatz durchgeführt werden kann, wenig kostet, kein Personal bindet und schnell zu einem sichtbaren Erfolg führt. Ein Beispiel ist das Projekt KLIMARETTER – LEBENSRETTER, das im Rahmen der Nationalen Klimaschutzinitiative des Bundesumweltministeriums durchgeführt wird. Das Projekt KLIMARETTER – LEBENSRETTER ist jedoch nur der Einstieg in eine verantwortungsvolle Nachhaltigkeitspolitik. Das Ziel aller Umweltbestrebungen in der Medizin ist das EMAS-Zertifikat, das allerdings ohne Personalinvestition (zum Beispiel eine Stabsstelle für Nachhaltigkeit) nicht zu erreichen ist.

Literatur

Abfallmanager Medizin (2017a) Abfälle aus der humanmedizinischen oder tierärztlichen Versorgung. URL: https://www.abfallmanager-medizin.de/themen/krankenhausabfaelle-abfaelle-aus-der-humanmedizinischen-oder-tieraerztlichen-versorgung/ (abgerufen am 04.03.2022)

Abfallmanager Medizin (2017b) Ein Krankenhaus verbraucht pro Bett bis zu 500 Liter Wasser am Tag. URL: https://www.abfallmanager-medizin.de/zahl-des-monats/ein-krankenhaus-verbraucht-pro-bett-bis-zu-500-liter-wasser-am-tag/ (abgerufen am 04.03.2022)

Abfallmanager Medizin (2020) Einweg- oder Mehrwegprodukte im Klinikum nutzen? URL: https://www.abfallmanager-medizin.de/themen/op-besteck-einweg-oder-mehrwegprodukte-im-klinikum-nutzen/ (abgerufen am 04.03.2022)

Bundesministerium für Arbeit und Soziales (2021) Sorgfaltspflichtgesetz. URL: https://www.bmas.de/DE/Service/Gesetze-und-Gesetzesvorhaben/gesetz-unternehmerische-sorgfaltspflichten-lieferketten.html (abgerufen am 04.03.2022)

Bundesumweltministerium für Umwelt, Naturschutz, nukleare Sicherheit und Verbraucherschutz (2020) Fragen und Antworten zur Einführung der CO_2-Bepreisung zum 1. Januar 2021 URL: https://www.bmu.de/service/fragen-und-antworten-faq/fragen-und-antworten-zur-einfuehrung-der-co2-bepreisung-zum-1-januar-2021 (abgerufen am 04.03.2022)

Daschner F, Dettenkofer M, Frank U, Scherrer M (2006) Praktische Krankenhaushygiene und Umweltschutz. Springer Berlin Heidelberg

Health Care Without Harm (2019) Health Care's Climate Footprint. How the health sector contributes tot he global climate crisis and opportunities for action. URL: https://noharm-global.org/sites/default/files/documents-files/5961/HealthCaresClimateFootprint_092319.pdf (abgerufen am 04.03.2022)

Hertlein S, Loh M, Haßler C, Busse A, Sondermann N (2016) Krankenhausmitarbeiter schützen das Klima. Energiesparfibel, 4–5

Loh M (2019) Ressourceneffizienz spart Sachkosten. Klinergie Magazin 7, 22–24

Statistisches Bundesamt (2021) Einrichtungen, Betten und Patientenbewegung. URL: https://www.destatis.de/DE/Themen/Gesellschaft-Umwelt/Gesundheit/Krankenhaeuser/Tabellen/gd-krankenhaeuser-jahre.html (abgerufen am 04.03.2022)

II Handlungsfelder für nachhaltiges Agieren im Krankenhauswesen

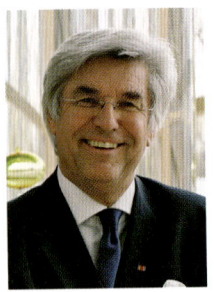

Prof. Dr. med. Franz Daschner

Franz Daschner war von 1967 bis 1969 wissenschaftlicher Assistent an der Universitätskinderklinik München. 1975 habilitierte er sich im Bereich Kinderheilkunde. 1992 folgte die Stelle als Direktor des Instituts für Umweltmedizin und Krankenhaushygiene am Universitätsklinikum Freiburg, wo er 2006 emeritiert wurde. Im Jahr 2000 erhielt er den Deutschen Umweltpreis. 2012 wurde ihm der Deutsche Qualitätspreis Gesundheit verliehen, sowie 2018 das Bundesverdienstkreuz Erster Klasse. Franz Daschner ist Vorstandsvorsitzender der Stiftung viamedica.

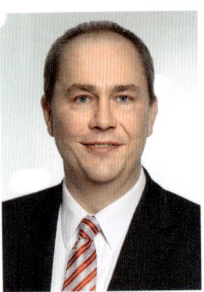

Markus Loh

Markus Loh ist seit 2007 Projektleiter der Stiftung viamedica und konzipiert erfolgreiche Projekte wie z.B. KLIMA-RETTER – LEBENSRETTER, Klinergie 2020 – Energieeffizienz in deutschen Kliniken oder KLIK-Klimamanager für Kliniken. Als Mitglied im VDI Richtlinienausschuss „Nachhaltigkeit in Bau und Betrieb von Krankenhäusern" arbeitete er mit an der VDI 5800. Unter seiner Regie wurde der KlinergieCheck der Stiftung viamedica entwickelt und mehrere Best Practice Broschüren zum Thema Energieeffizienz in Kliniken produziert.

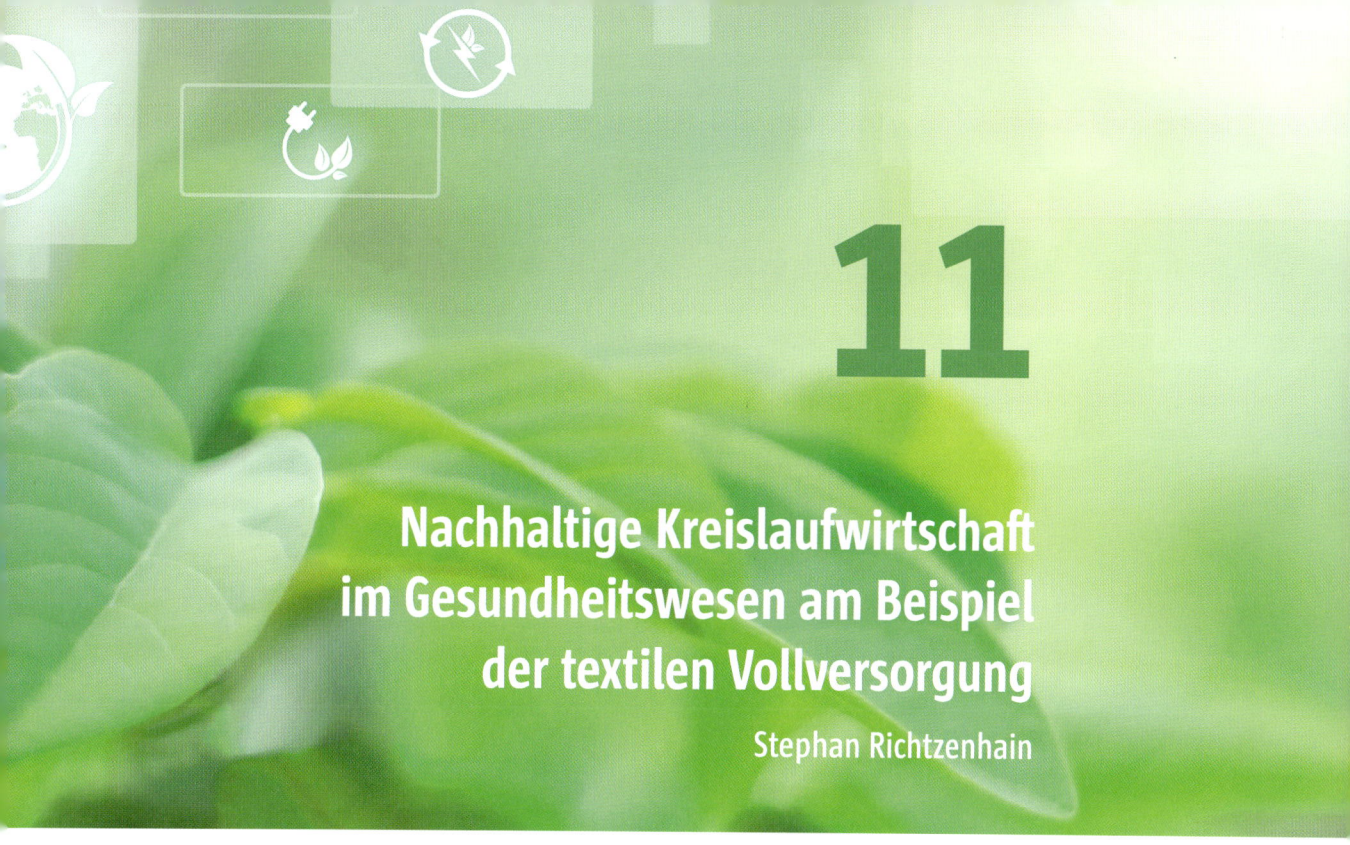

11

Nachhaltige Kreislaufwirtschaft im Gesundheitswesen am Beispiel der textilen Vollversorgung

Stephan Richtzenhain

11.1 Corona-, Klimakrise und demografischer Wandel: Nachhaltigkeit bietet Auswege

Das Coronavirus hat die Menschheit weltweit in eine der größten Krisen seit dem 2. Weltkrieg gestürzt. Mehr als 400 Millionen Menschen sind erkrankt und die Zahl der an diesem Virus Verstorbenen erreicht hohe siebenstellige Werte. Es besteht die berechtigte Hoffnung, dass mittels modernster Impftechnologien und gemeinsamer Anstrengungen der Infektionsprävention das Virus zwar nicht ganz verschwinden wird, jedoch zu einer beherrschbaren Krankheit werden könnte, vergleichbar mit den jährlichen Grippewellen.

Die Langzeitfolgen dieser Pandemie sind sicher zu konstatieren: sowohl individuell für Patienten mit Long-COVID als auch für Gesellschaft und Wirtschaft. Die Haushalte vieler Länder werden mit einer deutlich gestiegenen Verschuldung belastet, globale Supply-Chains sind noch immer nachhaltig gestört, der internationale Warenverkehr ist massiv eingeschränkt und zudem von einer Vervielfachung der Transportkosten geprägt.

Deutliche Folgen lassen sich auch im Gesundheitswesen allgemein und speziell im Krankenhaussektor feststellen: Viele Krankenhäuser sind in eine wirtschaftliche Schieflage geraten, die zu behandelnden Fälle sind deutschlandweit um 20% gesunken, die vielfach erwartete Nachholwelle lässt auf sich warten oder – wie einige Akteure prophezeien – fällt ganz aus.

Verschärft wird diese Lage noch durch ein weiteres Phänomen: Deutschland steckt in einer demografischen Krise. Die geburtenstarken Jahrgänge der von 1958 bis 1965 Geborenen, die sogenannten Babyboomer, kommen langsam aber sicher in das Rentenalter; d.h., sie scheiden aus dem Berufsleben aus und werden in den kommenden Jahren altersbedingt verstärkt Leistungen des Gesundheitswesens in Anspruch nehmen müssen.

Die aktuell in das Arbeitsleben einsteigenden Generationen Y und Z sind rein zahlenmäßig nicht in der Lage, diese Lücke zu füllen und zudem noch für die zu erwartenden Kosten aufzukommen. Schon jetzt fehlen in jeder nennenswerten Branche Arbeitskräfte, und zwar auf allen Ebenen der Qualifikation. Die Bundesagentur für Arbeit konstatiert einen Nettowanderungssaldo von mehr als 400.000 Arbeitskräften jährlich, um für alle Branchen ausreichend Personal verfügbar zu machen (SZ 2021). Das Thema einer qualitativ und quantitativ ausreichenden Versorgung mit Personal wird für alle Unternehmen zum strategischen Erfolgs- und Risikofaktor schlechthin. Für Krankenhäuser mit ihren speziellen Anforderungsprofilen gilt dies ganz besonders.

Mit dem Abklingen der Corona-Krise tritt nun aber auch die dritte und potenziell folgenreichste Krise unserer Zivilisation verstärkt in den Fokus: die Klimakrise. Immerhin geht es bei diesem Thema um einen lebenswerten Fortbestand unserer und vieler anderer Spezies auf diesem Planeten.

Der Zeitdruck für die Abwendung unwiderruflicher Folgen für unser Klimasystem ist immens und fordert ein nie gekanntes Engagement aller Länder und Akteure. Nur wenn jeder bereit ist, seinen manifesten Beitrag zur Abwendung der Klimakatastrophe zu leisten, kann dieses Ziel auch nur annähernd erreicht werden. Das gilt auch für unser Gesundheitswesen, die größte Branche unserer Volkswirtschaft.

Global betrachtet sind Gesundheitsdienstleistungen immerhin für 4,4 % der CO_2-Emissionen verantwortlich (Deutscher Bundestag 2020). Zudem ist zu erwarten, dass durch die Klimakrise zusätzlich gesundheitliche Risiken auf die Menschheit zukommen, laut WHO sogar mehr als durch jeden anderen Einflussfaktor (vgl. WHO Regional Office for Europe 2017).

Es muss also gehandelt werden. Dabei wird es darum gehen, Verschwendung zu vermeiden, Nachlässigkeit durch Nachdenken zu ersetzen, innovative Wege zu beschreiten – nicht allein, sondern arbeitsteilig mit geeigneten Partnern. Es gilt Synergien zu entdecken und zu erschließen und dabei in einem ökonomisch sinnvollen Rahmen zu bleiben, denn ohne entsprechende wirtschaftliche Ressourcen lässt sich der erfolgreiche Weg in die Zukunft kaum bewältigen.

Anhand des Beispiels der textilen Vollversorgung für Krankenhäuser soll nachfolgend aufgezeigt werden, dass es durchaus realistische Ansätze gibt, um den Herausforderungen der unterschiedlichen Krisen und ihrer Folgen erfolgreich begegnen zu können.

11.2 Nachhaltigkeit ist wirtschaftlich, Verschwendung ganz sicher nicht

Wenn man von der Speisenversorgung absieht, sind Textilien mit Abstand das volumenreichste Produkt in der Versorgung eines Krankenhauses. Nicht wertmäßig, aber vom Volumen her sind ein Drittel aller Güter, mit denen ein Krankenhaus täglich versorgt wird, sonstige Verbrauchsmaterialien. Die verbleibenden zwei Drittel des Volumens macht die Wäscheversorgung aus.

Umso interessanter ist, dass Wäscheverbrauch bislang häufig nicht geregelt war. Wäsche war für den Anwender im Krankenhaus – betriebswirtschaftlich gesehen – ein „freies Gut". Jeder Akteur konnte für seine Aufgaben unreglementiert auf Textilien zugreifen, ohne dafür eine Rückmeldung oder gar eine Sanktion für zu hohe oder zu niedrige Verbräuche erwarten zu müssen. Die Auswahl der geeigneten Textilien war tendenziell eher willkürlich, der Umgang mit diesen teilweise wenig wertschätzend.

In der Folge kam es ganz entgegen dem Sinn des Kaizen zu Verschwendung von Ressourcen. Bei diesem Managementprinzip mit Ursprung bei Toyota in Japan ist die Vermeidung von Verschwendung der oberste Grundsatz. Wendet man dieses Prinzip und letztendlich auch die klassischen Instrumente der Betriebswirtschaftslehre auf den Textilbereich an, lassen sich bedeutsame Effekte erzielen, ohne auch nur ansatzweise Abstriche im Bereich des Komforts für das Pflegepersonal, die Patienten oder gar im Bereich der Hygiene machen zu müssen.

Dieses Prinzip lässt sich aber nicht nur auf die unmittelbaren Prozesse im Krankenhaus anwenden, sondern auch auf diejenigen des Textildienstleisters und seiner vorgelagerten Supply-Chains.

> Ein besonders eindrucksvolles Beispiel liefert die Baumwollproduktion und -verarbeitung eines pakistanischen Herstellers für Bettwäsche und Frottee: Nur durch Aufklärung der Baumwollbauern konnte der Verbrauch an Pestiziden um über 50% gesenkt werden und damit natürlich auch die Kosten für die Bauern. Gleichzeitig wurde statt der herkömmlichen Bewässerungstechniken eine Tröpfchen-Bewässerung eingeführt und der Wasserverbrauch ebenfalls um deutlich über 50% gesenkt. Der angenehme „Nebeneffekt" war eine Einkommenssteigerung für die Baumwollbauern, die damit wieder vermehrt das Schulgeld für ihre Kinder bezahlen konnten.

Nachhaltigkeit lässt sich auch auf wirtschaftliche Art erzielen, oder verbessern, wenn man wieder stärker in Kreislaufsystemen denkt. Textildienstleister bieten an vielen Stellen den Ersatz von Einwegprodukten durch innovative Textillösungen an. Teilweise erscheinen diese bei oberflächlicher Betrachtung aufwendiger oder teurer. Ganzheitlich betriebswirtschaftliche Analysen beweisen oft das Gegenteil.

11.3 Nachhaltigkeit braucht Innovationen, Innovationen brauchen Partnerschaft, Partnerschaft braucht Nachhaltigkeit

Der Weg in eine nachhaltigere und ökologisch achtsamere Welt beginnt mit dem Überdenken von allem Bisherigen. Unser Konsum, unsere Produkte und Dienstleistungen müssen neu gedacht werden. Innovationen sind gefragt, in vielfältiger Form und in rascher Folge. Von besonderer Bedeutung und anders als in der Vergangenheit müssen dabei ganzheitliche Konzepte entwickelt und Produkte über ihren gesamten Lebenszyklus betrachtet werden. Dies reicht von der Herstellung – inklusive aller Rohstoffe und Bauteile – über ihre Nutzungsdauer bis zur ökologisch sinnvollen Entsorgung, Weiterverarbeitung oder bestenfalls Weiterverwendung in einem geschlossenen Kreislaufsystem.

Unsere Gesellschafts- und Wirtschaftssysteme stehen also vor der Notwendigkeit in ein besonders kreatives und innovatives Zeitalter einzutreten. Im Rahmen unserer zutiefst arbeitsteilig organisierten Wertschöpfungsketten ist dabei auch ein arbeitsteiliger Innovationsprozess erforderlich. Dies gilt besonders, wenn nur ein knapper Zeithorizont zur Verfügung steht, wie aktuell in der Klimakrise. Hier bietet sich das Bild eines über den Platz nach vorne stürmenden Rugbyteams an, bei dem der Ball in der Vorwärtsbewegung von einem zum anderen weitergespielt wird, während sich alle vorwärtsbewegen. Innovationen in diesem Sinne brauchen also Teamgeist und Partnerschaft.

Es gilt dabei die richtigen Partner zu wählen, d.h. Innovationskraft rückt in den Vordergrund, nicht der Anbieter mit dem absolut niedrigsten Preis. Eine innovative Supply-Chain beruht auf Attributen wie Vertrauen, Langfristigkeit und Partnerschaft. Hier ist in vielen Unternehmen ein Paradigmenwechsel im Einkauf zu postulieren. Der Einkauf rückt strategisch ins Zentrum des Innovationsprozesses. Er ist in stärkerem Umfang zuständig für die Auswahl von Partnern, nicht von kurzfristig zu beschaffenden bzw. zu substituierenden Produkten. Partnerschaften dieser Art sollten – und hier schließt sich der Kreis – nachhaltig konzipiert werden, geprägt von gegenseitiger Achtung.

Der Einkauf rückt strategisch ins Zentrum des Innovationsprozesses.

11.4 Textile Krankenhaus-Vollversorgung als nachhaltige Kreislaufwirtschaft

Nachfolgend sollen am Beispiel der einzelnen Elemente einer textilen Vollversorgung für das Gesundheitswesen Wege in eine innovative und nachhaltig strukturierte Zukunftsstrategie aufgezeigt werden. Textile Vollversorgung zeichnet sich dadurch aus, dass sie bereits umfassend als Kreislaufwirtschaft strukturiert ist (s. Abb. 1).

Wäschereigrundversorgung

Basis des Produkt- und Dienstleistungsportfolios einer textilen Vollversorgung ist das Waschen von Wäsche. Hier ist in erster Linie zu gewährleisten, dass immer auf dem Stand der Produktions- und Verfahrenstechnik produziert wird. Hier konnte in den vergangenen Jahren durch Wärmerückgewinnung, intelligente Steuerungssysteme und Niedrigtemperatur-Waschverfahren der Energieeinsatz mehr als halbiert werden.

Darüber hinaus kann der dann noch verbleibende ökologische Fußabdruck mit relativ geringen Mitteln kompensiert werden, z.B. durch das Pflanzen von Bäumen, die in den kommenden 20 Jahren in etwa den für die Erbringung der Dienstleistung erforderlichen CO_2-Ausstoß kompensieren. Eine andere oder auch ergänzende Form ist die zertifizierte Stilllegung von CO_2-Zertifikaten. Für den Kunden bedeutet dies eine zusätzliche Kostenbelastung von maximal 1 Prozent bezogen auf die Kosten der Wäscheversorgung, bzw. 1 Promille in Bezug auf die Gesamtkosten eines Rankenhauses.

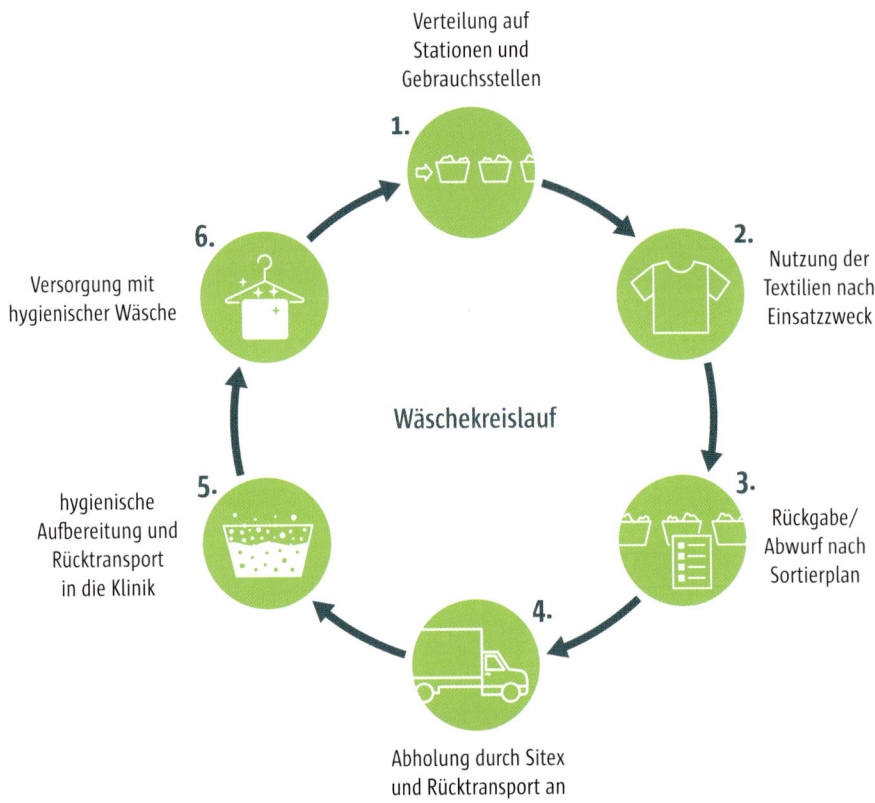

Abb. 1 Sitex-Wäschekreislaufsystem

Miettextilien

Ein weiteres wesentliches Element der textilen Vollversorgung ist die Bereitstellung des gesamten Textilsortiments. Hier muss sichergestellt werden, dass die für diesen Zweck zu beschaffenden Textilien unter vorbildlichen ökologischen und sozialen Bedingungen hergestellt wurden. Um dies verlässlich zu dokumentieren hat sich in den vergangenen Monaten der „Grüne Knopf", das Nachhaltigkeitssiegel der deutschen Bundesregierung als belastbar und allgemein akzeptiert – aus über 250 unterschiedlichen Textilsiegeln auf dem deutschen Markt – herauskristallisiert. Ziel sollte es sein, hier schon in absehbarer Zeit ein komplett zertifiziertes Textilsortiment gewährleisten zu können.

Ein weiterer Faktor in diesem Bereich ist die perfekte Abstimmung von anwendungsspezifischen und produktionsspezifischen Anforderungen. In den vergangenen Jahren konnten Textilien etabliert werden, die für das Personal im Krankenhaus eine leichtere Handhabung gewährleisten konnten, auf der anderen Seite aber mit geringerem personellem und energetischem Aufwand zu bearbeiten sind.

Dienstkleidungsservice

Die oben für Flach- und Frottierwäsche postulierten Produkteigenschaften gelten selbstverständlich auch für die Dienstkleidung, bei der jedoch wichtige weitere Aspekte zu beachten sind. Zunächst konnte hier durch den Einsatz von Tencel-Fasern der vollständige Ersatz von Baumwolle realisiert werden – unter ökologischen Aspekten ein enormer Fortschritt, zumal Baumwolle einen enormen Wasserverbrauch und in der Folge die Versteppung ganzer asiatischer Regionen mit sich bringt. Zudem ist der Baumwollanbau, der 2,4% der weltweiten Anbauflächen in Anspruch nimmt, für den Einsatz von mehr als 16% aller weltweit genutzten Insektizide verantwortlich (vgl. Umweltinstitut München e.V. o.J.).

Tencel hingegen wird in Österreich hergestellt, und zwar aus Holz aus nachhaltigem deutschen und österreichischem Waldbau. Es kann dabei zudem das Restholz der heimischen Holzindustrie zum Einsatz kommen. Die Trageigenschaften beim Einsatz im Gesundheitswesen sind denen der Baumwolle sogar überlegen; es nimmt schnell Feuchtigkeit auf und gibt sie rasch wieder an die Luft ab. Tencel ist sogar für Menschen mit extrem empfindlicher Haut einsetzbar, sogar für Neurodermitis-Kranke, zeichnet sich durch hohe Farbstabilität aus und lässt sich in der industriellen Wäscherei hervorragend bearbeiten. Auch Tencel-Ware lässt sich mit dem grünen Knopf zertifizieren (s. Abb. 2).

Ein weiteres wichtiges Thema im Bereich nachhaltiger Dienstkleidung ist in der Notwendigkeit zu sehen, den wichtigen Faktor Mensch im Gesundheitswesen wertschätzend zu behandeln. Arbeitgebermarketing wird, wie zuvor bereits dargestellt, zum wesentlichen Erfolgsfaktor. Für Werbung in diesem Sektor geben Krankenhäuser teilweise mehr aus, als für

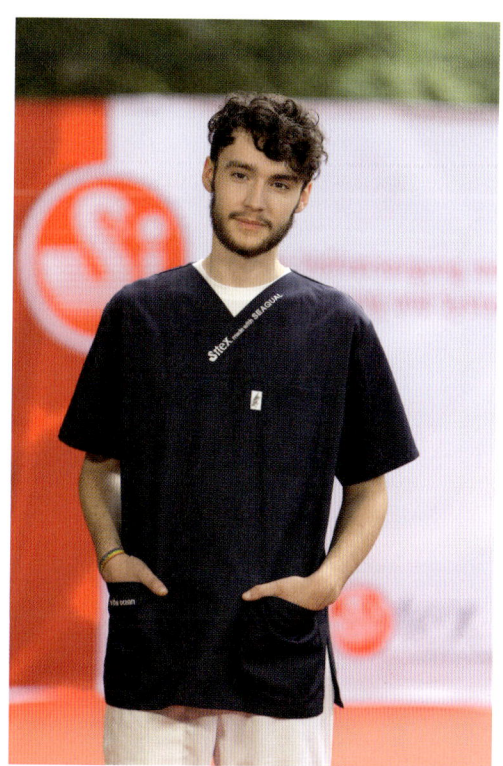

Abb. 2 Pflegebekleidung aus Seaqual-Tencel-Gewebe

die gesamte Wäscheversorgung. Wertschätzung muss in der Organisation aber auch gelebt werden, um als Arbeitgebermarke erfolgreich zu werden. Wertschätzung spiegelt sich nicht zuletzt in der Kleidung wieder, die man seinen Mitarbeitern als Schutz- und Dienstkleidung zur Verfügung stellt. Qualitativ und ökologisch hochwertige Kleidung kann zudem ein wichtiges Element der Identifikation mit einem Arbeitgeber bzw. einem Beruf darstellen. Die aktuellen und historischen Beispiele sind vielfältig, man denke an Kapitäne, Flugpersonal, Sportler oder auch die historische Tracht der Krankenschwester. Corporate Design in der Kleidung sollte auch gegenüber dem Patienten Vertrauen schaffen, insbesondere wenn man dieses auch noch mit einem ökologischen Anspruch verbinden kann.

Mit der richtigen Dienstkleidung kann ohne nennenswerte Mehrkosten ein Mehrfacheffekt erreicht werden, indem ökologische Nachhaltigkeit mit einer nachhaltigen Arbeitgeberkultur verknüpft werden kann.

Textile OP-Vollversorgung

Es ist der Bereich des OPs, der proportional für den höchsten Anfall an Müll und Sondermüll im Krankenhaus verantwortlich gemacht werden kann. Etwa die Hälfte kann vermieden werden, wenn hier stärker auf Mehrwegprodukte und Kreislaufsysteme zurückgegriffen wird. Im Rahmen der textilen Vollversorgung können textile Medizinprodukte für die Bekleidung des OP-Teams und die Patientenabdeckung eingesetzt werden. Diese sind nach allen geltenden Normen zertifiziert und bieten gegenüber Einwegprodukten wesentlich höhere Berst- und Reißfestigkeit. Ein weiterer wesentlicher Vorteil ist der Tragekomfort für die Operateure durch den Einsatz von keim- und virendichten Textilien aus Tri-Laminaten, die analog zu moderner Sportbekleidung ein hohes Maß an Atmungsaktivität und damit einen wesentlich besseren Klimakomfort aufweisen (s. Abb. 3).

Mittels solcher Mehrwegsysteme kann das Abfallaufkommen gegenüber Einwegprodukten um den Faktor 10 gesenkt werden, die CO_2-Bilanz ist deutlich besser und auch im Bereich der Logistik ergeben sich Vorteile. Textile Vollversorger arbeiten regional. Die Anlieferung erfolgt in der Regel täglich mit der sonstigen Wäsche und bis an den Ort der Verwendung. Die Lagerhaltung im Krankenhaus kann auf ein Minimum reduziert werden. Sicherheitsreserven (somit auch Pandemiereserven) sind in den textilen Umlaufbeständen bereits enthalten und müssen nicht zusätzlich angelegt werden. Die Versorgungssicherheit ist durch Regionalität wesentlich höher, denn man spricht hier von Anfahrtswegen von maximal 150 Kilometern.

Schrankversorgung und textiles Controlling

Für die Realisierung eines nachhaltigen Kreislaufsystems bedarf es einer äußerst effizienten Gestaltung der Kreislaufprozesse. Für die textile Vollversorgung bedeutet dies, dass die erforderlichen Textilien immer in ausreichender Menge an den Orten der Verwendung bereitstehen müssen, allerdings ohne überbordende (geplante oder ungeplante) Lagerhaltung bzw. Hortung, die sicherlich nicht nachhaltig wäre.

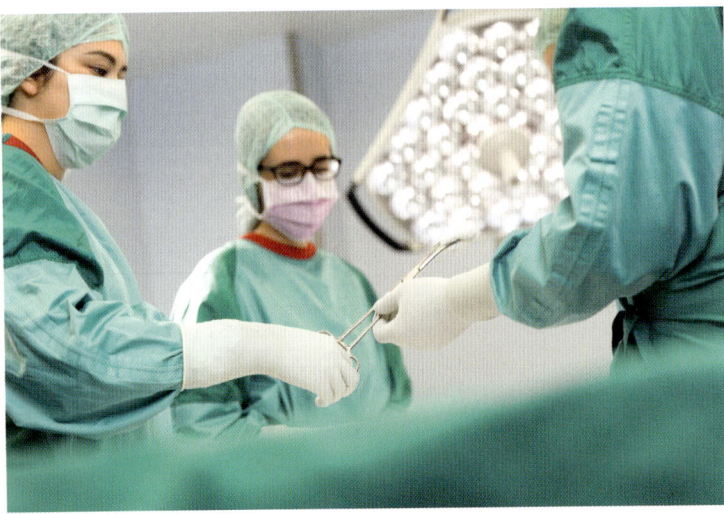

Abb. 3 Tri-Laminat-Mehrweg-OP-Mäntel im Einsatz

Das System basiert auf der Definition von Sollbeständen, die immer ausreichend für das jeweils längste definierte Versorgungsintervall sein sollen. Diese Bestände werden mit den Verantwortlichen des Krankenhauses festgelegt und bei Bedarf kurzfristig angepasst. Die Bestände werden durch eine an die Versorgungsintervalle angepassten und auf Smartphones basierten Erfassungssystematik überwacht. Festgestellte Verbräuche werden an den Textildienstleister übermittelt und generieren die nächste Lieferung. Gleichzeitig wird so die erforderliche Datenbasis geschaffen, die für eine effiziente Verbrauchsteuerung erforderlich ist.

Eine Verbrauchssteuerung erfolgt in der Regel in einem gemeinsamen Procedere mit den Verantwortlichen der Anwender. Es wird zunächst ein Wäschestatut erarbeitet, das festlegt in welchem Umfang und wofür Textilien eingesetzt werden sollen. Die Verbräuche werden pro Verbrauchsstelle erfasst und ausgewertet. Es können Soll-Verbräuche definiert und mit den Ist-Verbräuchen abgeglichen werden. In der Regel empfiehlt sich ein Abgleich mit Benchmark-Werten, in der Form von branchenweiten Werten oder haus- oder unternehmensspezifischen Werten in einer zu definierenden Dimension, z.B. der Verbrauch pro Pflegetag.

Automatische Ausgabesysteme

Im Bereich der Dienstkleidung lässt sich ein sicherer Textilkreislauf durch moderne RFID-Chip basierte Ausgabesysteme realisieren. Zur Verfügung stehen mechanische Ausgabesysteme für die hängende Ausgabe, intelligente Schranksysteme oder überwachte Ausgaberäume. Jedes Bekleidungsteil wird mit einem RFID-Chip ausgestattet, mittels dessen die Ausgabe, Rückgabe und der Prozess in der Wäscherei erfasst und gesteuert werden können. Auf diesem Weg lässt sich die Menge, der pro Mitarbeiter zur Verfügung zu stellenden Textilien definieren, erfassen und regulieren. Verknappung der Umlaufbestände durch Hortung oder Zweckentfremdung kann sicher vermieden werden. Der Komfort für den Mitarbeiter durch die sichere Bereitstellung der benötigten Textilien kann erheblich gesteigert werden.

Intelligente Schwundvermeidung

Ein System der Kreislaufwirtschaft kann sein Potenzial nur dann voll entfalten, wenn der Kreislauf möglichst vollständig sichergestellt werden kann. Mittels der oben dargestellten Ausgabesysteme kann bei Bekleidung ein zwangsgeführtes System gewährleistet werden. Jeder Mitarbeiter erhält ein Kontingent an Bekleidungsteilen, das er nach und nach ausschöpfen kann. Anschließend erhält er erst wieder frische Bekleidung, wenn er zuvor schmutzige und benutzte Kleidung über die Rückgabesysteme zurückgegeben hat.

Für den wesentlich umfangreicheren und vielfältigeren Sektor der Stationswäsche lassen sich derartige Systeme aus räumlichen, technischen und ökonomischen Gründen kaum realisieren. Bettwäsche, Babywäsche, Frottee, Patientenhemden, Kissen und Einziehdecken und die vielen anderen für die Patientenversorgung notwendigen Textilien werden in der Regel aus Wäscheschränken offen ausgegeben. Eine Zuordnung zu einer Person und eine Erfassung der Rückgabe scheiden damit aus. In der Folge ist der Kreislauf nicht immer vollständig. Ein bestimmter Prozentsatz an Textilien scheidet somit ungeplant aus dem Kreislauf aus und muss entsprechend fortlaufend ersetzt werden.

Die Gründe für Wäscheschwund sind vielfältig: Es wird Wäsche versehentlich in den Müllsack statt in den Wäschesack entsorgt, Wäsche wird missbräuchlich eingesetzt, Wäsche verlässt bei Verlegungsfahrten von Patienten das Haus, Neugeborene werden vor dem Verlassen des Krankenhauses nicht umgezogen, Textilien werden entwendet oder durch Hortung dem Umlauf langfristig entzogen.

Über die Ausstattung bestimmter Textilien, wie zum Beispiel Inkontinenzunterlagen oder Einziehware, kann über RFID-Chips eine Zuord-

Nachhaltigkeit beginnt mit Nachdenken.

nung des Schwundes zum Ort der Auslieferung geschehen. Damit ergeben sich Möglichkeiten zur Kommunikation mit den Anwendern mit dem Ziel der Schwundvermeidung. Wichtig ist dabei die Motivation der Akteure zu einem achtsameren Umgang mit dem Verbrauchsgut. Dabei geht es auch darum durch geeignete Kommunikationstools den ökologischen Wert einer Textilie zu vermitteln. In Feldversuchen konnte nur durch die positive Kommunikation unter dem Stichwort „Wäsche ist wertvoll" eine Halbierung des Schwundes erreicht werden. Hier bestätigte sich wiederum das eingangs postulierte Statement: Nachhaltigkeit beginnt mit Nachdenken. Durch das Erzeugen von Bewusstsein für den ökologischen Wert einer Textilie konnte Nachlässigkeit im Umgang mit dieser reduziert und ein Plus an Nachhaltigkeit erreicht werden.

Transportlogistik

Auch wenn textile Vollversorgung in der Regel regional strukturiert ist, mit einem durchschnittlichen Radius von unter 100 km um den jeweiligen Wäschereistandort, muss im Hinblick auf Nachhaltigkeit auch die Transportlogistik analysiert werden. Grundsätzlich lässt sich konstatieren, dass ein LKW einer Wäscherei immer voll beladen fährt – hin mit sauberer Wäsche zurück mit der Schmutzwäsche. Dennoch ergeben sich eine Reihe von Handlungsfeldern, innerhalb derer zusätzliche Effekte für ein Mehr an Nachhaltigkeit zu erzielen ist. So kann der Lieferrhythmus bei kleineren Häusern reduziert werden, indem die Umlaufmenge an Textilien erhöht wird. So wird beispielsweise statt einer täglichen Belieferung eine Ver- und Entsorgung zweimal wöchentlich möglich, ohne die Versorgungssicherheit zu gefährden. Der kalkulatorische Unterschied einer höheren Wäscheausstattung liegt nur im Bereich des kalkulatorischen Zinses auf den zusätzlichen Umlaufbestand. Dagegen können die längere Haltbarkeit der Wäsche durch eine niedrigere Umlaufgeschwindigkeit gerechnet werden, ebenso wie die entfallenden Transportkosten aufgrund weniger Anfahrten.

Weiterhin lassen sich Transportkosten proportional senken, indem freie Kapazitäten auf den LKW für die Versorgung des Kunden mit Verbrauchsgütern genutzt werden. So lassen sich im Rahmen einer textilen OP-Vollversorgung mit sterilen OP-Mänteln und Abdecksets auch Verbrauchsgütersets mitliefern. So können sowohl redundante Anlieferungen und damit verbundene LKW-Verkehre, als auch eine doppelte Inhouse-Logistik vermieden werden. Die Lagerhaltung von OP-Verbrauchsartikeln im Krankenhaus kann durch den engen Lieferrhythmus der Wäscherei auf ein Minimum (Notfalllager) reduziert werden.

Ein weiterer Ansatzpunkt für mehr Nachhaltigkeit in der bereits erfolgreich optimierten Transportlogistik sind klimaneutrale bzw. klimakompensierte Kraftstoffe. Bei solchen wird der Carbon-Footprint des Transports durch die Finanzierung von CO_2-wirksamen Ausgleichsmaßnahmen komplett kompensiert. Elektro-LKW oder möglicherweise CO_2-neutrale Kraftstoffe – sogenannte E-Fuels – werden in der nahen Zukunft sicherlich weitere Potenziale für einen klimaneutralen Transport bieten. Grundsätzlich ist aber der Vorrang von logistischer Optimierung vor der Kompensation zu postulieren.

11.5 Regionalität UND Globalisierung

Kreislaufwirtschaft und Regionalität bedingen einander. Wenn Systeme der Kreislaufwirtschaft in Zukunft eine größere Rolle spielen werden und müssen, wird auch ein Mehr an Regionalität damit einhergehen. Globalisierung und alle mit ihr zu beobachtenden wünschenswerten Effekte der weltweiten Wohlstandseffekte sollen hier nicht in Abrede gestellt werden.

Deutschland ist eines der industriell am weitesten entwickelten Länder der Erde und daher

mit hohem Wohlstand gesegnet. Wir können es weniger entwickelten Ländern in Europa oder anderen Kontinenten kaum absprechen, sich ebenfalls industriell zu entwickeln. Damit dabei nicht die gleichen Fehler gemacht werden – was unser Planet auf keinen Fall mehr verkraften könnte – wie in den vergangenen Jahrzehnten bei uns, muss Deutschland unbedingt Verantwortung übernehmen und Hilfestellungen leisten. Es braucht also auch eine globalisierte Nachhaltigkeit.

Eine nachhaltige Globalisierung benötigt aber auch einen sinnvollen Rahmen. Es darf keinen Wettbewerb um die niedrigsten Umweltstandards geben, genauso wenig wie ein solcher um die niedrigsten sozialen Standards. Im Bereich von Textilien für den Konsumbereich spielen die Herstellungskosten gegenüber den Verkaufspreisen im Einzelhandel nur eine untergeordnete Rolle. Wenn beispielsweise ein Poloshirt, das für drei bis vier Euro in Ländern der Dritten Welt hergestellt wird, im Laden später für mehr als 30 Euro verkauft wird, würde es sicherlich verkraftbar sein, wenn ein Euro zusätzlich in hervorragende ökologische und soziale Herstellungsbedingungen investiert werden. Im Bereich der textilen Vollversorgung ist es schon mit Mehrkosten im niedrigen Prozentbereich hinsichtlich der Herstellungskosten möglich, sozial und ökologisch nachhaltige Produkte einzusetzen.

Anhand textiler Kreislaufsysteme lässt sich zudem durchaus ein positives Beispiel aufzeigen, wie nachhaltige Globalisierung und regionale und sichere Versorgungsstrukturen durchaus parallel entwickelt werden können. Als Beispiel sollen hier die gelben Einweg-Schutzkittel dienen, die millionenfach während der Pandemie aus Herstellerländern wie China importiert wurden. Ein Einwegschutzkittel wird zwar aus nonwoven- und mit PE-Folien kaschierten Einweg-Fließmaterial hergestellt, muss aber genau wie eine waschbare Textilie genäht werden. Für 100.000 Einsätze im Gesundheitswesen sind 100.000 Einwegmäntel erforderlich, die alle auf dem Seeweg von Asien nach Europa transportiert werden müssen und nach einmaliger Anwendung zu entsorgen sind.

Wenn 100.000 Einsätze mit Mehrwegmänteln ausgestattet werden sollen, benötigt man maximal 1.000 Schutzkittel aus Mikrofaser oder Tri-Laminat. Diese müssen aus den globalen Herstellerländern nur einmal angeliefert werden und sind anschließend mindestens 100-mal aufbereitbar, und zwar vom regionalen Textildienstleister. Pandemiereserven sind ebenfalls mit einer um den Faktor 100 niedrigeren Lagerhaltung darstellbar.

Wir können somit ein System etablieren, bei dem sowohl eine globale Supply-Chain für nachhaltig hergestellte Textilien entwickelt und aufrechterhalten wird, als auch ökologisch und unter Aspekten der Versorgungssicherheit krisensichere regionale Dienstleister die Versorgung der Kunden im Gesundheitswesen übernehmen. Regionalität und Globalisierung schließen sich in diesem Fall nicht aus, sondern ergänzen sich zu einem nachhaltigen und sicheren Gesamtsystem.

11.6 Fazit

Das grundlegende Prinzip der Marktwirtschaft ist der Wettbewerb. Es geht dabei um Preis- und Leistungswettbewerb. Der ständige Wettbewerb um das immer noch bessere und noch günstigere Produkt ist die Basis des Erfolgs kapitalistischer Systeme, so wie Wettbewerb auch das grundlegende Erfolgsprinzip der biologischen Evolution auf dieser Erde darstellt, des wohl innovativsten Systems, welches wir uns überhaupt vorstellen können. Dazu gehört übrigens unabdingbar auch der Tod als grundlegende Bedingung für die permanente Entstehung von Neuem.

Ein weiteres wesentliches, dem Wettbewerbsprinzip gegenüberstehendes Prinzip menschlicher Gesellschaften ist das soziale Prinzip, das Prinzip der fürsorglichen Gemeinschaft. Aus dem Versuch diese beiden Prinzipien in ein ausgewogenes Verhältnis zu bringen, entstand unsere soziale Marktwirtschaft. Unterschiedliche Rahmenbedingungen zwingen uns das Gleichgewicht zwischen diesen Prinzipien immer wieder neu zu definieren. Eine pure Wettbewerbsgesellschaft funktioniert ebenso wenig wie eine rein auf das Gemeinschaftsprinzip hin orientierte Gesellschaft.

! Es braucht einen Wettbewerb um Ökologie und Nachhaltigkeit.

Die Klimakrise betrifft das Überleben unserer gesamten menschlichen Spezies auf diesem Raumschiff Erde. Hier muss ein existenzielles Problem tatsächlich gemeinschaftlich gelöst werden – über alle Grenzen hinweg –, ansonsten ist es nicht zu lösen. Aber auch in diesen Zeiten ist Wettbewerb erforderlich: ein Wettbewerb um Ökologie und Nachhaltigkeit. Essenzielle Eigenschaft jedes Produkts und jeder Dienstleistung ist die ökologische Qualität. Diese umfasst Vorprodukte, Produktion, die Verwendung während der Lebensdauer und den gesamten Bereich der Entsorgung.

Benötigt wird in besonders hohem Maße die Innovationskraft von Wirtschaft und Gesellschaft, insbesondere angesichts des geringen Zeitkontingents, das uns zur Verfügung steht, um unumkehrbare Entwicklungen unseres Klimasystems zu verhindern. Um Innovationsprozesse beschleunigen zu können müssen diese in hohem Maße arbeitsteilig ausgestaltet werden, wozu wiederum mittel- bis langfristig ausgelegte Innovationsgemeinschaften entstehen müssen.

In der textilen Vollversorgung bedeutet dieses, dass sich der textile Dienstleister mit seinen Kunden gemeinsam auf die Suche nach noch zu erschließenden Synergien und Potenzialen begibt. In einem System der Kreislaufwirtschaft, an dessen einzelnen Elementen des Kreislaufs die unterschiedlichsten Akteure koordiniert werden müssen, betrifft das alle Prozessebenen:

- ökologisch durchdachte Aufbereitungsprozesse auf dem Stand der Technik,
- Kompensation unvermeidbarer ökologischer Belastungen,
- Einführung innovativer Textilkonzepte,
- die Berücksichtigung von Arbeitgeberqualität für Kunden und Dienstleister,
- wertschätzende Bekleidung,
- sinnvoller Ersatz von Einweg- durch Mehrwegsysteme,
- ökonomisch, hygienisch und ökologisch ausgewogene betriebswirtschaftliche Gestaltung und Steuerung von Verbrauchsstrukturen,
- Förderung von Achtsamkeit im gegenseitigen Umgang mit Textilien,
- Einsatz technischer Ausgabesysteme,
- Datenaustausch über intelligente Schnittstellen und Online-Plattformen,
- moderne und kombinierte Systeme der Transportlogistik, und
- Versorgungssicherheit durch regionale Versorgungsstrukturen mit Zugriff auf die globalen Märkte.

Für die Nachhaltigkeit dieses Systems können Auftraggeber und Dienstleister schon heute zukunftsweisende Lösungen implementieren, ohne dass der Kunde unter ökonomischen Aspekten stark gefordert werden muss.

Literatur

Deutscher Bundestag (2020) Drucksache 19/24168. URL: https://dserver.bundestag.de/btd/19/241/1924168.pdf (abgerufen am 20.01.2022)

Süddeutsche Zeitung (SZ) (2021) Arbeitsagentur-Chef Detlef Scheele: „Wir brauchen 400 000 Zuwanderer pro Jahr" Interview. URL: https://www.sueddeutsche.de/wirtschaft/zuwanderung-arbeitsmarkt-coronakrise-afd-1.5390143?reduced=true (abgerufen am 20.01.2022)

Umweltinstitut München e.V. (o.J.) Fragen und Antworten. Anbau von Baumwolle. URL: http://www.umweltinstitut.org/fragen-und-antworten/bekleidung/anbau-von-baumwolle.html (abgerufen am 20.01.2022)

WHO Regional Office for Europe (2017) Fact sheet on the SDGs: Climate change (2017). URL: https://www.euro.who.int/en/health-topics/environment-and-health/Climate-change/publications/2017/fact-sheet-on-the-sdgs-climate-change-2017 (abgerufen am 20.01.2022)

Stephan Richtzenhain, Dipl.-Kfm.

Stephan Richtzenhain ist seit 1991 Geschäftsführer der Simeonsbetriebe in Minden. Er studierte Betriebswirtschaftslehre an der Ludwig-Maximilians-Universität in München und schloss sein Studium im Jahr 1988 als Dipl.-Kfm. ab. Bevor Herr Richtzenhain zu den Simeonsbetrieben wechselte, war er von 1988 bis 1991 an der Universität der Bundeswehr, München, am Lehrstuhl für Logistik und Beschaffungswesen bei Prof. Dr. Claus Berg tätig. Im Jahr 2011 erhielt er den „Deutschen Bürgerpreis" in der Kategorie „Sozial engagierter Unternehmer".

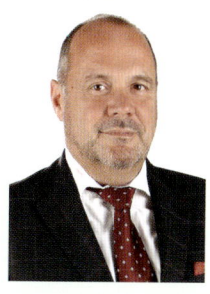

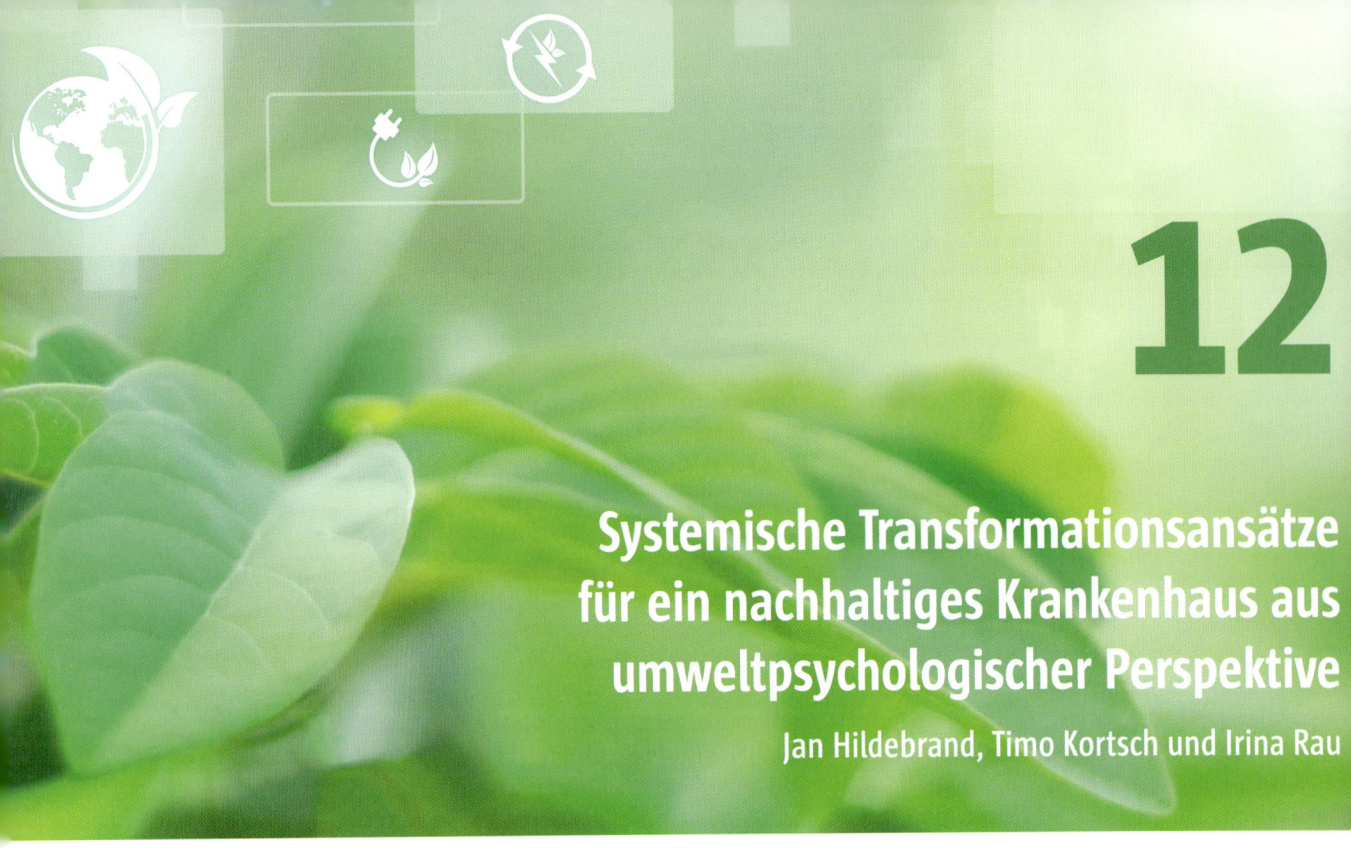

12

Systemische Transformationsansätze für ein nachhaltiges Krankenhaus aus umweltpsychologischer Perspektive

Jan Hildebrand, Timo Kortsch und Irina Rau

Der Wandel eines Krankenhauses zu einer nachhaltig handelnden Organisation wird umso erfolgreicher, je besser dieser Transformationsprozess die Komplexität der „Systems" Krankenhaus und alle betroffenen Ebenen berücksichtigt. In diesem Zusammenhang stellt der partizipative Einbezug der unterschiedlichen Akteurs- und Anspruchsgruppen eine relevante Größe dar, eine ausschließliche Top-down-Strategie erscheint aufgrund der Komplexität des Systems nicht sinnvoll. Gleichwohl bedarf es eines klaren Rahmens: Hier sind die Leitungsebenen entscheidend für die Ermöglichung und Förderung von Nachhaltigkeitsprozessen.

Der vorliegende Beitrag gibt einen Überblick über die spezifischen Herausforderungen des Organisationstyps Krankenhaus bei der Transformation zu einer nachhaltigen Organisation und adressiert dabei insbesondere die Perspektiven der unterschiedlichen involvierten Akteure. Für die Gestaltung werden aus umweltpsychologischer Perspektive relevante Einflussfaktoren für Veränderungsansätze skizziert sowie konkrete Anwendungs- und Übertragungsmöglichkeiten beschrieben.

12.1 Das „grüne Krankenhaus" – ein systemischer Ansatz

Das Schlagwort „Green Hospital" (bzw. „Grünes Krankenhaus") meint die Organisation Krankenhaus mit all seinen Akteuren, die ihr Handeln – im Idealfall das gesamte Handeln – immer auch an Nachhaltigkeitskriterien ausrichten und damit einen positiveren Impact haben. Im aktuellen Diskurs ist bei der Interpretation des „Grüns" vor allem eine Fokussierung auf Klimaschutzmaßnahmen, d.h. konkret CO_2-Einsparung, zu beobachten. Dementsprechend steht bei der Interpretation von und Assoziation mit dem grünen Krankenhaus vor allem die ökologische Komponente im Vordergrund. Für eine ganzheitliche Betrachtung sollte das *grün* im Sinne von *nachhaltig* alle drei Nachhaltigkeitsebenen umfassen und auch die ökonomische und soziale Dimension miteinbeziehen. So wird es zu einem „multi-grünen" Krankenhaus, einem Ort, an dem man sich gut und gerne aufhält und der sich wiederum positiv und nicht einschränkend auf seine umliegenden Systeme und die Gesellschaft auswirkt.

Nachhaltigkeit lässt sich über die drei Dimensionen Ökologie, Soziales und Ökonomie definieren. Ein ganzheitlich nachhaltiger Ansatz berücksichtigt demnach Prozesse, Strukturen und Auswirkungen auf allen drei Dimensionen (s. Tab. 1)

12.2 Besonderheiten der Akteursebenen im System Krankenhaus

Krankenhäuser zeichnen sich durch eine Vielfalt von Menschen aus, die sich aus ganz unterschiedlichen Gründen in und um das Krankenhaus bewegen. Sie sind daher auch unterschiedlich stark mit dem Krankenhaus als Organisation verbunden und teilen dessen Ziele unterschiedlich stark – manche wissen möglicherweise gar nichts von den Zielen. Um das Krankenhaus daher hin zu einer nachhaltigeren Organisation zu entwickeln, ist das Verständnis für unterschiedliche Akteure und Strukturen sowohl mit ihren Aufgaben, Verantwortungen, Kompetenzen und Funktionen, als auch mit ihren jeweiligen Interessen und Be-

Tab. 1 Nachhaltigkeitsdimensionen und Bedeutung für das Krankenhaus

Nachhaltigkeits-dimension	Bedeutung für das Krankenhaus	Umsetzungsbeispiele für nachhaltiges Handeln
Ökologie	▪ Krankenhaus als große Organisation mit hohen Ressourcenverbrauch (Energie, Raum …) ▪ hohe Emissionen (Abgase, Lärm …) durch hohes Verkehrsaufkommen durch das Krankenhaus (Patienten, Beschäftigte, Angehörige, Lieferverkehr …)	▪ eigene erneuerbare Energie produzieren (z.B. Betrieb eigener PV-Anlagen auf Dachflächen) ▪ ressourcensparendes Handeln unterstützen/erleichtern (mehr Mehrwegprodukte …) ▪ Sanierungsmaßnahmen ▪ „grüne" Organisationskultur verankern ▪ ÖPNV-Job-Tickets für Beschäftigte, vergünstigte Tickets für Patienten und Angehörige ▪ Sensibilisierungsworkshops zum ressourcenschonenden Handeln für Beschäftigte, Patienten ▪ Kantine auf regionale, saisonale und Bio-Produkte umstellen
Soziales	▪ viele verschiedene Gruppen (s. Kap. 12.2) kommen im Krankenhaus zusammen, Konflikte können u.a. durch Statusgefälle (z.B. Oberarzt vs. Pfleger), Anstellungsverhältnis (befristet vs. unbefristet vs. extern angestellt) und Wissensvorsprung (z.B. Arzt vs. Patient) entstehen ▪ Krankenhäuser als öffentliche Einrichtungen mit Vorbildfunktion ▪ ein Krankenhaus hat als Arbeitgeber eine Verantwortung für die vielen unterschiedlichen Beschäftigten	▪ Handeln nach dem Prinzip „Heilen auf Augenhöhe" ▪ Perspektivübernahme und Verständnis füreinander trainieren ▪ für gute Arbeitsbedingungen und angemessene Bezahlung für alle Beschäftigten sorgen ▪ Barrierefreiheit ▪ niedrigschwellige Angebote für alle schaffen
Wirtschaft	▪ Kosten für Ressourcen (u.a. Energie, Wasser) ▪ nachhaltiges Handeln als Argument zur Gewinnung von Beschäftigten (Employer Branding) und Patienten	▪ sozial-ökologisch verantwortungsvolle Nachhaltigkeitskriterien für Beschaffungen formulieren ▪ Werbeslogan „Wir heilen im Einklang mit der Natur" ▪ ÖPNV-Job-Tickets für Beschäftigte

dürfnissen, eine wesentliche Grundlage. Das Spektrum der Akteure und damit der sozialen Subsysteme im Krankenhaus ist sehr vielfältig (s. auch Abb. 1), zum Beispiel:

- **Medizinisches Personal**: Diese Gruppe kümmert sich um die Hauptaufgabe eines Krankenhauses, nämlich die Erbringung von Hilfeleistungen im Falle von Krankheiten oder Verletzungen. Dies ist eine der größten Akteursgruppen, die sich wiederum in viele Untergruppen unterteilt. Hierunter fallen die Ärzte, die Therapeuten (z.B. Psycho-, Physio-, Ergotherapie), die Pflegekräfte. Diese organisieren sich jeweils in verschiedenen Teams (z.B. Stations-, Professions-, Fallteams). Diese Beschäftigten sind in der Regel beim Krankenhaus direkt angestellt.
- **Verwaltungspersonal**: Das Verwaltungspersonal sorgt für das wirtschaftliche Funktionieren des Krankenhauses als Organisation. Diese Gruppe ist ebenfalls groß und in der Regel fest angestellt. Das Verwaltungspersonal umfasst beispielsweise den kaufmännischen (z.B. Personal, Finanzen, Einkauf) sowie rechtlichen Bereich.
- **Technik- und Gebäudemanagement**: Das Technik und Gebäudemanagement ist eine kleinere, auch eher heterogene Gruppe. Sie sorgt für das Funktionieren der technischen Systeme und die Instandhaltung von Gebäuden und Außenanlagen. Hier gibt es viele Schnittstellen mit Anbietenden externer Dienstleistungen (z.B. Fachfirmen für Wartungen verschiedener technischer Systeme, Pflege der Außenanlagen, Sanierung von Gebäuden). Diese Gruppe ist zwar eher klein, hat aber eine sehr zentrale Rolle für viele Aspekte der Entwicklung hin zu einer nachhaltiger handelnden Organisation.
- **Küche und Gastronomie**: Zu dieser Gruppe gehört die Krankenhausküche sowie die meist externen Betreiber von gastronomischen Angeboten. Dazu zählt auch der Betrieb von Getränke- und Speiseautomaten. Diese Gruppe

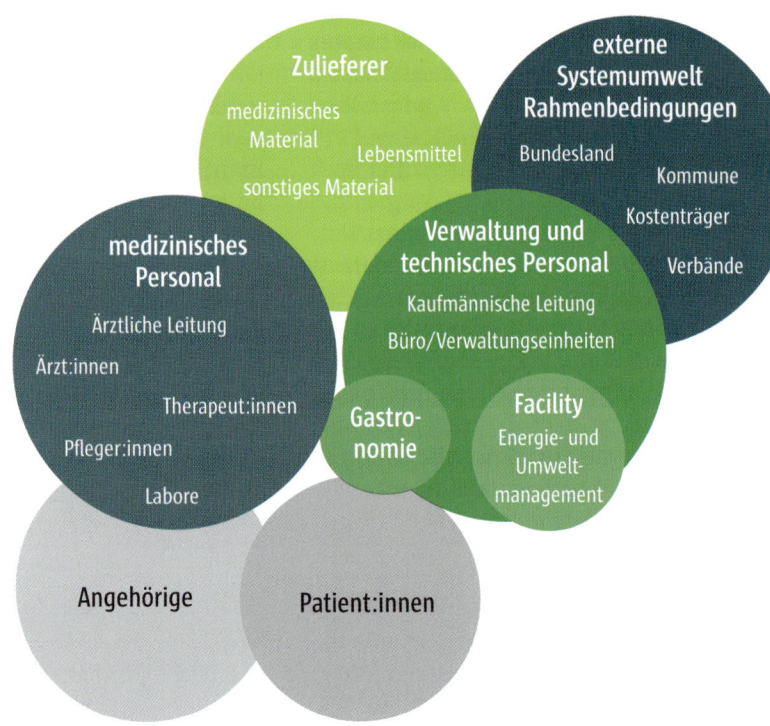

Abb. 1 Übersicht der Akteurslandschaft in einem Krankenhaus

ist recht klein, hat allerdings eine hohe Sichtbarkeit für Personal und insbesondere für Patienten und Angehörige.

- **Patienten**: Dies ist eine der größten Gruppen, die untereinander allerdings wenig vernetzt ist. In dieser Gruppe stehen individuelle Ziele im Vordergrund. Es können sich allerdings durch unterschiedliche Behandlungsdauern (z.B. ambulanter Eingriff vs. längerfristige Behandlungen wie Chemotherapie) noch unterschiedliche Verbundenheiten mit der Organisation Krankenhaus ergeben.
- **Angehörige**: Direkt verbunden mit den Patienten sind deren Angehörige, die die Patienten im Krankenhaus besuchen. Diese Gruppe ist ebenfalls sehr groß, im Vergleich zu den Patienten noch diverser und noch weniger mit dem Krankenhaus als Organisation verbunden, die Verweildauer ist noch geringer.
- **Zulieferung**: Das Krankenhaus benötigt unterschiedlichste Materialien und Ressourcen. Hierzu zählen medizinisches Material, Medikamente, aber auch Lebensmittel. Die zuliefernden Betriebe stellen eine weitere Schnittstelle der Organisation Krankenhaus mit der Außenwelt dar.

Darüber hinaus gibt es noch zahlreiche andere Akteursgruppen, die im und für das Krankenhaus eine Rolle spielen. Beispielsweise bilden in Universitätskliniken die Studierenden eine größere Gruppe, die sich für die Zeit ihres Studiums ggf. stärker mit dem Krankenhaus verbunden fühlen und Nachhaltigkeitsthemen sowohl einbringen als auch nach außen tragen können. Außerdem hat das Gesundheitssystem (z.B. Krankenkassen, medizinischer Dienst) einen wichtigen Einfluss auf die Rahmenbedingungen, ebenso wie die Träger und die Betreibergesellschaft, ob nun privatwirtschaftlich oder öffentlich. Gleichermaßen sind die umgebenden Standortkommunen sowie das Bundesland wichtige Bezugsgrößen in Bezug auf die externen regulativen sowie politischen Rahmenbedingungen.

12.3 Transformationsbereiche eines nachhaltigen Krankenhauses

Bei der nachhaltigen Transformation mit dem zugrundeliegenden systemischen Verständnis ist ein Krankenhaus als ein soziotechnisches System zu verstehen, also ein System aus Menschen (soziales System) und Technik (technisches System), die miteinander im kommunikativen Austausch stehen (Menschen miteinander: z.B. Pfleger und Patienten; Technik miteinander: z.B. bei Unterschreitung eines Wertes eines Herzfrequenzsensors leuchtet eine Lampe; Technik mit Menschen: z.B. infolge der leuchtenden Lampe eilen Pfleger zu Patienten). Das soziale System besteht wiederum aus vielen Subsystemen (z.B. Beschäftigte einer Station, Patient mit Pfleger und Angehörigen, eine Fahrgemeinschaft mehrerer Beschäftigter), ebenso gibt es vielfältige technische Subsysteme (z.B. Heizungssysteme, Belüftungssysteme).

Dieses soziotechnische System Krankenhaus wiederum steht mit seiner Umwelt im ständigen Austausch. Beispielsweise besuchen Angehörige die Patienten oder holen sie ab, Krankenwagen bringen oder holen Patienten, Lieferanten bringen Waren, Energie wird von Energieversorgungsunternehmen eingekauft, der produzierte Abfall wird vom Krankenhaus abtransportiert und in weiteren Verfahren verwertet.

Ein Krankenhaus als komplette Organisation zu einem „grüneren" Krankenhaus zu wandeln, ist ein komplexer Transformationsprozess. Deshalb ist es hilfreich, zunächst verschiedene Ansätze zu betrachten, die man verfolgen kann. Auf dem Weg zum nachhaltigen Handeln lassen sich drei Ansätze unterscheiden, die sich ergänzen können (z.B. Wortmann et al. 2013):

1. Effizienz (mit weniger Ressourcen den gleichen Nutzen erreichen)
2. Konsistenz (Handeln im Sinne der Nachhaltigkeit)
3. Suffizienz (Ressourcenverbrauch reduzieren)

Um zu verdeutlichen, was genau dies in der Praxis im Krankenhaus bedeuten kann, sind

II Handlungsfelder für nachhaltiges Agieren im Krankenhauswesen

Ansatz	Mögliche Ziele	Beispielmaßnahmen
Effizienz	■ Energieeffizienz erhöhen: Strom-, Wärme- und Wasserverbrauch durch effizientere Technik um X% reduzieren	■ Gebäude mit höherem Energiestandard errichten bzw. im Hinblick auf Wärme sanieren (Gebäudehülle) ■ ggf. alte durch energieeffiziente Geräte austauschen (Technik) ■ Krankenhaus der kurzen Wege planen ■ Förderung der ÖPNV-Nutzung durch Jobtickets
Konsistenz	■ Ernährung entsprechend Nachhaltigkeitskriterien umsetzen ■ Beschaffung erfolgt nach Nachhaltigkeitskriterien ■ auf nachhaltig produzierte Produkte umstellen ■ Reduktion der CO_2-Emissionen bei mit dem Krankenhaus verbundener Mobilität	■ Kantinen sowie Essen für die Patienten auf regionale, saisonale Bio-Produkte und Fairtrade-Produkte umstellen ■ Kriterienkatalog mit konkreten Kriterien für Beschaffungen in verschiedenen Bereichen (z.B. Einkauf Medikamente, Lebensmittel, Energie) festlegen; Lieferketten dabei berücksichtigen ■ Becher aus Recyclingmaterialien ■ Ladestationen für Elektroautos bereitstellen ■ eigene Fahrzeugflotte auf umweltfreundlichere Antriebe umstellen (z.B. Wasserstoff-Krankenwagen) ■ Anreize für die Nutzung von nachhaltigen Mobilitätsformen für unterschiedliche Akteure schaffen (Lieferverkehr, Personal und Patienten/Besucher) z.B. durch spezielle Ausweisung von Parkplätzen etc.
Suffizienz	■ Müll vermeiden: Keine Einwegprodukte mehr nutzen, wo es möglich ist ■ Energiesparen ■ weniger Wegkilometer mit konventionellen Autos etc. auf dem Krankenhausgelände fahren	■ Mehrweggeschirr in den Kantinen ■ Mehrwegbecher oder Becher aus Recyclingmaterialien an allen Kaffeeautomaten; Nutzerverhalten optimieren ■ mehr Synergien für Fahrten schaffen, andere Fahrzeugtypen verwenden (Fahrrad, E-Fahrzeug)

Tab. 2 Nachhaltigkeitsansätze mit möglichen Zielen und Beispielmaßnahmen zur Umsetzung im Krankenhaus

in Tabelle 2 die drei Ansätze mit möglichen Zielen und verschiedenen Beispielen für den Kontext Krankenhaus dargestellt. Diese drei sich ergänzenden Ansätze zum nachhaltigen Handeln können auf verschiedene Transformationsbereiche angewendet werden und implizieren Maßnahmen, die von beschäftigtenzentrierten Formaten bis zu organisationsstrukturellen oder baulichen Veränderungen reichen. Dementsprechend umfassen sie ein breites Spektrum an Themen wie beispielsweise Energie, Beschaffung, Ernährung, Mobilität, Entscheidungsstrukturen.

Beispiel: Energie- und Umweltmanagementsysteme als strukturelle Maßnahme

Die Einführung von Managementsystemen wie Energie- (z.B. ISO 500001) und Umweltmanagementsystemen (z.B. ISO 14001) kann das nachhaltige Handeln in Organisationen unterstützen. Solche Systeme schreiben neben der Festlegung von Zielen und dazu passenden Maßnahmen auch regelmäßige Evaluationen der Zielerreichung in Form von Audits vor.

Ein Energiemanagementsystem macht die Reduzierung des Energieverbrauchs zum Unternehmensziel. In diesem Rahmen werden Systeme und Prozesse eingeführt, durch die der Energieverbrauch sichtbar und analysierbar wird. Dadurch können Maßnahmen zur Energieeffizienz abgeleitet werden. Im Idealfall werden die Abläufe so umgestaltet, dass dauerhaft weniger Energie bei gleicher Leistung erforderlich ist.

Durch ein Umweltmanagementsystem wird umweltverträgliches und umweltschützendes Handeln auf allen Ebenen zum Unternehmensziel. Durch ein Umweltmanagementsystem werden alle Abläufe und Handlungen der Organisation hinsichtlich der Umweltverträglichkeit überprüft und an ihr ausgerichtet. Ein Umweltmanagementsystem erfasst nicht nur direkte Umweltaspekte wie Energie- und Materialverbrauch, Emissionen, Flächennutzung, Abfall oder Abwasser, sondern auch indirekte Aspekte wie die Umweltwirkungen der Arbeitswege der Beschäftigten oder des Verhaltens von Lieferanten.

Auch wenn die Einführung und Umsetzung von Umwelt- und Energiemanagementsysteme zunächst einen Ressourceneinsatz (vor allem Personal und Zeit) bedeutet, sind auf der Haben-Seite auch viele positive Aspekte zu verzeichnen: verbesserte und transparentere Informationen für Anwender, vorausschauendes und systemisches Handeln, das letztlich zu mehr Umweltschutz und größeren Kosteneinsparungen führt. In diesem Zusammenhang finden sich viele Informationen zum Thema Energie- und Umweltmanagement beispielsweise beim Umweltbundesamt (z.B. Umweltbundesamt 2021).

Beispiel: Maßnahmen auf der Akteursebene

Maßnahmen auf der Akteursebene können unterschiedliche Ziele und Formate beinhalten. Oftmals wird auf der individuellen Ebene, d.h. der einzelnen Beschäftigten, versucht, durch Wissensvermittlung das Problembewusstsein zu erhöhen. Das bloße Faktenwissen reicht allerdings nicht aus. Vielmehr ist es notwendig, neben dem Systemwissen auch Handlungs- und Zielwissen zu erhöhen. Für eine Bereitschaft zur Veränderung ist, basierend auf dem Wissen über die Hintergründe und Verhaltensmöglichkeiten, auch die Einsicht relevant, dass die Veränderungen eine Notwendigkeit sind bzw. auch einen Mehrwert im Sinne eines konkreten Nutzens bietet. Daraus resultiert eine emotionale Verbundenheit und Überzeugung, welche die neuen Verhaltensweisen unterstützt.

Feedbacksysteme bezüglich der Zielerreichung durch die neuen Verhaltensweisen verstärken deren Aufrechterhaltung und die wahrgenommene Kontrollüberzeugung und Selbstwirksamkeit. Im Sinne des sozialen Lernens sind Promotoren, Beispielgeber und Multiplikatoren bis hin zur Etablierung einer neuen sozialen Norm in den verschiedenen Organisationseinheiten wichtig. Hier spielt insbesondere auch die Leitungsebene sowohl als Ermöglicher, als Unterstützer, als auch als authentische Beispielgeber eine wichtige Rolle.

In diesem Zusammenhang sind auch die organisationalen Faktoren zu beachten, von denen einige auf den ersten Blick nicht unmittelbar mit Nachhaltigkeit in Verbindung stehen. Dazu gehören die Identifikation mit der Organisation und das Arbeitsklima im Sinne des sozialen Miteinanders. Studien zeigen, dass diejenigen Beschäftigten, die sich besonders stark mit der Organisation identifizieren, sich auch umweltrelevanter verhalten. Zudem schafft eine gute und positive Organisationskultur, in der beispielsweise achtsam miteinander umgangenen wird, eine konstruktive Fehlerkultur herrscht und die nicht von Stress und struktureller Überforderung geprägt ist, die Basis und die Offenheit für neue Impulse in Richtung Nachhaltigkeit. Idealerweise adressieren die Maßnahmen dementsprechend das gesamte System, zielen auf kollektive Werte und Normen und berücksichtigen die Entscheidungsstrukturen und Rollen in der Organisation, sodass eine gemeinsame geteilte Organisationskultur der Nachhaltigkeit entstehen kann.

12.4 Transformation gestalten: Partizipative Entwicklung der Organisationssysteme

Die Transformation hin zu einem nachhaltigen Krankenhaus kann und sollte auf unterschiedlichen Ebenen ansetzen. Ergebnisse der psychologischen Interventionsstudien aus dem Energiebereich zeigen, dass die Kombination unterschiedlicher Interventionen die höchsten Wirkungen haben (vgl. Abrahamse et al. 2005, 2007). Um das Vorgehen und einzelne Maßnahmen bestmöglich sowohl auf die Bedarfe der verschiedenen Akteursgruppen (s. Kap. 12.2) als auch auf das Krankenhaus als Gesamtsystem abstimmen zu können, ist zunächst eine umfassende Analyse wichtig: Schlecht geplante bzw. unpassende Interventionen oder auch nicht zu Ende gedachte Beteiligungsprozesse können oft das Gegenteil dessen bewirken, was sie eigentlich erreichen sollten und so zu Frustration, Passivität oder Ablehnung führen.

Kontextuelle Analyse

Auch wenn es Erkenntnisse dazu gibt, welche Maßnahmen gut und weniger gut funktionieren, gibt es keinen „One size fits all"-Ansatz, der für alle Krankenhäuser oder Transformationsprozesse gleichermaßen gültig ist. Stattdessen sind die Vorgehensweisen so vielfältig wie die Krankenhäuser selbst. Am besten ist es in einem ersten Schritt, systematisch zu analysieren, was schon vorhanden ist, um darauf aufbauen zu können. Hier kann man in einer Analysephase im Sinne der Arbeits- und Organisationspsychologie den Blick in der Organisation Krankenhaus auf vier Ebenen richten (s. Tab. 3; vgl. Kauffeld 2019): die Arbeit selbst, das Individuum, die Interaktionsprozesse und die Organisation als Ganzes. Diese Analysephase fokussiert auf den Ist-Zustand und stellt die Frage „Was ist schon vorhanden für unseren Weg zu einer nachhaltigen Organisation?" in den Vordergrund. Auch wenn die Analyse im Vordergrund steht, muss man sich immer bewusstmachen, dass diese Art, den Fokus auf Nachhaltigkeit zu legen, bereits als Intervention wirkt. Insofern sollten alle Akteure von Anfang an mit in den Prozess eingebunden und der Transformationsprozess partizipativ gestaltet werden.

Wie in Tabelle 3 dargestellt, lassen sich verschiedene Analyseebenen unterscheiden. Ziel der Analysephase ist es, innerhalb der Akteursgruppen themenbezogene Einstellungen, Wissensstände und Motivationen (s. Kap. 12.4) zu erheben. Gleichzeitig sollten Erfahrungen mit bisherigen – vielleicht vergleichbaren – Prozessen beleuchtet und Erwartungen an kommende Transformationsprozesse identifiziert werden, da diese als psychologische Referenz dienen und mögliche Reaktionsmuster innerhalb eines Veränderungsprozesses wie Neugier, Skepsis, Widerstand oder Akzeptanz beeinflussen. So wird die Planung der einzelnen Phasen unterstützt und ein realistisches Erwartungsmanagement möglich, welches hilft, Enttäuschungen zu vermeiden. Zudem ist die Analyse bereits die erste Intervention und unterstützt die Bewusstmachung einer anstehenden Veränderung und Sensibilisierung für das Thema Nachhaltigkeit.

Als wichtige zusätzliche Perspektive sollten auch Informationen aus der Organisationsumwelt mitberücksichtigt werden. Beispielhaft hierfür sind Rahmenbedingungen wie Ziele oder Programme, z.B. von der Standortkommune, vom umgebenden Bundesland oder auch von höheren Hierarchieebenen der Krankenhausträgerschaft. Diese Ebenen können zum einen Ansprüche an das Entwicklungsziel und die Veränderungsgeschwindigkeit bedeuten, gleichzeitig aber auch potenzielle Unterstützungsmöglichkeiten bieten, in dem sie u.a. finanzielle Ressourcen bereitstellen oder konkrete Expertise durch benötigtes Fachpersonal oder Kooperationsparter vermitteln, beispielsweise mit den kommunalen Klimaschutzmanagern oder regionalen Effizienz-Netzwerken.

Tab. 3 Vier Analyseebenen, zentrale Fragen und Beispielmaßnahmen

Ebene	Zentrale Fragen	Beispielmaßnahmen
Arbeit	▪ Wie muss die Arbeit selbst gestaltet sein, dass weniger Energie und Ressourcen benötigt werden?	▪ Arbeitsanalyse nach Nachhaltigkeitskriterien
Individuum	▪ Wie kann das individuelle Verhalten der verschiedenen Akteursgruppen so beeinflusst werden, dass diese nachhaltig(er) handeln? ▪ Was benötigen die Organisationsmitglieder dafür?	▪ Erhebung von Wissensständen, Bedarfen … ▪ Sensibilisierungsworkshops ▪ Verhaltenstrainings, Prompts wie Aufkleber ▪ Anreize und Belohnungen
Interaktion zwischen Akteuren	▪ Wie können Führungskräfte die Beschäftigten zu ressourcenschonendem Handeln inspirieren? ▪ Welche Maßnahmen berücksichtigen die Bedürfnisse aller Gruppen am besten?	▪ Führungskräftetrainings ▪ Workshops zur Entwicklung von Nachhaltigkeitsmaßnahmen, in denen Akteure aller Gruppen vertreten sind
Organisation	▪ Wie können Nachhaltigkeitsaspekte in die gegenwärtige Organisationskultur integriert werden? ▪ Wie müssen Strukturen und Prozesse umgestaltet werden, damit das Krankenhaus „grüner" wird? ▪ Was hat wer davon? Welchen Mehrwert bringt Nachhaltigkeit?	▪ Entwicklung einer nachhaltigen Organisationskultur ▪ Einführung von Energie- und Umweltmanagementsystemen

Systemische und partizipative Organisationsentwicklung

Einen organisationalen Transformationsprozess in Richtung Nachhaltigkeit kann man in mehrere Phasen unterteilen, die im Folgenden näher ausgeführt werden. Besonderes Augenmerk sollte dabei auf der sorgfältigen und Planungsphase liegen, da hier bereits die wesentlichen weiteren Prozessschritte vorgedacht und reflektiert werden müssen.

1. **Planungsphase**: Einbindung Stakeholder, Zieldefinition, Zeit- und Ressourcenplanung
2. **Sensibilisierungsphase**: Informationsveranstaltungen und -materialien
3. **Analysephase**: Ist-Analyse, Verstehen der Ergebnisse und Identifikation von erfolgreichen Maßnahmen
4. **Planungs- und Umsetzungsphase**: Konkretisierung der Ziele (z.B. SMART), Ausweitung der erfolgreichen Maßnahmen und Entwicklung neuer Maßnahmen
5. **Evaluationsphase**: Reflexion der Veränderungen, Optimierungen

In der ersten Phase sind im Sinne eines nachhaltigen Wandels und einer systemischen Perspektive, alle Stakeholder und deren Perspektiven mit einzubinden. Als Stakeholder zählen alle Personengruppen, die von diesem Transformationsprozess direkt oder indirekt betroffen sind. Das „Zentrum des Wandels" stellt dabei eine Koordinationsgruppe dar, die zu Beginn gebildet wird, in der möglichst verschiedene Gruppen vertreten sind und die über den gesamten Transformationsprozess die zentrale Ansprechstelle für alle Fragen und Wünsche im Prozess darstellt. Die Einbindung aller Gruppen (s. Kap. 12.2) kann im ersten Schritt durch Informationen zum geplanten Transformationsprozess erfolgen. Um dem Transformationsprozess aber eine breitere Basis zu verschaffen können im Sinne eines partizipativen Ansatzes darüber hinaus auch Einladungen an alle Gruppen ausgesprochen werden, die auch weitere Partizipationsmöglichkeiten von der Konsultation bei wichtigen Entscheidungen bis hin zur aktiven Einbindung beinhalten.

Vor der Ansprache sollten verschiedene Fragen reflektiert werden, damit der Möglichkeitsraum der Beteiligung und der weiteren Mitwirkung klar beschrieben werden kann. Beteiligungsprozesse, die eine unklare Erwartungskommunikation beinhalten und bei denen nicht schon am Anfang geklärt ist, was später mit den Ergebnissen passiert, tragen das Risiko der Enttäuschung und Frustration mit sich. Akteure, die sich ein Jahr lang intensiv mit einem Thema beschäftigen und sich engagiert mit ihrer Zeit und Energie einbringen, wären zu Recht enttäuscht, wenn die Ergebnisse dieses Engagements schlussendlich nur in der Schublade verschwänden oder die Klinikleitung top-down ohne weitere Kommentierung diametral entgegengesetzte Entscheidungen fällte. Dementsprechend ist eine stringente Planung und eine transparente Kommunikation darüber, was und wozu beteiligt wird, wo Mitgestaltungsmöglichkeiten liegen (und wo nicht) und wie die weiteren Prozessschritte und Abhängigkeiten sind, elementare Bausteine.

Beteiligungsmöglichkeiten lassen sich entlang der Partizipationspyramide auf den Stufen Information, Konsultation, Kooperation und Co-Design im Sinne eigenverantwortlichen Handelns verorten (Rau et al. 2012). In der Praxis sind unter der Überschrift „Mitarbeiter-Partizipation" oftmals mehr oder weniger reine Informations- und Kommunikationsmaßnahmen vorzufinden. Diese haben natürlich ihre Berechtigung, machen aber für sich allein noch keine wirkliche Beteiligung aus. Auch die Konsultation über Mitarbeiter-Befragungen ist eine wichtige Stufe, welche aber wie oben beschrieben klar geregelt sein sollte (Was passiert mit den Ergebnissen der Befragungen, wie fließen diese in Entscheidungen ein?) und welche natürlich nur begrenzt wirksam sein kann. „Echte" Beteiligung beginnt demnach auf der Ebene der Kooperation, also der tatsächlichen Mitgestaltung.

Um mögliche Transformationsansätze den verschiedenen Stufen zuzuordnen und zu entscheiden, wie genau die Ausgestaltung eines

möglichen partizipativen Veränderungsprozesses passieren soll, sind folgend einige grundsätzliche Fragen aufgeführt, die man sich stellen sollte, um einen Rahmen festzulegen:
- Was genau ist das Ziel des Beteiligungsprozesses?
  - Hierfür ist es zunächst wichtig, eine klare Vorstellung davon zu bekommen, auf welchen Teil des Projekts bzw. welches Thema der Beteiligungsprozess abzielt (Einsparungen, Verhaltensänderungen, strukturelle Maßnahmen, Organisationsidentifikation).
  - Daher ist es auch hilfreich, zu spezifizieren, auf welcher Ebene das Engagement stattfinden soll (z.B. Verwaltung, ein bestimmter Klinikbereich, alle Beschäftigten).
  - Soll Akzeptanz erreicht werden? Akzeptanz für was und von wem? (z.B. Akzeptanz beim Einkauf für neue Beschaffungsleitlinien; bei der Belegschaft für ein neues Mobilitätskonzept, welches das gewohnte Parkraumangebot verändert).
  - Sollen die Mitarbeitenden für Klimaschutzmaßnahmen aktiviert werden? In welcher Form? Welche Angebote gibt es?
  - Welchen Entscheidungs- und Handlungsspielraum haben die zu Beteiligenden?
  - Sollen Konflikte abgebaut werden? Welche Konflikte gibt es? Welche Konflikte sind zu erwarten?

Neben den inhaltlichen Rahmenbedingungen ist es ebenso elementar, die äußeren Rahmenbedingungen zu reflektieren, welche die Möglichkeiten und Grenzen eines partizipativen Transformationsprozesses beeinflussen. Hierbei stehen vor allem die Fragen der verfügbaren Ressourcen und die der organisationalen Schnittstellen im Fokus:
- Welche Ressourcen stehen für den Beteiligungsprozess zur Verfügung?
  - Zeitliche Ressourcen (Dauer), finanzielle und personelle Ressourcen
- Welche Kompetenzen für die Beteiligung stehen zur Verfügung, welche müssen extern übernommen werden?
- Wie fließen die Beteiligungsergebnisse in die Entscheidungsprozesse der Gesamtorganisation ein?
  - Wie ist der Transformationsprozess in die Entscheidungslogik eingebunden? (Im Falle einer Mitarbeiterbefragung: Was passiert mit den Ergebnissen? Bei einer Ja/Nein-Abstimmung: Wie stark fühlt man sich an das Ergebnis gebunden?)
  - An welchen Stellen gibt es Rückkopplungsschleifen mit der Klinikleitung?

Die weitere Zielerarbeitung kann beispielsweise bereits partizipativ in Fokusgruppen erfolgen, in denen Vertreter aus möglichst allen Gruppen die unterschiedlichen Perspektiven zu gemeinsamen Zielen integrieren. Dabei kann der Blick auf die verschiedenen Nachhaltigkeitsansätze auch der Vielfalt der Akteure besser gerecht werden: Möglicherweise sind Effizienzziele (z.B. „Energieverbrauch reduzieren") nicht so attraktiv, im Bereich der Konsistenz- (z.B. „Beschaffung erfolgen nach Nachhaltigkeitskriterien") und Suffizienzziele (z.B. „Mehrweg- statt Einwegprodukte nutzen") finden sich die Akteure dann vielleicht eher wieder. Es ist an dieser Stelle noch nicht wichtig, die Ziele SMART (Akronym für: spezifisch, messbar, attraktiv, realistisch, terminiert), also sehr konkret zu formulieren. In dieser Phase genügt es, mit den Zielen eine Idee zu erzeugen, in welche Richtung die Entwicklung gehen soll.

In der zweiten Phase werden diese gemeinsam erarbeiteten Ziele nun kommuniziert, um den Transformationsprozess in die Breite zu tragen und Betroffene zu Beteiligten zu machen. Dazu können unterschiedliche Formate genutzt werden: von digitalen Verteilern über Flyer bis hin zu Informationsveranstaltungen. Diese Phase ist immer auch die Möglichkeit, weiteres Feedback zu den formulierten Zielen zu bekommen und die eingangs formulierten Ziele eventuell weiterzuentwickeln, beispielsweise, indem man den Zielen Unterziele hinzufügt. Je nachdem, wie umfassend das Feedback bis hin zu Widerständen ausfällt, kann es auch sinnvoll sein, nochmal in Phase eins einzusteigen und die bisherigen Ziele noch weiter auszuarbeiten. Hier wird schon deutlich, dass es bei einem Transformationsprozess um keinen linearen Prozess handelt, sondern eher um viele zirkuläre Prozesse. Solche Schleifen muss man auch nicht als Rückschläge begreifen. Ein partizipativer Prozess lebt davon und wird umso erfolgreicher, je besser es gelingt, alle Impulse als berechtigte Interessensbekundungen aufzugreifen und im Prozess zu berücksichtigen.

In der dritten Phase findet eine Bestandsaufnahme statt. Es müssen für die formulierten Ziele in den verschiedenen Transformationsbereichen (s. Kap. 12.4) Ist-Analysen erfolgen. Dabei kann es auch hilfreich sein, den Kontext in den Blick zu nehmen und erleichternde und behindernde Faktoren für eine nachhaltige Veränderung zu sammeln (z.B. im Rahmen einer SWOT-Analyse). Auch Organisationsstrukturen und -prozesse wie beispielsweise Managementsysteme (s. oben) können in dieser Analysephase wichtig sein. Transformationsprozesse wie der Wandel zu einem „grünen" Krankenhaus starten nie bei null.

Gerade in so großen Organisationen wie einem Krankenhaus kann man davon ausgehen, dass es schon verschiedene, meist unverbundene, Aktivitäten gibt, die zu den formulierten Nachhaltigkeitszielen passen. Diese zu identifizieren und als Startpunkte zu nutzen, würdigt zum einen bereits vorhandene Initiativen und passt den Transformationsprozess zum anderen auf die vorhandene Organisation an.

Auch hier gilt wie in den anderen Phasen, dass diese Phase nie ganz abgeschlossen ist, da sich immer noch relevante neue Informationen ergeben können. Insofern ist es notwendig, dass die Koordinierungsgruppe einen Zeitpunkt festlegt, an dem sie das Gefühl hat, ausreichend Informationen zu haben, um in die vierte Phase einzusteigen. Neue Informationen können dann trotzdem weiter mitberücksichtigt werden und ggf. in parallelen Schleifen bearbeitet werden.

In der vierten Phase liegen neben den Zieldefinitionen im Optimalfall ausreichend Informationen zum Ist-Zustand vor, um eine Zielkonkretisierung vorzunehmen. Nun werden aus eher abstrakten Zielen (z.B. „Energieverbrauch reduzieren") konkrete Zielformulierungen (z.B. „Stromverbrauch in Gebäude A in einem Jahr um 10% reduzieren") abgeleitet. Die SMART-Kriterien zur Zielformulierung (d.h., die Formulierung von Zielen soll spezifisch, messbar, attraktiv, realistisch und terminiert sein) können hier beispielsweise berücksichtigt werden. Für die definierten Ziele müssen nun geeignete Maßnahmen gefunden werden, damit die Ziele auch erreicht werden können. Dabei kann auch auf Maßnahmen, die in der Analysephase identifiziert wurden zurückgegriffen werden, da diese sich bereits bewährt haben. Auch bei der Maßnahmenplanung ist ein partizipatives Vorgehen von Vorteil: Für eine erfolgreiche Umsetzung der Maßnahmen ist die Akzeptanz und ein Commitment der Beteiligten von Vorteil. Die Koordinationsgruppe hat während der Umsetzung die Funktion, die Umsetzung zu unterstützen, die Umsetzenden zu motivieren und zu wertschätzen sowie sich im Falle von Problemen in der Umsetzung eine Lösungsfindung zu unterstützen. Insofern findet während der gesamten Umsetzung eine begleitende Evaluation im Sinne eines Monitorings statt. Dennoch ist es sinnvoll, neben dem begleitenden Monitoring nach einem längeren Umsetzungszeitraum, oft bietet sich hier ein Jahr an, umfassende Evaluationen vorzunehmen (fünfte Phase).

In der fünften Phase findet eine abschließende Evaluation des Transformationsprozesses statt. Hier wird Rückschau gehalten und der gesamte Prozess umfassend reflektiert. Einerseits geht es darum, aus den gemachten Erfahrungen für zukünftige Transformationsprozesse zu lernen. Andererseits bietet sich die Gelegenheit, die Erfolge in diesem Prozess auch zu feiern und so ein Zusammengehörigkeitsgefühl zu erzeugen. Daher bieten sich Großgruppenformate an, in denen alle Akteure zu Wort kommen können (z.B. Zukunftskonferenz, Open Space, Barcamp). Es kann in dem Zuge auch überlegt werden, ob man diese Gelegenheit nutzt, und das Format nicht nur für Organisationsmitglieder, sondern auch für Externe öffnet und ein gemeinsames Lernprojekt daraus macht. Man kann auch über Systemgrenzen hinweg denken: Die Reflexion der eigenen Erfahrungen kann mit der Vernetzung mit anderen Krankenhäusern verknüpfen und in den Austausch darüber gehen, wie dort die Herausforderungen gelagert sind und wie man voneinander lernen kann.

Man sollte allerdings in der fünften Phase immer bedenken, dass solche Transformationsprozesse niemals vollständig abgeschlossen sind. Die Koordinierungsgruppe muss insofern einen Zeitpunkt suchen, zu dem ausreichend Erfahrungen mit der Umsetzung gesammelt wurden, zu dem der Prozess aber auch noch nicht zu sehr in den Hintergrund gerückt ist. Der Zeitraum von einem Jahr nach Umsetzungsstart kann beispielsweise ganz passend sein, um einen ersten Zwischenstand zu begutachten und die weiteren Schritte zu planen, prinzipiell ist die Transformation ein Prozess, der wie oben beschriebene eine dauerhafte bzw. dann institutionalisierte Entwicklungsaufgabe.

12.5 Fazit

Die Transformation hin zu einem „grünen" Krankenhaus, also einem Krankenhaus, in dem sich das Handeln an Nachhaltigkeitskriterien orientiert, bietet zahlreiche Chancen. Neben dem ökologischen Impact – der Gesundheitssektor in Deutschland ist für ca. 4,5 % der Gesamt-Treibhausgasemissionen Deutschlands verantwortlich (Lenzen et al. 2020) – und den wirtschaftlichen Vorteilen ergeben sich auch positive Effekte auf die Arbeitgeberattraktivität (vgl. Magunia et al. 2021) durch bessere und gesündere Arbeitsbedingungen. Nicht zuletzt wirken sich Nachhaltigkeitsmaßnahmen förderlich hinsichtlich der originären Aufgabe aus, die Genesung bestmöglich zu unterstützen und darüber hinaus auch einer sozialen Verantwortung als Unternehmen mit einem besonderen gesellschaftlichen Auftrag gerecht zu werden. Für eine solche Nachhaltigkeitstransformation wäre es zu kurz gegriffen, als Maßnahme ausschließlich die Beschäftigten zu sensibilisieren, wie sie beispielsweise weniger Energie verbrauchen. Denn wie dargestellt ist das Krankenhaus ein soziotechnisches System mit unterschiedlichen Funktionsbereichen, auf denen es jeweils Ansatzmöglichkeiten für Nachhaltigkeitstransformationen gibt. Zudem sollten die verschiedenen Akteursgruppen einbezogen und entsprechende Partizipationsangebote von Information bis aktiver Mitgestaltung entwickelt werden, sodass die Gestaltung von Bedingungen (Arbeit, Organisation) und die Interaktion zwischen den Akteuren berücksichtigt werden können. Der ebenübergreifenden Vernetzung von Akteuren kommt dabei eine bedeutende Rolle zu, sodass Ressourcen gebündelt, Unterstützungssysteme aufgebaut und Koalitionen gebildet werden können, welche eine Umsetzung wahrscheinlicher werden lassen. Hier ist die besondere Rolle der Leitungsebene und der Entscheidungsträger zu betonen. Diese setzen zum einen Ziele und Rahmenbedingungen und schaffen Anreize, zum anderen unterstützen sie auch als soziale Vorbilder und Lernmodelle den Transformationsprozess aktiv. Letztlich hängt der Erfolg auf einem solchen Weg von der Gestaltung des Transformationsprozesses ab. Es gibt hierfür zwar kein Patentrezept, aber wie zuvor dargestellt zumindest Gestaltungshinweise.

Perspektivisch bietet der Transformationsansatz bei einem großen und komplexen System wie dem der Krankenhausorganisation zahlreiche Chancen für einen Lern- und Erfahrungstransfer in andere Organisationen und Institutionen, beispielsweise auch mit den umgebenden Kommunen, welche strukturelle Parallelen aufweisen. Auch im Gesundheitssektor selbst bestehen Transferpotenziale. Beispielsweise kann in Arztpraxen natürlich schon im Kleinen begonnen werden: Es müssen nicht direkt die Einführung von Energie- und Umweltmanagementsystemen oder der mehrjährige Transformationsprozess sein, bereits die eigene Reflexion als Schärfung des Bewusstseins für Nachhaltigkeitsthemen ist ein erster relevanter Schritt.

Literatur

Abrahamse W, Steg L, Vlek C, Rothengatter T (2007) The effect of tailored information, goal setting, and tailored feedback on household energy use, energy-related behaviors, and behavioral antecedents. Journal of Environmental Psychology 27, 265–276

Abrahamse W, Steg L, Vlek C, Rothengatter T (2005) A review of intervention studies aimed at household energy conservation. Journal of Environmental Psychology 25, 273–291

Bayrisches Staatsministerium für Gesundheit und Pflege (o.D.) Green HospitalPLUS Bayern – Das nachhaltige Krankenhaus URL: https://www.stmgp.bayern.de/meine-themen/fuer-krankenhausbetreiber/green-hospital-plus/ (abgerufen am 20.01.2022)

Kauffeld S (2019) Einführung in die Arbeits-, Organisations- und Personalpsychologie. In: Kauffeld S (Hrsg.) Arbeits-, Organisations- und Personalpsychologie für Bachelor. 1–20. Springer Berlin Heidelberg

Lenzen M, Malik A, Li M, Fry J, Weisz H, Pichler P, Chaves LSM, Capon A, Pencheon D (2020) The environmental footprint of health care: a global assessment. Lancet Planet Health 4, e271–79

Magunia P, Grotelüschen J, Rong O, Bahner V (2021) Roland Berger Krankenhausstudie 2021. URL: https://www.rolandberger.com/de/Insights/Publications/Deutsche-Krankenh%C3%A4user-Die-Lage-ist-dramatisch-wie-nie.html (abgerufen am 20.01.2022)

Rau I, Schweizer-Ries P, Hildebrand J (2012) Participation strategies – the silver bullet for public acceptance? In: Kabisch S, Kunath A, Schweizer-Ries P, Steinführer A (Hrsg.) Vulnerability, Risk and Complexity: Impacts of Global Change on Human Habitats. 177–192. Hogrefe Leipzig

Umweltbundesamt (2021) Umwelt- und Energiemanagement. URL: https://www.umweltbundesamt.de/themen/wirtschaft-konsum/wirtschaft-umwelt/umwelt-energiemanagement (abgerufen am 20.01.2022)

Wortmann K, Homburg A, Matthies E (2013) Energie als Thema der Umweltpsychologie–Einleitung zum Schwerpunktthema. Umweltpsychologie 17, 3–11

Jan Hildebrand, Dipl.-Psych.

Jan Hildebrand leitet das Arbeitsfeld Umweltpsychologie am Institut für Zukunftsenergie- und Stoffstromsysteme (IZES) in Saarbrücken. In seiner Forschung beschäftigt er sich mit den psychologischen Faktoren einer nachhaltigen Energieerzeugung und -nutzung sowie mit partizipativen Strategien für systemische Transformationsprozesse auf Ebene von Organisationen und Kommunen.

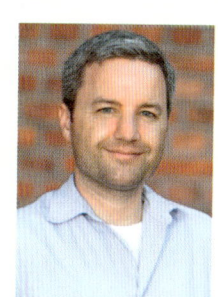

Prof. Dr. Timo Kortsch

Timo Kortsch ist Professor für Wirtschaftspsychologie an der IU Internationale Hochschule. Seine Forschungsinteressen liegen in den Bereichen Personal- und Organisationsentwicklung, Stressbewältigung und Technologieakzeptanz im Bereich von Energietechnologien. Neben Lehre und Forschung berät er Privatpersonen und Unternehmen und entwickelt psychologisch fundierte Lösungen für die Praxis.

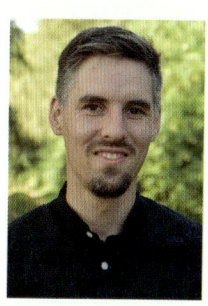

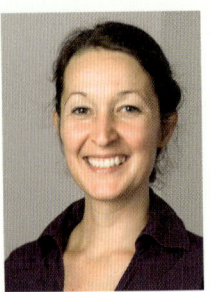

Irina Rau, Dipl.-Psych.

Irina Rau ist wissenschaftliche Mitarbeiterin im Arbeitsfeld Umweltpsychologie am Institut für Zukunftsenergie- und Stoffstromsysteme (IZES). Sie forscht zu Akzeptanz im Kontext der Transformation hin zu einem nachhaltigen Energiesystem und beschäftigt sich dabei u.a. mit Partizipationsprozessen und Gerechtigkeitsfragen.

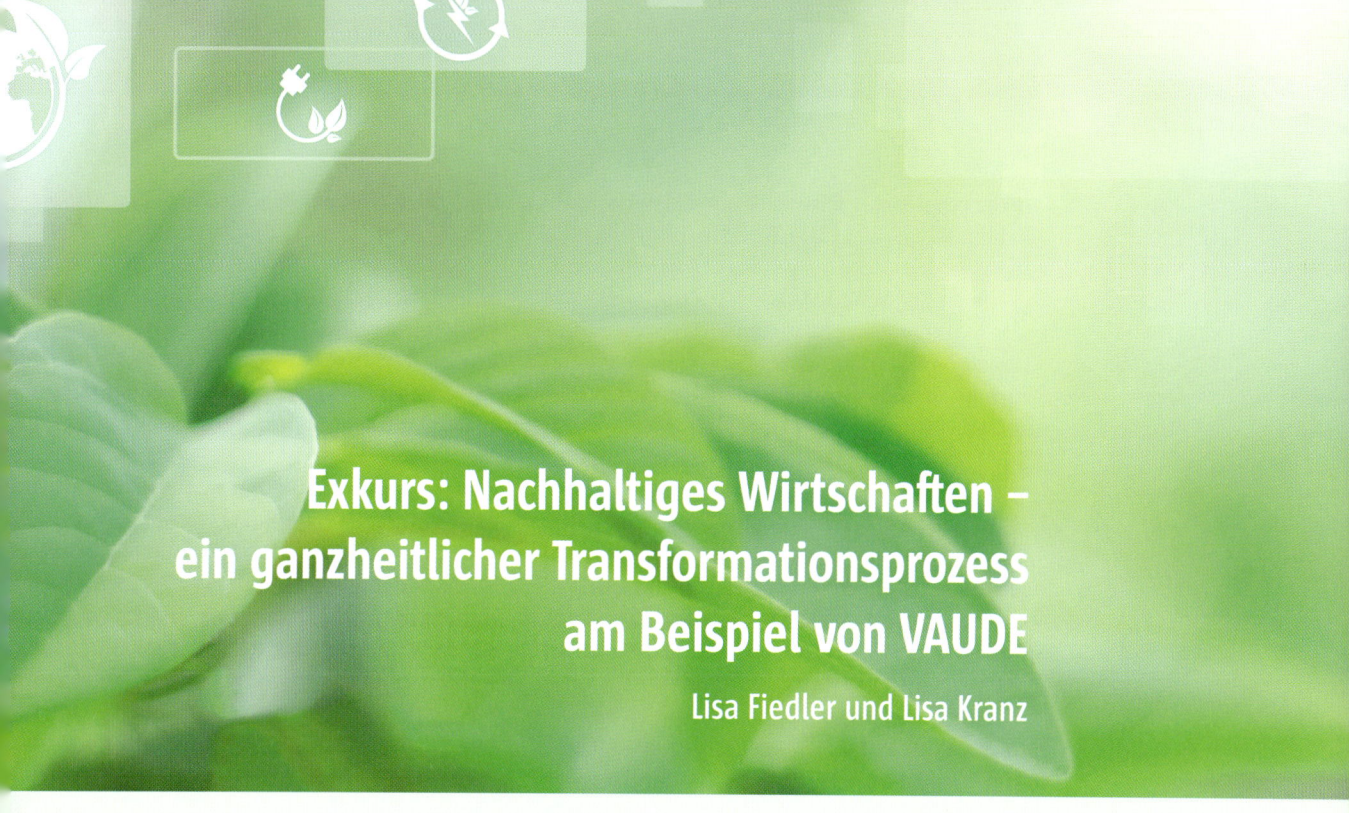

Exkurs: Nachhaltiges Wirtschaften – ein ganzheitlicher Transformationsprozess am Beispiel von VAUDE

Lisa Fiedler und Lisa Kranz

Für den langfristigen Erhalt unseres Planeten ist weitermachen wie bisher keine Option. Die fortschreitende Klimakrise, die Umweltverschmutzung, aussterbende Arten, der zunehmende Konflikt zwischen Arm und Reich: Nur gemeinsam kann die Menschheit diese globalen, hochkomplexen Herausforderungen bewältigen. Unternehmen können aufgrund ihres weitreichenden Einflusses auf unsere heutigen und zukünftigen Lebensbedingungen einen entscheidenden Beitrag leisten, indem sie die Transformation zum nachhaltigen Wirtschaften angehen. Die Frage muss lauten, wie das Geschäftsmodell neu ausgerichtet werden kann, um soziale und ökologische Verantwortung im normativen, strategischen und operativen Handeln wahrzunehmen.

Bei VAUDE haben wir uns mit dieser Überzeugung vor über einem Jahrzehnt auf den Weg gemacht und mit einer konsequent nachhaltigen Unternehmensausrichtung begonnen. Neben dem Mehrwert für das Gemeinwohl erkennen wir nun, dass Nachhaltigkeit auch wirtschaftlichen Erfolg, Zukunftssicherheit und Krisenfestigkeit bedeutet.

Ganzheitliche und systematische Verankerung

Die vollständige Integration von Nachhaltigkeit in die Unternehmensstrategie ist eine Grundvoraussetzung für nachhaltiges Wirtschaften. Bereits vor knapp 30 Jahren haben wir erkennen müssen, dass punktuelles nachhaltiges Engagement nicht funktioniert. Wir fokussierten uns anfänglich auf einzelne Nachhaltigkeitsprojekte, wie z.B. das ECOLOG Recycling Netzwerk. Dabei entwickelten wir unser eigenes Recycling-System und knüpften es an eine komplett recyclebare Outdoor-Kollektion. Einzelne Projekte wie dieses erforderten viel Innovationskraft und Investment, resultierten aber weder in der erhofften Reichweite, noch in wirtschaftlichem Mehrwert. Stattdessen machte sich eine negative Auswirkung auf das Binnenklima bemerkbar. Es entstand Unverständnis, wieso wir uns punktuell so sehr um das Thema Nachhaltigkeit bemühen und an anderer Stelle wiederum nicht. Wie also sollten wir unseren Nachhaltigkeitsfokus und unsere Ressourcen verteilen, sodass alle Projekte und Bereiche gleichermaßen bedacht werden?

Um diese Frage zu beantworten, entwickelten wir eine nachhaltige Unternehmensstrategie mit klar definierten Zielen und designierten ein interdisziplinäres Team für die konsequente Umsetzung. Wir realisierten, dass nachhaltiges Wirtschaften nur funktionieren kann, wenn soziale und ökologische Gerechtigkeit holistisch und systematisch in der Unternehmens- und Produktstrategie verankert sind. Denn zum einen bedarf Nachhaltigkeit der Motivation und des Einsatzes des gesamten Teams, die sich nur durch eine ernsthafte Überzeugung „vom großen Ganzen" erreichen lassen. Und zum anderen erwies sich die ganzheitliche Ausrichtung auch nach außen hin als essenziell, damit unsere Kund:innen die Authentizität der Marke VAUDE und unserer nachhaltigen Produkte als Mehrwert wahrnehmen.

Management-Systeme als Hilfsmittel

Die Komplexität des nachhaltigen Wirtschaftens ist hoch und es kann sich als schwierig erweisen, bei der Vielfalt der Themen die wirklich relevanten Ansatzpunkte auszumachen. Daher arbeiten wir mit verschiedenen externen Nachhaltigkeits-Managementsystemen, die uns Orientierung geben und die Priorisierung unterschiedlicher Aspekte vereinfachen. Die Gemeinwohl-Bilanz beispielsweise misst unternehmerischen Erfolg nicht nur am finanziellen Gewinn, sondern an seinem Beitrag zum Gemeinwohl. Die qualitative und quantitative Bewertung wird von Unabhängigen geprüft und das Ergebnis zeigt neben einem transparenten Status quo aller Bereiche auch Lücken und weitere Potenziale der Nachhaltigkeitsleistung auf.

Im jährlichen Strategieprozess überprüfen wir unseren Fortschritt. Der regelmäßige Abgleich mit unseren ambitionierten Zielen macht den direkten Zusammenhang sichtbar und erlaubt eine kontinuierliche Weiterentwicklung der Unternehmensstrategie. Die Motivation dafür nehmen wir aus unserem Verständnis von unternehmerischer Verantwortung. Wir verstehen Unternehmertum als eine Verpflichtung dazu, einen positiven Beitrag zu einer lebenswerten Welt für Mensch und Natur zu leisten. Denn statt nur Teil des Problems zu sein, wollen wir aktiver Teil der Lösung werden. Und da sich Mammutprojekte wie die Klimakrise nicht über Nacht lösen lassen, ist Ausdauer von größter Wichtigkeit. So gehen wir viele kleine Schritte – wenn auch noch so kleine – und handeln Tag für Tag mit dem Blick auf das große Ziel gerichtet.

Nachhaltigkeit als Innovationsquelle

Bei VAUDE werden wir als Bergsportartikelhersteller natürlich in erster Linie an der Nachhaltigkeit unserer Produkte bewertet. Die Weichen dafür stellen die Entscheidungen in der Produktentwicklung, für die wir deshalb strikte Vorgaben und Richtlinien erstellt haben. Da es in unserer Branche kein einheitliches, allgemeingültiges Bewertungssystem zur nachhaltigen Herstellung gibt, haben wir 2011 unser eigenes Siegel namens Green Shape entwickelt. Dieses Label besteht aus einem strengen Kriterienkatalog, der die Bereiche Produktdesign, Materialauswahl, Produktion, Nutzung und Pflege, bis hin zu Recycling und Entsorgung der Produkte umfasst. Strenge externe Standards wie das bluesign®-System und die Fair Wear Foundation, die sich auf faire Arbeitsbedingungen an den Produktionsstandorten konzentrieren, sind Teil der Kriterien. Die Umsetzung der neuen Anforderungen resultierte bei unseren Produktmanager:innen zu Beginn in großer Unzufriedenheit. Sie hatten Schwierigkeiten, überhaupt Materialen zu finden, die die Green-Shape-Kriterien erfüllten und fühlten sich stark in ihrer Entwicklungsfreiheit eingeschränkt. Doch das Durchhaltevermögen und die vielen kleinen Fortschritte haben sich ausgezahlt. Heute entsprechen 99 Prozent der VAUDE Bekleidung und 96 Prozent der Gesamtproduktion, inklusive Schuhe, Zelte, Rucksäcke, Schlafsäcke, Isomatten und Radtaschen, den strengen Standards. Im Jahr 2019 gab es sogar die offizielle Anerkennung von der deutschen Bundesregierung, da unsere Green-Shape-Produkte das staatliche Siegel Grüner Knopf erhielten.

Den Ansporn, kontinuierlich nachhaltiger zu werden, erhalten wir durch den Blick auf unsere Umwelt und das Weltgeschehen. Nachhaltigkeit ist auf diese Weise zum Innovationstreiber geworden. Ein Beispiel: Wir sind als Teil der Textilindustrie Mit-Verursacher von Mikroplastik, welches in der Herstellung und beim Waschen von Kunstfaserbekleidung freigesetzt wird. Auf der aktiven Suche nach Lösungen haben wir eine Fleece-Alternative aus biobasierten Holzfasern entwickelt. Davon losgelöste Mikropartikel stellen keine Umweltbelastung da, weil sie sich im globalen Wasserkreislauf vollständig abbauen lassen. Außerdem werden keine zusätzlichen Chemikalien gegen Geruchsbildung benötigt, da dieses umweltschonende Material Bakterienwachstum auf natürliche Weise selbst hemmt.

Erlebbarkeit im Arbeitsalltag

Nachhaltigkeit ist Teamsport. Für den Erfolg der komplexen Unternehmenstransformation ist es deshalb wichtig, das ganze Team zu überzeugen. Im Allgemeinen erhielten wir von Beginn an Zustimmung für unsere nachhaltige Vision. Aber als klar wurde, dass diese Entscheidung einen hohen zusätzlichen Aufwand bedeutete, kamen Bedenken auf. Daher mussten wir viel Überzeugungsarbeit leisten,

um die Mitarbeitenden zu motivieren, den Weg der Veränderung zu tragen und zu gestalten. Es reichte nicht, nur zu verstehen, wie unsere nachhaltigen Managementsysteme funktionieren, und unsere langfristige Vision, strategischen Ziele, und die jeweiligen Rollen im Umsetzungsprozess, aussehen. Stattdessen wählten wir den Ansatz, eine direkt wahrnehmbare positive Veränderung im Arbeitsalltag zu schaffen. Wir sorgten für nachvollziehbare Mülltrennung, stellten komplett auf Recyclingpapier und biologische Reinigungsmittel um, installierten Photovoltaikanlagen am Firmenstandort und eröffneten unsere eigene Bio-Kantine. Langsam aber sicher wurde Nachhaltigkeit als Lebensqualität spürbar und entfachte eine beeindruckende Dynamik in der Umsetzung unserer Vision. Durch das geschaffene Bewusstsein entwickelte sich durch alle Ebenen hinweg Eigeninitiative und Herzblut.

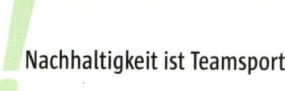
Nachhaltigkeit ist Teamsport.

Selbstwirksamkeit als Rahmenbedingung

Nachhaltiges Wirtschaften bedeutet, in einem dynamischen und sich schnell verändernden Umfeld zu arbeiten. Die Organisation befindet sich in einem ständigen Veränderungsprozess und Entscheidungen müssen unter Unsicherheit getroffen werden, damit neue Lösungen gefunden werden können. Dabei entstehen in den fach- und bereichsübergreifenden Handlungsfeldern Zielkonflikte und Spannungsfelder. Ein Beispiel ist die Beschaffung von umweltfreundlichen Materialien, die deutlich höhere Kosten mit sich bringen. Daraus haben sich in den ersten Jahren viele Spannungen ergeben, die einen negativen Einfluss auf die Zusammenarbeit und Innovation hatten.

Deshalb haben wir uns damit auseinandergesetzt, welche persönlichen Kompetenzen erforderlich sind, um mit diesen Zielkonflikten besser umgehen zu können. Wir haben festgestellt, dass die eigene Selbstwirksamkeit, also das Zutrauen und Bewusstsein der eigenen Stärke, eine wichtige Rolle spielt. Denn selbstwirksame Mitarbeitende äußern Ideen offen, diskutieren und probieren aus und gestalten gemeinsam. Deshalb haben wir bei VAUDE eine Unternehmenskultur etabliert, die auf Vertrauen und einem positiven Menschenbild basiert. Selbstwirksamkeitsschulungen wurden als Elemente der Nachhaltigkeitsstrategie definiert und wir schaffen als Arbeitgeber so die Rahmenbedingung dafür, dass Menschen ihre eigenen Potenziale selbst entfalten können.

Konsequente Nachhaltigkeit zahlt sich aus

Natürlich hat unsere nachhaltige Unternehmensausrichtung auch wirtschaftliche Auswirkungen. Die vielen Spannungsfelder, Unsicherheiten und ständigen Veränderungen machen den Weg nicht leicht. Hinzu kommt, dass der Mehrwert des zusätzlichen Aufwands häufig nicht direkt spürbar ist. Aber dennoch ist es der Weg, der Sinnhaftigkeit und Freude mit sich bringt und unser Einsatz dafür macht sich für unser Unternehmen auch als wirtschaftlichen Erfolg bemerkbar. Denn wir haben Nachhaltigkeit zu unserer Kernkompetenz gemacht. Wir schaffen es die steigenden Erwartungen unserer Konsument:innen nach nachhaltigen Produkten zu erfüllen, weil wir als selbstwirksame Organisation Herausforderungen lösungsorientiert und proaktiv angehen. Das spiegelt sich in den Zahlen wider: In den letzten Jahren und auch in 2020 lag unser Umsatzwachstum über Branchenschnitt. Sicher liegt das auch daran, dass wir auf langfristige, partnerschaftliche Beziehungen setzen und weitsichtig planen. Faire Arbeitsbedingungen und Transparenz verringern unsere Risiken und die vorausschauende Projektierung mit unseren Zulieferern gibt uns besonders in Krisenzeiten Sicherheit. Außerdem sind wir aufgrund unserer sinnstiftenden Tätigkeit und guten Arbeitsbedingungen ein beliebter Arbeitgeber, was sich in einem hohen Maß an Motivation, Kompetenz und Effizienz zeigt.

Die Bilanz, die wir aus unserem langjährigen Weg zum nachhaltigen Unternehmen ziehen: Besonders in unsicheren Zeiten wie der aktuellen Corona-Pandemie hat sich unsere nachhaltige Ausrichtung gelohnt, denn sie bedeutet wirtschaftlichen Erfolg, Krisenfestigkeit und Zukunftssicherheit.

Lisa Fiedler

Lisa Fiedler ist Referentin und Leiterin der VAUDE Academy für nachhaltiges Wirtschaften. Sie begleitet mit ihrer Erfahrung, Leidenschaft und dynamischen Art Unternehmen und Organisationen bei der Transformation zum nachhaltigen Wirtschaften. Außerdem ist sie Mitglied des CSR-Teams, war zuvor in der Unternehmensentwicklung bei VAUDE tätig und hat Volks- und Betriebswirtschaft mit den Schwerpunkten Entwicklungsökonomik und nachhaltige Entwicklung studiert.

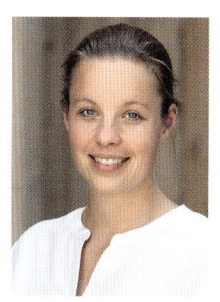

Lisa Kranz

Lisa Kranz begann ihre Tätigkeit für VAUDE 2016 als Praktikantin im Marketing. Heute unterstützt sie die VAUDE Academy mit ihrer Überzeugung, dass auch andere Unternehmen nachhaltiges Wirtschaften zum Kerngeschäft machen müssen. Die Dringlichkeit dafür erkannte sie im Studium der globalen Herausforderungen für die Nachhaltigkeit, das sich an ihr Internationales Management Studium anschließt.

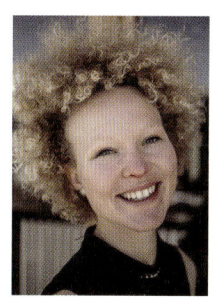

Der Essener Weg

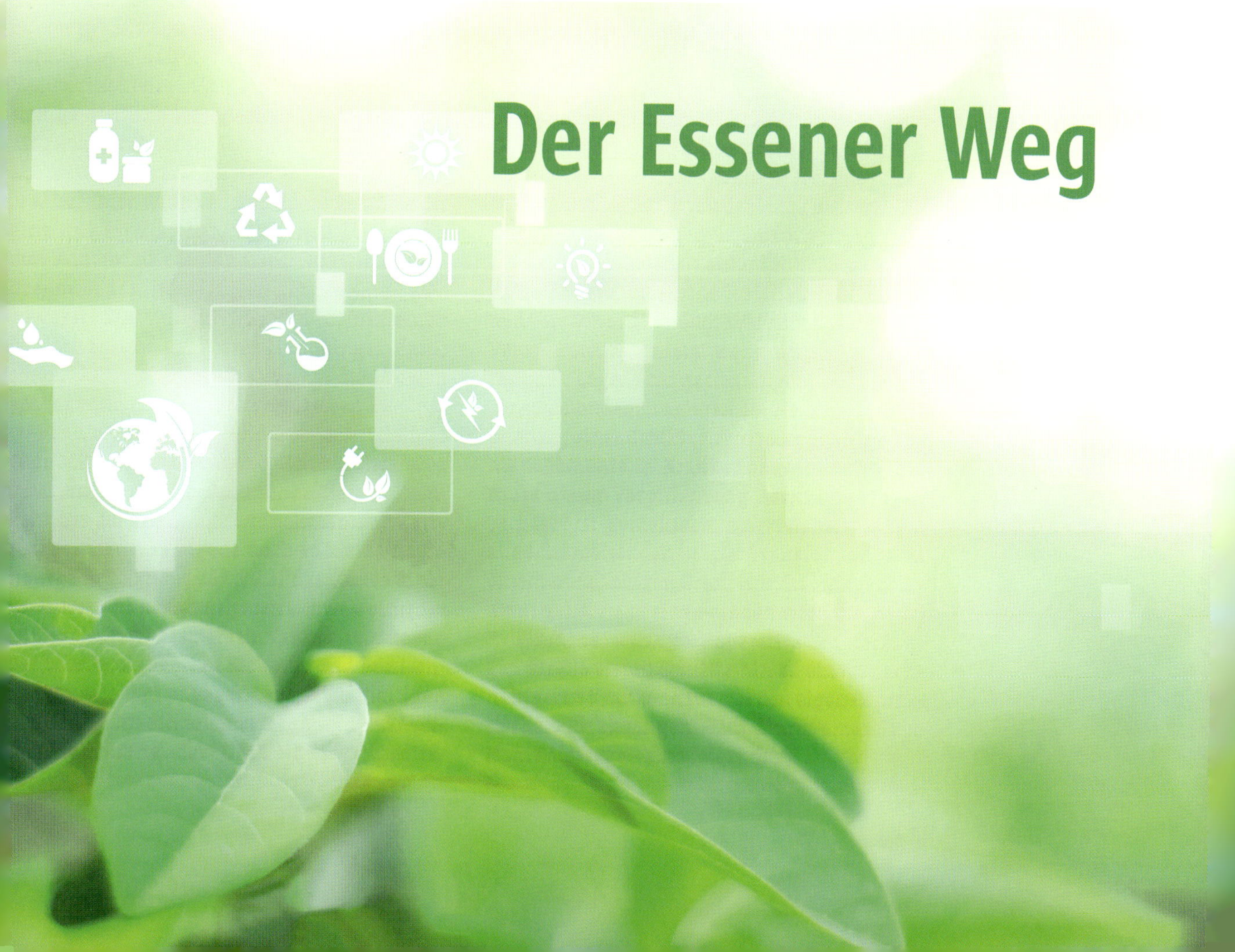

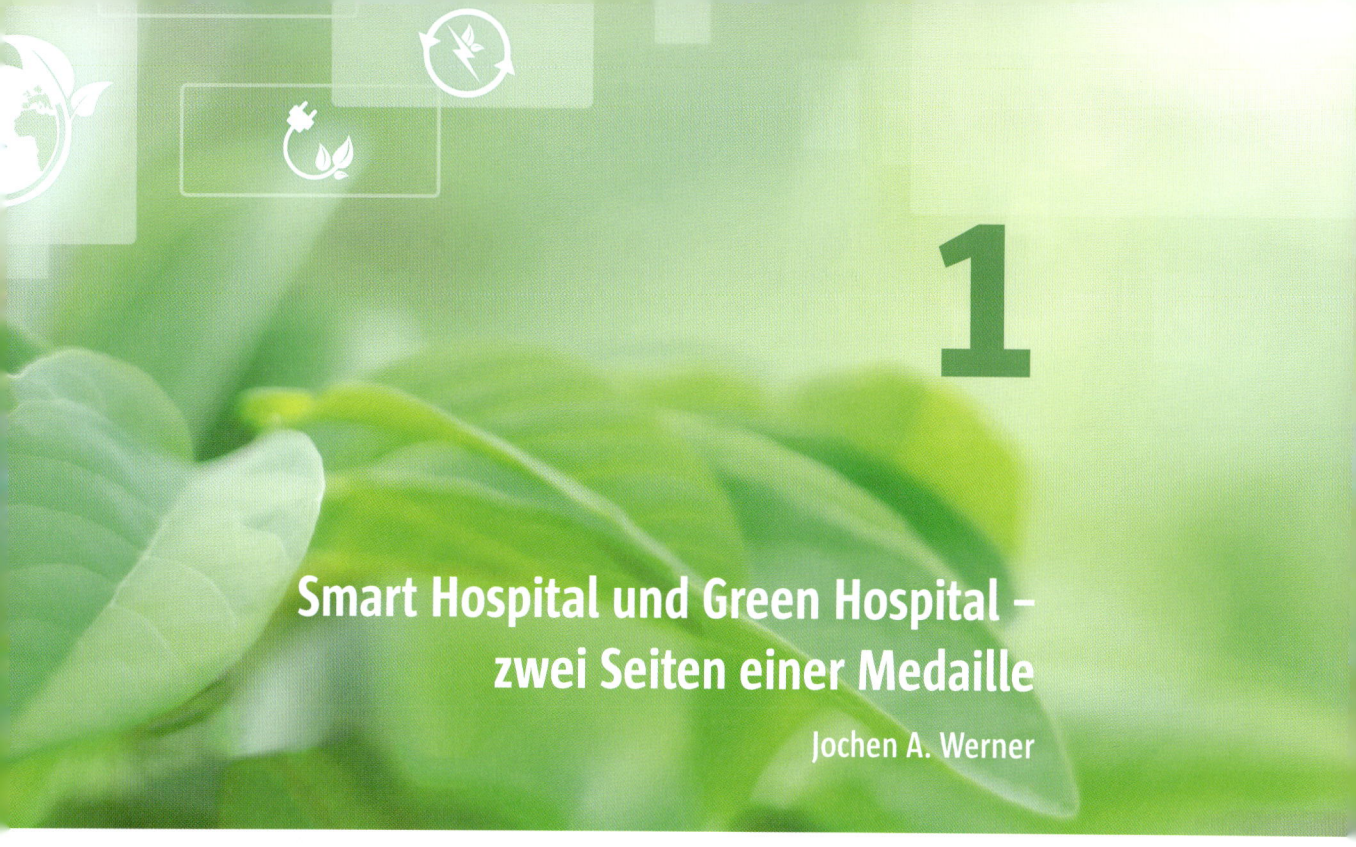

Smart Hospital und Green Hospital – zwei Seiten einer Medaille

Jochen A. Werner

Das weltweit wichtigste globale Thema unserer Gesellschaft ist außer Frage der Klima- und Ressourcenschutz. Dies gilt für das Finanzwesen wie für die Automobilindustrie oder das Gesundheitswesen. Der 29. Juli 2021, der Earth Overshoot Day, war der Tag, an dem in der Welt alle regenerierbaren Ressourcen des Jahres 2021 aufgebraucht waren, ab dem wir im Grunde auf Pump lebten. Bei der ersten Erhebung im Jahr 1970 lag dieser Termin noch am 29. Dezember, zur Jahrtausendwende schon am 23. September und vor zehn Jahren am 4. August. Das zeigt, wie rasant der Ressourcenhunger der Menschheit in den vergangenen Jahrzehnten gewachsen ist, aber auch, dass sich die Kurve in den vergangenen Jahren abflacht. Es besteht die Hoffnung, diesen Trend durch weitreichenden Umweltschutz zu stoppen und vielleicht sogar irgendwann umzukehren.

1.1 Das Konzept der Nachhaltigkeit

Die Zukunft hängt von dem ab, was wir heute tun, sagte Mahatma Gandhi. Er meinte dabei auch, was wir als Unternehmen tun. Und natürlich müssen wir uns als ein solches dem umfänglichen Thema der Nachhaltigkeit widmen. Selbstverständlich sind die Ansätze branchenbezogen unterschiedlich. Bei manchen Unternehmen richtet sich die Zielsetzung auf nachhaltige Produkte, mit denen die Erwartungen der Konsumenten an einen nachhaltigen Lebensstil erfüllt werden können. Andere Unternehmen bieten Sinn und Ganzheitlichkeit unter ganz anderen Gesichtspunkten. Hinzu kommt, dass mehr und mehr vor allem jüngere Menschen auf der Suche nach einer sinnvollen Tätigkeit sind, die sie erfüllt. Damit wiederum werden die nachhaltig ausgerichteten Unternehmen zu attraktiven Arbeitgebern und auch zu attraktiven Investitionszielen der Kapitalwirtschaft. So wird Nachhaltigkeit zum Faktor für wirtschaftlichen Erfolg und für Zukunftsfähigkeit, selbst dann, wenn die auf Nachhaltigkeit fokussierenden Unternehmen aktuell vielfach noch einen strukturellen Wettbewerbsnachteil haben, wenn es um die Konditionen für Finanzdienstleistungen oder um Steuern geht, weil sich die Bemessung selbiger immer noch sehr stark an finanziellen Kennzahlen orientiert.

> **Nachhaltigkeit**
>
> Der englische Begriff für Nachhaltigkeit ist Sustainability. „To sustain" bedeutet so viel wie aushalten oder ertragen. So können die Systeme nur ein bestimmtes Maß an Ressourcennutzung dauerhaft aushalten, ohne Schaden zu nehmen.

In der Forstwirtschaft hatte man relativ früh erkannt, dass man nur so viel Holz schlagen darf, wie permanent nachwächst. Inzwischen haben wir begonnen zu hinterfragen, wie wir die Wälder verändern müssen, um sie zu erhalten. Die Zahl abgestorbener Bäume nimmt weiter zu. Wir müssen die abgeforsteten Areale aufforsten, aber eben mit Verstand, unter Federführung der zuständigen Wissenschaft. Schließlich gilt es, das Ökosystem Wald zu sichern. Mittlerweile ist das Bewusstsein erfreulicherweise dahin erweitert, dass es schon lange nicht mehr um den Wald geht.

Alle Rohstoffe und Energievorräte der Welt drohen auszugehen, wenn wir damit nicht entsprechend der vorgenannten Sorgfalt umgehen. Und natürlich hat dieses Verhalten auf alle möglichen Bereiche Auswirkungen und Anforderungen. Dies gilt selbstverständlich auch für eine nachhaltige Medizin und eine nachhaltige Gesundheit.

Wie in fast allen Bereichen, so existiert auch und gerade in einer der größten Branchen – dem Gesundheitswesen – erhebliches Potenzial für Einsparungen der so wichtigen Ressourcen, die direkten Einfluss auf das Klima und die Gesundheit der Menschen mit sich bringen könnten. Dies gilt natürlich auch für Krankenhäuser. Nach Berechnungen der Nichtregierungsorganisation (NGO) „Health Care Without Harm" (HCWH) trägt das weltweite Gesundheitswesen (4,4%) hinsichtlich der globalen Schadstoffemissionen mehr zum Klimawandel bei als der weltweite Flugverkehr (3%) oder die Schifffahrt (2%). Weltweit entsprechen die Emissionen des Gesundheitswesens zwei Gigatonnen CO_2, was einem jährlichen Treibhausgasausstoß von 514 Kohlekraftwerk entspricht (Health Care Without Harm 2019).

1.2 Nachhaltigkeit in der Medizin

Digitalisierung und Dekarbonisierung gehören zu den großen Herausforderungen unserer Gesellschaft und damit natürlich auch unseres Gesundheitswesens im Allgemeinen und der Medizin im Speziellen. Rückte die Digitalisierung nach jahrelanger Bedeutungslosigkeit langsam in das allgemeine Interesse, die digitale Transformation einzuleiten, ist das gesamte Thema der Nachhaltigkeit in der Medizin und insbesondere in Krankenhäusern noch deutlich unterentwickelt. Das ist aber auch verständlich: Im tradierten Selbstverständnis von Krankenhäusern, Arztpraxen, Betreuungs- und Behandlungseinrichtungen ist es bis heute der zentrale Grundgedanke, mit gleichsam unbegrenztem Ressourceneinsatz den Menschen zu helfen. Die Suche nach dem „purpose", der gesellschaftlichen Legitimation der eigenen Arbeit, die gerade so viele Industrieunternehmen umtreibt, bleibt der Medizin erspart.

Im tradierten Selbstverständnis der Kliniken ist es bis heute der zentrale Grundgedanke, mit gleichsam unbegrenztem Ressourceneinsatz Menschen zu helfen. Dies wird aber nicht mehr reichen. Dieses Verständnis wird kein Freifahrtschein mehr sein, um als größte Branche in fast allen Industrieländern das Thema Nachhaltigkeit derart unterzugewichten.

> **Die Medizin kann und muss ihre Kernaufgabe intelligenter, sanfter und umweltverträglicher erfüllen als in der aktuellen Konstellation.**

Es steht außer Frage, dass nachhaltiges Denken und Handeln – auch und explizit im Gesundheitswesen und Krankenhaussektor – in unserer heutigen Zeit nicht zuletzt zum Schutz unserer natürlichen Lebensgrundlage unabdingbar sind. Nachhaltiges Handeln ist eine Aufgabe der gesamten Gesellschaft – jedes Einzelnen von uns als Privatperson, aber auch im speziellen von Maximalversorgern im Gesundheitswesen wie den Universitätsklinika in Deutschland. Wie können wir unsere Krankenhäuser umweltfreundlicher gestalten? Viele Maßnahmen sind erforderlich, auch wenn sie – einzeln betrachtet – vernachlässigbar erscheinen. Dies erfolgt dann nach dem Motto, viel Kleinvieh macht auch irgendwann viel Mist. Aber, es wird auf diese Weise nicht zu den großen Veränderungen, zu den großen Erfolgen kommen. Für große Veränderungen von Unternehmen muss zunächst ein Fundament geschaffen werden. So galt es für die Transformation in ein Smart Hospital zunächst, alle Bestandteile der Essener Universitätsklinik und deren Tochterunternehmen unter ein Dach zu bringen. Auf diese Weise entstand die Universitätsmedizin Essen. Die zweite Voraussetzung zum Wandel in ein Smart Hospital war die Schaffung einer inneren Bereitschaft, einer Aufbruchsstimmung der Beschäftigten. Nächster Schritt war dann die Zieldefinition, also den Fokus auf den Menschen, auf Patienten, Angehörige und Mitarbeitende zu richten, um deren medizinische Versorgung bzw. Tätigkeit im Gesundheitswesen zu optimieren. Und erst jetzt setzte die Digitalisierung als Treiber der Humanisierung an.

1.3 Das Smart Hospital als Fundament des Green Hospital

Um den nächsten Schritt in Richtung einer umweltfreundlichen Krankenhauskonzeption zu gehen, um den Fokus nicht nur auf den Menschen, sondern auf die Nachhaltigkeit zu setzten, brauchen wir das Smart Hospital als Fundament, weil die mit einem Green Hospital verbundenen Ziele ohne Digitalisierung schlichtweg nicht zu erreichen sind (Werner et. al 2020). Ohne Digitalisierung wird Dekarbonisierung mit absoluter Sicherheit nicht in ausreichendem Maße gelingen.

> **!** Ein digitales, effizientes, menschenzentriertes Krankenhaus ist die Voraussetzung, um auch messbare Fortschritte beim Klimaschutz zu machen.

Wir brauchen vielfältige Innovationen und moderne Technologien für einen wirksamen Klimaschutz. So steht auch Green Hospital natürlich nicht nur für Energiesparen und eine nachhaltige Ressourcennutzung. Ein grünes Krankenhaus sieht die Verbindung zwischen Umwelt und menschlicher Gesundheit und zeigt dieses Verständnis durch seine Managementstrategie und Handlungen. Unsere Mission ist der Weg zu einem nachhaltigen und grünen Krankenhaus, im Sinne unserer Patienten, Mitarbeitenden und schlussendlich ganz maßgeblich für die Zivilgesellschaft.

Nach erfolgreichem Start des Smart Hospital Projektes im Jahr 2015 stand es außer Frage, diesen Schwung in die nächste Entwicklungsebene mitzunehmen, die weitere Transformation zum Green Hospital. Wichtig als Ausgangspunkt auf diesem Weg ist dabei zunächst das Verständnis, dass die Universitätsmedizin Essen ein hochspezialisiertes medizinisches Zentrum ist, welches ganzjährig für eine gesicherte Patientenbehandlung zur Verfügung stehen muss, damit im 24-Stunden-Betrieb einen hohen Energie- und Ressourcenbedarf aufweist und so als ressourcenintensiver Verbraucher gilt. Allein der Energieverbrauch eines Krankenhausbetts entspricht dem von bis zu vier Einfamilienhäusern (Beier 2009). Der Energieverbrauch großer Universitätskliniken entspricht nicht selten demjenigen von mehreren Tausend Einfamilienhäusern. Dazu kommt ein besonders hoher Stromverbrauch durch bestimmte Institutionen wie beispielsweise Protonen- und/oder Schwerionenbestrahlungsanlagen. So verbraucht beispielsweise das Westdeutsche Protonentherapiezentrum Essen knapp 6.800 Megawattstunden pro Jahr. Auch solche Aspekte sind in der Be-

III Der Essener Weg

trachtung von Zentrenbildungen, Indikationsstellungen und Finanzierungen einzubeziehen.

Eine patientenorientierte Spitzenmedizin geht also grundsätzlich einher mit einem hohen Energie- und Ressourcenverbrauch. Zu den größten derzeitigen Herausforderungen gehört die Aufrechterhaltung des Gesundheitssystems, verbunden mit dem Schlagwort Kostenreduzierung. Deshalb ist der immense Energieverbrauch für Krankenhäuser aufgrund der dadurch hohen entstehenden Kosten schon lange kein Randthema mehr.

In Deutschland zählen Krankenhäuser in der Branche Handel, Dienstleistung und Gewerbe zu einem der größten Energieverbraucher. Es bedarf folglich systemischer Ansätze, um den Spagat zwischen Spitzenmedizin mit hohem Technisierungsgrad und ökologischer Nachhaltigkeit im Krankenhauswesen zu vereinen. Unser Krankenhaus der Zukunft arbeitet somit nicht nur menschenorientierter, sondern in der Summe auch effizienter als bislang. Diese Effizienzsteigerung ist verbunden mit weniger Reibungsverlusten, optimierten Prozessen und damit einem deutlich schonenderen Umgang mit Ressourcen als heutzutage. Die Digitalisierung führt automatisch zu positiven Abstrahleffekten zugunsten der Umwelt. Umwelt- und Klimaschonung geht einher mit der künftigen Grundkonzeption des Gesundheitswesens: Das Smart Hospital wird mit der nächsten Entwicklungsstufe zum Green Hospital.

Am Ende steht die Überzeugung, dass es auf dem Weg zu einem smarten und grüneren Krankenhaus letztlich nur Gewinner gibt: Die Umwelt, die Menschen in den Krankenhäusern, aber auch die wirtschaftliche Leistungsfähigkeit. Denn die Optimierung oder gar Neugestaltung von Prozessen u.a. durch Digitalisierung für mehr Nachhaltigkeit wird die Krankenhäuser nicht nur ökologisch, sondern auch ökonomisch besser aufstellen.

1.4 Handlungsfelder auf dem Weg zum Green Hospital

In Deutschland existiert derzeit keine einheitliche Strategie, um die Gesundheitsversorgung ökologisch nachhaltiger zu gestalten. Daher ist aktuell jedes Krankenhaus aufgefordert, seinen eigenen Weg zu gehen, um eine ökologisch nachhaltigere Umgebung – im Netzwerk und in der Zusammenarbeit mit weiteren Akteuren – zu schaffen und den aktuellen Entwicklungen des Klimawandels entgegenzuwirken. Im Rahmen des Smart Hospitals lassen sich verschiedene Handlungsfelder für eine sowohl ökologische als auch ökonomische Nachhaltigkeit benennen, beginnend mit dem **Energiemanagement**. Entscheidungen zur Betriebsdauer bestimmter Geräte wie beispielsweise bei Laptops oder Monitoren zeigen sehr gut, welche Analysen und Abwägungen im Sinne der Umwelt beim Energiemanagement getroffen werden müssen. Sollten Geräte über ihre eigentliche Betriebsdauer hinaus betrieben oder aber frühzeitig gegen energiesparende Geräte ausgetauscht werden? Hier existieren beim Austausch älterer Geräte gegen neue effizientere Technologien teilweise enorme CO_2-Einsparpotenziale, die allerdings häufig nur mit sehr hohen investiven Mitteln einhergehen. Gering-investive Maßnahmen können sich aus Strukturanalysen ergeben, um Energie und Kosten zu sparen. Zum Smart Hospital gehört auch die Vermeidung von Doppeluntersuchungen, die den Energieverbrauch reduzieren. Natürlich können auch Entscheidungen für Ökostromanbieter in einem Krankenhaus von relevanter Bedeutung im Sinne der Umwelt und des Klimaschutzes sein. Eine große medizinische Einrichtung wie die Universitätsklinik Essen verbraucht so viel Energie wie 10.000 Einfamilienhäuser (= 50.000 Megawattstunden Strom pro Jahr).

Auch und ganz besonders ist das **Nutzerverhalten** für jegliche Weiterentwicklung im Themenkreis von hoher Relevanz. Die Motivation der Mitarbeitenden ist nicht nur für die wirtschaftliche Bilanz, sondern auch für den betrieblichen Umweltschutz wesentlich. Dazu gehören einfachste Verhaltensweisen, wie das Licht bei Verlassen des Büros auszuschalten, Computer herunterzufahren und nicht ganztägig bei offenem Fenster im Büro zu heizen. Schätzungen zufolge können im Nutzerverhalten 30% der aufgebrachten Energie eingespart werden. Energiesparkampagnen mit Anreizsystemen für Mitarbeitende sowie informative Flyer und Aktionen beispielsweise zum World Environment Day können Mitarbeitende motivieren, Energie zu sparen.

Ein weiteres sehr wichtiges Handlungsfeld auf dem Weg zum Green Hospital ist **Beschaffung und Ressourcenverbrauch**. Insbesondere im Krankenhauswesen sind Einwegprodukte aufgrund hygienischer Vorschriften aktuell teilweise noch nicht wegzudenken. Die kritische Betrachtung der Mehrfachnutzung von Einmalprodukten durch eine sterile Wiederaufbereitung liegt im Spannungsfeld zwischen dem Anspruch der Patientensicherheit, des Kostendrucks und der defizitären Bedeutung für die Umwelt. Ein digital unterstütztes Einkaufsmanagement ermöglicht einen passgenaueren Einsatz von Ressourcen. Die Beschaffung von beispielsweise umweltfreundlichen Baumaterialien sowie die Einsparung von Papier durch weitgehenden Verzicht auf papiergebundene Dokumentation durch die elektronische Patientenakte tragen zur ökologischen Nachhaltigkeit bei. Bei unerlässlicher Notwendigkeit der Verwendung von Papier ist eine Voreinstellung für doppelseitigen Druck auf Recyclingpapier und die Einrichtung von Druckerpoints dazu geeignet umweltfreundlicher zu agieren. In vielen Krankenhäusern gibt es viel zu viele Drucker, auch an der UME.

Nachhaltigkeitsmanagement erfordert weiterhin einen besonderen Fokus auf die **Speisenversorgung**. Zu viele genießbare Lebensmittel nehmen unnötiger Weise den Weg in die Mülltonne, leider auch in Krankenhauskantinen und auf Station. Ein nachhaltiges Waste-Management muss etabliert werden, um Produktionsabfälle, Überproduktion und Tellerrückläufe zu reduzieren. Eine Option stellt hierbei eine per App gesteuerte Menüwahl der Patienten dar, um eine passgenauere Steuerung der Essenspläne zu ermöglichen. Zur Klimaneutralität gehört zudem die Verwendung von Lebensmitteln aus der Region und eine eigene Trinkwasseraufbereitung unter Berücksichtigung eines entsprechenden Hygienekonzeptes. Einmal-Plastikverpackungen für Brötchen oder Gerichte aus der Kantine verursachen umfänglichen Müll. Dieser kann durch günstig erwerbbare mehrfachverwendbare Behälter und Stoffbeutel für Brötchen reduziert werden. Gleiches gilt für Einmal-Papier- oder Plastik-Becher für Heißgetränke. Hier können Mehrweg-Becher mit Branding der Universitätsmedizin eingesetzt werden, die allen Mitarbeitenden und neuen Mitarbeitenden zur Einführungsveranstaltung geschenkt werden. Bei Nutzung des eigenen Mehrweg-Bechers können z.B. Rabatte auf das Heißgetränk geben werden.

Die CO_2-Bilanz von Krankenhäusern wird neben den Energiekosten auch durch **Inhalationsanästhetika und Müll** bestimmt. Mittlerweile gibt es Anbieter, die es ermöglichen, Narkosegase durch Filtersysteme zu recyceln und somit einen erheblichen Anteil an Treibhausgasen zu verhindern. Krankenhäuser sind zudem einer der größten Müllproduzenten in Deutschland. In Zahlen: Krankenhäuser sind mit sieben bis acht Tonnen Abfall pro Tag der fünftgrößte Müllproduzent in Deutschland. Im Durchschnitt fallen pro Tag etwa sechs Kilo je Patientin und Patient an. Zum Vergleich: Der Normalbürger bringt es hierzulande auf 1,7 Kilo, und das ist schon ein Spitzenwert in Europa (Lenzen-Schulte 2019). Um das Potenzial einer ökologisch nachhaltigen Abfallwirtschaft auszuschöpfen, sollten digital unterstützte Abfallmanagementsysteme eingesetzt werden.

Ein weiteres Themenfeld für das Green Hospital ist **Mobilität und Logistik**. So entsteht ein hoher Prozentsatz der Treibhausgasemission im Gesundheitssektor in Lieferketten, beim Transport und bei der bei An- und Abreise zum Arbeitsplatz. Im Bereich der Mobilität ist ein Ausbau der Infrastruktur für die E-Mobilität mit E-Autos und E-Ladestationen relevant. Krankenhäuser gehören meist zu den großen Arbeitgebern einer Stadt. Demzufolge können sie mit Anreizsystemen für die Nutzung der öffentlichen Verkehrsmittel oder der Nutzung von Fahrrädern mit beispielsweise Leasing-Angeboten sowie dem Angebot eines Homeoffice-Angebotes hohe Ersparnisse der CO_2-Äquivalente bewirken. Auch Bike-to-Work Aktionen in Kooperation mit der Kommune können die angespannte Parkplatzsituation entlasten und die CO_2-Emissionen verringern.

Wir erleben in Deutschland einen **Bike-Boom**. Besonders in Städten wandelt sich das Fahrrad vom Freizeitgerät zum Verkehrsmittel der ersten Wahl. Radfahren ist gesund, zumindest meistens, es ist ökologisch gut und kostengünstig. Städte der Zukunft binden Fahrradwege, Bikesharing-Stationen und Fahrradabstellplätze in ihre Infrastrukturen ein. Vor diesem Bike-Boom können auch Krankenhäuser keinen Halt machen. Ein weiteres Anreizsystem entlastet die Infrastruktur, was bei Verzicht auf einen Auto-Stellplatz, auf einen Zuschuss zum Fahrradleasing oder für den ÖPNV bedeuten würde. Hier ist der Ausbau eines Veloparkplatzes inklusive elektrischer Ladestationen bedeutend. Wir müssen daran arbeiten, dass die Mitarbeiter nach ihrer Ankunft auf eine angemessene Struktur treffen, um sich noch umziehen und dann direkt zum Einsatzort gehen können. Außerdem sollte der Fuhrpark eines Krankenhauses weitgehend auf E-Mobilität umgestellt werden und Mitarbeitern die Möglichkeit eingeräumt werden zwischen verschiedenen Standorten mit Diensträdern oder E-Autos zu pendeln.

Ein riesiges Thema für optimierte Nachhaltigkeitskonzepte rankt sich um Verbesserungen in der klinikinternen Logistik durch ein **digitales Geräte- und Bettenmanagement**. Dies ermöglicht algorithmengestützt eine optimierte Ausnutzung des medizinischen Geräteparks und stützt den Weg zum Green Hospital ebenso wie eine optimierte Verkehrslogistik auf dem Klinikgelände durch eine appgesteuerte Besucherführung sowie durch eine professionelle Betreuung von Patienten und Angehörigen über ein digitales Service- und Informationscenter. Information bedeutet aber eben, Information an alle im Krankenhaus antreffbaren Berufsgruppen. Ein weiterer Blick in die nahe Zukunft eröffnet ungeahnte Möglichkeiten: Der mittelfristige Einsatz von Scanprogrammen, durch welche die Mitarbeitenden verschiedener Funktionsbereiche als personalisierte Avatare dargestellt und zur Kommunikation im virtuellen Raum befähigt werden, erspart Patienten neben belastenden Wartezeiten vor allem die CO_2-relevante Anfahrt, zudem können Spezialisten auch aus der Entfernung eingebunden werden.

Die Mitnahme der **Mitarbeiterschaft** und eine stetige Kommunikation sind der Schlüssel auf dem Weg zu einem nachhaltigen Krankenhaus. Hierzu dienen Kick-Off-Veranstaltungen und ein Startschuss zum Beispiel als Baumpflanzaktion zur Bekanntmachung der Nachhaltigkeitsmission in den jeweiligen Kliniken und Abteilungen sowie der Aufruf im Mitarbeiter-Newsletter zu einem Ideenwettbewerb in puncto Nachhaltigkeit, um möglichst viele Mitarbeiter aktiv einzubinden. Zudem haben wir in Essen ein Team „Green" aus den jeweiligen relevanten Fachgebieten als Nachhaltigkeitskommission gebildet werden, die die Ideen aus allen Abteilungen vorantreibt. Der Einsatz von Multiplikatoren in den Kliniken und Abteilungen beispielsweise über die Nachhaltigkeits-Beauftragte ist zur Stärkung des Bewusstseins für Nachhaltigkeit der Mitarbeitenden ebenso wichtig. Außerdem wird den Mitarbeitern eine Plattform durch eine Nachhaltigkeits-Homepage zur Verfügung gestellt, auf welcher Best-Practice-Ideen ausgetauscht und weitergedacht werden können. Diese werden veröffentlicht, um die positive Dynamik in Sachen Nachhaltigkeit für potenzielle neue Mitarbeiter nach extern hin aufzuzeigen und damit zu werben. Auch das Betriebliche Gesundheitsmanagement soll ausgeweitet werden und sich aktiv für die Gesundheit der Mitarbeitenden einzusetzen, sodass Sport- und Ausgleichsangebote zur Verfügung stehen. Auf die Weise beeinflussen Green Hospitals die Gesundheit und Zufriedenheit von Mitarbeitern positiv.

Krankenhäuser sind zudem nicht nur Fassaden und Mauern, hinter denen Patienten geheilt werden und Mitarbeiter ihre Arbeit verrichten, sondern sollten auch **Grünflächen** beinhalten, die als Rückzugsort für Patient und Mitarbeiter dienen können. Hier kann Biodiversität und Insektenschutz aktiv betrieben werden, indem Grünflächen mit insektenfreundlichen, vielfältigen Pflanzen mit wenig Aufwand und Kosten gepflanzt werden. Es geht um biologische Vielfalt bzw. Biodiversität, was Artenreichtum bei Tieren und Pflanzen bezeichnet, welcher den Grundstein für eine funktionierende Umwelt bildet. Ein Schaukasten aus Holz kann über die ausgesäte Wildblumenwiese informieren und gibt zusätzliche Informationen zum Thema Biodiversität und Insektenschutz.

1.5 Fazit und Ausblick

Vor einigen Jahren standen Energiesparmaßnahmen noch hinter dem Hauptargument der Kostenreduktion zurück, welches in puncto Nutzerverhalten aufgrund von teilweise fehlendem oder gleichgültigem Kostenbewusstsein der Mitarbeitenden im Unternehmen geringen Zuspruch findet. Die Fridays-for-Future-Bewegung und weitere Initiativen bezwecken mittlerweile eine höhere Reichweite für bewusstes klimafreundlicheres Verbraucherverhalten. Die soziale Ökologie beschäftigt sich mit den Möglichkeiten eines gesellschaftlichen Wandels einer nachhaltigen Entwicklung, der sogenannten Sustainability Transition, um einen unnötigen Energiebedarf zu vermeiden und damit den ökologischen Fußabdruck eines Krankenhauses deutlich zu verringern. Umwelt, Qualität und Effizienz stehen dabei in der medizinischen Versorgung im Einklang.

> *Die positiven Effekte auf die Umwelt durch die Umsetzung des Smart Hospitals stehen noch am Anfang. Diese Effizienzsteigerungen im Rahmen des Smart Hospitals können und sollen konventionelle Maßnahmen wie die Dämmung von Gebäuden, Investitionen in moderne Heizungsanlagen und vieles mehr nicht ersetzen.*

Am Ende ist entscheidend, dass nachhaltige und grüne Gedanken auch im Krankenhausmanagement Einzug finden und umgesetzt werden. Eine transparente und die Mitarbeiter mitnehmende, vernetzende Kommunikation und Ansprache ist entscheidend, ganz im Sinne des Mottos: Tue Gutes und rede drüber. Klimaschutz bedeutet Gesundheitsschutz. Diese Gleichung geht aber nur auf, wenn viele mit anpacken. Dies hat auch die Weltgesundheitsorganisation WHO erkannt, indem sie den Klimawandel zu einer der größten Gefahren für die Gesundheit der Menschen in kommenden Jahrzehnten erklärt hat. WHO-Generalsekretär Tedros Adhanom Ghebreyesus fasste es treffend zusammen: „Die Orte, an denen Menschen geheilt werden, sollten mit gutem Vorbild vorangehen und die Belastung nicht weiter vorantreiben" (Wallenfels 2019).

Die vorangegangenen Ausführungen zeigen, dass wir uns dem Thema Nachhaltigkeit entschlossen stellen müssen, als Privatperson wie als Mitarbeitende im Gesundheitswesen. Wir müssen unsere gesellschaftliche Verantwortung wahrnehmen. Nur medizinische Leistungen anzubieten, wird auch für Krankenhäuser nicht mehr reichen. An der Universitätsmedizin Essen haben wir in sehr kurzer Zeit für unseren Weg zum Green Hospital die notwendigen strukturellen und organisatorischen Voraussetzungen geschaffen. Es ist unerlässlich, dieses zentrale Thema breit zu verankern, die Mitarbeiter mitzunehmen und deren Anregungen umzusetzen. Wir in der UME haben neben einer personellen Grundstruktur zentrale Handlungsfelder definiert. Unser Ansatz ist es, dass wirkungsvoller Umweltschutz immer die Summe einzelner Anstrengungen ist. Es gibt, ebenso wie im globalen Maßstab nicht die EINE problemlösende Maßnahme, sondern vielmehr einen breiten Fächer von zielführenden Aktivitäten. Nur eine gesunde Umwelt ist die Basis für gesunde Menschen. So bedeutet Klimaschutz für uns alle aktiver Gesundheitsschutz Smart Hospital ist Green Hospital, Green Hospital ist Smart Hospital.

Literatur

Beier C (2009) Analyse des Energieverbrauchs und exemplarische Best-practice-Lösungen für relevante Verbrauchssektoren in Krankenhäusern. Frauenhofer Institut

Health Care Without Harm (2019) Health Care's Climate Footprint: How the health sector contributes to the global climate crisis and opportunities for action. Health Green Paper Number One 2019. URL: https://noharm-global.org/sites/default/files/documents-files/5961/HealthCaresClimateFootprint_092319.pdf (abgerufen am 16.12.2021)

Lenzen-Schulte M (2019) Medizinische Abfallentsorgung: Wenn Abfall nicht einfach Müll ist. Dtsch Arztebl 116(3), A-96/B-80/C-80. URL: https://www.aerzteblatt.de/archiv/204540/Medizinische-Abfallentsorgung-Wenn-Abfall-nicht-einfach-Muell-ist (abgerufen am 16.12.2021)

Wallenfels M (2019) Berechnungen. Gesundheitswesen klimafreundlicher als Flugverkehr. URL: https://www.aerztezeitung.de/Politik/30-Jahre-bis-zur-Klimaneutralitaet-401077.html (abgerufen am 16.12.2021)

Werner JA, Forsting M, Kaatze T, Schmidt-Rumposch A (Hrsg.) (2020) Smart Hospital – Digitale und empathische Zukunftsmedizin. MWV Medizinisch Wissenschaftliche Verlagsgesellschaft Berlin

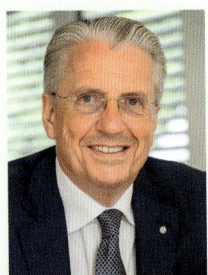

Prof. Dr. Jochen A. Werner

Jochen A. Werner hat Medizin an der Christian-Albrechts-Universität Kiel studiert. 1987 promovierte er und begann seine Tätigkeit als Arzt und Wissenschaftler der Klinik für Hals-Nasen-Ohren-Heilkunde, Kopf- und Hals-Chirurgie des Universitätsklinikums Kiel. 1993 Habilitation und 1995 Ernennung zum leitenden Oberarzt der Kieler Universitäts-HNO-Klinik. 1998 wurde Jochen A. Werner Professor und Direktor der Marburger Universitäts-HNO-Klinik und war von 2004 bis 2006 auch Prodekan der Marburger Medizinischen Fakultät. Von 2011 bis 2015 war er hauptamtlicher Ärztlicher Geschäftsführer der Universitätsklinik Gießen und Marburg (UKGM GmbH). Ebenfalls 2011 Aufnahme in die Deutsche Akademie der Nationalen Leopoldina. Zusätzlich übernahm Werner 2014 und 2015 die Rolle des Sprechers im Medical Board des UKGM Mutterkonzerns Rhön-Klinikum AG. Seit 2015 widmet sich Jochen A. Werner in seiner Funktion als Ärztlicher Direktor und Vorstandsvorsitzender der Universitätsmedizin Essen der Digitalisierung und Nachhaltigkeit im Gebiet der Medizin und der Transformation der Universitätsmedizin Essen in ein Smart und Green Hospital.

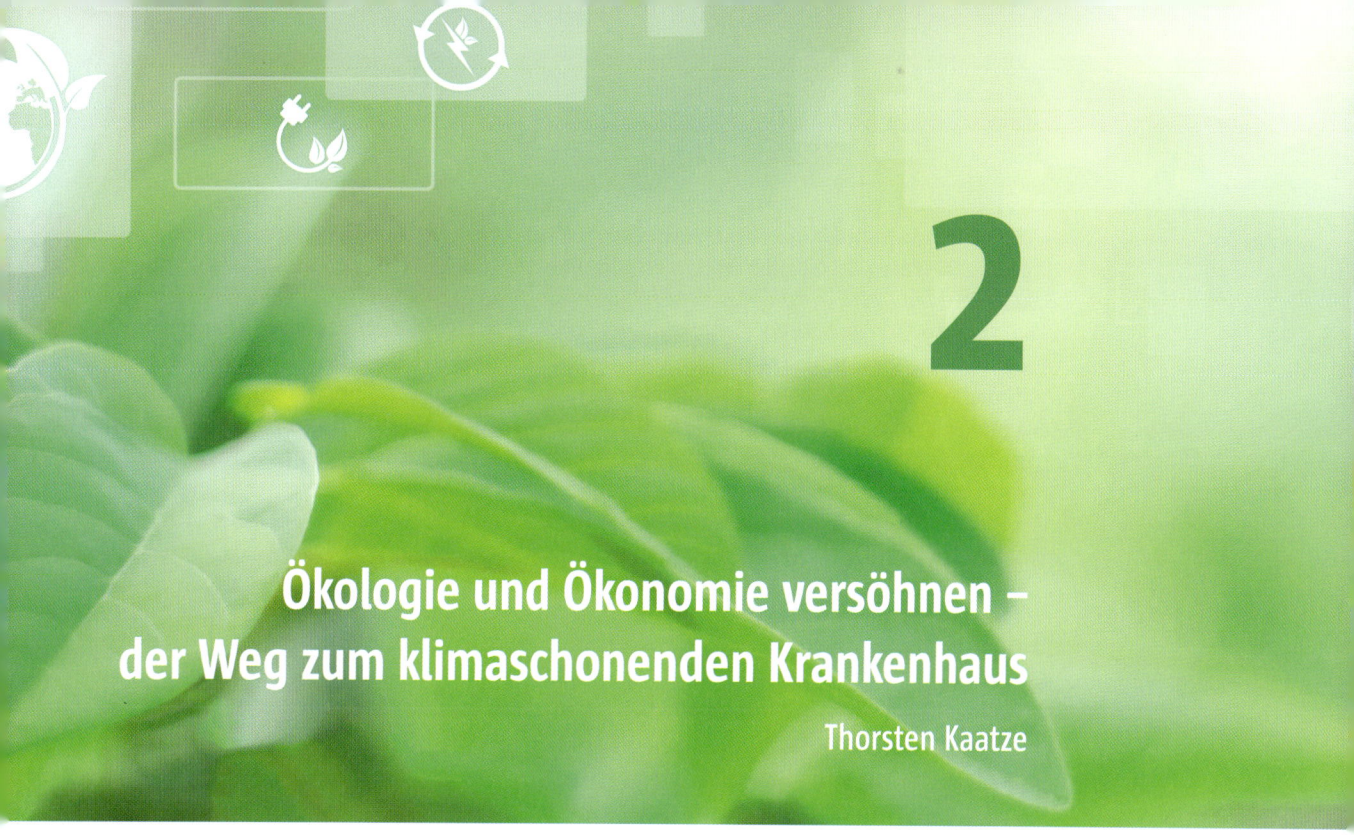

2

Ökologie und Ökonomie versöhnen – der Weg zum klimaschonenden Krankenhaus

Thorsten Kaatze

2.1 Einleitung

In einer Studie aus dem Juni 2021 kommt das „Network for the Greening of the Financial System" (NFGS 2021), ein weltweites Netzwerk von Zentralbanken und Aufsichtsbehörden, das sich für ein nachhaltiges Finanzsystem stark macht, zu dem Ergebnis, dass der Umbau der großen Volkswirtschaften in Richtung Klimaneutralität die Inflation in den nächsten zehn Jahren um mindestens einen Prozentpunkt nach oben treiben werde. Das klingt zunächst nach wenig, wäre aber dennoch rund eine Verdoppelung der Inflationsrate im Vergleich zum abgelaufenen Jahrzehnt. Ab 2030 würde der Inflationsdruck abflachen, und erst um 2040 vollständig verschwunden sein. Denn nach dem weitgehend erfolgten Umstieg auf erneuerbare Energien, so die NFGS-Studie, werde man volkswirtschaftlich spüren, wie preiswert erneuerbare Energien durch die kostenlose Nutzung von Sonne, Wind oder auch Wasserkraft eigentlich seien. Wie jede weit in die Zukunft reichende Studie ist auch diese mit vielen Unbekannten behaftet. Niemand kann heute sicher vorhersagen, wie sich die schon heute zu beobachtende Verteuerung der Energiepreise tatsächlich auf die Inflationsrate auswirkt. So ist zum Beispiel der Energiepreis von Juli 2020 bis Juli 2021 um 11,6 % angestiegen und damit wesentlicher Inflationstreiber. Es ist ebenso nicht zu prognostizieren, ob der Umbau zur Klimaneutralität nicht auch schneller vonstattengehen könnte, wenn staatliche Programme und Investitionsanreize dies beschleunigen, was aber wiederum Auswirkungen auf die ohnehin hohe Verschuldungsquote der Industrieländer hätte. Kurzum: Durch die Komplexität der Thematik und die zahlreichen Einflussfaktoren sind kaskadenförmige Effekte möglich, die alle Vorhersagen schnell zu Makulatur werden lassen.

Warum ist diese Studie auch für die Betreiber von Krankenhäusern relevant? Weil sie aus mehreren Gründen Orientierung gibt. Zum einen macht die Untersuchung klar, dass der klimaneutrale Umbau der industriell geprägten Volkswirtschaften die größte ökonomische Herausforderung seit vielen Jahrzehnten ist, wenn dieser

Umbau ohne radikale politische, gesellschaftliche und wirtschaftliche Verwerfungen gelingen soll. Zweitens wird deutlich, und da nähern wir uns bereits der betriebswirtschaftlichen Ebene der Krankenhäuser, dass dieser Transformationsprozess viel Zeit, Geduld und Geld kosten wird. Es gibt keine „low hanging fruits" – also schnell realisierbare Kostenvorteile – und auch keine gleichsam im Vorbeigehen erzielbaren messbaren ökologischen Vorteile. Es liegen harte Arbeit, manche Rückschläge und Widerstände und definitiv ein langer Weg vor uns.

Nichtstun ist aber definitiv auch keine Alternative: Eine aktuelle Untersuchung des Deloitte Economics Institute (Deloitte 2021) beziffert den möglichen Schaden für die deutsche Wirtschaft durch den Klimawandel in den nächsten 50 Jahren auf bis zu 730 Milliarden Euro, wenn Politik, Gesellschaft und Wirtschaft nicht entschlossen gegensteuern – das entspricht in etwa dem Bruttoinlandsprodukt des bevölkerungsreichsten Bundeslandes Nordrhein-Westfalen. Im Durchschnitt, so die Studie, betrüge der Wachstumsverlust 0,6 Prozent des Bruttoinlandsprodukts pro Jahr. Im Jahr 2070 hätte Deutschland demnach 470.000 Arbeitsplätze weniger als in einer hypothetischen Welt ohne Klimawandel. Der Handlungsdruck ist also enorm, jeder nicht genutzte Tag des Wandels belastet nicht nur die Umwelt, sondern kostet letztlich Geld. Am Ende des Weges muss daher die realistische Aussicht auf eine klimaneutral arbeitende und dennoch leistungsfähige Gesundheits- und Volkswirtschaft stehen.

2.2 Aktuelle finanzielle Herausforderungen für den Krankenhaussektor

Von allen Akteuren im Gesundheitswesen, insbesondere aber von den Krankenhäusern, bei denen zumindest die größeren Einheiten den Ressourcenenergieverbrauch ganzer Kleinstädte widerspiegeln, sind in den nächsten Jahren erhebliche Anstrengungen erforderlich. Diese Herausforderung trifft die Krankenhäuser ausgerechnet in einer historisch schwierigen Phase: Nicht erst die Corona-Pandemie hat gezeigt, dass die duale Finanzierung der Krankenhäuser zunehmend an ihre Grenzen stößt. Bereits vor der Pandemie war erkennbar, dass die mehr und mehr erfolgte Eigenfinanzierung von dringend erforderlichen Ersatzinvestitionen das Finanzierungssystem der Krankenhäuser immer kritischer werden ließ.

> Eine Studie der Unternehmensberatung Roland Berger (Roland Berger 2021) aus dem Juli 2021, bei der 600 Krankenhausmanager befragt wurden, kommt zu dem Schluss, dass die finanzielle Situation der Krankenhäuser noch nie so angespannt war wie derzeit. Jedes zweite Krankenhaus verzeichnete in 2020 trotz Freihaltepauschalen und sonstiger Unterstützungsleistungen zur Bewältigung der Pandemie ein Defizit. Selbst privat geführte Häuser und Klinikverbünde, lange Zeit ein Anker der Stabilität, können sich diesem Trend nicht mehr wiedersetzen: Fast 40 Prozent der privat betriebenen Kliniken machten im Geschäftsjahr 2020 Verlust.

Viel schlimmer als die aktuelle Situation, die man zumindest teilweise noch mit der Bekämpfung der Pandemie und den damit verbundenen finanziellen Anstrengungen erklären konnte, sind aber die Perspektiven: Fast alle Krankenhäuser (83 Prozent), unabhängig von ihrer Trägerschaft, erwarten in den kommenden fünf Jahren eine weitere Verschlechterung ihrer ohnehin schon angespannten wirtschaftlichen Situation. Auch temporäre Erleichterungen wie etwa das Krankenhausentlastungsgesetz ändern daran nichts, da kurzfristig zwar für Liquidität, aber nicht für eine Lösung der zugrundeliegenden Probleme gesorgt wird.

Die Gründe für diese weitreichende Unterfinanzierung sind vielschichtig. Das liegt zum einen daran, dass insbesondere spitzenmedizinische Leistungen im DRG-System häufig nur unzureichend abgebildet und vergütet werden. Die Universitätsmedizin Essen beispielsweise kann sich als Supramaximalversorger nicht nur auf lukrative Bereiche konzentrieren, sondern bietet für zahlreiche Fachgebiete Grundlagenforschung, klinische Studien sowie schließlich die Übertragung der Ergebnisse in die Krankenversorgung. Die Vergütung der erbrachten Leistungen durch die Kostenträger hingegen erfolgt nach den gleichen Kriterien wie bei allen anderen Krankenhäusern in einem Durchschnittssystem. Hinzu kommt die Unvollkommenheit von planwirtschaftlich festgelegten Vergütungskriterien in einem gewünscht marktwirtschaftlichen Umfeld. Bei der DRG-Entgeltsystematik handelt es sich nicht um ein variables Preissystem, sondern um einen statischen Kostenrahmen, der aufgrund von Statistiken und Normbereichen festgelegt werden. Daher können Krankenhäuser anders als etwa die Industrie Änderungen in der eigenen Kostenstruktur – und dies sind vor allem Preissteigerungen beim Personal und beim Material – eben nicht adäquat an den Markt durch eigene Preise weitergeben. Sämtliche Krankenhäuser, egal welcher Größe und mit welchem Auslastungsgrad, erhalten die gleichen Entgeltpauschalen auf Basis einer zudem in der Vergangenheit liegenden Preisgrundlage. Es liegt im Wesen von planwirtschaftlichen Modellen, dass die Realität nur unzureichend, höchst undifferenziert und vor allem immer mit einer zeitlichen Verzögerung abgebildet wird. Kurzum: Es ist eine strukturelle, andauernde Unterfinanzierung zu beobachten, bei der es insbesondere für die Anbieter von Spitzenmedizin derzeit nahezu unmöglich ist, kostendeckend zu arbeiten. Im „Extremkostenbericht" des Verbandes der Universitätsklinika Deutschlands (VUD) aus dem Juni 2021 heißt es dazu:

> „Im Ergebnis zeigt sich abermals, dass das Krankenhausfinanzierungssystem nachweislich nicht in der Lage ist, für bestimmte besonders aufwendige Behandlungsfälle eine sachgerechte Refinanzierung zu gewährleisten. Dies führt in erster Linie bei Universitätsklinika und Maximalversorgern zu einseitigen erheblichen finanziellen Belastungen." (VUD 2021)

Das zweite Standbein der dualen Krankenhausfinanzierung betrifft die von den Ländern zu tragenden Investitionskosten. Diese reichen bereits heute vielfach nicht aus, um die Krankenhäuser baulich und strukturell nachhaltig zukunftsfähig zu machen. Das 2016 erschienene „Investitionsbarometer NRW" (RWI 2016) zur wirtschaftlichen Lage der Krankenhäuser im bevölkerungsreichsten Bundesland Nordrhein-Westfalen kam bereits damals zu dem Schluss, dass die Investitionsaktivitäten der Bundesländer nicht ausreichen, um die Unternehmenssubstanz dauerhaft halten zu können. Mehr als die Hälfte der Investitionen mussten die Krankenhäuser in NRW durch eigene Mittel oder mithilfe von Darlehen finanzierten. Da in der Vergangenheit die tatsächlich durchgeführten Investitionen unterhalb des tatsächlichen Bedarfs lagen, hatte sich ein Investitionsstau in den Krankenhäusern aufgebaut, der bereits 2016 allein für NRW auf größer 10 Mrd. Euro bis über 12,5 Mrd. Euro geschätzt wurde. Seitdem hat sich die Situation nicht verbessert.

Investitionen in neue und bestehende Gebäude und die verbundene Infrastruktur sind im privaten Sektor wie im Gesundheitswesen aber unerlässlich, um signifikant ressourcenschonender zu arbeiten und insbesondere die anstehenden Klimaziele zu erreichen. Stattdessen regiert vielerorts das Prinzip „von der Hand in den Mund", um zumindest die notwendigsten Investitionen zu stemmen und die Klinik überhaupt für den Medizinbetrieb funktionsfähig zu halten. Während schon die Investitionen in eine neue digitale Infrastruktur von kaum einem Krankenhaus gestemmt werden kann, ist eine Investition in klimaschonende Maßnahmen in dieser Systematik überhaupt noch nicht vorgesehen. Es ist eher von einer weiteren Verschlechterung der Grundausstattung auszugehen: Angesichts der im Zuge der Corona-Krise aufgelaufenen gigantischen Neuverschuldung der öffentlichen Haushalte steht dauerhaft zu befürchten, dass die von den Ländern zu tragenden Investitionssummen tendenziell sinken werden.

Dieser Widerspruch findet sich auch in der Roland-Berger-Studie wieder: 90 Prozent der Kliniken hält das Thema Nachhaltigkeit zwar für „relevant" oder sogar „sehr relevant". Allein, es fehlt das Geld. „Deutschlands Krankhäuser haben die drängenden Zukunftsthemen erkannt. Es fehlt ihnen aber am finanziellen Spielraum, sie anzugehen", schlussfolgert die Studie.

> ❗ „Deutschlands Krankhäuser haben die drängenden Zukunftsthemen erkannt. Es fehlt ihnen aber am finanziellen Spielraum, sie anzugehen."

2.3 Lösungsansätze

Weinerlichkeit und Resignation haben noch niemals geholfen, Probleme zu lösen. Dennoch gehört gerade vor dem Hintergrund der notwendigen Investitionen in den Umweltschutz die geschilderte Situationsanalyse und die Kenntnis der schwierigen Rahmenbedingungen dazu. Was sind nun die konkreten Lösungsansätze? Eine durchgreifende Anpassung oder gar Ablösung des DRG-Katalogs erscheint mittelfristig illusorisch, wir werden mit dieser normengestützten Systematik auf absehbare Zeit auch weiterhin leben müssen.

Erste gute Ansätze zu einer Reformierung des DRG-Systems finden sich im Koalitionspapier der neu zu bildenden Bundesregierung, zumindest lässt dieses hoffen. Ob bei dieser Reform jedoch auch mehr Geld in das System gegeben wird oder ob es sich nur um eine Umverteilung handeln wird, werden die kommenden Jahre zeigen.

Auch ist aus den oben geschilderten Gründen und der hohen Staatsverschuldung nicht damit zu rechnen, dass die Bundesländer ihren Anteil an der klassischen dualen Krankenhausfinanzierung ausweiten. Mit anderen Worten: Es wird auch in Zukunft aller Voraussicht nach nicht mehr Geld zur Verfügung stehen. Also kann es nur darum gehen, diese Quadratur des Kreises – Investitionen in Umweltschutz und Nachhaltigkeit in Zeiten leerer Kassen – im Rahmen der bestehenden Strukturen zu leisten.

Diese Herkulesaufgabe können die Krankenhäuser nicht allein schaffen. Angesichts der gesellschaftlichen, ökonomischen und ökologischen Relevanz der Gesundheitswirtschaft – die Bruttowertschöpfung betrug laut Bundesgesundheitsministerium 2019 rund 12 Prozent des Bruttoinlandproduktes, etwa 7,5 Millionen Menschen arbeiten hier – ist Unterstützung notwendig. Laut „Health Care Without Harm" emittiert das Gesundheitswesen weltweit mit 4,4 Prozent der Emissionen mehr als der Flugverkehr oder die Schifffahrt (Health Care Without Harm 2019). Demnach wäre das Gesundheitswesen, wenn es ein Staat wäre, weltweit der fünftgrößte Verursacher von Emissionen. Auch in Deutschland gehören die Krankenhäuser zu den ressourcenintensivsten Großverbrauchern. Es sind also nicht nur die „Anderen", die spürbar zum Klimawandel beitragen, die Automobilindustrie oder die Energiewirtschaft, sondern auch maßgeblich das Gesundheitswesen. Aus dieser Relevanz erwächst Verantwortung, für die handelnden Akteure, aber eben auch für die Politik. Und daher sind gerade im Vergleich mit anderen Branchen Forderungen berechtigt, über das ohnehin knapp bemessene „klassische" Investitionsvolumen hinaus auch den ökologischen Umbau der Gesundheitswirtschaft durch separate Programme zu fördern und zu unterstützen.

Einige Beispiele aus der Universitätsmedizin Essen: Bei allen Baumaßnahmen werden ökologisch relevante Investitionen, zu nennen sind etwa Blockheizkraftwerke, Photovoltaikanlagen oder auch Dachbegrünungen, vom Land insbesondere hinsichtlich der Amortisierung in einem bestimmten Zeitraum überprüft. Daran ist auch zunächst nichts grundsätzlich auszusetzen, reden wir hier doch letzten Endes über das Geld des Steuerzahlers. Andererseits wissen wir aus der Vergangenheit, dass sich Parameter in kurzer Zeit signifikant verändern können. Steigende Energiekosten beispielsweise führen insbesondere im Bereich der erneuerbaren Energien zu neuen Einschätzungen, wie es derzeit auch jeder private Haushalt erlebt.

Wir brauchen daher dringend eine ökologische „Good-Will-Komponente" bei der Beurteilung und Finanzierung von Baumaßnahmen durch die Bundesländer. Bislang werden Investitionen in den Umweltschutz aufgrund eigener Kassenknappheit nur „auf Sicht" beurteilt – dieser Ansatz greift zu kurz, weil alle Investitionen in die Zukunft, und dies sind explizit Investitionen in Umweltschutz und Nachhaltigkeit – mit aktuellen Parametern bewertet werden. In der Wirtschaft ist es bei Akquisitionen absolut üblich, den Wert des erworbenen Unternehmens in seiner Gesamtheit zu betrachten, also über den aktuellen – etwa durch die Summe der Aktienwerte – ermittelten rechnerischen Firmenwert hinaus. In diesen „Good-Will", also die positive Erwartungshaltung, spielen Dinge wie Umsatz- und Gewinnerwartung, die Stärke der Marke, aber auch die Möglichkeiten von Synergien und die damit verbundenen Kostensenkungen hinein. Dieser mehrdimensionale Ansatz ist trotz mancher Ungewissheit der in die Zukunft gerichteten Erwartungen wesentlich realitätsnäher als die heute in der Krankenhausfinanzierung praktizierte eher statische, eindimensionale Betrachtungsweise.

Das Bundesumweltministerium fördert Projekte im Bereich der energieintensiven Industrien, die zum Ziel haben, prozessbedingte Treibhausgasemissionen weitgehend und dauerhaft zu reduzieren, insbesondere in der Stahl-, Chemie-, Zement-, Kalk- und Nichteisenmetallindustrie, aber auch in weiteren energieintensiven Branchen. Der Umstieg auf E-Autos, im Kern ein gigantisches Absatzprogramm für die Automobilindustrie, wird bis 2025 pro Fahrzeug mit bis zu 9.000 Euro unterstützt, davon neben der Herstellerprämie zwei Drittel über Steuergelder. Hinzu kommen Prämien für Wallboxen, unterstützt durch die KfW-Bank, Länder und Kommunen, also ebenfalls Steuergelder. Diese notwendigen Programme sind zu begrüßen. Es erschließt sich jedoch nicht, diese Förderprogramme auf Industrien zu begrenzen, die im Gegensatz zu Krankenhäusern weitaus größere Möglichkeiten haben, ihre Investitionen in klimaschonende Maßnahmen und Technologien über den Markt zu refinanzieren.

Auch die Krankenhäuser benötigen staatliche Unterstützung beim nachhaltigen Umbau ihrer bestehenden Infrastruktur. Ein Ansatzpunkt könnte eine ökologische Variante des Krankenhauszukunftsgesetzes (KHZG) sein, welches mit einem Gesamtvolumen mit rund 4,3 Milliarden Euro die Digitalisierung der deutschen Krankenhäuser unterstützt.

> *Wenn die ökologische Umgestaltung der Gesundheitswirtschaft und insbesondere der Krankenhäuser schnell Fahrt aufnehmen soll, brauchen die Häuser zusätzliche Finanzierungsquellen.*

2.4 Vom Smart Hospital zum Green Hospital

Dies alles sind berechtigte Forderungen. Es ist aber nur eine Seite der Medaille, nach Unterstützung durch den Staat zu rufen. In erster Linie ist die Gesundheitswirtschaft und sind die Krankenhäuser selbst aufgefordert, den ökologischen Umbau einzuleiten. Alle eigenen Anstrengungen – und die Kommunikation derselben – werden sicher auch Abstrahleffekte auf die Politik und die Unterstützungsbereitschaft haben. Eigene Aktivitäten werden fremde Aktivitäten begünstigen und generieren. Aber dazu muss die Gesundheitswirtschaft selbst aktiv werden und sich des Themas annehmen – diesbezüglich stehen wir im Gegensatz zu anderen Industrien noch ganz am Anfang eines langen Weges, sowohl was das Bewusstsein als auch die konkreten Aktionen betrifft.

An der Universitätsmedizin Essen sind wir diesbezüglich trotz der schwierigen Rahmenbedingungen schon deutlich weiter und in einer guten Ausgangsposition. Wir profitieren bei der Umgestaltung zum Green Hospital signifikant vom vorgeschalteten, bereits seit 2015 laufenden Transformationsprozess zum Smart Hospital.

Die Strategie des Smart Hospital bedeutet nicht nur ein digitalisiertes, auf den Menschen fokussiertes Krankenhaus. Sie geht vielmehr auch einher mit effizienten, ressourcenschonenden Prozessen und einer starken IT-Infrastruktur. Das Green Hospital ist gewissermaßen die logische Fortsetzung und Erweiterung des Smart Hospitals. Oder anders gesagt: Ohne Smart Hospital wäre die Umsetzung des Green Hospitals nicht möglich.

Die Digitalisierung ist dabei der zentrale Ansatzpunkt, denn sie eröffnet nicht nur gänzlich neue Möglichkeiten bei Diagnose und Therapie, sondern schafft mittelfristig durch die einhergehende Optimierung von Prozessen und Strukturen auch ein erhebliches Einsparpotenzial in finanzieller Hinsicht. Die Automobilindustrie beispielsweise, die derzeit ebenfalls wie die Medizin einen fundamentalen Wandel erlebt, hat ihre jährliche Produktivität in den vergangenen 30 Jahren im Schnitt um rund 2 Prozent je Jahr gesteigert. Der Schlüssel zu dieser Steigerung der Produktivität lag im Wesentlichen in der Digitalisierung sowie dem Einsatz Künstlicher Intelligenz. Sicherlich kann man die Entwicklung in der Automobilindustrie nicht eins zu eins auf das Gesundheitssystem übertragen. Das hat mit der originären Aufgabe der Krankenhäuser zu tun, nämlich der Behandlung von Menschen statt des Verkaufs von Produkten und Dienstleistungen. Und auch die wirtschaftlichen Rahmenbedingungen, die oben bereits geschildert wurden und in denen sich Krankenhäuser bewegen, sind ungleich stärker von regulatorischen Vorgaben des Gesetzgebers geprägt, das unternehmerische Instrumentarium der Häuser ist deutlich limitiert. Gerade deswegen ist die Digitalisierung eine große Chance, die wir nutzen müssen, um effizient und damit auch klimagerecht und nachhaltig zu arbeiten. Mehr noch: Digitalisierung ist auch unerlässlich, um vor dem Hintergrund des weiter zunehmenden Fachkräftemangels insbesondere in der Pflege auch künftig eine gute medizinische Versorgung anzubieten, denn optimierte, datengestützte Prozesse schaffen die Zeit und die Freiräume, die wir für einen menschlichen Umgang mit unseren Patienten benötigen.

Die diesbezüglich bereits erreichten Fortschritte auf unserem Weg zum Smart Hospital sind also eine gute Basis, um auch den Umbau zum Green Hospital zu bewältigen. Dabei gibt es zwei zentrale Ansatzpunkte: zum einen konkrete Projekte, die unmittelbar auf das Ziel der Klimaneutralität einzahlen, zum anderen – und dieser Punkt wird häufig sowohl in ökologischer als auch in betriebswirtschaftlicher Hinsicht sträflich unterschätzt – die Änderung des Nutzerverhaltens.

Zur ersten Kategorie zählen alle Investitionen, die zumindest mittel- und langfristig Ressourcen sparen, Prozesse optimieren und Eingang in die Gewinn- und Verlustrechnung finden, etwa durch Einsparungen bei den Energiekosten oder auch in der Abfallwirtschaft. Das ist, ungeachtet aller Fragen zur Liquidität oder der Finanzierungsgrundlage, eher der leichte Part. Aber selbstverständlich gibt es bei konkreten Projekten aus betriebswirtschaftlicher Sicht auch erhebliche Spannungs- und Konfliktfelder. Das Anlegen eines Parkhauses für Fahrräder beispielsweise oder die Bereitstellung von Wallboxen für E-Autos und E-Bikes sind zwar wichtig für eine Änderung des Mobilitätsverhaltens sowie die Einsparung von CO_2. Und natürlich auch als konkretes Signal und Angebot an die Beschäftigten, dass die Universitätsmedizin Essen Umweltschutz ernst nimmt und mit konkreten Maßnahmen hinterlegt. Aus betriebswirtschaftlicher Sicht werden sich diese Investitionen aber niemals rechnen.

Auch wenn wir künftig Narkosegase recyceln, ist das eine spürbare Minimierung klimarelevanter Emissionen. Als Kaufmann ist der unmittelbare Effekt hingegen, also die Einsparung beim Einkauf von Gasen, in unserer Gesamt-Kostenstruktur nicht messbar. Und hier gibt es viele Beispiele, bei denen sich Investitionen in Nachhaltigkeit niemals oder nur marginal auszahlen, bei denen es keinen Return on Investment und auch keine Skalen- und Nebeneffekte gibt, sondern eher kurzfristige Investitionen und damit Liquiditätsabfluss, der dann an anderer Stelle fehlt. Insofern ist die Betrachtungsweise, dass sich Umweltschutz immer durch Einsparungen am anderer Stelle amortisiert und refinanziert, naiv. Dies ist definitiv nicht der Fall, und deswegen muss anders als bei klassischen Investitionsentscheidungen in Bauten oder medizinische Geräte auch der ökologisch-gesellschaftliche Nutzen abgewogen werden. Eine Verweigerungshaltung hilft hier nicht, aber auch nicht eine blauäugige Betrachtungsweise. Denn es geht nicht nur darum, auf Ökostrom umzusteigen, in der Kantine Mehrweggeschirr einzuführen oder Blumenwiesen anzulegen. Es geht darum, neben den alltäglichen Investitionsaufgaben zur Sicherstellung des Betriebes, den herausfordernden Transformationsprozess zum Green Hospital – synchron zum ebenfalls Investitionsaufwendungen erfordernden Weg zum Smart Hospital – in Deckung zu bringen mit den zur Verfügung stehenden knappen finanziellen Gesamtressourcen. Unsere Kernaufgabe, die Sicherung der medizinischen Leistungsfähigkeit im Tagesgeschäft, darf dabei nicht gefährdet werden. Vernunft und Rationalität sind bei dieser Güterabwägung die Richtschnur. Die aus diesem Spannungsfeld resultierenden Entscheidungen sind nicht immer schön, aber eben die Aufgabe des Kaufmanns.

Wir brauchen zur Bewertung nicht nur betriebswirtschaftliche Parameter – wir brauchen, neben dem erwähnten Good-Will, wie bei jeder erfolgreichen Strategie auch Überzeugung und einen langen Atem. Und wir brauchen die Unterstützung der Mitarbeiterschaft, womit wir beim zweiten wichtigen Punkt sind. Wie im privaten Haushalt auch, spielt das Nutzerverhalten der Mitarbeitenden eine entscheidende Rolle.

Schätzungen zufolge können bis zu 30 Prozent der eingesetzten Energie eingespart werden, wenn originäre Dinge beachtet und routinemäßige Abläufe verändert werden. Das sind einfache Verhaltensweisen wie das Ausschalten von Licht beim Verlassen des Büros, das Herunterfahren von Computern oder die Änderung der Angewohnheit, bei halboffenem Fenster zu heizen. Wir brauchen also die Bereitschaft der Mitarbeitenden, ihr Verhalten zu hinterfragen und zu ändern. Das Anlegen von Fahrradparkplätzen und Blumenwiesen ist bilanziell positiv nicht unmittelbar darstellbar. Aber es ist anderseits natürlich ein wichtiges Signal an die Mitarbeitenden, das gleichsam über Umwege dann zu einem umweltfreundlicheren und damit auch kostensparenden Gesamtverhalten führen kann.

Dieser Punkt klingt banal, ist aber wichtig, weil er am Selbstverständnis von Krankenhäusern rührt. Die Beschäftigten sind ja dahingehend sozialisiert, gerade in der Spitzenmedizin unter gleichsam unbegrenztem Ressourceneinsatz Menschen zu helfen und zu heilen. Dieser Ansatz ist auch prinzipiell richtig, führt aber manchmal dazu, dass auch in nicht-patientennahen Bereichen Ressourcen verschwendet werden. Anders als in der Industrie war der sparsame Einsatz von Ressourcen im Krankenhaus noch nie ein wirklich relevantes Thema, ging es doch immer vordergründig um den Patienten. Das muss und wird sich ändern.

2.5 Fazit

Das Gesundheitswesen, aber insbesondere die Krankenhäuser stehen vor einer historischen Aufgabe, nämlich die klimaschonende Umgestaltung ihres etablierten Geschäftsmodells vor dem Hintergrund einer dauerhaften strukturellen Unterfinanzierung. Dennoch gibt es zu diesem Weg keine Alternative, weil Zögern noch teurer wird und weil auch die Gesundheitswirtschaft ihren Beitrag leisten muss, um die Lebensgrundlage für unsere Kinder zu erhalten. Diese Transformation hin zu Nachhaltigkeit und Klimafreundlichkeit betrifft die gesamte Wertschöpfungskette, vom Einkauf über die Verringerung von Abfall und den ressourcenschonenden Betrieb bis hin zu zielgerichteten Einzelmaßnahmen wie etwa zeitgemäßen Mobilitätskonzepten.

Diese Umgestaltung zu einem Green Hospital ist alternativlos, aber nicht zum Nulltarif zu haben. Der Umbau eines klassischen Krankenhauses zu einer nachhaltigen Klinik wird sich nicht quasi von selbst finanzieren, ohne organisatorische Neuaufstellung kann und wird dies nicht gelingen. An der Universitätsmedizin Essen haben wir im Rahmen der Smart Hospital Strategie die digitale Arbeitsgrundlage geschaffen, um mit der Umsetzung des Green Hospitals auch die zweite Transformationsstufe zu bewältigen.

Jedes Krankenhaus hängt aber unabhängig vom eigenen Mikromanagement auch maßgeblich an externen Faktoren. Die gesamtgesellschaftliche Aufgabe der Klimaneutralität braucht auch gesellschaftliche Solidarität für die Akteure, die diese Aufgabe trotz aller Anstrengungen nicht allein bewältigen können. Die Politik ist aufgefordert, ihre finanzielle Unterstützung für den Wandel zur Klimaneutralität nicht nur auf die klassischen Industrien zu beschränken, sondern das Gesundheitswesen und insbesondere die Krankenhäuser angemessen zu berücksichtigen.

Literatur

Deloitte (2021) Der Wendepunkt für Deutschland. Wie Klimaschutz unsere wirtschaftliche Zukunft sichern kann. URL: https://www2.deloitte.com/de/de/pages/sustainability1/articles/germanys-turning-point-de.html (abgerufen am 13.12.2021)

Health Care Without Harm (2019) Health Care's Climate Footprint: How the health sector contributes to the global climate crisis and opportunities for action. URL: https://noharm-global.org/sites/default/files/documents-files/5961/HealthCaresClimateFootprint_092319.pdf (abgerufen am 13.12.2021)

Network for Greening the Financial System (NGFS) (2021) NGFS Climate Scenarios for central banks and supervisors. URL: https://www.ngfs.net/sites/default/files/medias/documents/820184_ngfs_scenarios_final_version_v6.pdf (abgerufen am 13.12.2021)

Rheinisch-Westfälisches Institut für Wirtschaftsforschung (RWI) (2016) Investitionsbarometer NRW. URL: https://www.rwi-essen.de/media/content/pages/publikationen/rwi-projektberichte/rwi-pb_investitionsbarometer_nrw.pdf (abgerufen am 13.12.2021)

Roland Berger (2021) Verspielte Zukunft? Warum Deutschlands Kliniken jetzt investieren müssten, es aber nicht können. Roland Berger Krankenhausstudie 2021. URL: https://www.rolandberger.com/de/Insights/Publications/Deutsche-Krankenh%C3%A4user-Die-Lage-ist-dramatisch-wie-nie.html (abgerufen am 13.12.2021)

Verband der Universitätsklinika Deutschlands (VUD) (2021) 7. Extremkostenbericht. Weiterhin finanzielle Belastung für die Universitätsklinika

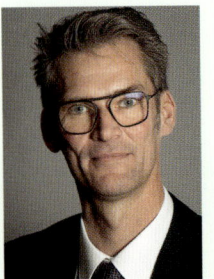

Thorsten Kaatze, Dipl.-Vw.

Thorsten Kaatze wechselte 2010 an die Universitätsmedizin Essen. Zuvor war er über ein Jahrzehnt bei verschiedenen Wirtschaftsprüfungsgesellschaften tätig. Er begann am Universitätsklinikum Essen als Finanzdezernent, bevor er bereits 2011 in die Geschäftsführungen der zur Universitätsmedizin gehörenden Gesellschaften wechselte. Seit 2016 treibt er als Kaufmännischer Direktor und Stellvertretender Vorstandsvorsitzender die operative Umsetzung des Smart Hospitals voran.

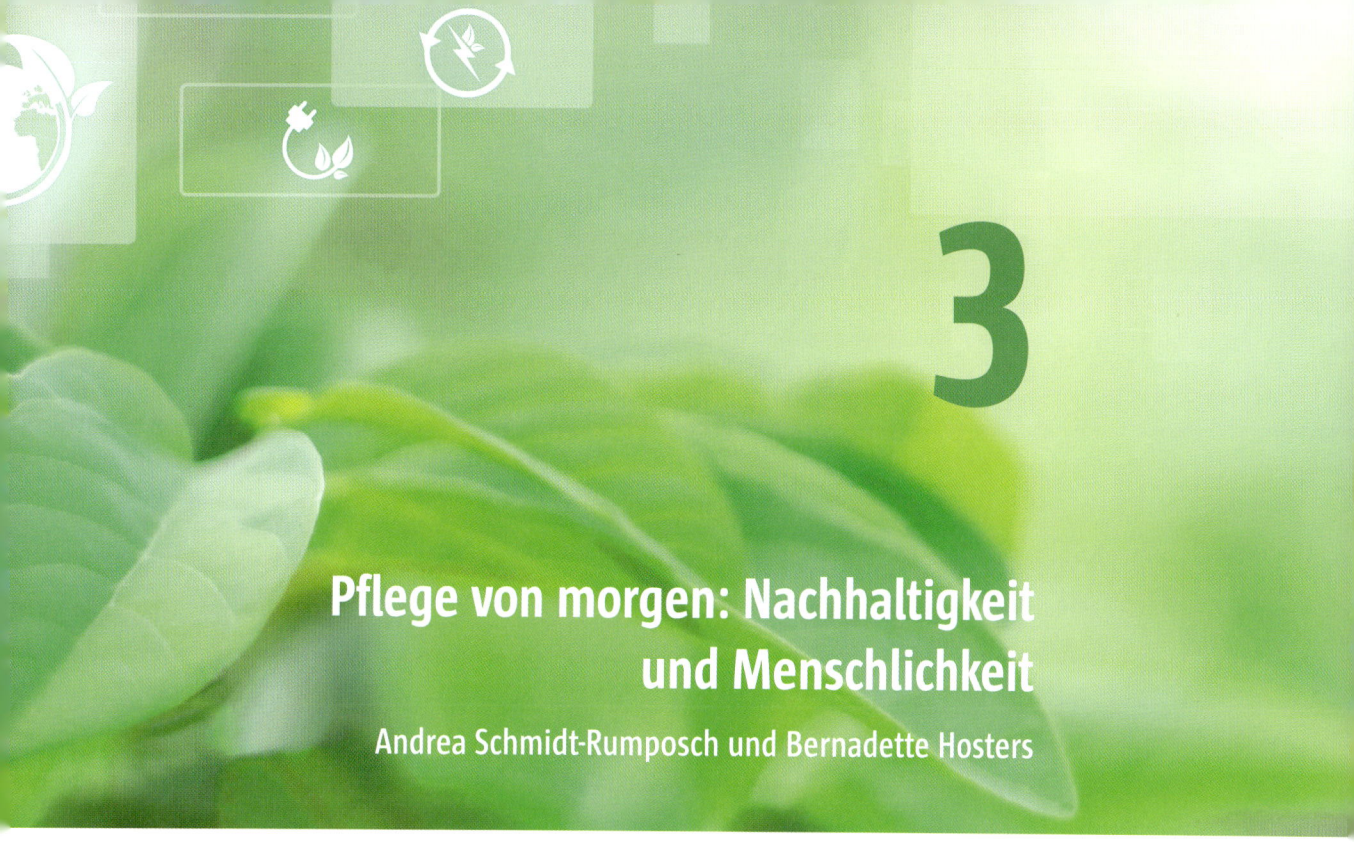

3 Pflege von morgen: Nachhaltigkeit und Menschlichkeit

Andrea Schmidt-Rumposch und Bernadette Hosters

3.1 Einleitung

Nachhaltigkeit und Ressourcenschonung in Gesundheitseinrichtungen sind neben der Digitalisierung in der Medizin und in der Medizinischen Versorgung sowie der Überwindung des Fachkräftemangels die Herausforderungen unserer Zeit.

Auch Krankenhäuser haben Einfluss auf die klimabedingten Veränderungen; hier geht es nicht allein darum, den Energieverbrauch in Krankenhäusern zu reduzieren, auch Prozesse und Abläufe müssen für ein ressourcenschonendes Arbeiten auf den Prüfstand gestellt werden. Die medizinische Versorgung von Patient:innen ist mit hohen Hygiene- und Sicherheitsstandards verbunden. Dennoch gilt es beispielsweise, verantwortungsvoll mit Materialressourcen umzugehen und den Einsatz von medizinischer Technik, die nicht selten nicht auf dem neuesten technischen Stand ist, im Gesamtkontext zu bewerten.

Auch muss zukünftig in der pflegerischen Versorgung von Patient:innen auf Nachhaltigkeit geachtet werden. Das setzt voraus, dass Potenziale der Digitalisierung erkannt und genutzt werden, sodass auch in der Pflege digitale Technologien und pflegerische Handlungen Anwendung finden und zunehmend vernetzt werden. Für Pflegefachpersonen entstehen neue Handlungsspielräume. Wenn Aufgaben, die automatisiert erfolgen können, von digitalen Assistenzsystemen übernommen werden, bleibt den Pflegefachpersonen mehr Zeit in der direkten Patientenversorgung.

Die Pflege von morgen wird durch Nachhaltigkeit in Prozessen und Abläufen in Krankenhäusern maßgeblich verbessert – Pflegefachpersonen benötigen Zeit für die direkte Patientenversorgung, Zeit die eine empathische und personenzentrierte Pflege ermöglicht. Zudem sind das aktive Einbinden der Pflege sowie pflegefachliche Entwicklungsperspektiven wesentliche Erfolgsfaktoren, um die Arbeitsbedingungen in der Pflege nachhaltig zu verbessern.

Zukünftig muss die Gesundheitspolitik stärker in den Fokus gerückt werden. In erster Linie geht es insbesondere um Prävention, Gesundheitskompetenz, Gesundheitsförderung und um den Gesundheitsschutz mit dem Ziel, Gesundheit und Lebensqualität eines jeden Einzelnen und der Gesellschaft zu verbessern bzw. zu erhalten. Auch hier kommt den Gesundheitsfachberufen, insbesondere auch der Pflege, eine Schlüsselposition zu.

3.2 Umweltbewusstsein und eine umweltbewusste Pflegepraxis etablieren

Wie nahezu in allen Bereichen unserer Gesellschaft bildet das Thema Nachhaltigkeit einen wesentlichen Bestandteil aktueller Diskussionen zur zukünftigen Gestaltung des Gesundheitssystems. Bei einer ersten Betrachtung scheint in diesem Kontext der Fokus insbesondere auf Klimaneutralität und Umweltbewusstsein zu liegen. Für den Pflegeberuf stellt der Klimawandel aus vielerlei Gründen ein relevantes Thema dar. So werden Pflegefachpersonen zukünftig mit den Auswirkungen auf das Gesundheitswesen direkt konfrontiert. Gesundheit wird zunehmend durch Luftverschmutzung, Pandemien, Abrodung oder die Verbreitung schädlicher Abfälle beeinträchtigt – beispielsweise durch den Einfluss schlechter Luftqualität oder extremer Hitzeperioden auf Lungen- und Herz-Kreislauf-Erkrankungen. Die Veränderungen sind schon heute spürbar. Der Deutsche Berufsverband für Pflegeberufe (DBfK) hat aus diesem Grund 2021 ein Manual zur *Pflege im Umgang mit dem Klimawandel* herausgegeben, um Informationen und Ratschläge für Pflegefachpersonen zum Umgang mit Auswirkungen der Wetterextreme (z.B. extreme Hitze) zu bündeln (DBfK 2020).

Zudem können Pflegefachpersonen maßgeblich selbst zum ressourcenschonenden Arbeiten im Gesundheitssystem beitragen und somit das Ökosystem entlasten. So wird ihnen beispielsweise vom Royal College of Nursing, Englands größter Gewerkschaft und Berufskörperschaft für Pflegeberufe, eine Schlüsselposition bei der Bewältigung der aktuellen Herausforderungen und der Entwicklung einer umweltfreundlichen und nachhaltigen Gesundheitsversorgung zugeschrieben. Der International Council of Nurses, als Weltverband der Pflegenden, fordert zudem ein sofortiges Handeln der Pflege zur Bekämpfung des Klimawandels (ICN 2019). Auch im nationalen Raum wird eine sofortige Reaktion durch den DBfK für den Pflegesektor und das Gesundheitssystem gefordert. Der DBfK adressiert in diesem Zusammenhang diverse Lösungsansätze. Zum einen sollen Einrichtungen des Gesundheitswesens Mittel für eine klimafreundliche und nachhaltige Materialwirtschaft zur Verfügung stellen. Des Weiteren werden Schulungen und Unterstützungsmöglichkeiten für eine klimafreundliche Pflege gefordert. Die Gestaltung einer sicheren Gesundheitsversorgung im Klimawandel soll hierbei gemeinsam mit Pflegefachpersonen entwickelt werden.

Thematisch scheint eine umweltschonende Pflegepraxis in der direkten, pflegerischen Patientenversorgung jedoch noch nicht ausreichend berücksichtigt zu werden. Zum einen melden Pflegefachpersonen zurück, dass ihnen zwar die Relevanz bekannt ist, Themen wie Mülltrennung oder der bewusste Einsatz von Materialressourcen unter dem Aspekt der Arbeitsverdichtung sowie zwingenden hygienischen Standards jedoch in den Hintergrund rücken. Zum anderen scheinen Pflegefachpersonen ihre Schlüsselposition in diesem Prozess noch nicht wahrzunehmen. In der Literatur wird dies auf unterschiedliche Gründe zurückgeführt. So werden Pflegefachpersonen in Entscheidungen und Entwicklungen zur Gestaltung des Gesundheitssystems, insbesondere auf politischer Ebene unzureichend einbezogen. Zukünftig muss das Thema Nachhaltigkeit viel stärker in Pflegeausbildung und Pflegeforschung Berücksichtigung finden.

Neben Klimaneutralität, Energieeffizienz oder weiteren ökologischen Aspekten greifen Konzepte zur „Nachhaltigkeit im Gesundheitswesen" heute deutlich umfassender. Dies wird beispielsweise im aktuellen *Bericht zur Nach-*

haltigkeit für Gesundheit und Pflege des Bundesministeriums für Gesundheit aufgegriffen (BMG 2021b). Im Bericht werden folgende sechs Themenfelder unter dem Fokus der Nachhaltigkeit diskutiert:

1. Zukunftsfeste Versorgung und Starke Institutionen sichern
2. Gesundheitsberufe zukunftsfest gestalten – Kompetenzen stärken
3. Eine hochwertige pflegerische Versorgung garantieren
4. Die Chance der Digitalisierung für Nachhaltigkeit nutzen
5. Gesundheitskompetenz, Prävention und Therapie stärken
6. International und europäische Verantwortung übernehmen

Anhand der sechs Themenfelder stellt der Bericht die Aktivitäten des Bundesministeriums für Gesundheit (BMG) von 2019 bis 2021 dar. Es ist somit naheliegend, dass Entwicklungen während der Corona-Pandemie einen zentralen Stellenwert in der Ausführung einnehmen. Zudem wird ein Bezug zu den Zielen der Agenda 2030 (Sustainable Development Goals) hergestellt. Die Agenda wurde 2015 durch die Vereinten Nationen verabschiedet, mit dem Ziel ein menschenwürdiges Leben zu ermöglichen und gleichermaßen natürliche Lebensgrundlagen langfristig zu bewahren.

Im ersten Themenfeld des Berichtes vom BMG, **Zukunftsfeste Versorgung und Starke Institutionen sichern**, wird eine „hochwertige und moderne medizinische und pflegerische Versorgung" als „Grundlage für ein leistungsfähiges und modernes Gesundheitswesen" vorausgesetzt. Zentrales Ziel des BMGs ist es hierbei allen Bürger:innen, unabhängig vom soziodemografischen Hintergrund, einen Zugang zu diesem System zu ermöglichen. Durch das BMG werden diverse Beispiele aus der Corona-Pandemie angebracht, die aus Sicht des Ministeriums zur Erreichung dieses Ziels beigetragen haben. Überdies werden verabschiedete Gesetze, wie beispielsweise das Krankenhauszukunftsgesetz, das Pflegepersonal-Stärkungsgesetz und das Gesetz zur Stärkung der Entscheidungsbereitschaft bei der Organspende, als Treiber für eine innovative und zukunftsstarke Versorgung aufgeführt. Weitere Reformen und Gesetze sind ebenso Hauptbestandteil des nächsten Themenschwerpunktes, **Gesundheitsberufe zukunftsfest gestalten – Kompetenzen stärken**. Dieser knüpft an die Modernisierung des Gesundheitswesens an und stellt die Sicherung von Fachkräften in den Fokus. Hierzu werden die von 2019 bis 2021 durchgeführten Reformen aus dem Bereich der Gesundheitsfachberufe abgebildet. Eine Neuordnung der Gesundheitsfachberufe ist nach dem BMG zwingend, um künftige Herausforderungen zu bewältigen.

Neben der allgemeinen Betrachtung aller Gesundheitsfachberufe wird im Themenschwerpunkt **eine hochwertige pflegerische Versorgung garantieren** der Pflegefachberuf differenzierter betrachtet. In Hinblick auf Nachhaltigkeit werden hier insbesondere Initiativen dargestellt, die zu einem Berufsverbleib von Pflegefachpersonen und der Gewinnung von Fachpersonal (z.B. Rekrutierung im Ausland) beitragen. Zudem werden Strategien für die Sicherung einer langfristigen Finanzierung der Pflege aufgeführt.

Dem Themengebiet entsprechend, nehmen hinsichtlich einer nachhaltigen und innovativen Gesundheitsversorgung, Digitalisierung sowie Gesundheitsförderung und Prävention zentrale Themenschwerpunkte des BMG-Berichtes ein. So diskutiert das BMG im Kontext der Nachhaltigkeit, wie die **Chancen der Digitalisierung für mehr Nachhaltigkeit genutzt** werden können. Als zentrales Ziel wird in diesem Zusammenhang beschrieben, wie Digitalisierung dazu beiträgt, allen Bürger:innen den gleichen Zugang zum Gesundheitswesen zu ermöglichen, unabhängig von soziodemografischen und regionalen Hintergründen. Zudem wird die Relevanz von Gesundheitsdaten für eine bessere Versorgung und Vernetzung sowie ethische Aspekte im Rahmen der Digitalisierung aufgeführt. Unter dem Fokus **Gesund-**

heitskompetenz, **Prävention und Therapie stärken** stellt das BMG zunächst bestehende Ansätze der universellen Prävention und Gesundheitsförderung in Deutschland dar. Beispielsweise werden Strategien und Projekte vorgestellt, die laut BMG in den letzten Jahren zu einer Stärkung von Gesundheitskompetenzen beigetragen haben. Weiter werden zielgruppenspezifische Präventionsmaßnahmen, wie die Prävention von Krebserkrankungen, von Suchtproblematiken oder auch für Menschen mit Einwanderungsgeschichten, dargestellt. Unter dem Fokus der Prävention werden zudem umweltbezogene Aspekte, beispielsweise der umwelt- und klimabezogene Gesundheitsschutz oder die Sicherung des Zugangs zum sauberen Trinkwasser, diskutiert. Zuletzt zeigt der Bericht auf, welche Initiativen von Seiten des BMGs aber auch der Regierung bestehen, um **Verantwortung im Thema Nachhaltigkeit auf internationaler und europäischer Ebene** zu übernehmen.

Der Bericht verdeutlicht, dass neben ökologischen Dimensionen heute auch ökonomische, soziale, technische und ethische Aspekte fester Bestandteil von Diskussionen zu einer nachhaltigen Gesundheitsversorgung und somit auch einer nachhaltigen Pflege sind. Lösungsansätze setzen folglich in Bereichen wie Prozessmanagement und Arbeitsorganisation, der Digitalisierung oder auch der Kompetenzerweiterung von Pflegefachpersonen an. Im Folgenden werden diese Bereiche unter dem Aspekt der Nachhaltigkeit diskutiert.

3.3 Nachhaltige Pflege durch Digitalisierung

Das Gesundheitssystem steht vor der Herausforderung, dass Ressourcen in der Gesellschaft nicht analog zu bestehenden Anforderungen zunehmen. So führt der demografische Wandel insbesondere in der Pflege dazu, dass sich Personalressourcen reduzieren, Bedarfe an Pflegefachpersonen jedoch stetig ansteigen.

Neue Technologien können Personalressourcen schonen und die Versorgungsqualität von Patient:innen erhöhen. Bläsing et al. (2018) sehen die Chancen für eine nachhaltige Pflege durch Technologien insbesondere in:

- der technologischen Rationalisierung von Prozessen
- dem Einsatz von Servicerobotik
- einer Nachhaltigkeit durch Partizipation der Beteiligten in die Implementierungsprozesse.

Schon heute zeigen zahlreiche Beispiele wie neue Technologien Pflegefachpersonen im Alltag entlasten und somit Personalressourcen freisetzen (s. Tab. 1). Insbesondere im administrativen Bereich erfolgen Tätigkeiten, die in der Vergangenheit durch den Menschen durchgeführt wurden, automatisch. So können Pflegefachpersonen durch die elektronische Patientenakte (ePA) von administrativen Tätigkeiten entlastet werden, beispielsweise durch den elektronischen Übertrag von Vitalparametern in die ePA oder die Übernahme von Daten aus Voraufenthalten (z.B. Angehörige). Neben Automatismen sind es jedoch logische Verknüpfungen und Algorithmen, die Prozessverbesserungen und Entlastungen herbeiführen. So werden Pflegemaßnahmen heute in vielen deutschen Kliniken aus einheitlichen Pflegeterminologien ausgewählt und sind in der Pflegeprozessdokumentation mit anderen Tools (z.B. Risikoassessment) verknüpft. Dies reduziert Doppeldokumentationen und erhöht die Versorgungsqualität. Überdies kann die Integration von evidenzbasierten Tools in der ePA (z.B. Assessmentinstrumente) einen Transfer von aktuellsten wissenschaftlichen Erkenntnissen zum „Point of care" ermöglichen.

Gleiches gilt für die Integration von Behandlungspfaden. Diese stellen zum einen sicher, dass Standards und Leitlinien umgesetzt werden. Bestehende Automatismen (z.B. automatische Beauftragung von Laboranforderungen) führen zudem zu einer weiteren Entlastung. Pflegefehler können hierdurch reduziert, und das Gesundheitssystem nachhaltig entlastet werden. Durch die elektronische Patientenakte wird zudem eine gemeinsame, interprofessionelle Dokumentation aller Gesundheitsfachberufe ermöglicht. Die hierdurch entstehende gesteigerte Transparenz fördert die interprofessionelle Zusammenarbeit, beschleunigt Prozesse und baut Kommunikationsbrüche ab.

Eine Verknüpfung der ePA mit digitalen Überleitungsplattformen ermöglicht zudem, dass sich die Kommunikation nicht nur intern verbessert, sondern auch zu externen Nachversorgern sicher, papierlos und datenschutzkonform erfolgt. Die Plattformen basieren auf KI-Algorithmen, sodass entsprechend der individuellen Patientenbedürfnisse passende Nachversorger ermittelt werden. Das Personal kann hierdurch zahlreiche, unnötige Anrufe einsparen und Patient:innen an passgenauere Nachversorger übermitteln. Insgesamt wird somit der gesamte Prozess des Entlassmanagements beschleunigt und qualitativ verbessert.

Weitere Erleichterungen können für Pflegefachpersonen durch Technologien im Bereich der Servicerobotik entstehen. Die Potenziale der Technologien bieten hier die Möglichkeit, Pflegefachpersonen von pflegefremden Tätigkeiten zu entlasten. Aktuelle Einsatzbereiche werden beispielsweise für pflegefremde Hol- und Bringedienste (z.B. BMBF-Projekt REsPonSe: „Serviceroboter zur Entlastung und Unterstützung von Pflegenden") erprobt.

Neben der Steigerung der Patientensicherheit und der Entlastung von Pflegefachpersonen von administrativen und pflegefremden Tätigkeiten, gilt es im Sinne der Nachhaltigkeit auch körperliche Ressourcen zu schonen. In diesem Bereich können Exo-Skelette Pflegefachpersonen bei körperlich schweren Tätigkeiten unterstützen. Bläsing et al. (2018) betonen

Tab. 1 Beispiele für Technologien, die Fachpersonal in der Pflege entlasten/unterstützen können

Bereich	Anwendungsbeispiele
technische Assistenzsysteme	intelligente Schranksysteme/Pflegewagen (z.B. Modulbestellung, Medikationsschränke mit automatischem Bestellsystem)
	Tracking (z.B. zum Auffinden von Medizinprodukten oder Patient:innen mit Hinlauftendenz)
	Augmented Reality/Virtual Reality (z.B. Fort- und Weiterbildung, Telekonsile)
	Exo-Skelette (z.B. Unterstützung bei schweren körperlichen Tätigkeiten)
	Sensorik (z.B. Bettensensorik zur Sturz-/Dekubitusprophylaxe, Kleidersensorik zum Übertrag von Vitalparametern)
elektronische Patientenakte	Integration von Tools/Systemen in die ePA (z.B. Pflegeprozessplanung, Unit Dose System zum Apotheken-/Medikamentenmanagement)
	Verknüpfung mit weiteren Digital Devices (z.B. Übertrag von Vitalparametern durch Spotmonitore, Gewicht durch digitale Waagen, Trinkmengen durch smarte Trinkbecher)
	Integration von Algorithmen und Clinical-Decision-Support-Systemen (z.B. personalisierte Erkennung von Risikofaktoren, automatisches Bestellwesen)
Robotik	Service Robotik (z.B. Übernahme von pflegefremden Tätigkeiten)
	Behandlungs-/Therapieroboter (z.B. Paro, Pepper, Zora etc.)
Telecare	Mobile Devices (z.B. Apps zur Erfassung von Patient-related Outcomes wie Schmerz oder Übelkeit)
	Videotelefonie (z.B. für sektorübergreifende Beratungen oder Pflegebedarfseinschätzungen, kollegiale Beratung)
digitale Systeme/(Kommunikations-)plattformen	intelligentes Alarm-/Rufanlagenmanagement (personalisierte Alarmsteuerung, Integration von Apps für Serviceleistungen)
	digitale Überleitungsplattformen (z.B. Entlassmanagement)
	Lernplattformen (z.B. Abbildung von Pflichtfortbildungen)

in diesem Zusammenhang jedoch, dass diese Produkte nur entlastend wirken, wenn der Aufwand zur Vorbereitung und Nutzung der Produkte gering ist. Ansonsten ist es wahrscheinlich, dass die Produkte unbenutzt bleiben. Ähnliche Problematiken sind beispielsweise bei Patienten-Liftern bekannt. Ist der Aufwand für ihren Einsatz hoch (z.B. weite Wege, komplizierte Anwendung), bleiben sie ungenutzt.

Im Sinne der Nachhaltigkeit gilt es zweifellos auch umweltbezogene Aspekte im Kontext der Digitalisierung zu betrachten. Koltsida et al. (2018) analysieren genau diese Fragestellung gemeinsam mit Pflegefachpersonen. Laut den Autoren werden diverse Bereiche identifiziert, in denen Digitalisierung zu einer nachhaltigen Pflege im ökologischen Kontext führt. Ein schnellersichtlicher Bereich stellt die Reduktion von Papier dar. Die Etablierung der elektronischen Dokumentation, aber auch die Digitalisierung von Prozessen führt zu einem deutlichen Abbau von Papier. Weitere Potenziale werden schon heute im ambulanten Sektor oder an Sektorengrenzen wahrgenommen. So verkürzen sich Fahrtstrecken in der ambulanten Pflege durch intelligente Tools zur Planung von Hausbesuchen. Der Einsatz von Telecare und Videotelefonie ermöglicht zudem Fahrtstrecken teilweise gänzlich einzusparen. Insbesondere im ländlichen Raum helfen diese Technologien, Kompetenzen von Pflegefachpersonen überhaupt erst verfügbar zu machen und gleichzeitig weite Fahrtstrecken zu begrenzen. Telecare bzw. Videokonferenzen werden von den Expert:innen ambivalent bewertet. So werden neben den Vorteilen auch kritische Aspekte genannt. Einschätzungen des individuellen Pflegebedarfs seien durch das Medium teilweise nicht durchführbar, Beratungen über Videotelefonie zunächst befremdlich.

Trotz bestehender Potenziale gilt es die Digitalisierung unter einer ökologischen Betrachtung auch kritisch zu hinterfragen. Der Einsatz von neuen Technologien geht einher mit einem erhöhten Verbrauch von wertvollen und seltenen Rohstoffen. Um hierbei Ressourcen nicht unnötig zu verschwenden, muss ein verantwortungsbewusster Einsatz der neuen Technologien erfolgen. Kliniken sollten somit nicht nur unter finanziellen Aspekten die Etablierung unter den Bedingungen eines langfristigen Einsatzes prüfen.

3.4 Nachhaltigkeit im Fokus von Gesundheitsförderung und Prävention

Wie im Bericht des BMGs verdeutlicht, stellt neben der Digitalisierung der Bereich Gesundheitsförderung und Prävention ein wesentlicher Bestandteil der universellen Nachhaltigkeitsbetrachtung in der Pflege dar. Dass für diesen Bereich eine besondere Relevanz besteht, liegt bei Betrachtung von aktuellen Statistiken zur Krankheit und zum Berufsverbleib in der Pflege nah. So zeigt ein aktueller Report der Techniker Krankenkasse (TK), dass Pflegefachpersonen einen deutlich höheren Krankenstand gegenüber anderen Sektoren aufweisen (ø 22,4 AU-Tage für die Krankenpflege, gegenüber ø 14,8 Tagen der sonstigen Berufe). Zu einem erhöhten Krankenstand kommt ein verkürzter Berufsverbleib und die Reduktion von Voll- auf Teilzeitbeschäftigung hinzu. Jede zweite Pflegefachperson ist heute in Teilzeit angestellt, mehrheitlich lehnen diese Personen eine Erhöhung der Arbeitszeit, insbesondere vor dem Hintergrund von Vereinbarkeit und Privatleben sowie komplexen Herausforderungen im Beruf, ab (Krupp et al. 2020). Eine aktuelle Studie der Pflegekammer Niedersachsen zeigt zudem, dass in Niedersachsen die größte Gruppe von Gesundheits- und Krankenpfleger:innen ein Alter über 50 Jahre (41,73%) erreicht haben. Bemerkenswert ist, dass sich der Anteil ab einem Alter von > 61 (8,53%) Jahre deutlich verringert (Pflegekammer Niedersachsen 2021). Dies zeigt, dass nur wenige Pflegefachpersonen bis zum Rentenalter im Beruf verbleiben. Weitere Befragungen bestätigen eine zukünftige Verschärfung dieses Problems. So denken nach der #PflegeComeBack-Studie 54% über einen Berufsausstieg nach (Paul Hartmann AG 2018). Selbst Auszubildende können sich nur schwer vorstellen den Beruf der Pflegefachperson bis zur Rente auszuführen. Durchschnittlich schätzen Auszubildende der Pflege ihren eigenen Berufsverbleib aktuell mit 19 Jahren bzw. bis zur Erreichung des 41. Lebensjahr ein, lediglich 5,8% können sich einen Berufsverbleib bis zur Rente vorstellen (Küpper 2020). Hoffen lassen jedoch weitere Ergebnisse der #PflegeComeBack-Studie. So kann sich jede zweite Pflegefachperson eine Rückkehr in den Beruf vorstellen. Um einen Wiedereinstieg zu erreichen, gilt es jedoch Voraussetzungen zu schaffen.

In den letzten Jahren wurden diverse initiative Ansatzpunkte für eine nachhaltige Pflege erarbeitet. Die Berufsgenossenschaft für Gesundheitsdienste und Wohlfahrtspflege (BGW) zeigte bereits 2016 in ihrem Positionspapier zu einer „Zukunftsfähigen Pflege – Empfehlungen zur nachhaltigen Entwicklung der Pflege" folgende vier Ansatzpunkte auf:

1. Berufsbefähigende Ausbildung
2. Aufgaben- und bedarfsgerechte Personalbemessung und Lebensphasenorientierung der Personalentwicklung
3. Nachhaltige Qualitätssicherung und Entbürokratisierung
4. Erhöhung von Arbeitszufriedenheit und Arbeitsgesundheit

Tiefergehend greifen die Erarbeitungen der Konzentrierten Aktion Pflege des BMGs. Im Rahmen der Aktion wurde eine Studie zum Pflegearbeitsplatz der Zukunft („Arbeitsplatzstudie") in Auftrag gegeben. Unter anderem adressiert die Studie Faktoren, die eine Steigerung des Berufsverbleibs und den Zurückgewinn von Pflegefachpersonen erreichen. Auch wenn die Studie noch nicht vollständig abgeschlossen ist, werden im Zwischenbericht schon jetzt Potenziale in folgenden Entwicklungsbereichen aufgezeigt:

- Professionalisierung der Pflege
  - Definierte Berufsprofile und Karrieremöglichkeiten
  - Professionalisierung in der Aus- und Weiterbildung
  - Pflege als eigenständige Profession
- Öffentliche Wahrnehmung
  - Öffentliche Kommunikation, attraktiv und sinnstiftend
  - Attraktive Vergütung
- Arbeitsalltag
  - Umfang mit psychischer und physischer Belastung
  - Qualität der Pflege
  - Führungsverhalten und Arbeitsklima
  - Passung zur Lebensmodellen und Familiensituation
- Digitalisierung (BMG 2021a)

Bei bestehender Ausgangslage liegt es nah, dass beide Konzepte einen zentralen Bestandteil für eine nachhaltige Pflege im Bereich der Gesundheitsförderung und Prävention sehen. Nach dem Pflege-Report (2019) besteht jedoch zur Umsetzung einer betrieblichen Gesundheitsförderung eine paradoxe Sachlage. So verdeutlichen aktuelle Statistiken zu Krankheiten und Berufsverbleib einen dringenden Handlungsbedarf für die Pflege; Führungskräfte scheinen diesen Bedarf auch zu identifizieren. Bei angespannten Personalsituationen ist die Umsetzung von einer betrieblichen Gesundheitsförderung jedoch schwierig. Hinzu kommt, dass sowohl Pflegefachpersonen sowie Einrichtungen des Gesundheitswesens dazu neigen, Belastungsgrenzen tendenziell zu überschreiten. Beide Pflege-Reporte verdeutlichen, dass aktuell symbolische Aktivitäten (z.B. Bereitstellung von Obst, Freistellung für den Firmenlauf) oder Maßnahmen im Bereich der Verhaltensprävention (z.B. betriebliche Sportgruppen, Nutzung von Fitnessstudios) dominieren, wenngleich bekannt ist, dass diese Maßnahmen ohne Einbettung in ein systematisches, strukturiertes Vorgehen keinen messbaren Erfolg herbeiführen.

Um einen Durchdringungsgrad von Prävention und Gesundheitsförderung in der Pflege zu erlangen, gilt es somit in den Einrichtungen ein strukturiertes Vorgehen zu etablieren. Hierfür müssen insbesondere personelle Ressourcen zur Verfügung gestellt und Verantwortlichkeiten festgelegt werden. Nur so ist sicherzustellen, dass Maßnahmen über einen symbolischen Charakter hinausgehen. Um auf dynamische Situationen wie die Corona-Pandemie reagieren zu können, gilt es zudem neue Umsetzungsmöglichkeiten (z.B. Digitale Angebote) zu erarbeiten.

3.5 Nachhaltigkeit durch Kompetenzerweiterung

Ein echter Mehrwert für das Gesundheitssystem – und eigentlich längst überfällig – ist die Aufgabenneuverteilung. Der Weg hin zu ressourcenschonendem und nachhaltigem Arbeiten setzt voraus, dass Sektorengrenzen überwunden werden, sinnvolle Möglichkeiten der Digitalisierung konsequent genutzt werden, und dass wir uns letztendlich vorbehaltlos mit der Neuausrichtung der Aufgabenzuschnitte befassen. Von Bedeutung dabei ist allerdings, Kernaufgaben der Pflege nicht weiterhin mit patientenfernen Tätigkeiten zu belasten. Pflegefachpersonen könnten neben der klinischen Versorgung auch in der Primärversorgung mehr Verantwortung übernehmen. International ist es längst üblich, dass akademisch qualifizierte Pflegefachpersonen wie Advanced Practice Nurses (APNs) eigenständig medizinisch-pflegerisch sowie in der ambulanten Versorgung in enger Zusammenarbeit mit Ärzt:innen tätig sind (Stiftung Münch, Bertelsmann Stiftung, Robert Bosch Stiftung 2020). Ein konsequenter Umbau des Gesundheitssystems mit einer Neuausrichtung und Erweiterung des Leistungsspektrums in der Primärversorgung, in der auch Maßnahmen zur Gesundheitsförderung und Prävention Bestandteil der Versorgung sind, ist zwingend notwendig. Profitieren würden davon nicht nur die Patient:innen, deren Pflegebedürftigkeit damit verhindert bzw. zumindest verzögert werden kann. Auch die Attraktivität des Pflegeberufs und Arbeitszufrie-

Tab. 2 Beispiel – Handlungsfelder einer Community Health Nurse (vgl. DBfK 2018)

Aufgabenbereiche	Kompetenzen
<ul><li>Primärversorgung</li><li>Gesundheitsförderung</li><li>Primär- und Sekundärprävention</li><li>Wiederholungs- und Kontrolluntersuchungen</li><li>Screenings</li><li>Vorsorgeuntersuchungen</li><li>Check-ups</li><li>eigenverantwortliche Behandlungen</li><li>Monitoring/Management von chronischen Krankheiten</li><li>Unterstützung im Selbstmanagement</li><li>Versorgungskoordination/Navigation durch das Gesundheitssystem</li></ul>	**Kernkompetenzen:**<ul><li>Bearbeitung von komplexen Aufgaben & Problemsteuerungen</li><li>eigenverantwortliche Prozesssteuerung</li><li>Leitung von Gruppen/Organisationen bzgl. komplexer Aufgabenstellungen</li><li>Vertretung in interdisziplinären Teams</li><li>eigenständiges Aneignen von Wissen zur Bewältigung anwendungs- und/oder forschungsorientierter Aufgaben</li></ul>**Spezifische Kompetenzen in den Bereichen:**<ul><li>Behandlungs-/Medikamentenmanagement</li><li>Triagieren</li><li>körperliche Untersuchungen</li><li>Assessments</li><li>Epidemiologie</li><li>systematische Betrachtungen/Strategisches Vorgehen</li><li>Risikoidentifikation</li><li>neue Technologien</li><li>Qualitätsmanagement</li><li>Kommunikation/Beratung</li><li>Mitgestaltung kommunaler Gesundheitspolitik</li><li>Erkennen von Grenzen/Handlungsspielräumen</li><li>Community Health Care</li></ul>

denheit von Pflegefachpersonen gewinnt so deutlich dazu. Die Pflege erhält damit eigene Verantwortungsbereiche, gleichermaßen kann sie ihre Fachkompetenzen, wie es auch international üblich ist, erweitern und einbringen. Für den Bereich Public Health bzw. Gesundheitsförderung werden exemplarisch in Tabelle 2 Handlungsfelder der Community Health Nurse (CHN) dargestellt. CHN konnte sich als eine Rolle von APNs im Bereich Public Health neben der School Health Nurse, der Family Health Nurse oder der Public Health Nurse insbesondere in Skandinavien, den USA und Kanada durchsetzen.

Die Investition in eine hochschulische Aus- und Weiterbildung in der Pflege wurde international, neben der Stärkung der Selbstverwaltung, und Schaffung erweiterter pflegerischer Aufgaben- und Verantwortungsbereiche, als Lösungsansatz zur Sicherstellung der pflegerischen Gesundheitsversorgung identifiziert (Lehmann et al 2019). Medizinische Fakultäten der Universitäten und Hochschulen wären bestens geeignet die verschiedenen Gesundheitsprofessionen mit einer interprofessionell ausgerichteten Lehre auszubilden. Zukünftig wird es darauf ankommen, dass ein ausgewogener Qualifikationsmix in Teams etabliert wird, der neben Advanced Practice Nurses und hochschulisch ausgebildeten Pflegefachpersonen mit Bachelorgrad, aus beruflich ausgebildeten Pflegefachpersonen, Pflegehelfer:innen und ungelernten Hilfskräften besteht. Das sichert den nachhaltigen und ressourcenschonenden Personaleinsatz und eine echte berufliche Perspektive für die Pflege.

3.6 Fazit

Eine Betrachtung der Nachhaltigkeit in der Pflege zeigt zugleich, wie umfassend das Thema greift und welch dringender Handlungszwang besteht. Sowohl in Politik sowie Berufsverbänden wurden in den letzten Jahren Lösungsstrategien zur Weiterentwicklung des Gesundheitssystems hin zu einem zukunftsfähigen innovativen Versorgungssystem erarbeitet. Jetzt gilt es jedoch nicht noch mehr wertvolle Zeit auf konzeptioneller Ebene zu verlieren, sondern konkret zu handeln. Unabhängig davon, ob auf einrichtungs- oder gesundheitspolitischer Ebene, sind hierbei zwingend Pflegefachpersonen einzubeziehen – nur sie selbst können eine nachhaltige Pflege von morgen gestalten.

Literatur

Berufsgenossenschaft für Gesundheitsdienst und Wohlfahrtspflege (2016) Zukunftsfähigen Pflege – Empfehlungen zur nachhaltigen Entwicklung der Pflege. URL: https://www.bgw-online.de/resource/blob/20388/3832dda48d31f024bcd-2cefb1813ba1c/positionspapier-v-zukunftfaehige-pflege-data.pdf (abgerufen am 16.12.2021)

Bläsing D, Warner N, Fischbach J, Bornewasser M (2018) Nachhaltigkeit im Gesundheitswesen durch den Einsatz von Servicerobotik. In: Schmitt T, Bamberg E (Hrsg.) Psychologie und Nachhaltigkeit. 225–233. Springer Wiesbaden

Bundesministerium für Gesundheit (BMG) (2021a) Konzertierte Aktion Pflege. Zweiter Bericht zum Stand der Umsetzung der Vereinbarung der Arbeitsgruppen 1 bis 5. URL: https://www.bundesgesundheitsministerium.de/konzertierte-aktion-pflege.html (abgerufen am 16.12.2021)

Bundesministerium für Gesundheit (BMG) (2021b) Nachhaltigkeit für Gesundheit und Pflege. Nachhaltigkeitsbericht für 2021 des Bundesministeriums für Gesundheit. URL: https://www.bundesgesundheitsministerium.de/fileadmin/Dateien/5_Publikationen/Ministerium/Berichte/Ressortbericht-gesundheit-und-pflege-data.pdf (abgerufen am 16.12.2021)

Deutscher Berufsverband für Pflegeberufe (DBfK) (2018) Community Health Nursing in Deutschland. Konzeptionelle Ansatzpunkte für Berufsbild und Curriculum. URL: https://www.dbfk.de/media/docs/Bundesverband/CHN-Veroeffentlichung/Broschuere-Community-Health-Nursing-09-2019.pdf (abgerufen am 16.12.2021)

Deutscher Berufsverband für Pflegeberufe (DBfK) (2020) Pflege im Umgang mit dem Klimawandel. Informationen und Tipps für Pflegende zum Umgang mit Auswirkungen der Wetterextreme. URL: https://www.dbfk.de/media/docs/download/Allgemein/Broschuere-Pflege-im-Umgang-mit-dem-_Klimawandel_2020-07-fin.pdf (abgerufen am 16.12.2021)

ICN (International Council of Nurses) (2019) Climate change threatens healthcare systems: International Council of Nurses calls on governments to act now. URL: https://www.icn.ch/news/climate-change-threatens-healthcare-systems-international-council-nurses-calls-governments-act (abgerufen am 02.02.2022)

Koltsida V, Jonasson LL (2021) Registered nurses' experiences of information technology use in home health care – from a sustainable development perspective. BMC Nurs. 20, 71. DOI: 10.1186/s12912-021-00583-6

Krupp E, Hielscher V, Kirchen-Peters S (2020) Betriebliche Gesundheitsförderung in der Pflege – Umsetzungsbarrieren und Handlungsansätze. In: Jacobs K, Kuhlmey A, Greß S, Klauber J, Schwinger A (Hrsg.) Pflege-Report 2019. Springer Berlin/Heidelberg

Kuhn A, Mack C, Weinert S (2021): Berufsverbleib und Wiedereinstig von Pflegefachpersonen in Schleswig-Holstein. Befragung zur Arbeitszufriedenheit im Rahmen des Projektes beruflicher Wiedereinstieg von Pflegefachpersonen in Schleswig-Holstein angesiedelt bei der Pflegeberufekammer Schleswig-Holstein. Abschlussbericht. URL: https://forschungsnetzwerk-gesundheit.hwg-lu.de/fileadmin/user_upload/forschung-transfer/Forschungsnetzwerk_Gesundheit/Forschung/Berufsverbleib_in_Schleswig-Holstein/210510_Berufsverbleib_und_Wiedereinstieg_von_Pflegefachpersonen_in_Schleswig-Holstein_Abschlussbericht_HWG_LU_Maerz_2021_final.pdf (abgerufen am 02.02.2022)

Küpper A (2020) Erkenntnisse. In: Küpper A (Hrsg.) Berufsverbleib von Auszubildenden in der Pflege. Best of Pflege. 95–108. Springer Wiesbaden

Lehmann Y, Schaepe C, Wulf I, Ewers M (2019) Pflege in anderen Ländern: Vom Ausland lernen? Medhochzwei Heidelberg

Paul Hartmann AG (Hrsg.) (2018) #PflegeComeBack Studie. Hintergründe zu Ausstieg und Rückkehr in den Pflegeberuf. Heidenheim. URL: www.pflegecomeback.de (abgerufen am 02.02.2022)

Pflegekammer Niedersachsen (2021) Bericht zur Lage der Pflegefachberufe in Niedersachsen. Zweite Auswertung der Daten aus dem Pflegefachberuferegister der Pflegekammer Niedersachsen. 1. Auflage

Stiftung Münch, Bertelsmann Stiftung, Robert Bosch Stiftung (2020) Pflege kann mehr! Positionspapier der Stiftungsallianz für eine neue Rolle der professionellen Pflege im Gesundheitswesen. Pflege und Gesellschaft 25(1), 78–85

Techniker Krankenkasse (2021) Gesundheitsreport 2021 – Arbeitsunfähigkeiten. URL: https://www.tk.de/resource/blob/2103660/ffbe9e82aa11e0d79d9d6d6d88f71934/gesundheitsreport-au-2021-data.pdf (abgerufen am 16.12.2021)

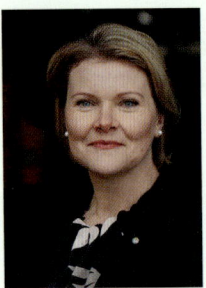

Andrea Schmidt-Rumposch

Andrea Schmidt-Rumposch absolvierte zwischen 1987 und 1990 ihr Studium der Krankenpflege an der Medizinischen Fachschule der Humboldt Universität zu Berlin und begann danach ihre Tätigkeit als Krankenschwester in der Charité. 1999 hat Schmidt-Rumposch die Fachweiterbildung zum Führen von Stationen erfolgreich abgeschlossen. Von 2007 bis 2010 folgte das Studium Bachelor of Science im Gesundheits- und Pflegemanagement an der Alice-Salomon-Hochschule Berlin. In der Charité war Schmidt-Rumposch in verschiedenen Leitungsfunktionen tätig, zuletzt als Stellvertretende Pflegedirektorin. 2017 wechselte Schmidt-Rumposch als Pflegedirektorin und Vorstand in die Universitätsmedizin nach Essen. Dort fokussiert sie sich auf die Weiterentwicklung von Versorgungsstrukturen ganz im Sinne der Menschen, für die und mit denen sie tätig ist.

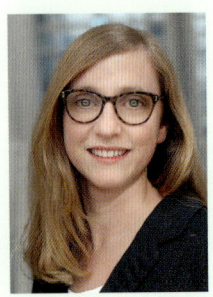

Bernadette Hosters

Bernadette Hosters studierte Gesundheits- und Pflegewissenschaften in Hamburg, Lahti und Halle/Wittenberg (B.A., M.Sc.). Zudem verfügt sie über eine Ausbildung als Gesundheits- und Krankenpflegerin sowie klinische Erfahrungen in der kardiologischen Pflege. Seit Ende 2017 ist sie als Pflegewissenschaftlerin in der Stabsstelle Entwicklung und Forschung Pflege am Universitätsklinikum Essen tätig, die sie seit März 2019 leitet. Darüber hinaus ist Hosters Dozentin an Hochschulen und Bildungseinrichtungen im Gesundheitswesen. In ihrer aktuellen Tätigkeit ist sie unter anderem mit der Etablierung einer Advanced Nursing Practice sowie pflegerischen Digitalisierungsprojekten am Universitätsklinikum Essen betraut.

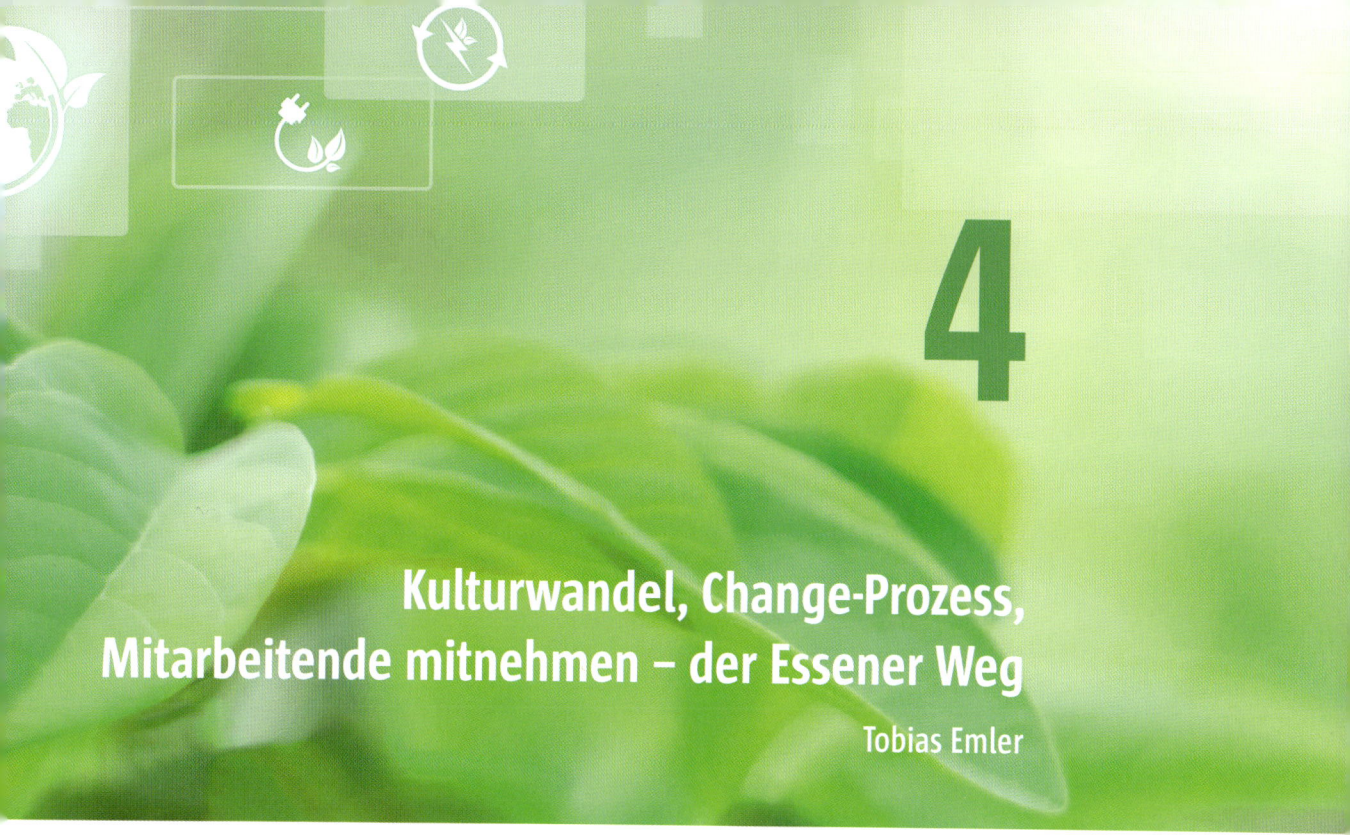

Kulturwandel, Change-Prozess, Mitarbeitende mitnehmen – der Essener Weg

Tobias Emler

Zunehmende Dynamik, Volatilität und Komplexität sind Kennzeichen der gesellschaftlichen, wirtschaftlichen, rechtlichen, ökologischen und technologischen Rahmenbedingungen von Unternehmen. Dies erfordert eine stetige Anpassung und Neuausrichtung von Unternehmenszielen und -strategien. Erfolgreiche Veränderungen innerhalb von Unternehmen bedingen eine intensive Auseinandersetzung mit den grundlegenden Aspekten des Wandels. Dazu zählen verhaltensorientierte, mitarbeiterzentrierte und kulturelle Gesichtspunkte, aber auch betriebswirtschaftliche und ökonomische Aspekte.

4.1 Dekarbonisierung und Digitalisierung als akute Herausforderungen

Dekarbonisierung und Digitalisierung sind die wesentlichen Rahmenbedingungen und Herausforderungen unserer dynamischen Zeit, mit denen es sich als Unternehmen und damit auch als Gesundheitswesen und Krankenhaus auseinanderzusetzen gilt. Der Mensch steht dabei im Mittelpunkt der erfolgreichen Umsetzung der beschriebenen Herausforderungen. Dem Kulturwandel und Change-Management kommen bei der Begleitung, Unterstützung und Mobilisierung der Organisation eine entscheidende Rolle zu. Denn ohne die Offenheit und Handlungsmotivation der Mitarbeiterschaft sowie wichtiger Interessengruppen kann ein angestrebter Wandel nicht gelingen. Eine Anpassung und Neuausrichtung auf die beiden genannten Herausforderungen der Dekarbonisierung und Digitalisierung gelingt nicht in kürzester Zeit, sondern bedarf eines eingeleiteten, dauerhaft angelegten Prozesses, der strukturiert vorgeht und alle Beteiligten mitnimmt und einbindet.

Die Universitätsmedizin Essen (kurz: UME) hat erkannt, dass neben der ordinären Aufgabe eines Krankenhauses – also der qualitativ hochwertigen, aber auch ressourcenintensiven Patientenversorgung – Dekarbonisierung und

Digitalisierung die Themen sind, denen sich Krankenhäuser aktuell und zukünftig stellen müssen. Bereits seit 2015 schafft es die Universitätsmedizin Essen mit ihrer Smart-Hospital-Initiative Digitalisierung in ihren unterschiedlichsten Facetten in den Krankenhausalltag zu integrieren und dadurch Prozesse und Behandlungen zu optimieren (vgl. Werner et al. 2020). Nicht minder wichtig, das zeigen die weiteren Beiträge dieses Buches deutlich, bedarf es Maßnahmen, Handlungen und Strategien, um auch und gerade im Gesundheitswesen und damit explizit auch im Krankenhaus im Sinne unseres Planeten und zum Wohle unserer Umwelt nachhaltiger zu agieren.

Ein Krankenhaus(-verbund) wie die Universitätsmedizin Essen mit über 10.000 Mitarbeitenden agiert jedoch nicht von heute auf morgen digitaler und nachhaltiger. Hierzu bedarf es eines Kulturwandels innerhalb des Unternehmens, der einen aktiven Change-Prozess voraussetzt und vor allem auch vom Vorstand/der Geschäftsführung gewünscht und gefördert wird. Es braucht übergeordnete Initiativen, die alle Mitarbeitenden mitnehmen und involvieren, sowie eine Unternehmensstrategie, die auf Digitalisierung und Nachhaltigkeitsmanagement ausgerichtet ist. Doch wie schafft es ein Krankenhaus konkret, sich explizit auf den Weg zu einem nachhaltigeren Krankenhaus zu machen, und mit welchen Maßnahmen soll der Change-Prozess hin zu einer nachhaltigeren Unternehmenskultur gelingen?

Ziel dieses Buchbeitrages ist es, am Beispiel der Essener Universitätsmedizin aufzuzeigen, wie der Prozess hin zu einem nachhaltigeren und grüneren Krankenhaus aussehen kann. Es wird verdeutlicht, wie und welche ersten Schritte und Strukturen in der UME etabliert wurden, um einen Krankenhauskonzern sukzessive hin zu einem Green Hospital zu entwickeln. Damit erfahren die in den vorausgehenden Kapiteln dargestellten inhaltlichen Handlungsfelder eine Ergänzung. Konkret werden die Maßnahmen der UME aufgezeigt, die in den ersten Monaten des Prozesses begonnen wurden, um sich neben dem Weg zum Smart Hospital auch auf den Weg zu einem Green Hospital zu machen.

4.2 KLIK green Initiative als Praxisleitfaden für die Etablierung eines Nachhaltigkeitsmanagements

Seit 2015 entwickelt sich die UME zum Smart Hospital, dem (digitalen) Krankenhaus der Zukunft, welches sowohl menschenorientierter, als auch in Summe deutlich effizienter und somit auch nachhaltiger als bislang agiert. Die Effizienzsteigerung durch die Digitalisierung hat das Ziel von weniger Reibungsverlusten, optimierten Prozessen und schlussendlich auch von einem deutlich schonenderen Umgang von Ressourcen. In der UME versuchen wir somit die Herausforderungen unserer gesellschaftlichen Zukunft dahingehend zu begegnen, indem wir die Digitalisierung fördern und hier durch automatisch auch positive Abstrahleffekte zugunsten der Umwelt generieren.

Ausgangspunkt der intensiveren Auseinandersetzung der UME – neben der Smart Hospital Initiative – mit dem Thema Nachhaltigkeitsmanagement und der damit einhergehenden, angestoßenen Nachhaltigkeitsinitiative der UME bildet die KLIK green Initiative (www.klik-krankenhaus.de). Die KLIK green Initiative ist ein Gemeinschaftsprojekt des Bundes für Umwelt und Naturschutz Berlin e.V. (BUND), der Krankenhausgesellschaft Nordrhein-Westfalen e.V. (KGNW) und des Universitätsklinikums Jena (UKJ), unterstützt und gefördert von der Nationalen Klimaschutzinitiative des Bundesumweltministeriums.

KLIK green hat das Ziel, innerhalb einer Projektlaufzeit von 3 Jahren 100.000 Tonnen CO_2-Äquivalente in deutschen Krankenhäusern und Rehabilitationskliniken zu reduzieren. Dafür werden bundesweit 250 Einrichtungen im Projektzeitraum von 2019–2022 unterstützt, Maßnahmen zur CO_2-Reduzierung zu planen und umzusetzen. Bereits im Zeitraum 2014–2016 wadas Projekt „KLIK – Klimamanager für Kliniken" ein vom Bundesministerium für Umwelt, Naturschutz und nukleare Sicherheit (BMU) gefördertes Vorhaben im Rahmen der Nationalen Klimaschutzinitiative (NKI) angeboten worden. Projektpartner in zu diesem Zeitraum waren der Bund für Umwelt und Naturschutz Berlin e.V. (BUND Berlin e.V.) und die Stiftung viamedica in Freiburg.

Die KLIK green Initiative stellt somit einen Praxisleitfaden für die Etablierung eines Nachhaltigkeitsmanagements in einem Krankenhaus dar, an dem die UME sich auch für ihre Nachhaltigkeitsinitiative seit 2020 orientiert hat. Hierzu hat die UME sich gegenüber der KLIK green Initiative verpflichtet einen/eine Mitarbeiter:in als Klimamanager:in im Rahmen des Projekts zu benennen, welche(r) neben der Teilnahme an einem Auftaktworkshop sowie an fachlichen Schulungen das Ziel hat, sich zu vernetzen, inhaltlich auszutauschen und gemeinsam mit anderen Klimamanager:innen im Rahmen des Projektes mögliche Einsparpotenziale zu erarbeiten. Die Initiative unterstützt die teilnehmenden Krankenhäuser, indem inhaltliche Themen und Praxisbeispiele durch Fachreferent:innen vorgestellt werden, wodurch dem/der Klimamanager:in Kenntnisse zur Reduzierung von CO_2-Emissionen an die Hand gegeben werden und die Möglichkeit offeriert wird, sich mit Gleichgesinnten vertiefend über den Stand der Umsetzungen, Hemmnisse sowie weitere Vorhaben auszutauschen. Weiterhin bietet KLIK green Hilfestellungen bei der Recherche und Beantragung von Fördermitteln zur Finanzierung von Maßnahmen. Damit sollen nicht nur geringinvestive Aktivitäten, sondern auch Investitionen ermöglicht werden.

Ziel des/der benannten Klimamanager:in innerhalb der Einrichtung ist die Implementierung und Organisation eines Netzwerks aus interessierten und engagierten Kolleg:innen verschiedener Bereiche, die bei der Realisierung von klimarelevanten Maßnahmen unterstützen. Konkret sollen klinikspezifische Klimaschutzziele und ein Klimaschutzkonzept erarbeitet werden, das von der Klinikleitung unterstützt wird.

4.3 Etablierung einer Grundstruktur als Basis einer erfolgreichen Nachhaltigkeitsinitiative

Entscheidende Voraussetzung für eine gelungene Nachhaltigkeitsinitiative und der Umsetzung nachhaltiger Ideen und Projekte im Krankenhaus auf dem Weg zu einem Green Hospital im Sinne unserer Umwelt, ist die uneingeschränkte Unterstützung und Rückendeckung des Vorstands bzw. der Geschäftsführung.

Der Vorstand der Universitätsmedizin Essen hat von Beginn an die Nachhaltigkeitsinitiative als prioritär zu verfolgende Unternehmensstrategie angesehen und die entsprechenden Strukturen dementsprechend unterstützt und etabliert.

Der KLIK green Initiative und deren Empfehlungen folgend, wurde durch den Vorstand der Universitätsmedizin Essen in einem ersten Schritt ein sogenannter Klimamanager ernannt, der übergeordnet den Aufbau und die Etablierung der Nachhaltigkeitsinitiative in der UME federführend koordinierend wahrnehmen und vorantreiben sollte und direkt dem Vorstand unterstellt und berichtspflichtig ist.

Zunächst galt es für den neu benannten Klimamanager, der Betriebswirt und in der Stabsstelle Unternehmensentwicklung direkt für den Vorstand organisatorisch tätig ist, sich in das Thema einzuarbeiten und einen Überblick über die relevanten Themen und Akteure zu verschaffen. Schnell zeigte sich durch diverse persönliche Gespräche und (Literatur-)Recherche sowie der Vernetzung innerhalb der KLIK green Initiative mit anderen Krankenhäusern, dass Nachhaltigkeitsmanagement und der Weg zu einem Green Hospital zahlreiche Ansatzpunkte und damit auch viele Schnittstellen unterschiedlichster Bereiche und Handlungspersonen beispielsweise vom Einkauf über das Bauwesen bis hin zur Speisenversorgung beinhaltet.

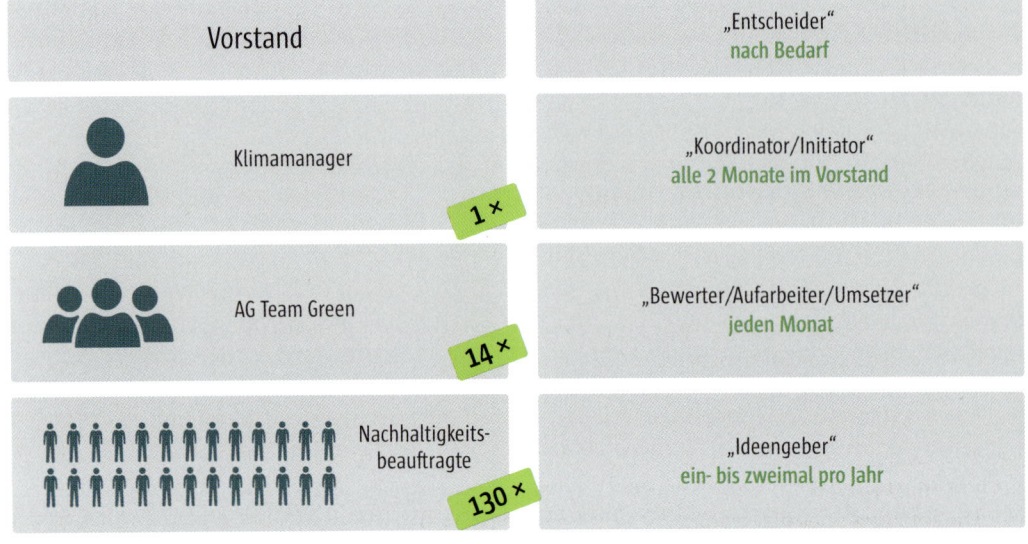

Abb. 1 Grundstruktur der Nachhaltigkeitsinitiative der Universitätsmedizin Essen

Um neben dem benannten Klimamanager eine effiziente und zielführende Struktur für die angestrebte Nachhaltigkeitsinitiative als Grundstein in der Universitätsmedizin Essen zu schaffen, beschloss der Vorstand der UME eine breit aufgestellte Grundstruktur zu etablieren. Die gewählte Struktur sieht neben dem Klimamanager eine übergeordnete Arbeitsgruppe namens „Team Green", bestehend aus wichtigen Schnittstellenabteilungen, sowie die Benennung von Nachhaltigkeitsbeauftragten (analog zu Qualitätsmanagementbeauftragten) in jeder Abteilung von der Verwaltung bis hin zu Kliniken und Instituten vor (s. Abb. 1).

4.4 Aufgabenbeschreibung der einzelnen „Bausteine" der Grundstruktur

Nachhaltigkeitsbeauftragte
Die Universitätsmedizin Essen hat insgesamt rund 130 Nachhaltigkeitsbeauftragte benannt, in jeder Abteilung des Krankenhausverbunds jeweils einen. Aufgabe der Nachhaltigkeitsbeauftragten ist es, in den einzelnen Abteilungen und Bereichen als Ansprechpartner, Förderer und Multiplikatoren des Nachhaltigkeitsmanagements und der UME-weiten Nachhaltigkeitsinitiative zu agieren. Als Ideengeber aus den einzelnen Bereichen sollen nachhaltige Projekte generiert und an das Team Green und den Klimamanager herangetragen werden, um diese auf ihre Umsetzbarkeit zu prüfen und in der weiteren Projektumsetzung zu begleiten. Ziel ist es zudem den Austausch und die Vernetzung mit dem Klimamanager, dem Team Green und allen anderen benannten Nachhaltigkeitsbeauftragten zu fördern. Es wurde eine entsprechende Aufgabenbeschreibung erarbeitet, um den Nachhaltigkeitsbeauftragten ihre Aufgabe so transparent wie möglich darzustellen. Mindestens zweimal im Jahr kommen alle Nachhaltigkeitsbeauftragten persönlich zusammen, um sich vom Klimamanager über Neuigkeiten im Bereich der UME-weiten Nachhaltigkeitsinitiative zu informieren, zu Netzwerken und in den Austausch zu treten, um voneinander zu lernen.

Team Green
Das Team Green besteht auf insgesamt 14 Mitgliedern und setzt sich aus für die Nachhaltigkeitsinitiative relevanten und wichtigen

Schnittstellenabteilungen und Entscheidungsträgern zusammen. Neben Vertreter:innen des Einkaufs, des Bauwesens, des Marketings und des Qualitätsmanagements sind u.a. Standortvertreter:innen aus den unterschiedlichsten Krankenhaus-Standorten sowie Berufsgruppen wie z.B. der Pflege und Ärzteschaft vertreten. In monatlichen Treffen wird in der übergeordneten Arbeitsgruppe über Ideen von den Nachhaltigkeitsbeauftragten aber auch über Großprojekte, Aktionstage, Förderantragsmöglichkeiten und weitere nachhaltige Themen gesprochen. Das Team Green selbst hat sich nochmals in Unterarbeitsgruppen organisiert, um strukturiert bestimmte Projekte anzugehen. Unter der Leitung des Klimamanagers werden zudem für den Vorstand relevante Nachhaltigkeitsthemen und Projekte vor- und aufbereitet.

Klimamanager
Der Klimamanager agiert als Koordinator aller nachhaltigen Initiativen und Projekte in der Universitätsmedizin Essen. Seine Aufgaben erstrecken sich über den Informationsaustausch mit dem Vorstand (alle zwei Monate Berichtspflicht in der Vorstandssitzung), dem Team Green und den Nachhaltigkeitsbeauftragten über die Profilbildung, Sensibilisierung und der konzernweiten Etablierung der Nachhaltigkeitsinitiative in der gesamten Universitätsmedizin Essen. Außerdem gehört zu seinen Aufgaben Netzwerke zu bilden, um interne und externe Fachexpert:innen zusammenzubringen, damit fachspezifische Nachhaltigkeitsprojekte geplant und umgesetzt werden.

Zusammenfassung
Die aufgezeigte Grundstruktur verdeutlicht, dass die Universitätsmedizin Essen Nachhaltigkeitsmanagement als Teamarbeit versteht. Wie bereits eingangs beschrieben, bedarf es eines Kulturwandels und eines Change-Prozesses, der zum Ziel eine transparente, mitnehmende und vernetzende Kommunikation und Anspra-

che haben muss, um ein Nachhaltigkeitsmanagement zu etablieren, was zum Tenor hat: Tue Gutes und rede drüber. Durch einen stetigen Austausch über Best-Practice-Beispiele aus den unterschiedlichen Bereichen sowie internen wie externen Stakeholdern gilt es jeden Mitarbeiter und jede Mitarbeiterin von der Sinnhaftigkeit und Notwendigkeit zu überzeugen, dass auch Krankenhäuser als ressourcenintensive Verbraucher ab sofort und zukünftig nachhaltiger agieren müssen!

4.5 Kommunikation- und Austauschkultur als Erfolgsfaktor für eine gelungene Nachhaltigkeitsinitiative

Neben der personellen Grundstruktur, wie sie beispielsweise in der Universitätsmedizin Essen mit voran beschriebener Struktur umgesetzt wurde, bedarf es von Anfang an einer breit aufgestellten Kommunikations- und Austauschkultur, um nachhaltige Initiativen und Projekte zu generieren, zu fördern und umzusetzen. Diese Kommunikations- und Austauschkultur bezieht sich sowohl auf die interne als auch auf die externe Kommunikation. Es gilt alle Beteiligten mitzunehmen und am Change-Prozess zu einem nachhaltigeren Krankenhaus zu beteiligen.

Interner (Erfahrungs-)Austausch
Von Beginn der Nachhaltigkeitsinitiative der Universitätsmedizin Essen an wurde darauf Wert gelegt, dass sich jeder/jede Mitarbeiter:in an dem Prozess auf dem Weg zu einem nachhaltigeren Krankenhaus mitbeteiligen und einbringen kann. Neben der direkten Kontaktmöglichkeit zum übergeordneten Klimamanager oder aber auch zu den bereichseigenen Nachhaltigkeitsbeauftragten, wurde zusätzlich eine eigens eingerichtete E-Mail-Adresse (nachhaltigkeit@ume.de) etabliert, unter welcher zu jeder Zeit Ideen, Nachfragen, Anregungen oder auch Kritik an den Klimamanager gerich-

tet werden können. Die Bekanntmachung dieses Kommunikationskanals erfolgte u.a. über den bereits sehr gut etablierten wöchentlichen Newsletter, der per Mail an alle Mitarbeitenden versendet wird. Dieser wird auch regelmäßig dafür genutzt, um nachhaltige Projekte oder Aktionen unter den Mitarbeitenden bekannt zu machen und so Anregungen für weitere nachhaltige Ideen zu geben. Neben der inhaltlichen Weitergabe von Informationen zur Nachhaltigkeitsinitiative wird gleichzeitig aufgerufen sich unter der eingerichteten E-Mail-Adresse zu melden und eigene Ideen und Projekte zu teilen. Die Erfahrung zeigt, dass dieses Angebot sehr rege angenommen wird.

Die Universitätsmedizin Essen informiert ihre Mitarbeitenden zudem drei- bis viermal jährlich über aktuelle Themen durch eine mehrseitige Mitarbeiterzeitschrift. Die Nachhaltigkeitsinitiative der UME findet auch hier Berücksichtigung, indem es neben übergeordneten Artikeln zu besonderen Projekten auch eine fest installierte Rubrik zum Thema Nachhaltigkeit in der UME gibt. Hier werden Themen wie beispielsweise die etablierte Grundstruktur erläutert oder aber auch der Umstieg von Ein- auf Mehrweg in der Kantine aufgegriffen. Neben der Mitarbeiterzeitschrift gibt die Universitätsmedizin Essen auch eine Patientenzeitschrift heraus, die ebenfalls Artikel zur UME-Nachhaltigkeitsinitiative beinhaltet und als Beilage regelmäßig in der regionalen Zeitung veröffentlicht und verbreitet wird. Durch diese Kommunikationsform wird das nachhaltige Engagement der UME auch nach außen getragen, um beispielsweise für potenzielle zukünftige Arbeitnehmer:innen als nachhaltiger Arbeitgeber attraktiv zu sein.

Darüber hinaus informiert der Klimamanager seine rund 130 Nachhaltigkeitsbeauftragten regelmäßig (mindestens einmal im Monat) gesondert per E-Mail, um Veranstaltungshinweise, Weiterbildungsangebote oder Best-Practice-Beispiele im Hinblick auf nachhaltige Projekte aus den verschiedensten Bereichen zu teilen.

Im vom Qualitätsmanagement zur Verfügung gestellten und allen Mitarbeitenden bekannten Dokumentenlenkungssystem (namens roXtra), in dem alle relevanten Dokumente (u.a. SOPs) archiviert und hinterlegt werden, werden zudem wesentliche Dokumente wie die Aufgabenbeschreibung der Nachhaltigkeitsbeauftragten aber auch eine Liste aller Team-Green-Mitglieder und aller benannten Nachhaltigkeitsbeauftragten präsent und leicht auffindbar hinterlegt.

Ein wichtiger Baustein im Rahmen der internen Kommunikation und Vernetzung stellt auch die Benennung von sogenannten Standortsprecher:innen dar. Die Universitätsmedizin Essen umfasst neben dem Universitätsklinikum Essen u.a. weitere Standorte wie die Ruhrlandklinik, das St. Josef Krankenhaus Essen-Werden, die Herzchirurgie Essen-Huttrop und das Westdeutsche Protonentherapiezentrum. Um neben dem konzernweit agierenden Klimamanager (verortet am Standort UK Essen) übergeordnete Ansprechpartner:innen in den einzelnen Standorten vor Ort zu haben, die sich wesentlich besser mit den örtlichen Gegebenheiten auskennen, wurden jeweils zusätzlich Standortsprecher:innen benannt. Diese treffen sich einmal im Quartal zusammen mit dem Klimamanager, um standortspezifische Themen im Hinblick auf die UME-Nachhaltigkeitsinitiative zu besprechen und ebenfalls voneinander zu lernen und zu profitieren. Auch hier gilt: Tue Gutes und rede drüber!

Der Klimamanager hält zudem mit dem Team Green einmal im Monat eine Arbeitsgruppensitzung ab und tauscht sich mindestens zweimal pro Jahr mit allen Nachhaltigkeitsbeauftragten in einer übergeordneten Sitzung zu aktuellen Entwicklungen im Rahmen der Nachhaltigkeitsinitiative aus, an der der Vorstand ebenfalls teilnimmt.

Das Thema Schulung und Weiterbildung stellt ebenfalls eine relevante Säule im Rahmen der UME-Nachhaltigkeitsinitiative darf. Hierfür wurde vom Klimamanager in Zusammenarbeit mit dem Qualitätsmanagement und der hausinternen Bildungsakademie ein halbtägiges Fortbildungsseminar etabliert, welches einmal im Monat in einer Kleingruppe von 10–12 Teilnehmern die benannten Nachhaltigkeitsbeauftragten aber auch zukünftig alle Mitarbeitenden auf freiwilliger Basis im Rahmen der Nachhaltigkeitsinitiative weiterbildet. Neben dem Erfahrungsaustausch untereinander lernen die Teilnehmenden etwas zum allgemeinen Verständnis zum Thema Nachhaltigkeit und insbesondere der Nachhaltigkeitsinitiative an der Universitätsmedizin Essen. Im Training wird die Umsetzungskompetenz in der Funktion als Nachhaltigkeitsbeauftragter gestärkt, es wird Wissen zum Change-Management vermittelt und Kommunikationshilfen werden erarbeitet. Die wichtigsten Stolpersteine und wie mit diesen umgegangen werden kann, sind weitere Inhalte des Trainings. Zum Abschluss formulieren die Teilnehmenden eine Take-Home-Message und entwickeln Umsetzungsstrategien des Nachhaltigkeitsmanagements für ihren Organisationsbereich.

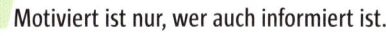

! **Motiviert ist nur, wer auch informiert ist.**

Was die bisher aufgebaute interne Kommunikation und die damit gemachte Erfahrung zeigen, lässt sich in folgendem Grundsatz festhalten: Motiviert ist nur, wer auch informiert ist. Das Wissen und das Bewusstsein für ökologische Zusammenhänge und konkrete Verbesserungsvorschläge, aber auch über die krankenhausweit etablierte Nachhaltigkeitsinitiative sind die Grundvoraussetzung dafür, dass Mitarbeitende ökologisch handeln und (routinemäßige) Abläufe im Alltag nachhaltig verändern und dieses in ihrem Arbeitsalltag mit den direkten Kolleginnen und Kollegen umsetzen.

Externer (Erfahrungs-)Austausch

Um transparent nach innen und außen die Fortschritte des eingeschlagenen Nachhaltigkeitsweges der Universitätsmedizin Essen aufzuzeigen, wurde eine Homepage (Landingpage) unter www.nachhaltigkeit.ume.de eingerichtet, auf welcher neben der Struktur und dem Verständnis der UME-Nachhaltigkeitsinitiative auch die nachhaltig angegangenen Projekte der UME aufgeführt sind. In einem internen Bereich auf der Internetseite haben die benannten Nachhaltigkeitsbeauftragten der Universitätsmedizin Essen zudem die Möglichkeit sich digital auf einer Plattform noch besser zu vernetzen und zusätzliche Informationen zu erhalten.

Ein wesentlicher Baustein zur Wiedererkennung der UME-Nachhaltigkeitsinitiative ist darüber hinaus ein eigens etabliertes Logo (s. Abb. 2). Hier wurde das eigentliche UME-Logo grün gefärbt und anhand des vorherrschenden Corporate Designs namentlich benannt. Dieses wird sowohl extern als auch intern dafür benutzt, um sämtliche Aktivitäten im Rahmen der Nachhaltigkeitsinitiative einen Wiedererkennungswert durch eine Art „Branding" vorzunehmen.

Der interne Erfahrungsaustausch mit den jeweiligen Expert:innen, innerhalb des Team Greens oder auch mit den Nachhaltigkeitsbeauftragten, stellt die eine, wesentliche Säule der UME-Nachhaltigkeitsinitiative dar, um das interne Know-how und die Motivation im Sinne der Nachhaltigkeit zu nutzen und zu fördern.

Entscheidend ist jedoch auch der Austausch mit externen Fachexpert:innen, Institutionen und Stakeholdern. Neben den Ansprechpartnern der KLIK green Initiative hat die Universitätsmedizin Essen im Rahmen der Nachhaltigkeitsinitiative durch den Klimamanager Kontakt mit im und über das Stadtgebiet hinaus relevanten Institutionen aufgenommen.

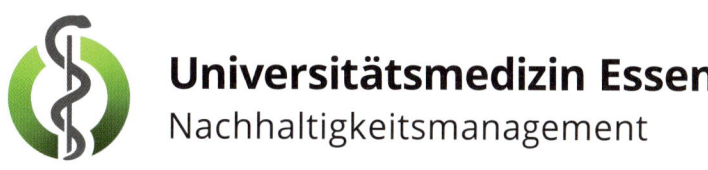

Abb. 2 Logo der Nachhaltigkeitsinitiative der Universitätsmedizin Essen

Ziel war und ist es auch hier, voneinander zu lernen und durch Kooperationen nachhaltige Projekte gemeinsam zu realisieren. Dies betrifft beispielsweise die Teilnahme an übergeordneten Netzwerktreffen innerhalb der Stadt, Projektumsetzungen mit kooperierenden Partnern wie der Universität Duisburg-Essen oder der Stadt Essen, aber auch der Austausch mit Unternehmen. Zielsetzung aller Bemühungen ist es gleichermaßen nachhaltige Projekte in den verschiedensten Bereichen wie beispielsweise Mobilität, Energie oder Bauwesen im Sinne einer nachhaltigeren Universitätsmedizin Essen voranzubringen.

Die Erfahrungen im Aufbau der UME-Nachhaltigkeitsinitiative zeigen, dass das Sprichwort „Nur sprechenden Menschen kann geholfen werden" besonders gut passt. Denn durch den Austausch innerhalb der Universitätsmedizin Essen aber auch mit externen Partnern und Institutionen ergaben und ergeben sich extrem viele Ansatzpunkte, um die UME als Krankenhaus(-verbund) in den unterschiedlichsten Bereichen nachhaltiger werden zu lassen.

Handlungsfelder und Profilbildung der UME-Nachhaltigkeitsinitiative

Den vorangegangenen Ausführungen ist zu entnehmen, dass nachhaltiges Handeln und die Etablierung eines Nachhaltigkeitsmanagements mit einer auf nachhaltigem handeln basierenden Unternehmenskultur in einem Krankenhaus wie der Universitätsmedizin Essen kein kurzfristig abschließbares Projekt, sondern vielmehr eine Mammutaufgabe darstellt, die strukturiert und auf Dauer ausgerichtet angegangen werden muss.

Neben der bereits thematisierten personellen und kommunikativen Struktur, die aus Sicht der Universitätsmedizin Essen Grundvoraussetzung für eine erfolgreiche Nachhaltigkeitsinitiative und damit für ein Umdenken im Sinne unserer Umwelt ist, bedarf es natürlich auch einer übergeordneten Profilbildung, an denen das Nachhaltigkeitsmanagement ausgerichtet wird und worunter Handlungsfelder subsumiert werden, die konkret angegangen werden müssen.

Unter dem Motto „Gemeinsam für mehr Nachhaltigkeit in der Universitätsmedizin Essen" hat der Klimamanager zusammen mit dem übergeordneten Team Green bereits zu Beginn der UME-Nachhaltigkeitsinitiative in Abstimmung mit dem Vorstand eine zweiseitige Profilbildung vorgenommen, um allen Mitarbeitenden ein Verständnis mit an die Hand zu geben, was die Universitätsmedizin Essen unter dem Thema Nachhaltigkeit im Krankenhauswesen versteht. Orientiert wurde sich dabei an den Global Green and Healthy Hospital Goals (https://www.greenhospitals.net/sustainability-goals/). Diese Profilbildung wurde über die beschriebenen internen Kanäle (Newsletter, Mitarbeiterzeitschrift, Aktionstage, Nachhaltigkeitsbeauftragte) kommuniziert und an die Mitarbeitenden herangetragen.

Neben einem übergeordneten Verständnis, was die Universitätsmedizin Essen unter Nachhaltigkeitsmanagement versteht, werden insgesamt zehn übergeordnete Ziele formuliert, die die folgenden Bereiche betreffen:

- Führung,
- Chemikalien,
- Abfall,
- Energie,
- Wasser,
- Mobilität,
- Lebensmittel,
- Pharmazeutika,
- Gebäude und
- Einkauf.

Alle nachhaltigen Projekte werden ausgerichtet an den übergeordneten Zielen angegangen. Dies betrifft – um nur auf einige wenige Beispiele kurz einzugehen (vgl. auch www.nachhaltigkeit.ume.de/projekte) – für den Bereich *Energie* beispielsweise die Umstellung auf Ökostrom. Für den Bereich der *Mobilität* setzen wir auf angepasste Mobilitätskonzepte, die die

Förderung des ÖPNVs und des Fahrrads als Verkehrsmittel durch Schaffung neuer Parkmöglichkeiten und die Förderung des Dienstradleasingangebots für Mitarbeitende genauso wie die sukzessive Umstellung des Fuhrparks auf E-Mobilität umfasst. Im Bereich *Lebensmittel* geht es uns durch nachhaltige Projekte um die Vermeidung von Speiseresten und die Förderung einer gesünderen und nachhaltigen Küche für unsere Belegschaft aber auch für unsere Patient:innen. Ebenso stellt die Umstellung auf Mehrwegprodukte für ToGo-Essen ein wichtiges, nachhaltiges Projekt dar. Auch die Sensibilisierung für ein effizientes und nachhaltiges *Abfallmanagement* genauso wie die Prüfung und Berücksichtigung von Photovoltaikanlagen und Dachbegrünungen für Neubauten im Bereich *Gebäude* dienen der Umsetzung unserer Nachhaltigkeitsstrategie. Und auch vermeintlich „weiche Faktoren" für den Umweltschutz wie die Förderung der Biodiversität durch Pflanzung von Wildblumenwiesen gehören zu unserer Nachhaltigkeitsinitiative, aber auch die Prüfung der Möglichkeit schadstoffschädliche Narkosegase aus dem OP-Bereich zu recyceln.

Auch hier wird deutlich, dass es nicht die eine universelle, durchgreifende Lösung für den Klimaschutz im Krankenhaus gibt. Stattdessen ist uns in der Universitätsmedizin Essen bewusst, dass nur eine Vielzahl von einzelnen Initiativen und konkreten Handlungen dafür sorgen kann, in ihrer Gesamtheit die Umwelt spürbar und nachhaltig zu entlasten.

Vor diesem Hintergrund ist es essenziell, so viele Mitarbeitende wie möglich auf dem Weg zu einem smarteren und nachhaltigeren Krankenhaus der Zukunft mitzunehmen und aktiv einzubinden. Denn jede noch so kleine nachhaltige Projektidee zählt auf das Konto einer verbesserten, nachhaltigeren Umwelt ein.

Die Universitätsmedizin Essen strebt neben der bereits etablierten Struktur und Profilbildung sowie den angegangenen nachhaltigen Projekten, im Sinne einer nachhaltigen Weiterentwicklung der UME-Nachhaltigkeitsinitiative, perspektivisch eine Zertifizierung entsprechend den Anforderungen eines Umweltmanagementsystems an. Dies muss der nächst logische Schritt sein, um die angestoßene Nachhaltigkeitsinitiative in die Ablauf- und Aufbauorganisation der Universitätsmedizin Essen zu überführen und zu professionalisieren.

4.6 Empfehlungen aus den Erfahrungen der Nachhaltigkeitsinitiative der Universitätsmedizin Essen

Die vorangegangenen Ausführungen zeigen übergeordnet den Weg der Essener Universitätsmedizin in den ersten Monaten der Etablierung eines Nachhaltigkeitsmanagements, welches zum Grundstein eine personelle und kommunikative Grundstruktur hat, die an den wesentlichen nachhaltigen Handlungsfeldern im Krankenhaus ausgerichtet eine Profilbildung vorgenommen und dadurch neben der Digitalisierung auch das Thema Nachhaltigkeit als Unternehmensstrategie festgelegt hat.

Es lässt sich nicht von der Hand weisen, dass das Gesundheitswesen und damit inbegriffen die Krankenhäuser als einer der größten Branchen für besonders hohe Treibhausgasemissionen verantwortlich sind. Wir haben damit eine Verantwortung unserer und zukünftiger Generationen gegenüber nachhaltiger und ressourcenschonender zu agieren als bislang. Die Etablierung eines strukturierten Nachhaltigkeitsmanagements in Krankenhäusern kann und muss dieser Verpflichtung Rechnung tragen und ist nur gemeinsam zu erreichen, indem alle Mitarbeitenden bei der Transformation zu einem nachhaltigen Green Hospital mitgenommen, gehört und eingebunden werden.

Einfache, konkrete, operative Empfehlungen für die ersten Schritte hin zu einem nachhaltigeren Krankenhaus aus den eigenen praktischen Erfahrungen – im Sinne einer Take Home Message – sind folgende:

III Der Essener Weg

> - **Fangen Sie an!** Es ist kein Prozess, der von heute auf morgen umgesetzt ist, aber mit jedem (noch so kleinen) nachhaltigen Schritt und Projekt machen Sie das Krankenhauswesen klimafreundlicher.
> - **Vernetzen Sie sich!** Suchen Sie Mitstreiter:innen (intern wie extern) und sprechen über Ideen, Projekte, Strukturen. Bilden Sie Arbeitsgruppen und nehmen an Netzwerk-Veranstaltungen teil.
> - **Kommunizieren Sie viel!** Versuchen Sie über Ideen, Projekte und Strukturen zu sprechen. Denn nur wer von Ihren nachhaltigen Ideen, Projekten und Strukturen weiß, kann sich beteiligen und mitdenken.
> - **Setzen Sie am Nutzerverhalten an!** Nachhaltige Projekte sind klimafreundlich. Am wichtigsten ist jedoch am Nutzerverhalten anzusetzen und Überzeugungsarbeit zu leisten.

Wir in der Universitätsmedizin Essen sind der festen Überzeugung, dass es auf dem Weg zu einem smarten und nachhaltigen Krankenhaus letztlich nur Gewinner gibt: Die Umwelt, die Menschen in den Krankenhäusern, aber auch die wirtschaftliche Leistungsfähigkeit. Denn die Optimierung oder gar Neugestaltung von Prozessen u.a. durch Digitalisierung für mehr Nachhaltigkeit wird die Krankenhäuser nicht nur ökologisch, sondern auch ökonomisch besser aufstellen.

Literatur

Werner JA, Forsting M, Kaatze T, Schmidt-Rumposch A (Hrsg.) (2020) Smart Hospital – Digitale und empathische Zukunftsmedizin. MWV Medizinisch Wissenschaftliche Verlagsgesellschaft Berlin

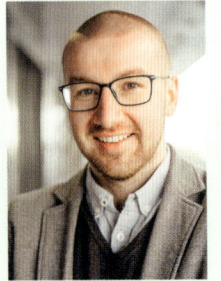

Tobias Emler

Tobias Emler absolvierte sein Studium der Betriebswirtschaftslehre an der Heinrich-Heine-Universität in Düsseldorf und schloss sein Masterstudium mit den Schwerpunkten Personal- und Umweltmanagement im Jahr 2013 ab. Nachdem er zunächst im Personalwesen des Universitätsklinikums Essen tätig war, wechselte er 2015 intern in die Stabsstelle Medizinische Planung und Strategische Unternehmensentwicklung. Seit 2020 ist Emler, neben seiner Funktion als stellvertretender Leiter der Stabsstelle, sogenannter Klimamanager der gesamten Universitätsmedizin Essen und in dieser Funktion verantwortlich für die Nachhaltigkeitsinitiative und den Transformationsprozess zum Green Hospital.

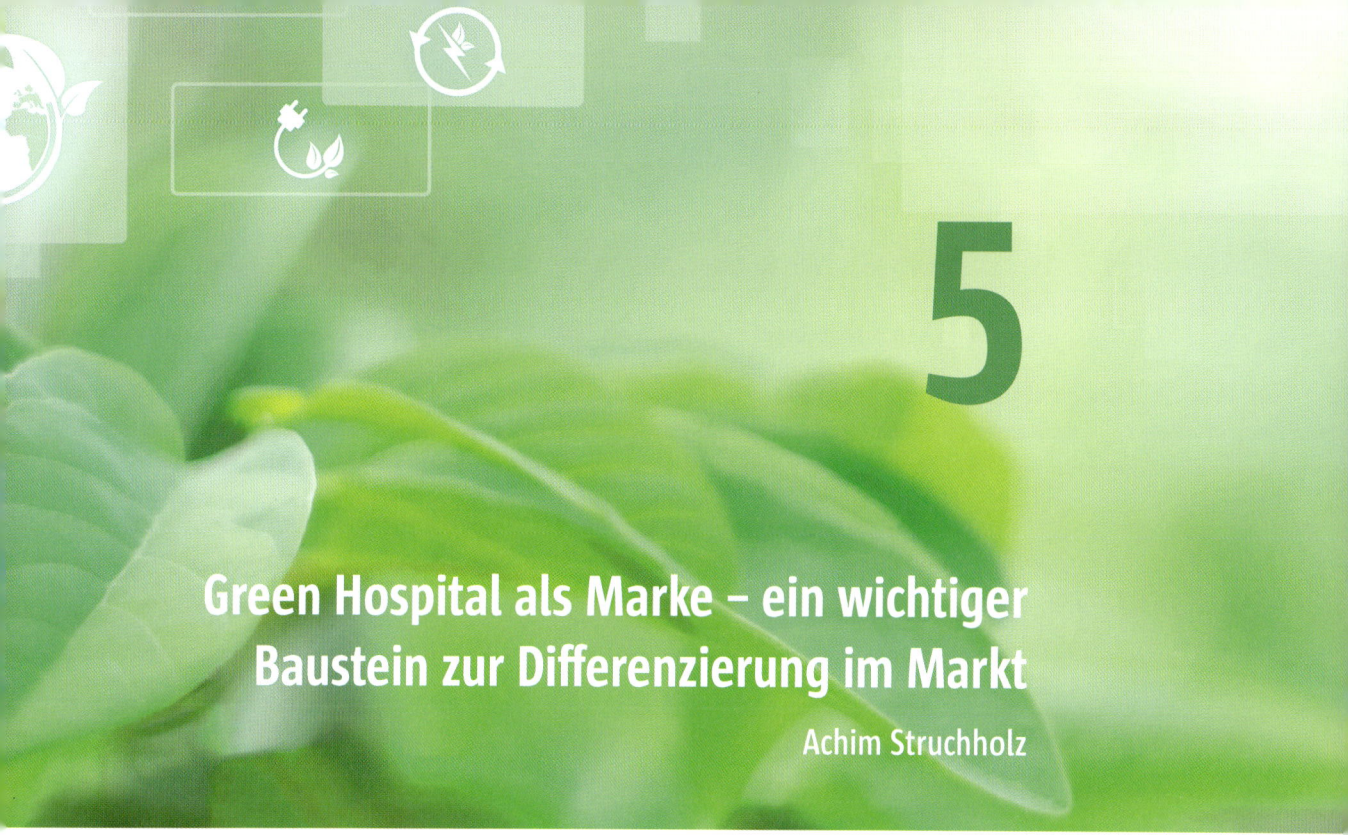

5

Green Hospital als Marke – ein wichtiger Baustein zur Differenzierung im Markt

Achim Struchholz

Die Universitätsmedizin Essen befindet sich ungeachtet ihrer Rolle als führender Gesundheitsdienstleister im Ruhrgebiet in einem harten Wettbewerb mit anderen Kliniken und Einrichtungen. Die Dichte an Krankenhäusern im unmittelbaren Umfeld sowie in den Nachbarstädten ist hoch, zudem verfügt Nordrhein-Westfalen als bevölkerungsreichstes Bundeland über insgesamt sechs Universitätsklinika, die von Essen aus in höchstens 90 Minuten mit dem Auto zu erreichen sind.

Hinzu kommt, dass das Ruhrgebiet trotz einer insgesamt steigenden Attraktivität und eines zunehmend erfolgreichen Strukturwandels eine stagnierende Entwicklung der Einwohnerzahlen verzeichnet – bis 2040 rechnet der Regionalverband Ruhr sogar mit einem Bevölkerungsrückgang bei den großen kreisfreien Städten sowie den Kreisen von knapp vier Prozent. Anders in anderen deutschen Metropolregionen wie etwa München, Hamburg, Berlin oder die Rhein-Main Region, die in den nächsten Jahren mit einem stetigen Zufluss an Menschen und damit auch an Patienten und Arbeitskräften rechnen können, muss sich die Metropolregion Ruhr angesichts der demografischen Entwicklung auf einen permanenten intensiven Wettbewerb einstellen. Der Kampf um Patienten, vor allem aber um qualifizierte Mitarbeiter wird sich in den nächsten Jahren signifikant verschärfen. Es kommt also für die Universitätsmedizin Essen darauf an, in diesem Umfeld ein eigenes starkes Profil, ein Image und eine Markenbotschaft zu entwickeln, die den Konzern mit seinen Standorten und Tochtergesellschaften im Markt differenziert.

5.1 Der Change-Prozess der Universitätsmedizin Essen

Mit dem seit 2015 eingeleiteten Transformationsprozess zum Smart Hospital wurde die Grundlage gelegt, unseren Konzernverbund mit einer eigenständigen medizinisch-unternehmerischen Strategie zu verbinden – das Smart Hospital als das gleichermaßen digitalisierte wie auf den Menschen fokussierte Krankenhaus der Zukunft. Dieser Change-Prozess verändert nicht nur Struktur, Selbstverständnis und Arbeitsweise der Universitätsmedizin Essen.

! Das Smart Hospital fungiert gewissermaßen in einer Doppelrolle auch als zentrale Grundlage für die kommunikative Positionierung des Unternehmens als starke Marke.

Anders als viele andere Universitätskliniken in Deutschland besitzt die Universitätsmedizin in Essen keine lange Tradition. Gegründet im Jahr 1909 als städtische Krankenanstalt, hat sie erst 1963 universitären Status erlangt. Es gab hier bislang noch keine Nobelpreisträger, keine jahrhundertalte Tradition mit einer entsprechenden Anziehungskraft, die daraus erwächst. In diesem vermeintlichen Defizit – nämlich dem Fehlen von auf Tradition basierender Strahlkraft – liegt aber auch eine große Chance, deren Grundausrichtung mit der sich im Umbruch befindlichen Metropolregion Ruhr einhergeht:

Eingebettet in den häufig noch immer schmerzhaften Strukturwandel repräsentiert die Universitätsmedizin Essen den positiven Zukunftsentwurf einer modernen, digitalen Zukunftsbranche „Gesundheitswirtschaft", die die alten Industrien wie Kohle und Stahl abgelöst hat und bereits heute in Essen größter Arbeitgeber ist.

Insofern ist die Transformation zum Smart Hospital nicht nur ein innerklinischer, strategischer Prozess. Das Smart Hospital steht auch für den neuen, authentischen und damit glaubwürdigen Markenkern der Universitätsmedizin Essen: Nicht die Vergangenheit, sondern Modernität, Innovation und Digitalisierung definieren unser Selbstverständnis, unser Alleinstellungsmerkmal und damit unser Profil im Markt.

Jeder Experte weiß aber, dass Kommunikation letztlich weder die Realität verdrängen noch auf Dauer schönfärben kann. Authentische und glaubwürdige Kommunikation braucht daher vor allem eins: Substanz.

> *Authentische und glaubwürdige Kommunikation braucht vor allem eins: Substanz.*

Insofern ist es unverzichtbar, dass der eigene Anspruch, Spitzenmedizin zu leisten und bei der Digitalisierung führend zu sein, nicht nur auf eigenen Behauptungen beruht, sondern auch von externer Seite bestätigt wird. So befassen sich zum Beispiel führende nationale und internationale Leitmedien regelmäßig mit der Leistungsfähigkeit der rund 2.000 deutschen Krankenhäuser. Auch die Universitätsmedizin Essen ist kontinuierlich Bestandteil dieser Rankings. Bei der FOCUS-Klinikliste 2022, der am längsten etablierten und glaubwürdigsten Untersuchung dieser Art, belegt die Universitätsmedizin Essen unter allen deutschen Einrichtungen aktuell Platz 17, obwohl unser Leistungsspektrum inkomplett ist und wichtige Fachbereiche wie etwa Psychologie/Psychosomatik oder auch die Zahnheilkunde in unserem Portfolio fehlen. In einem ähnlichen Untersuchungsdesign landet die Universitätsmedizin Essen beim amerikanischen Nachrichtenmagazin Newsweek auf Platz zehn, bei der FAZ-Auflistung „Deutschlands beste Krankenhäuser" sogar auf Platz drei. Besonders wichtig: Bei der Digitalisierung, zunehmend entscheidend für die Leistungsfähigkeit der Medizin von morgen und die Schärfung unseres Profils, führt Newsweek die Universitätsmedizin Essen unter weltweit 250 Kliniken auf Platz 28 in der Kategorie „Best Smart Hospitals". National bedeutet dies sogar den zweiten Platz.

Festzuhalten bleibt: Getrieben durch die Strategie des Smart Hospitals sowie das Zusammenwachsen sämtlicher Standorte zu einem integrierten Konzern hat sich die Universitätsmedizin Essen seit 2015 trotz schwieriger Rahmenbedingungen zum führenden Gesundheitsdienstleister der Metropolregion Ruhr sowie zu einer der besten deutschen Kliniken entwickelt und – dies ist aus kommunikativer Sicht natürlich ein zentraler Punkt – wird auch entsprechend wahrgenommen. Bezogen auf die Digitalisierung ist die Universitätsmedizin Essen nicht nur nationaler Vorreiter, sondern gehört auch im internationalen Maßstab zur Spitzengruppe der Smart Hospitals.

Attraktivität des Krankenhauses für Patienten

Diese Kongruenz von verfolgter Strategie, tatsächlich erreichten Erfolgen und der Wahrnehmung bei den wichtigsten Zielgruppen, ist ein zentraler Baustein für die Positionierung im Markt und die Schaffung einer starken Arbeitgebermarke. Das allein reicht jedoch nicht, um für Patienten stets die erste Anlaufstelle zu sein. Entscheidend sind neben der medizinischen Qualität auch Faktoren wie Service, ein professionelles Besucher- und Patientenmanagement, die Verringerung von Wartezeiten, Terminverlässlichkeit – kurzum, unsere Patienten müssen das Gefühl haben, als Kunde willkommen zu sein, statt durch ihre Anwesenheit und Bedürfnisse den Ablauf im Krankenhaus zu stören. Dieser Punkt hört sich banal an, aber jeder von uns kennt wohl Erlebnisse aus eigener Erfahrung oder aus dem Freundes- und Familienkreis, wo genau dieser Eindruck nach dem Besuch einer Klinik zurückgeblieben ist. Dies können wir uns auch und gerade als Universitätsmedizin vor dem Hintergrund der starken Wettbewerbssituation nicht leisten, denn wer Patienten nur medizinisch, aber nicht emotional zufrieden stellt, wird diese verlieren. Auch wir bieten neben Spitzenmedizin, wo unsere Expertise einzigartig und damit kaum austauschbar ist, eine Vielzahl von regulären Routineleistungen an. Dieses Brot-und-Butter-Geschäft von Darmspiegelungen über Geburten und kleineren herzchirurgischen Eingriffen bis hin zum Einsatz künstlicher Hüftgelenke finanziert weite Teile unseres Betriebs. Und jeder, der bei Routineeingriffen gut behandelt worden ist und sich menschlich angenommen gefühlt hat, wird auch bei schwierigeren – und damit auf Grundlage des DRG-Systems häufig auch profitableren Behandlungen – zur Universitätsmedizin Essen und nicht zum Wettbewerber gehen. Daher ist es eben auch ein Hauptanliegen der Smart-Hospital-Strategie, nicht nur eine digital gestützte Top-Medizin anzubieten, sondern insbesondere auch den Patienten als Mensch mit seinen Ängsten und Nöten in den Mittelpunkt der Arbeit zu stellen. Unser einzigartiges Institut für Patientenerleben ist dafür nur eines, aber ein prominentes Beispiel für diesen Ansatz.

Attraktivität des Krankenhauses für Beschäftigte

Für unsere Beschäftigten reicht eine häufig theoretisch erscheinende Strategie trotz einer konsequenten und in der täglichen Arbeit spürbaren Umsetzung allein nicht aus, das Erscheinungsbild als Arbeitgeber zu verbessern. Erforderlich sind noch andere Parameter: Die „harten" Faktoren, also Gehalt oder tolle Büros, bewegen sich nicht zuletzt aufgrund der ähnlichen Finanzierungsgrundlagen im Gesundheitswesen auch an der Universitätsmedizin Essen in einem ähnlichen Spektrum wie bei vergleichbaren Einrichtungen. Sprechen wir von der Attraktivität für andere begehrte Fachkräfte, etwa in der IT, die für die Umsetzung des Smart Hospitals unverzichtbar sind und bei denen wir mit anderen Branchen in Konkurrenz stehen, ist die Ausgangslage noch ungünstiger.

Wir müssen also noch andere Dinge in die Waagschale werfen. Das Mitwirken an einer gesellschaftlich unverzichtbaren Aufgabe, vergleichsweise sichere Arbeitsplätze sowie insbesondere, dies gilt für medizinische und nichtmedizinische Arbeitsplätze, eine moderne, wertschätzende Unternehmenskultur. Nur wenn wir täglich über alle Hierarchieebenen hinweg eine Vertrauenskultur leben, fachliche und persönliche Entwicklungsperspektiven anbieten und einen echten „Spirit" verkörpern, können wir Beschäftigte halten und gewinnen – und zwar genau in dieser Reihenfolge.

Diese geschilderten Attribute einer glaubwürdigen Positionierung im Markt sowie einer erfolgreichen (Arbeitgeber-)Marke bilden den klassischen Tatbestand ab. Es sind zentrale Grundvoraussetzungen, die erfüllt und von den Zielgruppen adaptiert sein müssen, um als Klinik und als attraktiver Arbeitgeber zu reüssieren, wobei aufgrund der engen Verknüpfung diese beiden Punkte ohnehin kaum voneinander zu trennen sind. Nur Unternehmen mit guten und motivierten Mitarbeitern sind auch erfolgreiche Unternehmen – das gilt in der Industrie ebenso wie beim klassischen Krankenhausmarketing. Diese traditionellen Parameter werden künftig entscheidend durch einen dritten Bereich ergänzt: Die Frage des ökologischen Fußabdrucks und der „Greenability" jedes Unternehmens.

Diese Frage ist für die Medizin relativ neu: Während in vielen Branchen seit Jahren der „purpose" diskutiert wird, also die gesellschaftlich akzeptierte Daseinsberechtigung, war die Medizin lange Zeit davon überzeugt, dass es ausreicht, Menschen zu helfen und zu heilen und damit Gutes zu tun. Vor den gigantischen Herausforderungen des Klimaschutzes reicht aber der Verweis auf die seit Jahrhunderten praktizierte Erledigung des Kerngeschäftes nicht länger aus. Die Kliniken müssen sich, so wie viele andere Branchen und Industrien auch, der großen Aufgabe des Klimaschutzes stellen und dazu konkrete Lösungen anbieten, denn vor allem die großen Häuser wie die Universitätsmedizin Essen verbrauchen Ressourcen in der Kategorie einer Kleinstadt. Energie, Abfall, die Belastung durch die Mobilität von jährlich über 300.000 Patienten und rund 10.000 Beschäftigten sind dabei zentrale Parameter, die wir gerade erst erheben und bewerten. In Deutschland ist die Gesundheitswirtschaft für fast 60 Millionen Tonnen CO_2-Äquivalent und damit rund 5,2 Prozent der nationalen Treibhausgase verantwortlich und diese Zahlen verwundern nicht wirklich. Die Gesundheitswirtschaft ist doch in allen Industrieländern eine der wichtigsten Branchen, allein in Deutschland ist sie mit einem Anteil von etwa zwölf Prozent am Bruttosozialprodukt und rund 7,5 Millionen Beschäftigten vertreten. Hinzu kommt die Überzeugung, dass insbesondere vor dem Hintergrund der ganzheitlichen Smart-Hospital-Strategie zu einer umfassenden Bewertung unserer Leistung auch die Aufgabe gehört, Verantwortung für eine intakte Umwelt zu übernehmen, denn nur in ihr können Menschen gesund leben. In der viele Jahrzehnte von der Schwerindustrie geprägten Metropolregion Ruhr wissen wir ganz besonders von diesem engen Zusammenhang.

Diese neue unternehmerische Aufgabe ist eng mit dem Transformationsprozess zum Smart Hospital verbunden und ohne die dadurch geleistete Vorarbeit gar nicht denkbar. Es geht aber noch viel weiter, denn Patienten und Mitarbeiter werden in Zukunft auch explizit nach dem ökologischen Fußabdruck und dem Klima-Engagement einer Klinik fragen und ihre Entscheidung davon abhängig machen. Zugegeben, dieser Punkt ist heute noch nicht übermäßig relevant. Die Dynamik nimmt aber rasant Fahrt auf. Viele Kaufentscheidungen werden heute von den Verbrauchern unter starker Berücksichtigung ökologischer Komponenten getroffen. Diese Einstellung wird auch zunehmend für die Auswahl von Dienstleistern wie einer Klinik wichtig.

Neben den klassischen, weiter oben geschilderten Profilierungsmerkmalen im Markt wird die Attraktivität als Arbeitgeber künftig entscheidend von der ökologischen Kompetenz abhängen.

Niemand wird mehr bei einem Unternehmen arbeiten möchten, das Umweltschutz nicht ernst nimmt und keine konkreten Lösungen und Angebote für umweltfreundliches Verhalten anbietet.

„Green Recruiting" ist das Schlagwort, das diese neuen Anforderungen, aber auch neuen Chancen beschreibt. Dabei geht es zum einen darum, bei neuen Kandidaten den Bewerbungsprozess an sich möglichst nachhaltig durchzuführen. Dies beginnt bei rein digitalen Bewerbungen und dem Verzicht auf den Ausdruck, ein erstes Vorstellungsgespräch per Video-Konferenz, um auf die Anreise verzichten zu können bis hin zur Bevorzugung von öffentlichen Verkehrsmittel bei einer persönlichen Vorstellung der Kandidaten. Dies sind aber letztlich nur organisatorische Aufgaben. Im Kern geht es darum, die eigenen Anstrengungen zum Umwelt- und Klimaschutz zum integralen Bestandteil der eigenen Employer-Branding-Strategie zu machen. Häufig wird „Green Recruiting" auf die Gewinnung neuer, vor allem jüngerer Mitarbeiter verengt. Das Thema erscheint deutlich umfassender, nämlich ebenso bezogen auf den bestehenden Mitarbeiterstamm – die wichtigste Ressource jeder unternehmerischen Personalpolitik – und auf alle Altersgruppen. Warum soll für eine 50-jährige Ärztin mit Kindern das Thema Nachhaltig weniger wichtig sein als für die 25-jährige Pflegefachkraft?

Dies bestätigt auch eine gemeinsame Umfrage des Stellenportals StepStone und des Handelsblatt Research Institutes (HRI), die ausgehend von der Anziehungskraft der Fridays-for-Future-Bewegung vermuteten, dass vor allem für die junge „Generation Z" ein nachhaltig agierender Arbeitgeber besonders wichtig ist. Die Umfrageergebnisse können das nicht bestätigen und zeigen keine großen Unterschiede zwischen den einzelnen Generationen. Tatsächlich ist die Nachhaltigkeit ihres Arbeitgebers sogar für die Baby Boomer (81 Prozent) am häufigsten relevant. Sie liegen damit gute sechs Prozent vor der Generation Z.

Insgesamt ist es laut StepStone und Handelsblatt drei von vier Befragten wichtig, dass Nachhaltigkeit bei ihrem (möglichen) Arbeitgeber einen hohen Stellenwert hat. Dies bestätigt auch eine Untersuchung aus dem Jahr 2020 der Internationalen Hochschule in Bad Honnef.

56,5 Prozent der Befragten gaben an, dass sie Wert auf einen nachhaltig handelnden Arbeitgeber legen. Über 2.000 Personen in Deutschland nahmen an dieser Studie teil, die sich mit den Einstellungen zu Klimaschutz und Nachhaltigkeit in Deutschland beschäftigt. Dieser Anteil wird vermutlich in Zukunft weiter steigen. Das ökologische Image des Arbeitgebers wird zunehmend ein wichtiges Entscheidungskriterium für die Beschäftigten.

5.2 Fazit

Es reicht nicht, den Umweltschutz als unternehmerisches Ziel zu postulieren. Der „grüne" Arbeitsalltag muss für bestehende und neue Beschäftigte sicht- und spürbar werden. Daher ist es auch so wichtig, dass wir an der Universitätsmedizin Essen unseren Anspruch als Green Hospital mit zahlreichen konkreten Maßnahmen und Projekten hinterlegen. Das Green Hospital erfordert ebenso wie das Smart Hospital nicht nur eine übergeordnete Strategie, sondern vor allem konkrete Taten. Die sukzessive Umstellung auf Ökostrom, passgenaue Mobilitätskonzepte, die Förderung des ÖPNV, ein Angebot zum Dienstradleasing, die eingeleitete Umstellung des Fuhrparks auf E-Mobilität oder mehr Nachhaltigkeit in der Kantine sind vorzeigbare Maßnahmen, die nicht nur konkret Treibhausgase einsparen, sondern eben von den Beschäftigten, aber auch den Patienten wahrgenommen werden und die Glaubwürdigkeit unseres Anspruchs unterstreichen, auch beim Thema Green Hospital bundesweit führend zu sein.

Insofern liegt auf dem Weg zum Green Hospital bei allen großen Herausforderungen aus kommunikativer Sicht auch die große Chance, sich bereits jetzt in diesem für die Medizin neuen Feld glaubwürdig als Vorreiter zu positionieren und damit den anderen profilbildenden Attributen eine wesentliche, in Zukunft immer wichtiger werdende Komponente hinzuzufügen.

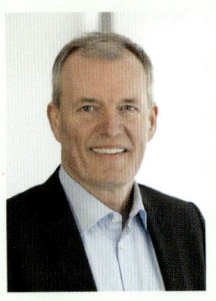

Achim Struchholz

Achim Struchholz studierte Politische Wissenschaften, Geschichte und Volkswirtschaftslehre an der Universität Bonn. 1990 begann er seine berufliche Laufbahn bei der damals größten deutschen PR-Agentur Kohtes&Klewes. 1997 wurde er Pressesprecher des im Aufbau befindlichen „Grünen Punkts". Von 2005 bis 2006 war Struchholz Leiter Presse der RWE Power AG. Von 2006 bis 2012 leitete er die Konzernkommunikation des im M-Dax notierten Chemiekonzerns ALTANA AG und wechselte anschließend als Direktor zur Kommunikationsberatung Deekeling & Arndt. 2013 übernahm Struchholz die Position des Leiters Konzernkommunikation beim M-Dax Klinikkonzern Rhön Klinikum AG. Seit 2017 ist Struchholz Leiter Konzernmarketing und -kommunikation der Universitätsmedizin Essen.